Huch · Largo
Schwangerschaft
Geburt & erste Babymonate

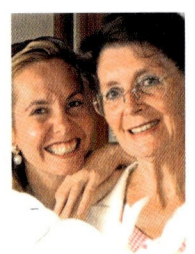

Prof. Dr. med. Dr. med. h.c. Renate Huch war bis 2004 als Ärztin und Leiterin der Forschungsabteilung mit einem Extraordinariat an der Klinik für Geburtshilfe des Universitätsspitals Zürich tätig. Im Mittelpunkt ihres beruflichen Lebens standen das ungeborene Kind und die mütterlichen Veränderungen und Anpassungen an Schwangerschaft und Geburt. Unter zahlreichen Büchern ist von ihr im TRIAS Verlag „Glücklich schwanger von A–Z" erschienen.

Prof. Dr. med. Rahel Kubik-Huch studierte Medizin an der Universität Zürich, habilitierte dort und erhielt die Titularprofessur für Diagnostische Radiologie. Sie ist Chefärztin am Institut für Radiologie, Kantonsspital Baden und Mutter von zwei kleinen Mädchen.

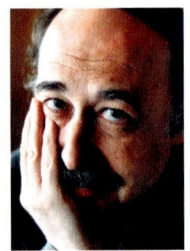

Prof. Dr. med. Remo Largo studierte Medizin an der Universität Zürich und Entwicklungspädiatrie an der University of California in Los Angeles. Von 1978 bis 2005 leitete er die Abteilung „Wachstum und Entwicklung" am Kinderspital in Zürich, wo er die bedeutendste Langzeitstudie über kindliche Entwicklung im deutschsprachigen Raum durchführte. Seine Bücher sind Standardwerke. Er ist Vater von drei Töchtern und Großvater von 4 Enkeln.

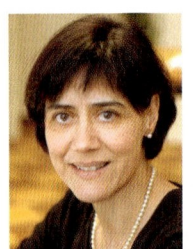

Dr. med. Caroline Benz studierte an der Universität Zürich und bildete sich an der Universitäts-Kinderklinik Zürich zur Fachärztin für Kinderheilkunde aus. Seit 1991 ist sie als wissenschaftliche und klinische Mitarbeiterin an der Abteilung Entwicklungspädiatrie der Universitäts-Kinderklinik Zürich tätig. Sie leitet als Oberärztin seit 1995 die Schlafsprechstunde und seit 2005 die Entwicklungspädiatrische Poliklinik. Sie ist Mutter von zwei Zwillingsmädchen und einem Sohn.

Prof. Dr. med. Renate Huch
Prof. Dr. med. Remo Largo

Unter Mitarbeit von
Prof. Dr. med. Rahel Kubik-Huch
und Dr. med. Caroline Benz

Schwangerschaft
Geburt & erste Babymonate

▌ Monat für Monat: So entwickelt sich Ihr Baby
▌ Gut vorbereitet auf die Geburt
▌ So gelingt der Start als Familie

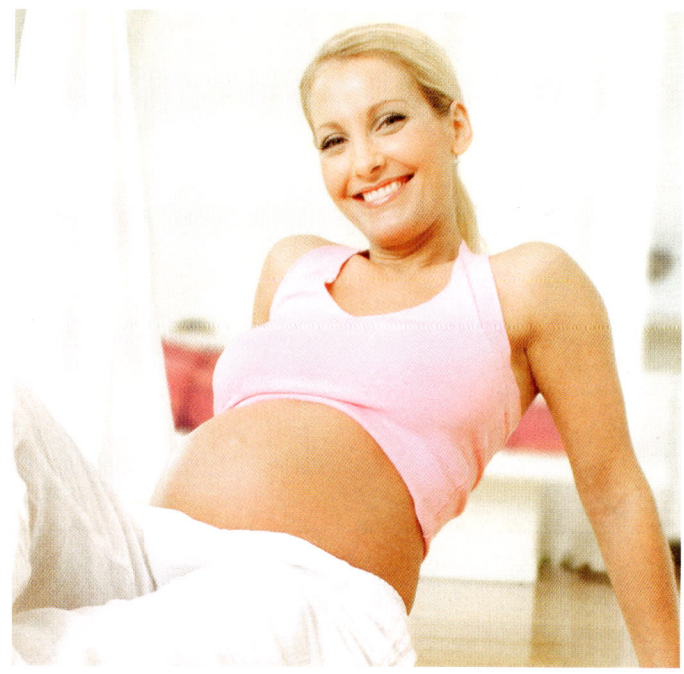

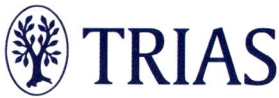

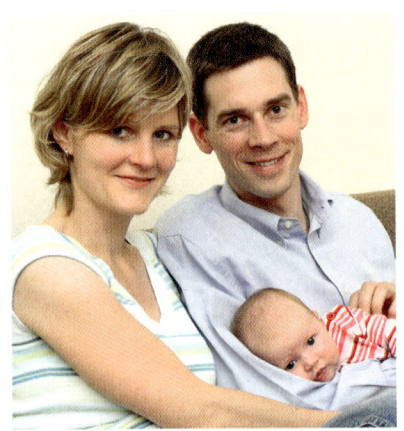

Christiane und Paul

▶ **Christiane** und **Paul** freuen sich über ihre Tochter. Christiane hat sich während der Monate der Buchentstehung unzählige Male fotografieren lassen und uns viel von ihren Gedanken erzählt. Die gemeinsam erlebte Geburt war ein überwältigendes Erlebnis für beide. Herzlichen Glückwunsch!

▶ **Simone** erlebte eine unbeschwerte Schwangerschaft und für **Daniel** war es die aufregendste Zeit seines bisherigen Lebens. Ihre Tochter sorgt jetzt dafür, dass Simone als Flugbegleiterin mit beiden Beinen auf dem Boden bleibt. Alles Gute!

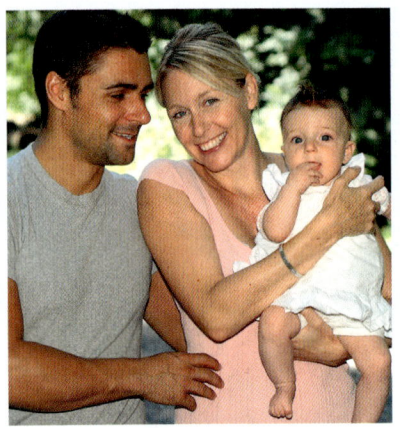

Simone und Daniel

▶ **Britta** und **Markus** haben bereits eine Tochter und freuen sich über ihr zweites Kind. „Die zweite Schwangerschaft erlebe ich viel entspannter", erzählt Britta. Auch sie hat sich unzählige Male fotografieren lassen und gerne über ihre Erfahrungen berichtet. Alles Gute für die Familie!

▶ Die Autoren und der Verlag danken den weiteren Paaren, die ungenannt bleiben wollten. Sie hatten den Mut, sich auch in solch intimen und einmaligen Situationen wie der Geburt fotografieren zu lassen. Mit ihren Fotos stärken sie die Leserinnen und Leser, diesem besonderen Ereignis mit Vertrauen und Freude entgegenzuschauen.

▶ Besonders dankt der Verlag auch dem Fotografen Thomas Bernhard. Er hat die Paare über Monate begleitet und viele Stunden ihrer Schwangerschaft miterlebt. Kerstin Steiner hatte als Hebamme die Gelegenheit, die Paare bei der Geburt fotografisch zu begleiten.

▶ Wir danken Frau Franziska Liesner für ihren Beitrag zur Rückbildung und Frau Andrea Eschenbach für ihre Anleitungen zum Yoga für Schwangere.

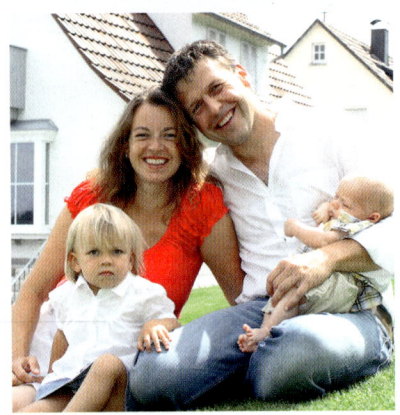

Britta und Markus

Inhalt

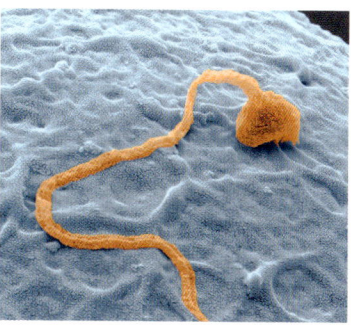
Das heimliche Abenteuer Befruchtung: Spermien können bis zu fünf Tagen auf eine Eizelle warten.

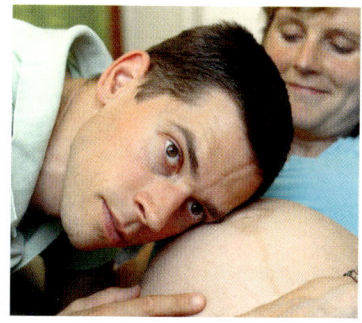
Jetzt ist es unverkennbar: Der Bauch wölbt sich.

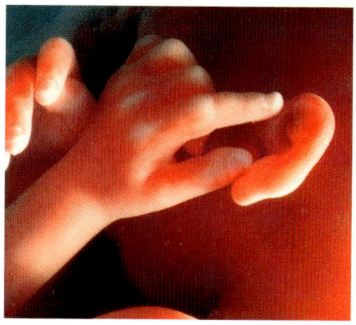
Mit allen Sinnen: Jetzt kann das Ungeborene die Stimme seiner Mutter hören. Der Hautsinn ist gut ausgebildet; auf Berührungen durch die Bauchdecke reagiert es.

Inhalt

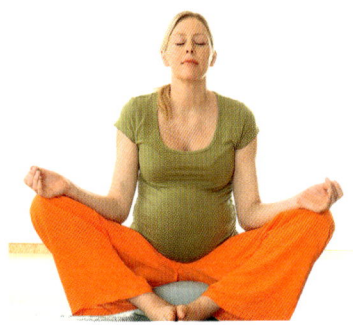

Warten auf das Baby: Yoga hilft vielen Schwangeren, sich innerlich und körperlich auf das Ereignis vorzubereiten

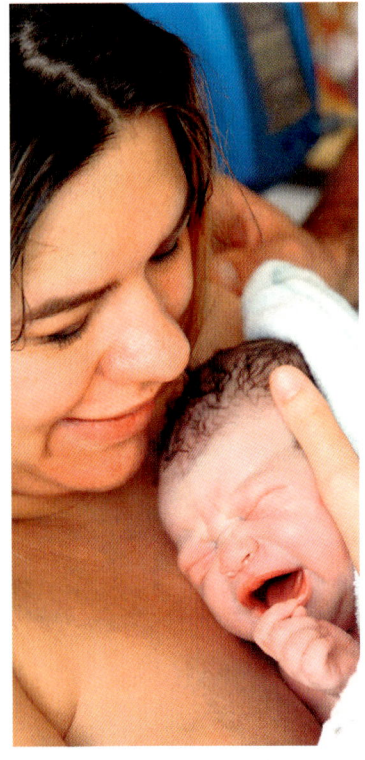

Geburts-Tag: In diesem Moment zählt nur: Die Eltern halten zum ersten Mal ihr Kind in den Armen.

Inhalt

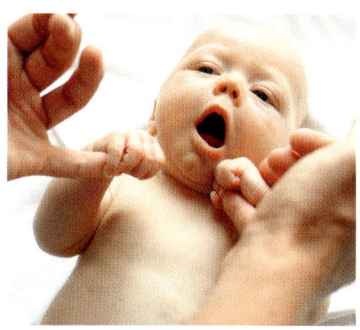

Sie werden staunen, was Ihr neugeborenes Baby alles kann, z. B. fest zugreifen.

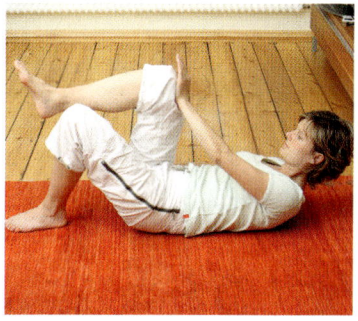

Sie kommen wieder schnell in Form, keine Angst.

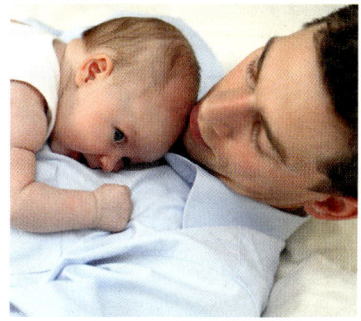

Nach einigen Wochen haben die meisten jungen Familien schon ihren passenden Tagesrhythmus gefunden.

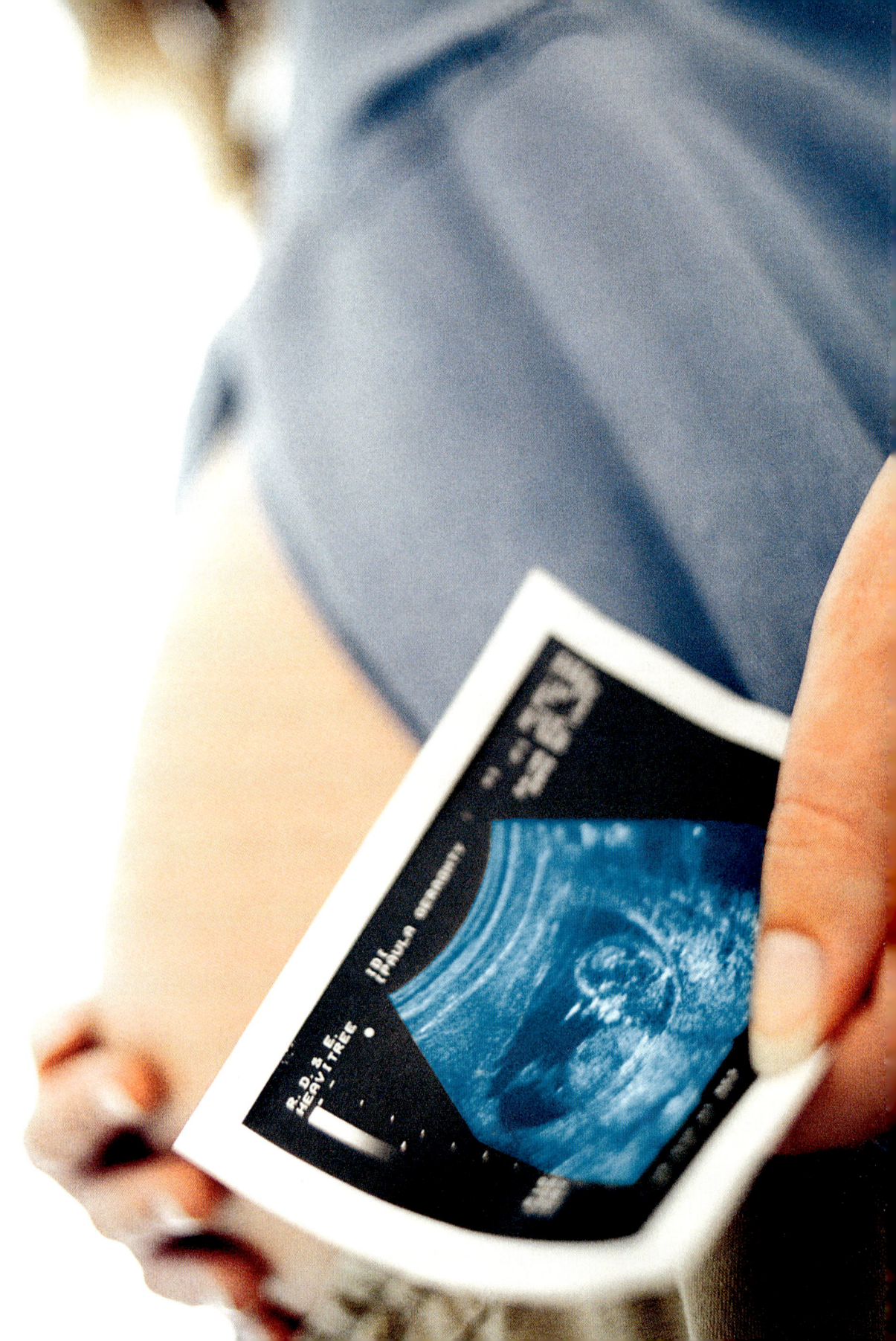

Bevor Sie beginnen, in diesem Buch zu lesen,

liebe künftige Mutter und lieber künftiger Vater, sollten Sie wissen, dass wir beim Schreiben dieses Buches Sie in Ihrer besonderen Situation vor Augen hatten.

Dieses Buch ist für Frauen und Paare bestimmt, die mit Freude ein Baby planen oder erwarten und die sich voller Neugierde ausführlich über die faszinierenden Vorgänge in der Schwangerschaft und während der Geburt informieren möchten: über die unglaubliche Entwicklung des Ungeborenen und über die großen Leistungen des mütterlichen Körpers. Wir haben an Paare gedacht, die genau wissen möchten, was auf sie zukommt und welche Möglichkeiten der Betreuung durch Ärzte und Hebammen ihnen offen stehen. Und die lesen wollen, wie der Wissensstand der Experten zu zentralen Fragen wie z. B. Pränataldiagnostik, Kaiserschnitt-Geburt oder Baby-Entwicklung aussieht, damit sie gut informiert mitentscheiden oder selbst entscheiden und sich verantwortungsvoll auf die Zeit der Schwangerschaft, die Geburt und die Elternschaft vorbereiten können.

Unser Anliegen war es auch, Paare anzusprechen, die mit fundierten Informationen über die große Spielbreite der kindlichen Entwicklung die ersten Babymonate erleben und den Beginn ihrer Familie erfolgreich gestalten wollen. Unser Buch begleitet Sie mit Kenntnissen und Erfahrungen aus jahrzehntelanger Beratungspraxis und Forschung durch die so erstaunlich großen Veränderungen und Fortschritte in den einzelnen Phasen der Schwangerschaft und beim Neugeborenen.

Lassen Sie sich einladen, mithilfe unseres Buches diese Meilensteine bei Mutter und Kind von Monat zu Monat ganz bewusst zu erleben, verstehen zu lernen und als eine ganz besondere Zeit im Leben zu genießen.

Zürich, im Oktober 2008
Renate Huch   Remo Largo

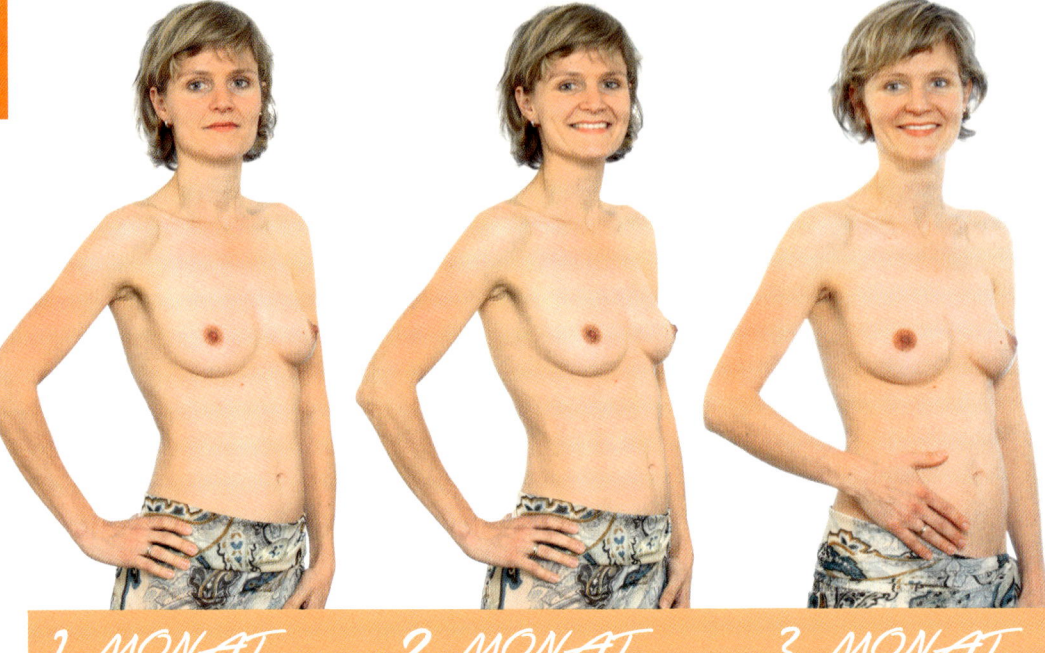

1. MONAT

1.–4. Woche
Ein stiller Beginn

Ohne dass Sie etwas davon gemerkt haben, sind in Ihrem Körper eine Ei- und eine Samenzelle verschmolzen, und der entstandene Keimling hat sich in der Gebärmutter eingenistet. Es dauert nun noch ein paar Tage, bis Sie das Ausbleiben der Periodenblutung feststellen. Ein neues Leben wächst in Ihnen heran – das größte Wunder der Natur!

2. MONAT

5.–8. Woche
Die Anpassung

Ein Schwangerschaftstest gibt Ihnen jetzt Gewissheit. Ihr Körper passt sich an die Schwangerschaft an, auch die morgendliche Übelkeit gehört leider dazu. Ihr Kind macht nun schon ganz wichtige Entwicklungsschritte: das kleine Herz beginnt zu schlagen, am Kopf deuten sich schon Augen, Ohren und Mund an, und die Arm- und Handanlagen entwickeln sich.

3. MONAT

9.–12. Woche
Im dritten Monat

Man sieht Ihnen immer noch kaum etwas an, noch wächst Ihr Kind im Verborgenen. Im Ultraschall können Sie schon den kleinen Körper Ihres Babys mit Armen und Beinen erkennen. Die inneren Organe, z. B. Leber und Niere, nehmen ihre Funktion auf. Am Ende der zehnten Woche heißt Ihr Baby nicht mehr Embryo, sondern Fetus.

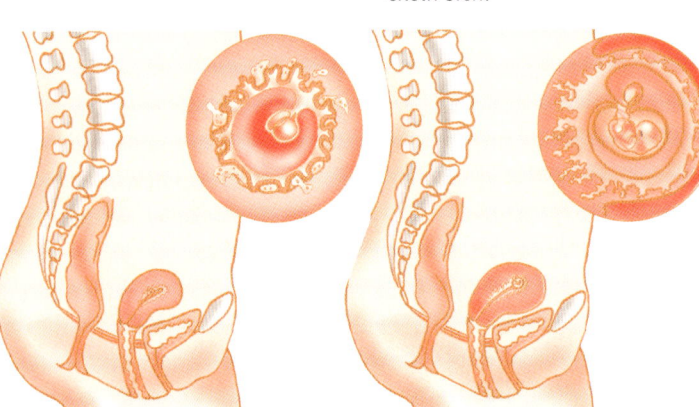

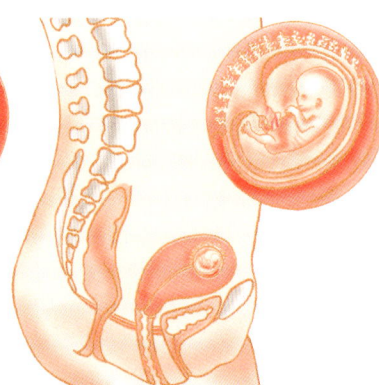

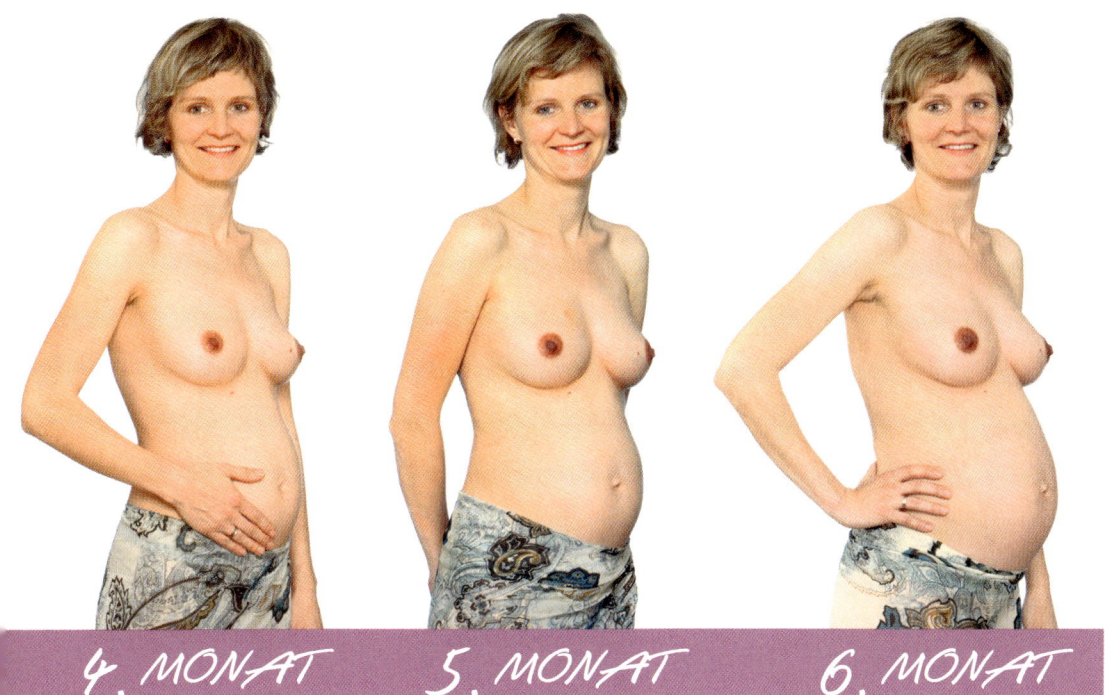

4. MONAT

13.–16. Woche
Die ersten Rundungen

Nachdem Sie die ersten Wochen überstanden haben, geht es Ihnen jetzt gut. Sie bekommen einen kleinen Bauch. Sie nehmen auch an Gewicht zu. Ihr Kind beginnt zu wachsen und ist am Ende der 16. Woche ca. 120 g schwer. Vielleicht können Sie im Ultraschall sehen, wie Ihr Kind gähnt oder ein Händchen zum Mund führt und an den Fingerchen lutscht.

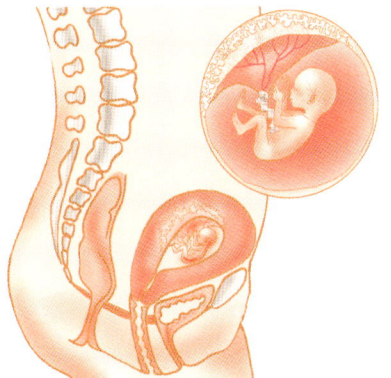

5. MONAT

17–20. Woche
Das Kind spüren

Dieses Kribbeln im Unterbauch, ist das das Kind? Von nun an werden Sie diese Bewegungen Ihres Kindes immer öfter spüren, denn es stößt bei seinen Bewegungen von innen an die Gebärmutter. Ihr Kind hört jetzt gut und kennt Ihre Stimme. Bei der zweiten großen Ultraschalluntersuchung können Sie vielleicht sehen, ob Sie einen Jungen oder ein Mädchen bekommen.

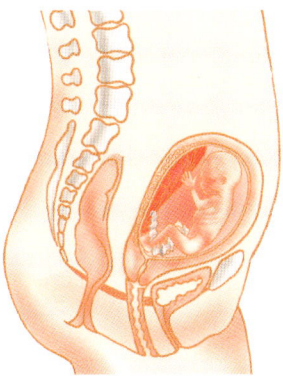

6. MONAT

21.–24. Woche
Sie fühlen sich wohl

Nun ist ein Einkaufsbummel angesagt, denn Ihre Hosen werden jetzt bald nicht mehr passen. Bei Ihrem Kind entwickeln sich in diesen Wochen wichtige Gehirnstrukturen. Auch Ihr Partner kann nun endlich bei einer Massage Ihres Bauches mit etwas Glück den härteren Widerstand durch den Rücken des Kindes oder kleine ruckartige Stöße durch Arme oder Beine spüren.

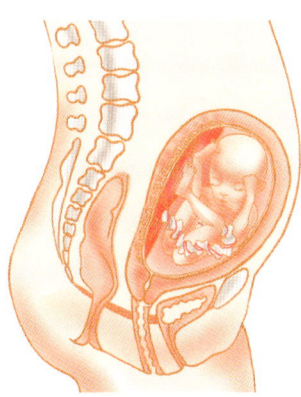

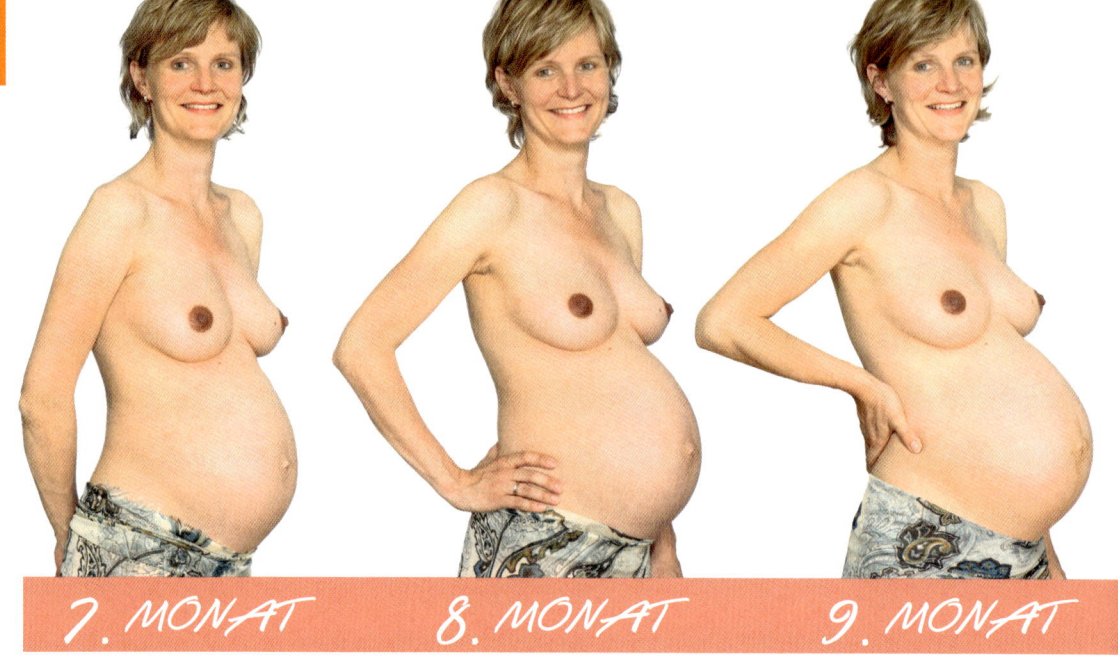

MEILENSTEINE IHRER SCHWANGERSCHAFT

7. MONAT

25.–28. Woche
Ein gutes Bauchgefühl

Das Kind nimmt nun immer mehr Platz ein. Ihre Organe werden jetzt von der größer werdenden Gebärmutter verdrängt. Sie werden vielleicht kurzatmig oder müssen öfters zur Toilette. Alle Sinnesempfindungen Ihres Kindes sind nun gut entwickelt. Die Augenlider öffnen sich und Ihr Baby reagiert auf Lichtreize durch die Bauchdecke. Ihr Kind wiegt nun ein gutes Kilo.

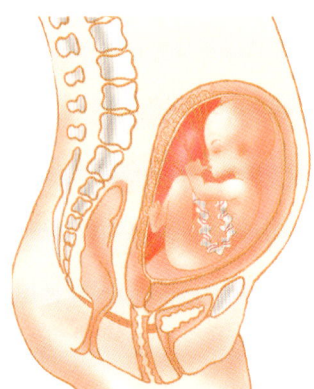

8. MONAT

29.–32. Woche
Geburt vorbereiten

Etwa 10 Wochen vor dem Termin kreisen Ihre Gedanken immer mehr um die Geburt. Besuchen Sie einen Geburtsvorbereitungskurs, indem Sie sich mit einer Hebamme auf die Entbindung vorbereiten und Antworten auf viele Fragen erhalten. Ihr Baby wird nun immer rundlicher, denn es lagert Fett unter der Haut ein. Seine Körpersysteme reifen weiter aus.

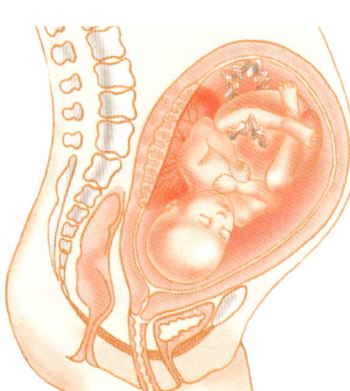

9. MONAT

33.–36. Woche
Der Mutterschutz

Der Mutterschutz beginnt, nun haben Sie viel Zeit, in Ruhe zu Hause die letzten Vorbereitungen zu treffen. Packen Sie den Klinikkoffer, es kann jederzeit losgehen. Besprechen Sie mit Ihrem Partner, ob er bei der Geburt dabei sein möchte. Ihr Kind hat nun kaum noch Platz in Ihrem Bauch und nimmt seine endgültige Lage – meist die Schädellage – ein.

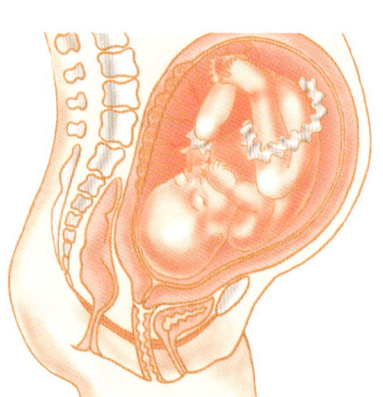

12

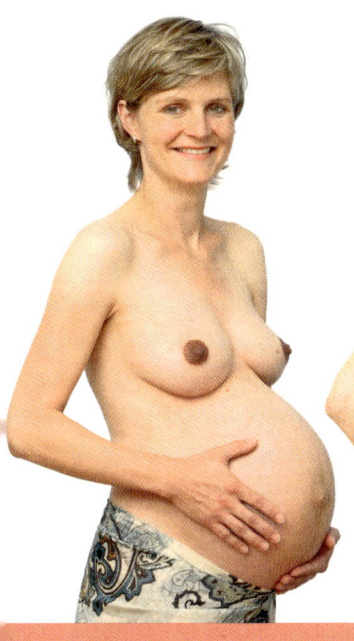
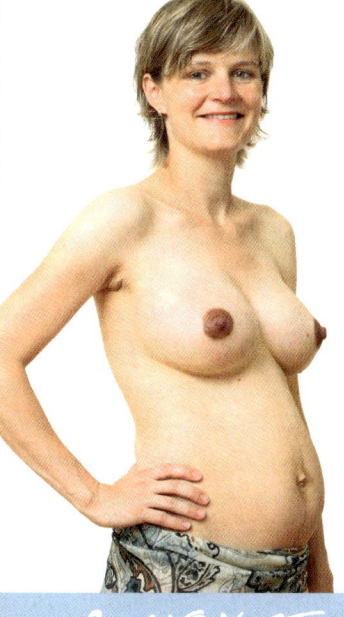
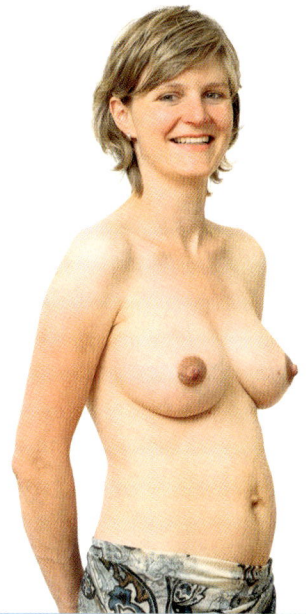

10. MONAT

1. MONAT

3. MONAT

37.–40. Woche
Das Startsignal

Ihr Arzt kontrolliert nun in immer kürzeren Abständen den Gesundheitszustand von Ihnen und Ihrem Kind. Alles in Ihrem Körper stellt sich nun auf die bevorstehende Geburt ein. Heute wird vermutet, dass das Signal für den Geburtsbeginn vom Kind ausgeht. Sie spüren vielleicht erste leichte Wehen. Gut begleitet von Hebammen kommt Ihr Kind zur Welt.

Nach der Geburt

Im ersten Monat nach der Geburt brauchen Sie Geduld, bis sich der Bauch wieder zurückbildet. Die Brüste haben sich durch den Milcheinschuss vergrößert. Ihr Baby steht nun im Mittelpunkt, und zunächst werden Sie nur damit beschäftigt sein, seine Bedürfnisse zu stillen. Jeden Tag werden Sie etwas Neues an Ihrem Kind entdecken und es immer mehr in Ihr Herz schließen.

Nach drei Monaten

Sie fühlen sich in Ihrem Körper wieder richtig wohl. Der kleine Rest vom „Babybauch" wird mit konsequent geübter Rückbildungsgymnastik auch bald verschwunden sein. Jetzt werden Sie sich über das immer wiederkehrende Lächeln Ihres Kindes freuen. Nach den Mahlzeiten ist Ihr Kind nun noch eine Weile wach und möchte mit Ihnen spielen.

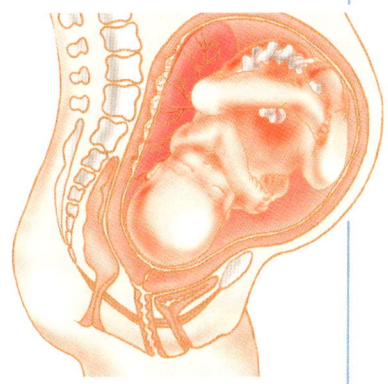
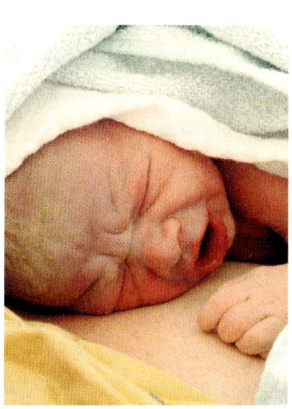
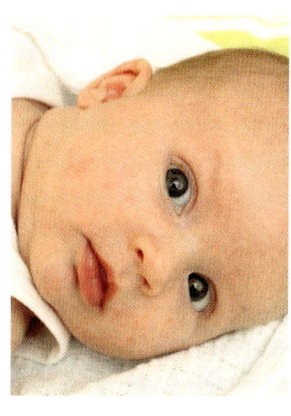

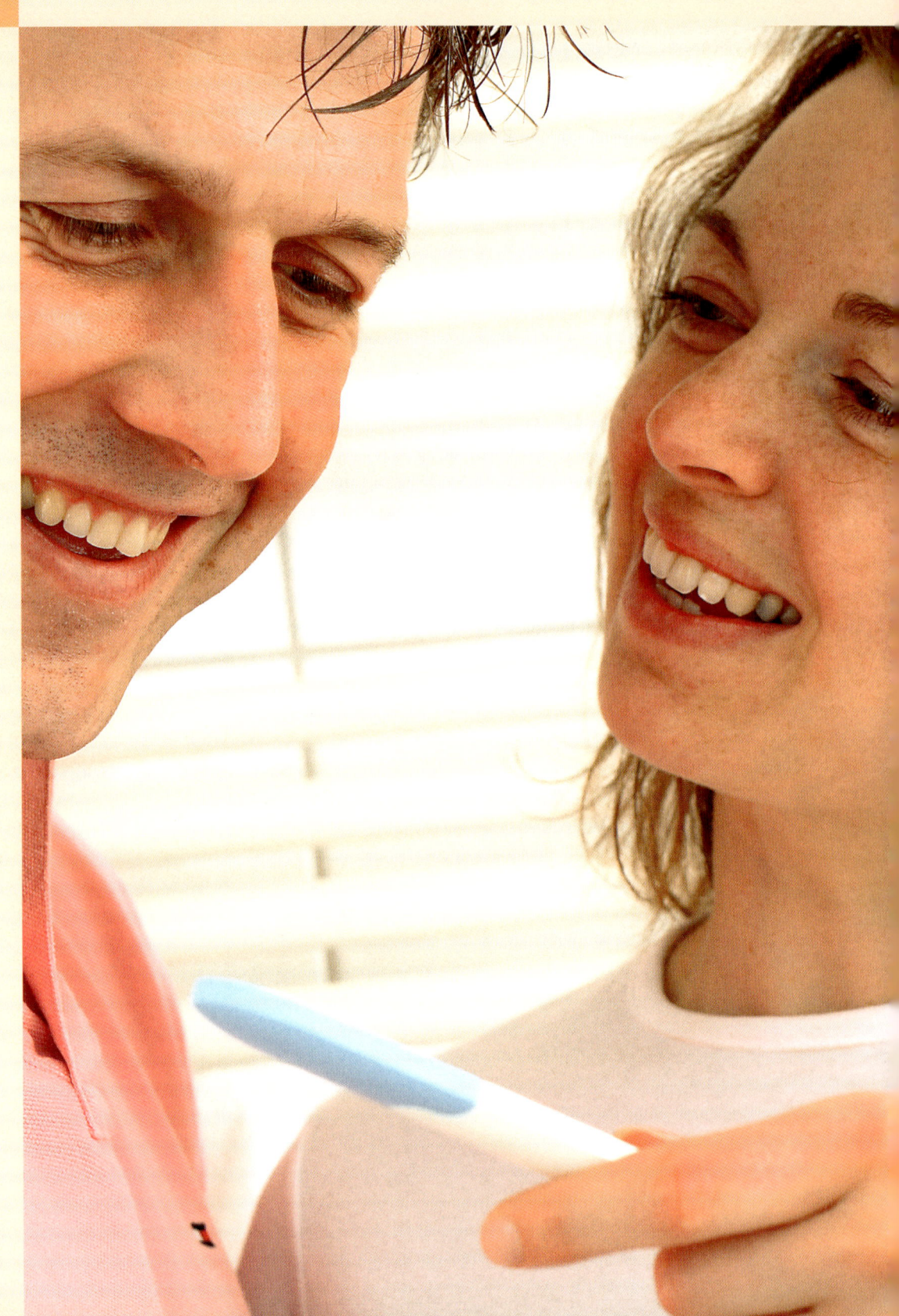

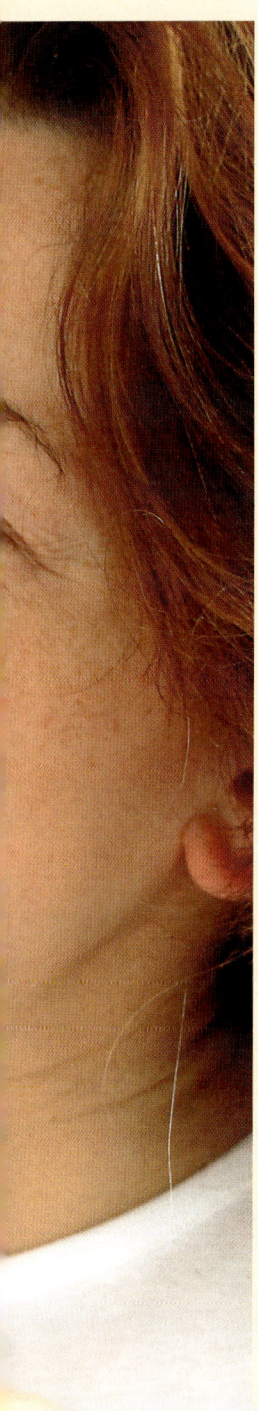

Ein Kind entsteht

1. bis 12. Woche

Heimlich, ohne dass Sie es bemerkt haben, hat sich in Ihrem Körper ein kleines Wunder ereignet. Eine Eizelle und ein Spermium sind zusammengetroffen, die befruchtete Eizelle hat den Weg in die Gebärmutterschleimhaut gefunden und sich dort eingenistet. In Ihrem Körper wächst ein neuer Mensch heran.

Nun beginnt die Phase der Anpassung. Vielleicht werden Sie von widersprüchlichen Gefühlen durcheinandergeschüttelt: Stolz und Selbstzweifel, Vorfreude und Unsicherheit. Und auch wenn Sie noch nicht viel davon spüren: Gerade in den ersten Wochen entwickelt sich Ihr Baby in einem rasanten Tempo.

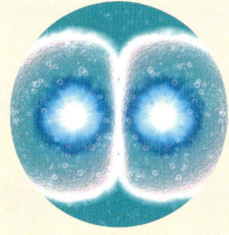

1. MONAT

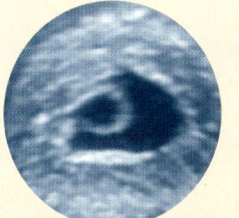

2. MONAT

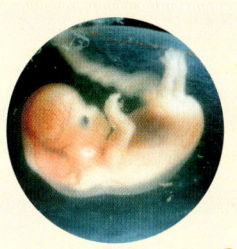

3. MONAT

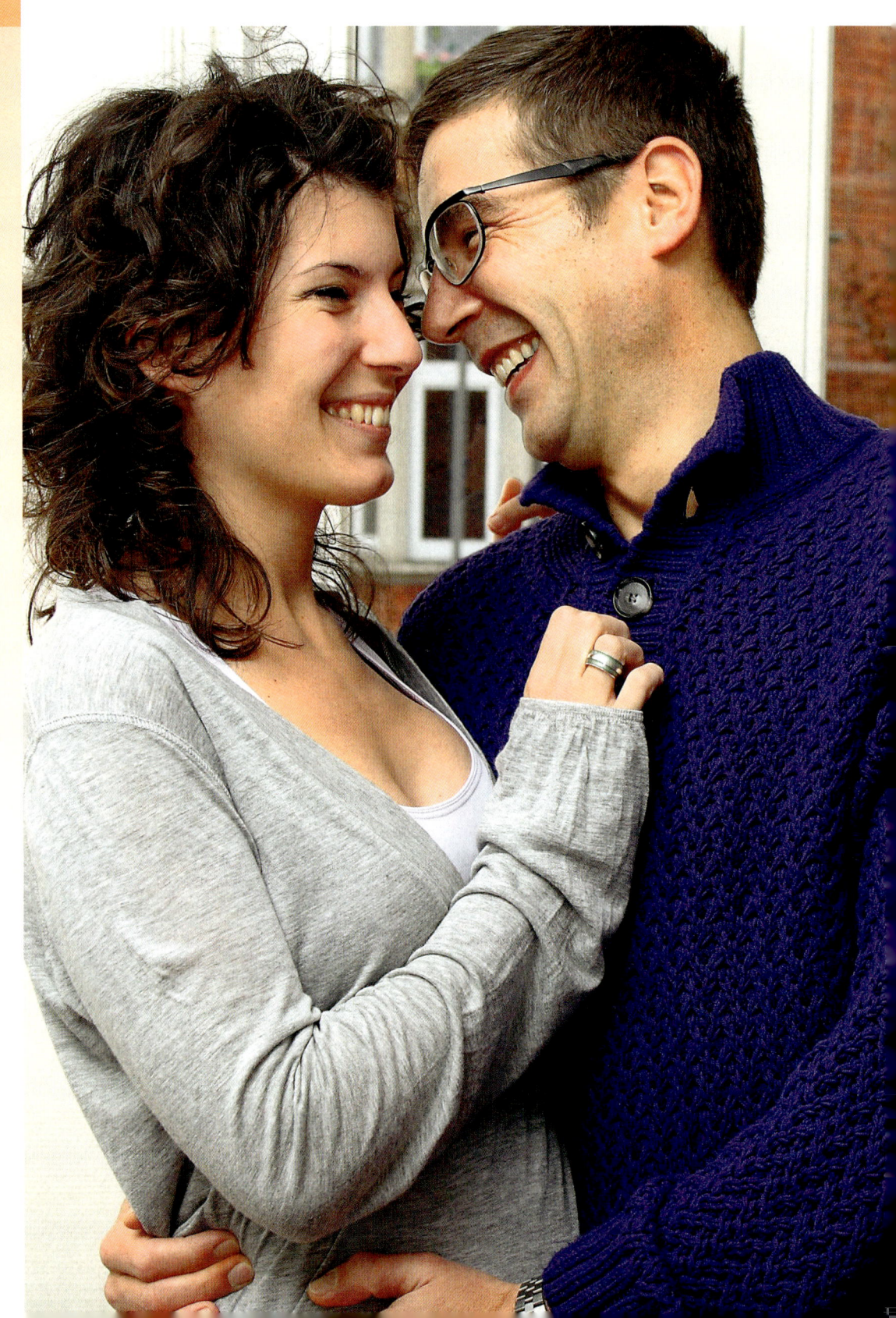

Schwanger werden – ein neues Leben beginnt

Die Empfängnis ist sicherlich das größte Wunder der Natur. Hochkomplexe hormonelle Abläufe müssen zusammenkommen, damit es zu einer Schwangerschaft kommt. Im Körper finden komplizierte Prozesse in feiner Abstimmung aufeinander statt, damit ein Kind entsteht.

Der Zauber des ersten Moments

Einmal im Monat macht sich bei einer Frau eine Eizelle auf den Weg. Vom Eierstock wandert sie zum Eileiter. Trifft sie hier auf Spermien, so kann eine Befruchtung (auch Fertilisation oder Konzeption genannt) stattfinden. In dem Moment, in dem im Körper einer Frau die Kerne der beiden Keimzellen, der weiblichen Eizelle und des männlichen Spermiums miteinander verschmelzen, beginnt ein neues Leben heranzuwachsen.

Aus zwei Zellen wird eine

Die Begegnung von Eizelle und Spermium findet in der Regel im Eileiter statt. Die Eizelle reift im Eierstock (Ovar) heran und wird durch den Eisprung freigesetzt. Dabei platzt nicht das Ei, sondern das bläschenförmige Gebilde (Follikel), das die Eizelle mit Flüssigkeit umgibt. Beim hormonell ausgelösten Platzen dieses Bläschens wird die Eizelle zusammen mit der Flüssigkeit in den trichterförmig ausgeweiteten Eileiter entlassen. Die Bläschenhülle bleibt im Eierstock zurück. Sie entwickelt sich in der zweiten Zyklushälfte zum sogenannten Gelbkörper. Die Hormone, die dort gebildet werden, schaffen die Voraussetzung für die Aufnahme des befruchteten Eis und den Erhalt der Schwangerschaft in den ersten Wochen.

Im Gegensatz zu den Spermien, die eine Lebensdauer von 4–5 Tagen haben, ist die Eizelle nur 6–8 (evtl. auch 12) Stunden befruchtungsfähig. Eizellen sind die größten Zellen des menschlichen Körpers, denn sie tragen viele Stoffe in sich, die im Falle einer Befruchtung das neu entstandene Leben in den ersten Tagen versorgen können. Durch diese Größe sind sie relativ bewegungsunfähig, sodass die gut beweglichen Spermien zur Eizelle kommen müssen. So unglaublich es ist, von den etwa 100 bis 300 Millionen Spermien, die beim Beischlaf in die Scheide gelangen, erreichen nur einige wenige Spermien das Ei. Diese wenigen Spermien sind quasi die schnellsten und damit die Sieger auf dem Weg von

Schwanger werden

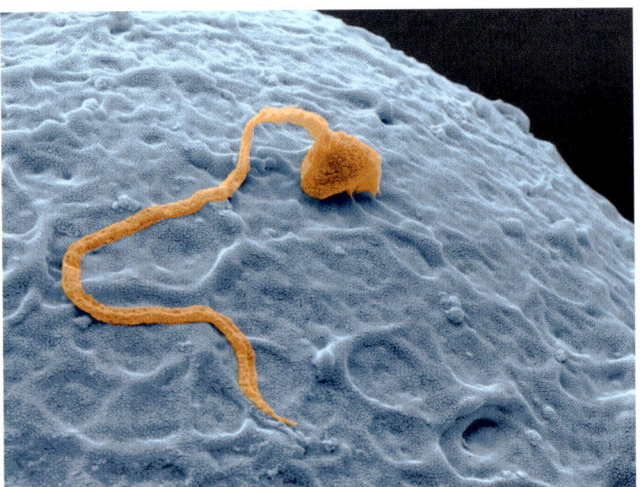

ohne dass sich jetzt Zahl und Zusammensetzung der mütterlich-väterlichen Chromosomenpaare noch mal ändern könnten. Aus einer Zelle entstehen

der Scheide bis zum Eileiter. Sie sind offenbar am empfänglichsten für die Lockstoffe, die die Eizelle abgibt, damit Spermien den Weg finden. Nur eine einzige männliche Samenzelle kann ins Innere der Eizelle eindringen. Sofort danach verändert sich die äußere Schicht der Eizelle und wird unpassierbar für weitere Spermien. In der Eizelle wird der Schwanz der männlichen Samenzelle abgestoßen, und die Kerne der beiden Zellen legen sich zur Verschmelzung aneinander. Ist die Fusion abgeschlossen, ist die erste Zelle (Zygote) des Kindes entstanden.

durch die 1. Teilung zwei Zellen. Diese aus der ersten Zelle entstandenen zwei Zellen teilen sich erneut. Es entstehen vier, nach erneuter Teilung acht Zellen, und dieser Prozess läuft nun immer weiter. Die Zellen, werden zunächst nach jeder Teilung immer kleiner, da kein neues Zellmaterial hinzukommt. In ihren Kernen enthalten aber alle Zellen völlig identische Erbanlagen, und jede dieser Zellen hätte die Fähigkeit, einen vollständigen Menschen zu bilden. Das ist die oft besprochene Omni- oder Totipotenz (Alleskönnerschaft) dieser Zellen in den ersten Entwicklungstagen und hat auch zur Bezeichnung Stammzellen geführt.

Der Weg zur Gebärmutter

Nach der Befruchtung wird der Keimling nun aktiv durch den Eileiter mit wellenförmigen Kontraktionen und Bewegungen durch kleine Flimmerfäden zur Gebärmutterhöhle transportiert. Die umgebende Follikelflüssigkeit erleichtert diesen Transport. Noch am Tag der Verschmelzung der Zellkerne beginnt die neue Zelle sich zu teilen,

Die Einnistung – ein fast unmerklicher Zuzug

Ungefähr am vierten Tag nach der Befruchtung hat der Keimling 32–64 Zellen und wird Blastozyste genannt. Die Zellen beginnen, sich zu spezialisieren. In der Blastozyste wird eine Verdickung

Wenige Stunden nach der Befruchtung teilt sich die Zelle zum ersten Mal.

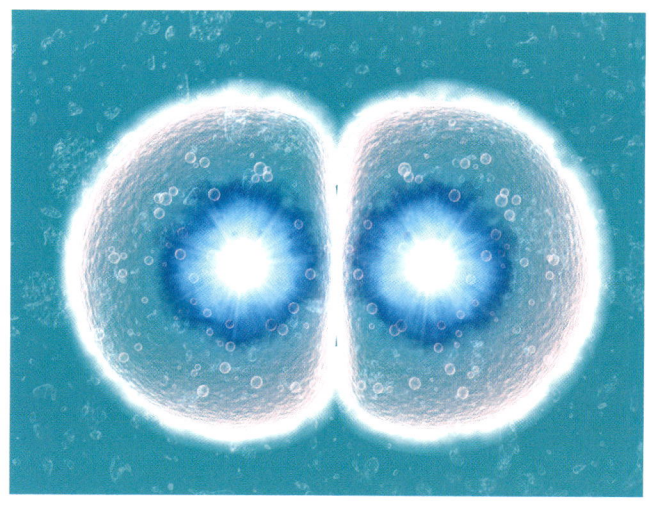

sichtbar, der Embryoblast, der Beginn der Embryonalanlage. Die umgebende Flüssigkeit und die äußeren Zellen der Keimblase ernähren den Keimling und werden zum Trophoblasten (trophe = Ernährung), ein Teil der späteren Plazenta. In diesem Stadium gelangt die Blastozyste in die Gebärmutterhöhle und heftet sich einen Tag später der hoch aufgebauten Gebärmutterschleimhaut an. Sie dringt in die Schleimhaut ein und ist bereits einige Tage später ganz in der Schleimhaut eingebettet. Sie hat sich jetzt in 100 Zellen geteilt. Jetzt lassen sich erste hormonelle Signale aus dieser Keimanlage mit empfindlichen Methoden im mütterlichen Blut oder Urin messen. Die eigentliche Schwangerschaft hat begonnen. Von allem, was bis jetzt passiert ist, haben Sie als werdende Mutter meist nichts oder nur wenig bemerkt, denn Sie sind jetzt erst ungefähr am 22.–23. Tag in Ihrem Zyklus, und es dauert noch fünf bis sechs Tage, bis Sie das Ausbleiben der Periodenblutung feststellen.

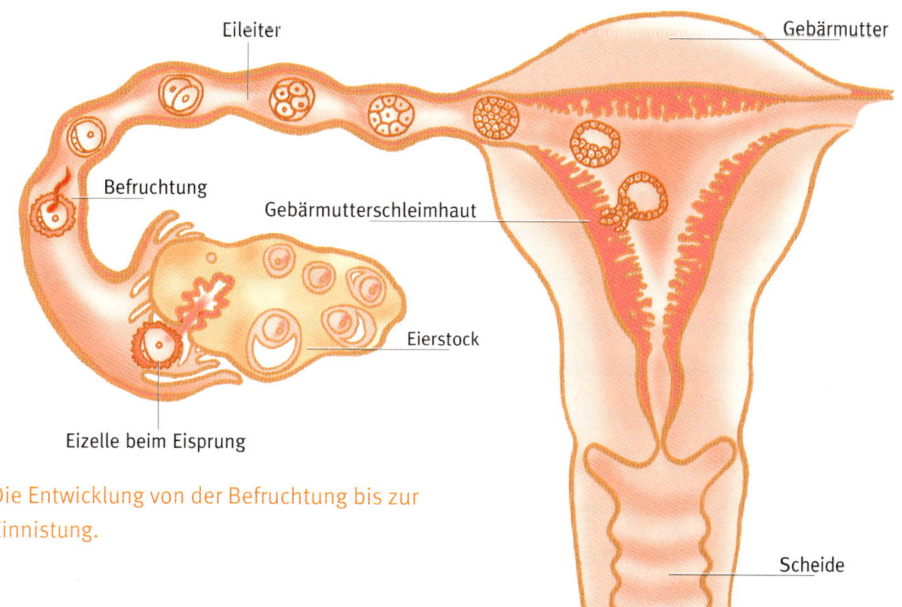

Eileiter

Gebärmutter

Befruchtung

Gebärmutterschleimhaut

Eierstock

Eizelle beim Eisprung

Scheide

Die Entwicklung von der Befruchtung bis zur Einnistung.

EMPFÄNGNIS

Das Geheimnis der Gene

In den Zellkernen ist die Erbsubstanz des Menschen in Form der DNA (Desoxyribonucleic acid; aus dem Englischen abgeleitete Abkürzung für Desoxyribonukleinsäure, Abk. DNS) vorhanden. Diese DNA liegt in den Zellen in komprimierter Form, den Chromosomen vor. Einzelne Abschnitte der Chromosomen, die Gene, liefern in verschlüsselter Form die Informationen, die für den Bau der körpereigenen Proteine notwendig sind. Diese Proteine können z. B. für die Blutgruppe oder die Haarfarbe eines Menschen verantwortlich sein. Ein Gen bestimmt also, im Zusammenspiel mit Umwelteinflüssen, die Ausbildung eines bestimmten Merkmals.

Die Gene machen uns einzigartig

Der Mensch hat in seinen normalen Körperzellen 23 Chromosomenpaare, d. h. jedes Chromosom liegt (mit Ausnahme der Geschlechtschromosomen beim Mann) in doppelter Ausfertigung vor. Das Geschlechtschromosomenpaar bei der Frau besteht aus zwei gleichen X-Chromosomen. Männer haben ein X- und ein sehr viel kleineres Y-Chromosom.

Die Keimzellen, Eizelle und Spermium, sind hochspezialisierte Zellen, die in den Eierstöcken der Frau bzw. im Hoden des Mannes gebildet werden. Im Laufe ihrer Entwicklung wird bei diesen Keimzellen bei besonderen Teilungen (Reifeteilungen) der Chromosomensatz halbiert, d. h. sie haben jedes Chromosom nur noch einmal. Gleichzeitig

kommt es bei diesen Reifeteilungen zu einer komplizierten Durchmischung der Erbanlagen. Beim Eindringen des Spermiums in die Eizelle und der Verschmelzung der beiden Zellkerne entsteht dann wieder ein normaler, kompletter Chromosomensatz von 46 Chromosomen. Das neue Lebewesen hat also Erbanlagen von beiden, Mutter und Vater, weil jedes Elternteil einen halben Chromosomensatz beigesteuert hat. Und da diese Chromosomenzusammensetzung bei den Reifeteilungen auch noch verändert wurde, hat schlussendlich jeder Mensch eine neue Kombination von Erbanlagen. Auch Geschwister haben deshalb nie identische Erbanlagen (das ist nur bei eineiigen Mehrlingen der Fall).

In nur zwei Zellen der komplette Bauplan

Bereits der Beginn ist ein einziges Wunder. Welcher Zufall verhilft einem einzigen unter den etwa 100 bis 300 Millionen Spermien zum Eindringen in die Eizelle und damit zur Festlegung vieler der körperlichen Eigenschaften Ihres Babys? Warum gestattet Ihr Körper, der sonst kein fremdes Eiweiß toleriert, diesem Fremdling mit 50 % Anteilen von Ihrem Partner den Verbleib in der Gebärmutter und stößt ihn nicht ab? Obwohl noch keinen Millimeter groß und gerade erst in Ihrer Gebärmutter eingenistet, lassen sich die von dort ausgesandten Botenstoffe bereits vor Ausbleiben der nächsten Regelblutung in Ihrem Blut messen.

In der ersten Zelle, die mit dem bloßen Auge nicht sichtbar ist, ist – so unglaublich das ist – nahezu alles für das künftige Leben dieses Individuums festgelegt: sein Geschlecht, sein Aussehen, seine Größe und das Potenzial für seine geistige und mentale Entwicklung. Heute weiß man aber, dass weitere Faktoren wie Erziehung, Ausbildung und Umwelt einen Menschen entscheidend prägen. So werden auch nicht alle Krankheiten, deren Anlagen man vielleicht von den Eltern geerbt hat, wirklich auftreten.

Wie Zwillinge entstehen

Hin und wieder können im gleichen Monatszyklus eine oder mehrere weitere Eizellen durch weitere Spermien befruchtet werden. So entstehen zweieiige Zwillinge bzw. mehreiige Mehrlinge (Drillinge, Vierlinge usw.). Eineiige Zwillinge dagegen entstehen durch die Teilung der bereits befruchteten Eizelle, was bei den ersten Zellteilungen bis etwa zum Zeitpunkt der abgeschlossenen Einnistung in die Schleimhaut geschehen kann. Eineiige Zwillinge sind erbgleich (genetisch identisch), mit gleichem Geschlecht und in der Regel gleichen körperlichen und psychischen Merkmalen.

Schwangerschaften mit Zwillingen kommen im Verhältnis von etwa 1:85 bei allen Geburten vor. Davon sind etwa zwei Drittel zweiige Zwillinge, ein Drittel eineiige Zwillinge. Die Wahrscheinlichkeit für eineiige Zwillinge ist stabil in allen Bevölkerungen und unabhängig vom Alter der Mutter oder davon, ob sie

Gut zu wissen

Junge oder Mädchen?

Wie und wann wird eigentlich festgelegt, ob Sie ein Mädchen oder einen Jungen bekommen? – eine spannende Frage. Nach der Reifeteilung hat jede Eizelle einen halben Chromosomensatz (22) und ein X-Chromosom. Bei den Spermien können zwei Formen auftreten, 22 Chromosomen und ein X- oder ein Y-Chromosom. Die Hälfte der väterlichen Spermien trägt das Y-Chromosom, die andere Hälfte das X-Chromosom. Verschmelzen nun eine Eizelle und ein Spermium, so kann die Eizelle mit dem X-Chromosom der Mutter entweder ein Spermium mit einem X-Chromosom des Vaters treffen, wobei ein Mädchen entsteht, oder ein Spermium mit einem Y-Chromosom des Vaters treffen, wobei ein Junge entsteht. Das Spermium und damit der Vater bestimmen also das Geschlecht des Kindes, und zwar schon im Moment der Befruchtung.

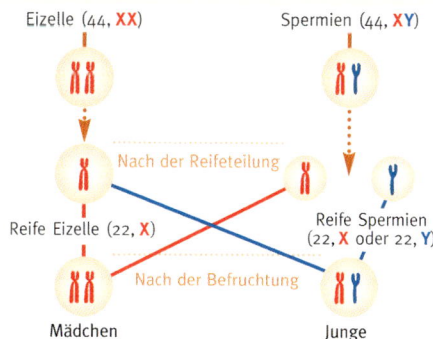

Eizelle (44, **XX**) Spermien (44, **XY**)

Nach der Reifeteilung

Reife Eizelle (22, **X**) Reife Spermien (22, **X** oder 22, **Y**)

Nach der Befruchtung

Mädchen Junge

den Eisprung auslösende Medikamente nimmt. Die Wahrscheinlichkeit für zweieiige Zwillinge steigt mit dem Alter der Mutter und hat sich in den letzten Jahren durch die Methoden der künstlichen Befruchtung erhöht.

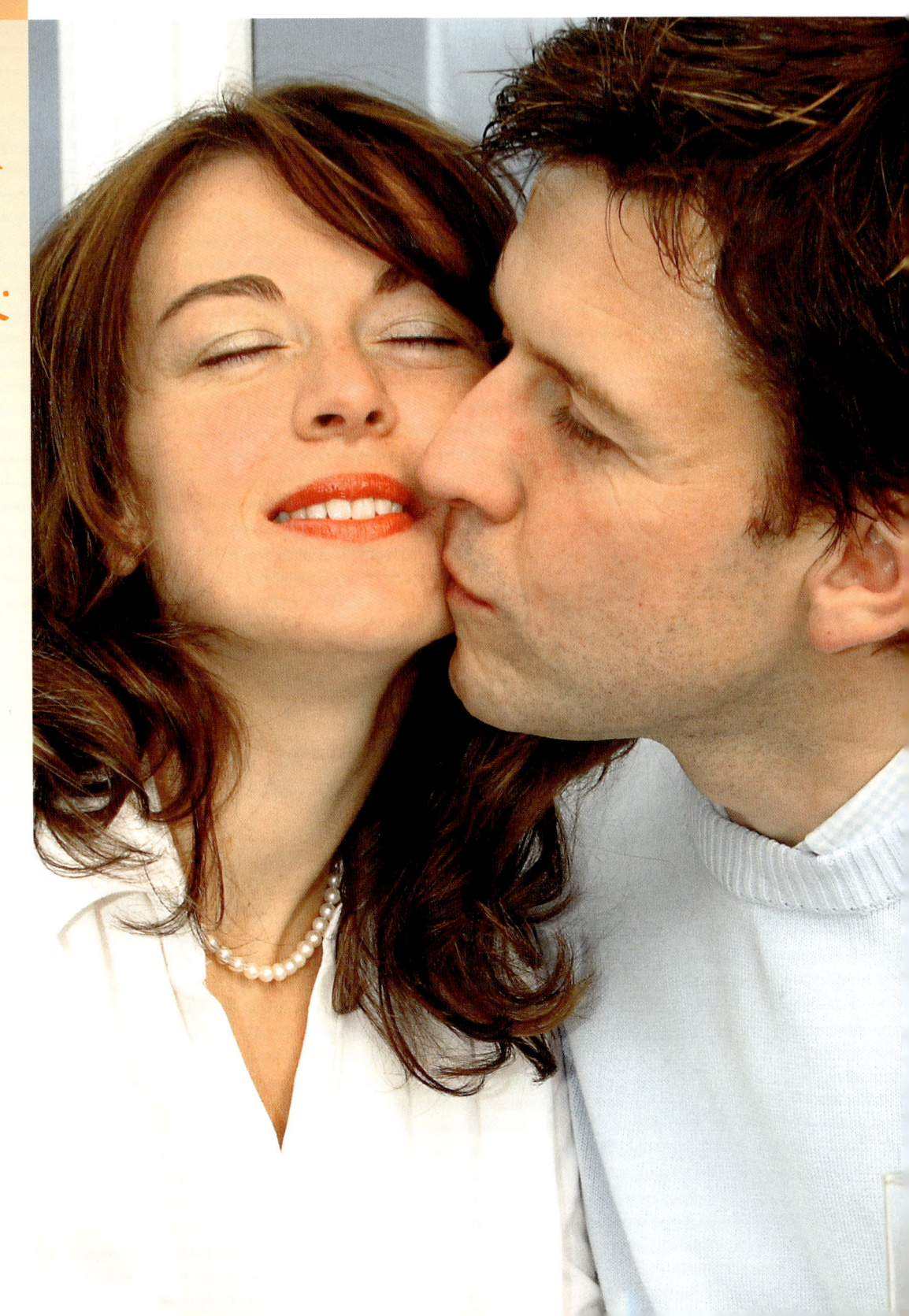

1. – 4. Woche
Von der ersten Zelle zum Embryo

Sie sehen noch nicht schwanger aus oder fühlen sich vielleicht noch nicht schwanger. Doch in Ihrem Körper laufen erstaunliche Veränderungen ab. Verantwortlich sind die Hormone, die nun in großen Mengen gebildet werden.

Sie spüren die Veränderungen

Ganz wenige Frauen können den Eisprung direkt spüren oder sogar ahnen, an welchem Tag die körperliche Liebe zur Konzeption geführt hat. Der Beginn eines neuen Lebens erfolgt eher still und unbemerkt. Aber schon 24 bis 48 Stunden nach der Konzeption können frühe Botenstoffe und wenige weitere Tage später Hormone den mütterlichen Körper so beeinflussen, dass viele Frauen intuitiv wissen, dass sie schwanger sind. Noch ist die Regelblutung nicht ausgeblieben. Mit aufwendiger Labordiagnostik kann die eingetretene Schwangerschaft vor Ausbleiben der Periode heute mit Sicherheit festgestellt werden.

Typische erste Anzeichen der Schwangerschaft

Bereits in den ersten Wochen werden Sie einige frühe Anzeichen einer Schwangerschaft an sich feststellen. Einzeln betrachtet sind diese Symptome kein eindeutiger Hinweis für die eingetretene Schwangerschaft. Treten jedoch mehrere dieser Anzeichen in Kombi-

nation auf, können Sie fast sicher sein, dass Sie schwanger sind. Die meisten dieser körperlichen und psychischen Veränderungen erklären sich aus den Wirkungen der Hormone:

- oft noch vor dem Ausbleiben der Regelblutung: Starkes Spannungsgefühl in den Brüsten und Berührungsempfindlichkeit der Brustwarzen
- Verfärbung des Warzenvorhofs
- Ausbleiben der sonst pünktlichen Regelblutung oder nur sehr gering ausgeprägte Blutung
- ausbleibender Abfall der morgendlichen Basaltemperatur am Ende des Monatszyklus
- auffallende Mattigkeit und Müdigkeit
- Heißhunger, besondere Gelüste oder Abneigung gegen bestimmte Speisen
- Verstopfung, Sodbrennen
- Morgenübelkeit, die sich bis zum Erbrechen steigern kann
- obwohl die Blase nicht gefüllt ist: häufiger Zwang zum Wasserlassen
- große Geruchsempfindlichkeit
- veränderte Geruchswahrnehmung
- starke Stimmungsschwankungen

1.–4. Woche

Schwanger – ja oder nein?

Sie haben mehrere Möglichkeiten, Ihre Schwangerschaft direkt nachzuweisen:

▪ In der 4. Woche ermöglicht eine ärztliche Blutuntersuchung mit der Bestimmung des Hormons HCG eine nahezu 100 % sichere Aussage.

▪ Ab der 5. Woche können Sie selber einen Schwangerschaftstest aus der Apotheke durchführen

▪ Ab Ende der 5. Woche kann man den Fruchtsack mit der Embryonalanlage in der Gebärmutter im Ultraschall sehen.

▪ Zwischen 6. und 7. Woche gelingt der Nachweis des kindlichen Herzschlags.

Schwangerschaftstests

Wenn Sie vermuten (oder hoffen), dass Sie schwanger sind, haben Sie die Möglichkeit, sich selbst mit einem Schwangerschaftstest sehr rasch Klarheit zu verschaffen, bevor Sie Ihre Ärztin oder Ihren Arzt bzw. eine Hebamme aufsuchen. Mit einer auf einem Teststreifen vorgesehenen Antigen-Antikörper-Reaktion wird das aus dem Trophoblasten stammende Hormon HCG in Ihrem Urin nachgewiesen. Genauer gesagt erfolgt der Nachweis über die β-Untereinheit des HCGs, die für das Schwangerschaftshormon spezifisch ist. Dazu reicht es, den Teststreifen mit einigen Tropfen Urin zu befeuchten. Warten Sie die in der Gebrauchsanleitung angegebene Zeit (meist eine bis wenige Minuten) ab, bis ein Farbumschlag, Ringbildung oder ähnliche Anzeige erfolgt bzw. ausbleibt. Da die höchste Konzentration des Hormons im Morgenurin zu finden ist, ist der Test

am zuverlässigsten, wenn Sie ihn direkt nach dem Aufstehen und bevor Sie etwas trinken (führt zur Verdünnung des Urins) anwenden.

Zu früh angewandt, kann das Risiko bestehen, dass die noch zu geringe Hormonkonzentration im Urin zum falschen Ergebnis „nicht schwanger" führt. Bleibt die Periode weiterhin aus, sollten Sie den Test nach einigen Tagen wiederholen oder dies ärztlich abklären lassen. Der Test kann auch einmal falsch positiv sein, wenn es nämlich kurz nach der Einnistung und erster HCG-Produktion wieder zum Ausstoßen der Keimanlage kommt.

„Alles oder nichts"

Nicht selten befürchten Sie in den ersten ein bis zwei Wochen, dass Sie in dieser Zeit unwissentlich bleibende Schäden für die Entwicklung Ihres Kindes verursacht haben, beispielsweise durch die Einnahme von Medikamenten oder den Genuss von Alkohol. Diese Angst ist unbegründet, denn in dieser Zeit gilt das „Alles-oder-nichts"-

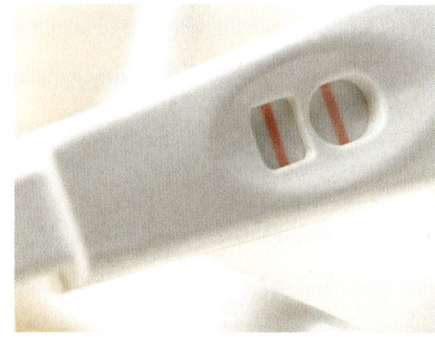

Ein Schwangerschaftstest gibt Ihnen schon früh Gewissheit.

Prinzip: Ist der schädigende Einfluss so groß, dass die Entwicklung des Embryos gestört wird, so geht die Anlage ganz zugrunde. Es kommt zu einer Blutung, die die meisten Frauen für eine verspätete Menstruation halten. Keine Folgen müssen Sie fürchten, wenn die Schwangerschaft weitergeht. Dann waren die Zellen in der Lage, den möglicherweise entstandenen Schaden folgenlos zu reparieren.

Ihre Gefühle geraten durcheinander

Vielleicht gehören Sie zu den Frauen, die in den ersten Schwangerschaftswochen eine für sie völlig untypische Gefühlslage oder sogar eine große psychische Unausgeglichenheit spüren. Daran sind sicherlich nicht nur Ihre Hormone schuld, denn Sie werden merken, dass auch das Gefühlsleben Ihres Partners aus den Fugen gerät. Die Kombination aus den verschiedensten Gefühlen hat zur Folge, dass in diesen ersten Wochen manche Frauen ihr emotionales Verhalten kaum wiedererkennen können. In der Regel stellt sich nach einer Zeit der Unsicherheit ein starkes Glücksgefühl ein, auch wenn Lachen und Weinen ganz nahe beieinander liegen. Diese besondere psychische Empfänglichkeit macht aber im Interesse des Kindes großen Sinn. Eine schwangere Frau ist aufmerksamer und vorsichtiger und achtet auf eigene Körpersignale, die z.B. auf eine Überforderung deuten. Ihr Bemühen und ihre Fähigkeit, mit dem Ungeborenen eine Beziehung aufzunehmen, werden dadurch automatisch verstärkt.

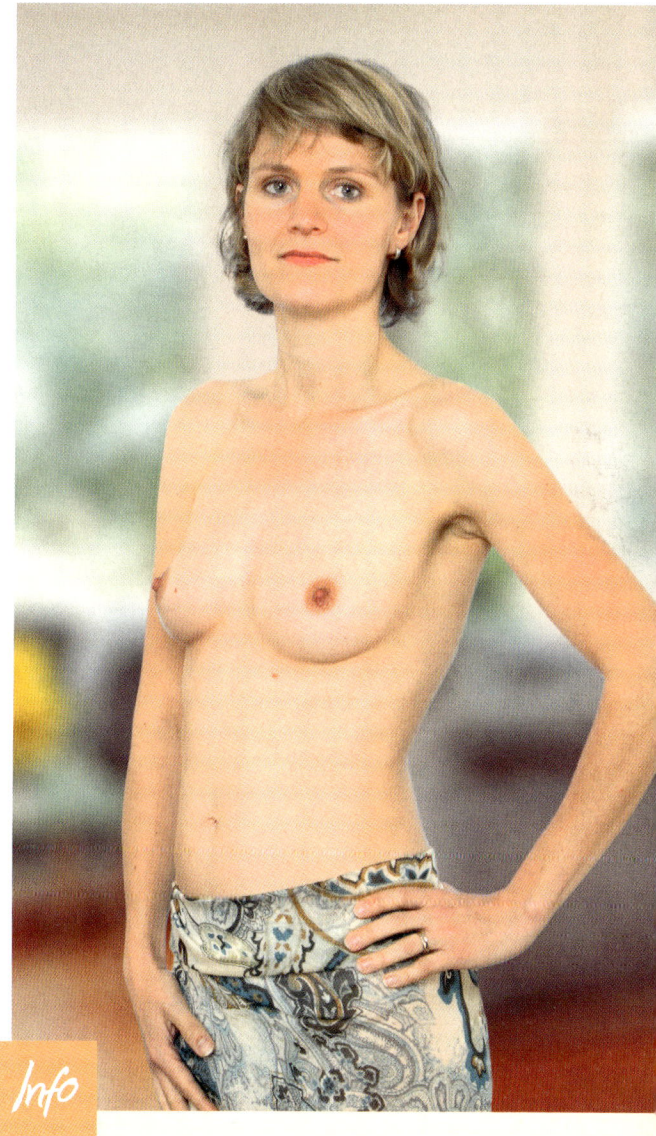

Info

Im ersten Monat

Im ersten Monat sieht man Ihnen die Schwangerschaft äußerlich noch nicht an. Aber die in großen Mengen produzierten Schwangerschaftshormone führen zu vielen Veränderungen in Ihrem Körper, z.B. Spannungen in der Brüsten oder auffallende Müdigkeit. Legen Sie doch ein kleines Tagebuch an, indem Sie Ihre Gedanken und Gefühle festhalten.

Die Rolle der Hormone

Alle frühen Anzeichen für die eingetretene Schwangerschaft sind hormonell bedingt. Die Hormone, die von speziellen Zellen der Keimanlage, den Trophoblast-Zellen, und von den mütterlichen Hormondrüsen gebildet werden, verhindern die Regelblutung und schaffen das geeignete Milieu in der mütterlichen Gebärmutterschleimhaut für die Einnistung des Keimlings. Die Hormone stellen die Gebärmutter ruhig und verändern den mütterlichen Körper, alles mit dem Ziel, das Kind optimal zu versorgen und den Körper der Mutter auf die Geburt und das Stillen vorzubereiten.

Der mütterliche Stoffwechsel, die Atmung und der Kreislauf werden sehr früh gesteigert, um den Anforderungen der Schwangerschaft gerecht zu werden. Die sehr früh spürbaren körperlichen und psychischen Veränderungen sind quasi „Nebenwirkungen" der vielen Hormone, die an diesen Vorgängen beteiligt sind. Sie werden an verschiedensten Orten im Körper gebildet und haben wichtige Funktionen.

Die wichtigsten Hormone der Schwangerschaft und Geburt

Hormon	Wann und wo wird das Hormon gebildet?	Welche Wirkung hat das Hormon?
Östrogene	Eierstöcke, mütterliche Nebennierenrinde, Trophoblast bzw. Plazenta (in steigenden Mengen im Verlauf der Schwangerschaft)	▮ sorgt für Neubildung von Gewebe (Gebärmutter, Brüste) ▮ verändert den Zuckerstoffwechsel der Mutter und stellt damit den Zucker für das Kind bereit ▮ steigert Zellleistungen (Wachstum, Atmung, Kreislauf) ▮ lockert das Bindegewebe (gut für Gebärmutter und Beckenknochenverbindungen) ▮ sorgt für vermehrte Wasseraufnahme und -einlagerung ▮ verantwortlich für Gefäßerweiterung und bessere Durchblutung, um mehr Blutvolumen ohne Anstieg des Blutdrucks zirkulieren zu lassen, Ziel ist die bessere Versorgung des Kindes
Progesteron	Eierstöcke, Trophoblast bzw. Plazenta (in ständig steigender Menge)	▮ entspannt die glatte Muskulatur in der Gebärmutter, Gefäßen, Bronchien (Ruhigstellung der Gebärmutter, Abnahme des Gefäßtonus) ▮ sorgt für eine Regelverstellung im Gehirn, was z. B. den mütterlichen Appetit und die Atmung steigern lässt ▮ verantwortlich für die mehrere Monate hoch bleibende Morgentemperatur

Hormon	Wann und wo wird das Hormon gebildet?	Welche Wirkung hat das Hormon?
Plazenta-hormon HPL (humanes plazentares Laktogen)	Trophoblast bzw. Plazenta	▌ verantwortlich für die Entwicklung der Brust und die Milchbildung ▌ sorgt dafür, dass die Hauptenergiequelle für das wachsende Kind, Zucker (Glukose), bevorzugt zum Kind gebracht wird ▌ regt die Bildung der mütterlichen roten Blutkörperchen an, die für den verstärkten Sauerstofftransport zum Kind gebraucht werden
HCG (humanes Choriongonadotropin; besteht aus den zwei Untereinheiten α-HCG und β-HCG)	Trophoblast; bereits am 8./9. Tag nach der Konzeption im mütterlichen Blut und Urin nachweisbar; mengenmäßig rasche Steigerung mit einem Gipfel etwa in der 9. Woche; einziges Hormon, das nur im Zusammenhang mit einer Schwangerschaft gebildet wird	▌ unterstützt die Hormonproduktion im mütterlichen Eierstock ▌ verhindert auch die Regelblutung, die zur Zerstörung der Gebärmutterschleimhaut führen würde ▌ dient als Grundlage für den sicheren Schwangerschaftsnachweis
Oxytozin	mütterlicher Hypothalamus (im Gehirn), vermutlich erst in den Stunden der Geburt gebildet	▌ unterhält die regelmäßige Wehentätigkeit, Bedeutung *nach* Geburtsbeginn ▌ steuert die Gebärmutterrückbildung ▌ sorgt für die Beförderung der Milch durch die Milchgänge, sog. „Let-down-Reflex" ▌ gilt als Glückshormon, das Vertrauen schafft, möglicherweise auch in der Schwangerschaft bedeutungsvoll
Prostaglandine	Gewebehormone, die fast überall im Körper gebildet werden, in steigenden Mengen im Verlauf der Schwangerschaft	▌ mitbeteiligt an der Auslösung des Geburtsbeginns
Relaxin	Eierstöcke, Gebärmutter und Plazenta, in steigenden Mengen im Verlauf der Schwangerschaft	▌ lockert das Bindegewebe des Beckens in der Schwangerschaft und des Gebärmutterhalses bei der Geburt ▌ weitet den Geburtsweg und erleichtert die Geburt
Kortisol (auch Kortison)	mütterliche Nebenniere und Plazenta, in steigenden Mengen im Verlauf der Schwangerschaft	▌ steigert den Zuckerstoffwechsel, Regelung des Energiesubstrats für das Kind ▌ wichtig für kindliche Lungenreife ▌ mit verantwortlich für typische Dehnungsstreifen ▌ mitbeteiligt an der Auslösung des Geburtsbeginns
Prolaktin	mütterliche Hypophyse im Gehirn, in steigenden Mengen im Verlauf der Schwangerschaft	▌ bereitet die Brüste auf die Milchproduktion vor

Der Embryo entwickelt sich

In diesen ersten Wochen, in denen Sie vielleicht noch nicht einmal wissen, dass Sie schwanger sind, entwickelt sich in Ihrer Gebärmutter aus einem unscheinbaren Zellhaufen ein differenziertes Gebilde, der Embryo. Nach der Einnistung in Ihre Gebärmutter wird eine Verbindung zum mütterlichen Kreislauf hergestellt. In den folgenden Monaten bestimmt der intensive Austausch zwischen Mutter und Kind Ihr Leben.

Der Embryo findet seinen Platz

Am Ende der vierten Woche ist die Einnistung des Keimlings in die Gebärmutterschleimhaut abgeschlossen. Bis aus diesem Zellhäufchen ein Baby wird, ist noch ein weiter Weg, doch schon jetzt sind entscheidende Weichen gestellt. Die Zellen des künftigen Embryos haben sich bereits in drei Schichten

spezialisiert, aus denen sich bestimmte Körperteile entwickeln. Die äußere Schicht, das Ektoderm, bildet später u.a. Haut, Haare, Nägel und die Augenlinsen, aus der mittleren Schicht, dem Mesoderm, entstehen u.a. Nervensystem, Gehirn, Skelett und das Herz. Die innere Schicht, das Entoderm, wird später zu den inneren Organen, z.B. Lunge, Verdauungssystem und Drüsen.

Ist die Einnistung abgeschlossen, so entwickelt sich die Plazenta, die in Zukunft den Embryo versorgen wird. Zwischen den Schichten des umgebenden Trophoblasten und der Keimscheibe bilden sich zwei Hohlräume, die künftige Fruchtwasserhöhle (Amnionhöhle) und ein größerer Dottersack. Zunächst erfolgt die Ernährung des Embryos nur aus diesem Dottersack. Die relativ kleine Embyonalanlage, bestehend aus Keimscheibe, Amnionhöhle und Dottersack ist mit einem Haftstiel in der großen Chorionhöhle befestigt. Der Trophoblast wuchert ins umgebende Gebärmuttergewebe hinein und sorgt so für die Verankerung des Embryos. Das Chorion wird zur frühen Plazenta.

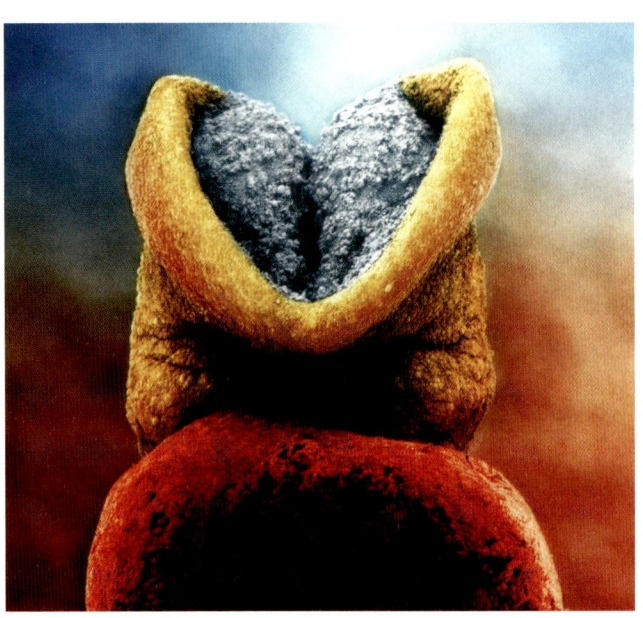

Die kleine Embryonalanlage ist an einem Haftstiel in der großen Chorionhöhle befestigt.

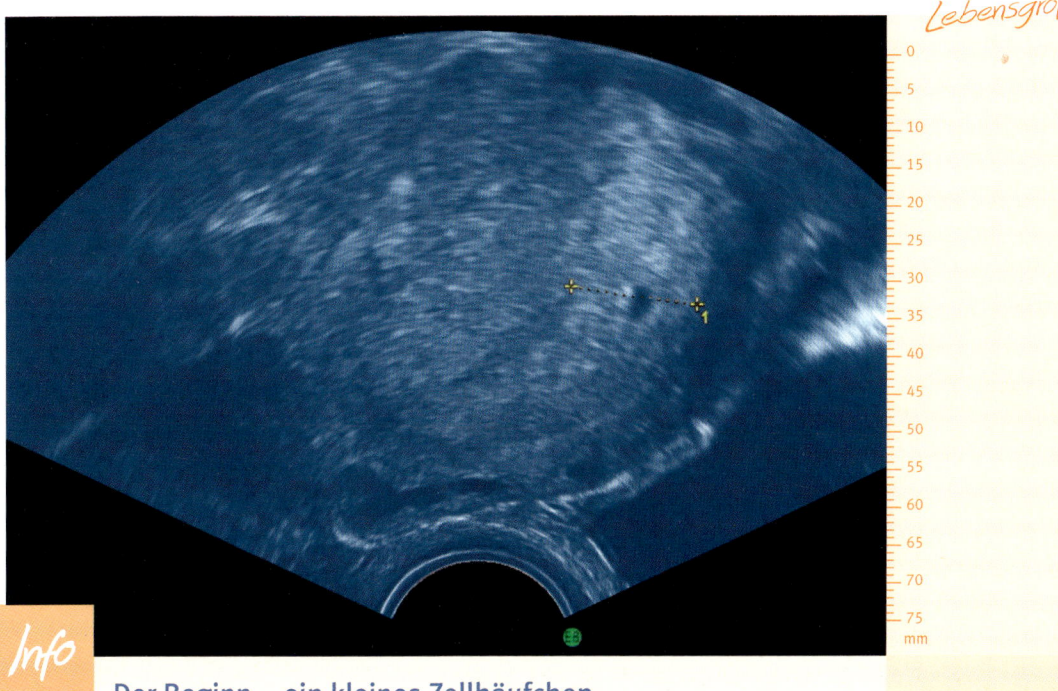

Lebensgröße

0
5
10
15
20
25
30
35
40
45
50
55
60
65
70
75
mm

Info

Der Beginn – ein kleines Zellhäufchen

Die Keimanlage ist am Ende der 4. Woche in der Gebärmutterschleimhaut eingenistet. Der Embryo ist nun etwa 1 mm groß und hat sich in drei Schichten differenziert. Aus diesen entwickeln sich bestimmte Körperteile wie Haut und Haare, Nervensystem und Gehirn oder Magen und Darm.

Vielleicht sind Sie erstaunt, wie unterschiedlich die Größen- und Gewichtsangaben für die einzelnen Schwangerschaftswochen sein können. Das hat mehrere Gründe:

▪ Zunächst einmal liegt es daran, dass alle Angaben Durchschnittswerte sind. Jedes Kind wächst ganz individuell, und der Bereich, in dem etwas als normal gilt, ist relativ groß.

▪ Jungen wiegen bei Geburt in der Regel etwa 150 g mehr als Mädchen.

▪ Im Durchschnitt sind die zweiten oder folgenden Kinder bei Geburt 100 g schwerer als das erste.

Alle Werte während der Schwangerschaft sind Schätzungen aufgrund von Ultraschallmessungen, die mit fortgeschrittener Schwangerschaft immer ungenauer werden. Man behilft sich mit der sog. Scheitel-Steiß-Länge (SSL), die man ab etwa der 8.–10. SSW messen und mit dem Ultraschall erfassen kann. Auf diese Weise ist das Wachstum des Kindes bis zur 16. Woche gut zu verfolgen. Später benutzt man zur Gewichts- und Längenschätzung den Kopf- und Brustkorbdurchmesser oder den Bauchumfang. Daraus lassen sich die anderen Werte errechnen.

1. MONAT

»Gratulation, Sie sind schwanger!«

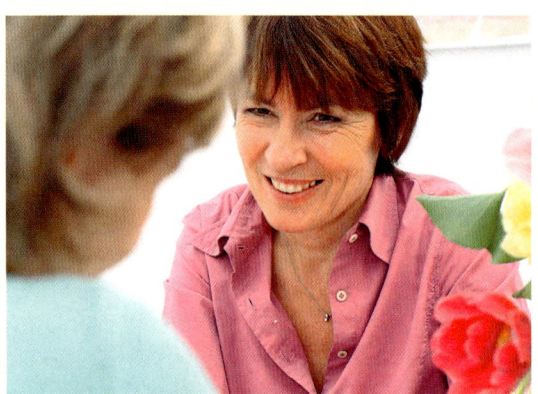

Wir möchten Ihnen und Ihrem Partner gratulieren: Sie sind schwanger! Geplant, erhofft, vielleicht schon lange sehnsüchtig erwartet oder unverhofft oder im Moment sogar abgelehnt, möchten wir Ihnen wünschen, dass dieser künftige kleine Erdenbürger (doch) zu Ihrem Leben passt und in Ihrem Herzen einen ihm gebührenden Platz bekommt.

Zum Letzteren kann die Zeit der Schwangerschaft viel beitragen, wenn Sie realisieren, welche Wunder in den folgenden Monaten in Ihrem Körper, am Anfang ganz still und fast immer unbemerkt, ablaufen. Willkommen zu einer Reise durch die Schwangerschaft, durch die wir Sie begleiten möchten. Es wird hoffentlich eine Zeit voller Freuden und Glück sein; neue Verantwortlichkeiten und große Herausforderungen gesellen sich aber unweigerlich dazu. Auch Sorgen und Ängste können eine Schwangerschaft belasten. Gut informiert über die zahlreichen großen und kleinen körperlichen Veränderungen und den regulären Ablauf vieler biologischer Vorgänge werden Sie die Schwangerschaft gelassen und selbstbestimmt ohne unnötige Ängste erleben können.

Das Ungeborene – der Kommandant des Geschehens

Auch wenn das Ungeborene vollkommen von Ihnen abhängig ist, gehen alle Veränderungen – auch die in Ihrem Körper – von dieser winzigen Keimanlage aus. Bereits in diesem frühen Stadium wird das Ungeborene zum Kommandanten von Schwangerschaft und Geburt,

- verantwortlich, dass Ihre Regelblutung ausbleibt, weil sonst seine eigene Einnistung in die Gebärmutter nicht gelänge,
- verantwortlich, dass sich fast jede Zelle und jedes Organ Ihres Körpers in ihrer Funktion ändern, um ihm Wachstum und Gedeihen zu ermöglichen,
- verantwortlich, dass Sie vielleicht schon wenige Tage nach der Befruchtung z. B. ein Spannen in den Brüsten spüren,
- und schließlich am Ende der Schwangerschaft auch verantwortlich, dass die Wehen einsetzen und die Zeit seines Aufenthaltes in Ihrem Bauch beendet wird.

Erste Empfehlungen

Wenn Sie sicher sind oder es relativ wahrscheinlich ist, dass eine Schwangerschaft eingetreten ist, stellen sich einige Fragen und erste wichtige Aufgaben:

- Überlegen Sie gut, wer Sie durch die Schwangerschaftszeit begleiten und die Vorsorgeuntersuchungen durchführen soll.
- Verzichten Sie möglichst auf das Rauchen und den Genuss von Alkohol.
- Spätestens jetzt sollten Sie täglich eine Folsäuretablette 0,4 mg nehmen, am besten bis zur 12. abgeschlossenen Schwangerschaftswoche.
- Nehmen Sie ab sofort Medikamente nur nach ärztlicher Beratung.

Gut zu wissen

Eltern werden im Wandel der Zeit

Die Einstellung der Gesellschaft zu Kindern hat sich in den letzten Jahren stetig gewandelt. Während es früher ganz normal war, mehrere Kinder zu haben, haben die großen Fortschritte der Medizin, wie z. B. die seit rund 40 Jahren erstmals mögliche sichere Verhütung von Schwangerschaften (Pille), die veränderten Ausbildungs- und Berufsmöglichkeiten der Frau, die Auflösung der Großfamilien sowie die heutigen Vorstellungen von Lebensverwirklichung und Freizeit dazu geführt, das immer weniger Kinder geboren werden, in Deutschland statistisch gesehen nur noch 1,2 Kinder pro Frau (Österreich 1,3, Schweiz 1,4). 30–40 % der 35–44-jährigen Frauen sind heute kinderlos.

Durchschnittliches Gebäralter der Frau beim 1. Kind

Die Frauen in Deutschland und Europa werden immer älter, wenn sie ihr erstes Kind bekommen. Vor 50 Jahren betrug in Deutschland das mittlere Alter bei Geburt des ersten Kindes 22,8 Jahre, heute sind es 29,6 Jahre (Österreich 28,6, Schweiz 30,2, Irland z. B. 30,6 Jahre). Und diese Tendenz zur Verschiebung der Geburt des ersten und weiterer Kinder in einen höheren Altersbereich hält an. Der ideale Zeitraum zum Kinderempfangen und Kinderbekommen wird immer mehr verlassen. Sind im Alter von 25 Jahren rund 10 % der Frauen ungewollt kinderlos, sind es im Alter von 35 Jahren bereits 30 %.

Gute Betreuung

Dank verbesserter Lebensbedingungen, weniger Schwangerschaften, Vorsorgeuntersuchungen in der Schwangerschaft, Möglichkeiten der Infektbehandlung, Spezialisierung von Ärzten zu Geburts- und Neugeborenenmedizinern und generell durch medizinische Fortschritte haben Schwangerschaften, Geburten und das Wochenbett als lebensbedrohliche Ereignisse ihren Schrecken verloren. Die mütterliche und kindliche Sterblichkeit waren noch nie so niedrig wie heute. In Deutschland beträgt die mütterliche Sterblichkeit 8 auf 100 000 Schwangerschaften. Heute kommen etwa 98 % der Kinder in der Klinik zur Welt; 2 % kommen in Geburtshäusern oder zu Hause zur Welt. Die kindliche Sterblichkeit in der Schwangerschaft, bei Geburt oder in den ersten 7 Lebenstagen ist in Deutschland, Österreich und in der Schweiz mit 6 Promille (= 0,6 %) sehr niedrig im Vergleich zu vielen anderen Ländern.

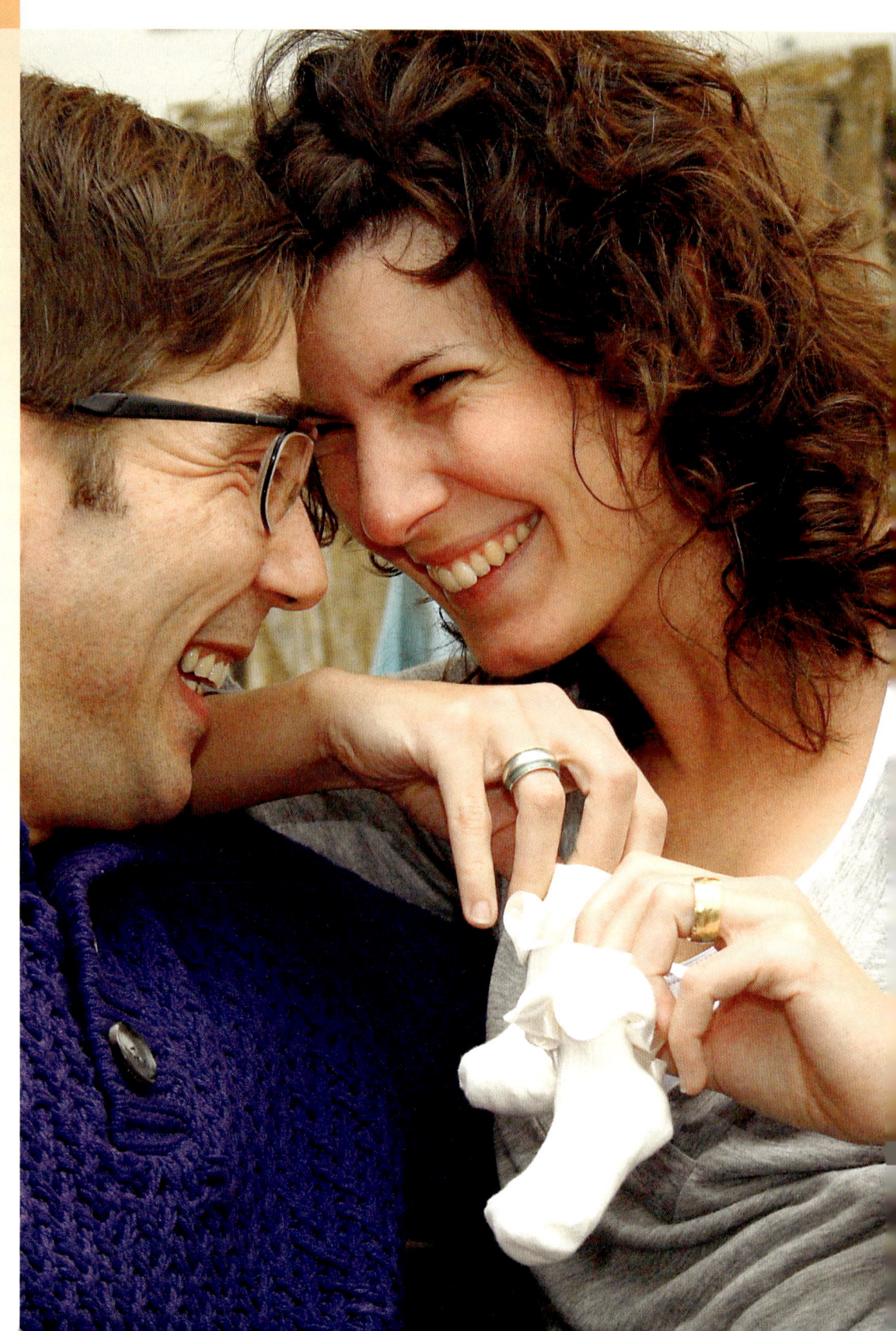

5. – 8. Woche

Die Schwangerschaft macht sich bemerkbar

In den nächsten Wochen werden Sie sicher spüren, dass Sie schwanger sind. Ihre Menstruation bleibt aus. Ihr Körper stellt sich jetzt komplett um. Nun steht der erste wichtige Arzttermin an, Sie erhalten Ihren Mutterpass.

Sie sind schwanger – jetzt zeigt Ihr Körper es deutlich

Einige körperliche Veränderungen zeigen Ihnen nun deutlich, dass Sie schwanger sind. Ihre Organe und Gewebe werden stärker durchblutet, das führt z. B. zu

- Spannungen in den Brüsten,
- Verfärbung des Warzenhofs,
- häufigem Wasserlassen und
- steigender Hauttemperatur an Armen und Händen.

Im Blickpunkt: Die Veränderungen des Blutvolumens

Eine der ganz großen Anpassungen des mütterlichen Körpers betrifft das Blutvolumen. Zu Beginn der Schwangerschaft haben Sie ein von Körpergröße und -gewicht abhängiges Blutvolumen von 4 bis 5 Litern. Bereits in der 6. Schwangerschaftswoche beginnt dieses zu steigen und erreicht etwa in der 34. Woche einen Maximalwert von 6 bis 7 Litern. Der flüssige Anteil des Blutes (das Plasma) nimmt dabei stärker zu als die festen Bestandteile. Selbst mit extremem Training können Sportler eine derartige Blutvolumenvergröße-rung zur Leistungssteigerung niemals in einem solchen Zeitraum erreichen. Daran erkennen Sie, dass die Schwangerschaft eine Phase der Dauerhöchstleistung ist, 24 Stunden täglich! Die Zunahme von Blutvolumen und Kindsgewicht verläuft parallel. Die Zunahme des Blutvolumens sichert die ausreichende Durchblutung der Plazenta und das Wachstum des Kindes bzw. der Kinder. Bleibt die Zunahme aus, so wird dies als Hauptursache von Schwangerschaftskomplikationen wie Hochdruck und Mangelentwicklung des Kindes angesehen. Die Blutvolumenveränderung wird durch Östrogene und weitere, ebenfalls in der Schwangerschaft ansteigende Hormone (Aldosteron, Renin, Angiotensin II) gesteuert, die dafür sorgen, dass mehr Wasser und Elektrolyte im Körper in den Nieren zurückgehalten werden.

Ebenso eindrücklich ist die frühe Zunahme des Herzminutenvolumens (HMV), das ist die Menge Blut, die mit jedem Herzschlag in den Lungen- und

Gut zu wissen

Wann entsteht die erste Beziehung zum Ungeborenen?

Das lässt sich wohl nicht genau beantworten. Ist es beim positiven Schwangerschaftstest, wenn viele Frauen überglücklich ihren Gynäkologen anrufen und am liebsten schon für den nächsten Tag einen Termin vereinbaren wollen? Oder beim ersten Ultraschall, wenn sie in einer winzigen Blase ein kleines Herz schlagen sehen? Ungeduldig erwartet jede Schwangere

den Moment, in dem sie im Laufe des 4. Monats die ersten Kindsbewegungen spürt. Dann endlich kann auch der Vater die Schwangerschaft direkt spüren. Je deutlicher sich das wachsende Kind bemerkbar macht, desto intensiver wird Ihre Beziehung zum Ungeborenen werden. Vielleicht machen Sie sich, wenn Sie schon ein Kind haben, Gedanken, ob Sie das Zweite genauso lieben können, wie das Erste? Keine Sorge, Sie werden schnell merken, dass Ihre Liebe mit jedem Kind wächst.

Körperkreislauf ausgeworfen wird. Die Zunahme resultiert aus der Zunahme des Blutvolumens, der steigenden Kontraktionskraft des Herzens sowie der steigenden Herzfrequenz. Bereits in der 8. Schwangerschaftswoche beträgt die Zunahme des HMV rund ⅔ der späteren Gesamtzunahme. Den größten Anteil an dieser steigenden Blutzirkulation haben die Haut, die Plazenta und die Nieren, die jetzt ihren Dienst für zwei erfüllen müssen.

Die Dauer der Schwangerschaft

Die Dauer der Schwangerschaft beträgt vom Tag der Befruchtung (nach der Befruchtung = post conceptionem, p.c.) bis zum Tag der Geburt durchschnittlich 266 Tage oder 38 Wochen (bzw. Schwangerschaftswochen, abgekürzt SSW) oder 9,5 (Mond)Monate à 28 Tage.

Da der Tag der Empfängnis in der Regel nicht genau bekannt ist, wird die Schwangerschaftsdauer klinisch vom

1. Tag der letzten Menstruationsblutung (post menstruationem, p.m.) bis zur Geburt definiert. Sie beträgt durchschnittlich 280 Tage oder 40 SSW oder 10 (Mond)Monate (entsprechend etwa 9 Kalendermonaten). Bei den Schwangerschaftskontrollen, bei den Ultraschalluntersuchungen oder Berechnung Ihres Mutterschutzes liegt immer diese klinische Zählweise zugrunde.

Bei einem regelmäßigen Menstruationszyklus von 28 Tagen kann man den Geburtstermin nach der sog. Naegele-Regel einfach berechnen:
Erster Tag der letzten Regel plus 7 Tage minus 3 Monate plus 1 Jahr
Beispiel:
1.3.2008 plus 7 Tage = 8.3.2008
minus 3 Monate = 8.12.2007 plus
1 Jahr = 8.12.2008

Diese Art der Berechnung liegt auch der Schwangerschaftsscheibe zugrunde. Die individuelle biologische Variabilität ist allerdings groß. Nur etwa 4 % der Kinder werden exakt am errechneten Termin geboren, knapp 30 % innerhalb einer Woche um diesen Termin herum.

Die zeitliche Einteilung der Schwangerschaft

Seit es dank Ultraschall oder genauer Kenntnis des Konzeptionstermins möglich ist, das Alter des Ungeborenen auf eine Woche genau festzulegen, hat sich die Zählung in Wochen oder einem Vielfachen von Wochen als praktisch und unmissverständlich erwiesen. Doch nach wie vor gibt es eine sinnvolle Teilung der Schwangerschaft in drei, allerdings nicht mehr gleich lange Phasen:

Der alles entscheidende Anfang der Schwangerschaft – die Wochen 1–12
Einnistung in die Gebärmutter, Entwicklung der kindlichen Organe, manchmal erschwerte mütterliche Anpassung an die Schwangerschaft und die kritische Zeit für einen Verlust der Schwangerschaft (Abort).

Die angenehme Zeit in der Mitte – die Wochen 13–24
Entwicklung der angelegten Organe und Organsysteme bis zur gerade beginnenden Lebensfähigkeit des Ungeborenen, gute Arrangierung des mütterlichen Organismus mit den Aufgaben zur Versorgung des Kindes.

Die Zeit zunehmender Belastungen – die Wochen 25–40
Reifung, Wachstum und Fettanlagerung beim Kind, Höchstleistungen und Belastungen der künftigen Mutter.

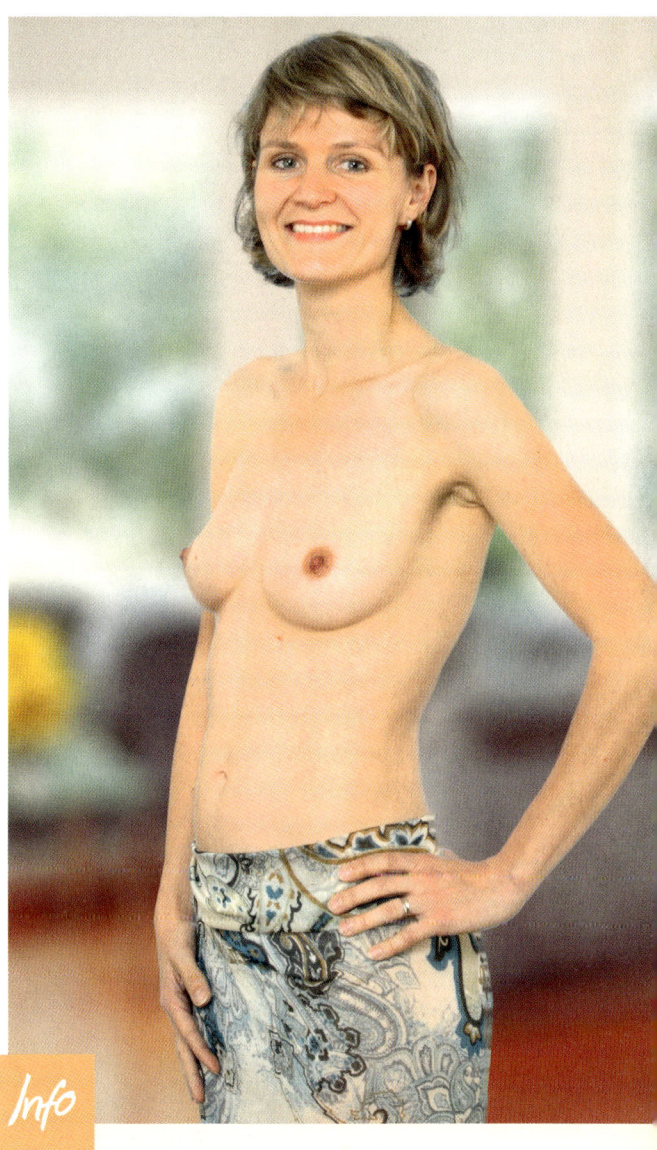

Info

Im zweiten Monat

Sie wissen nun sicher, dass Sie schwanger sind. Ihr Körper vollbringt Höchstleistungen. Ihr Blutvolumen steigert sich und sichert so die Versorgung des Kindes. Viele Frauen spüren nun die Umstellung Ihres Körpers und leiden unter Übelkeit. Ein leichtes Frühstück im Bett kann Ihnen einen guten Start in den Tag sichern. Verwöhnen Sie sich.

5.–8. Woche

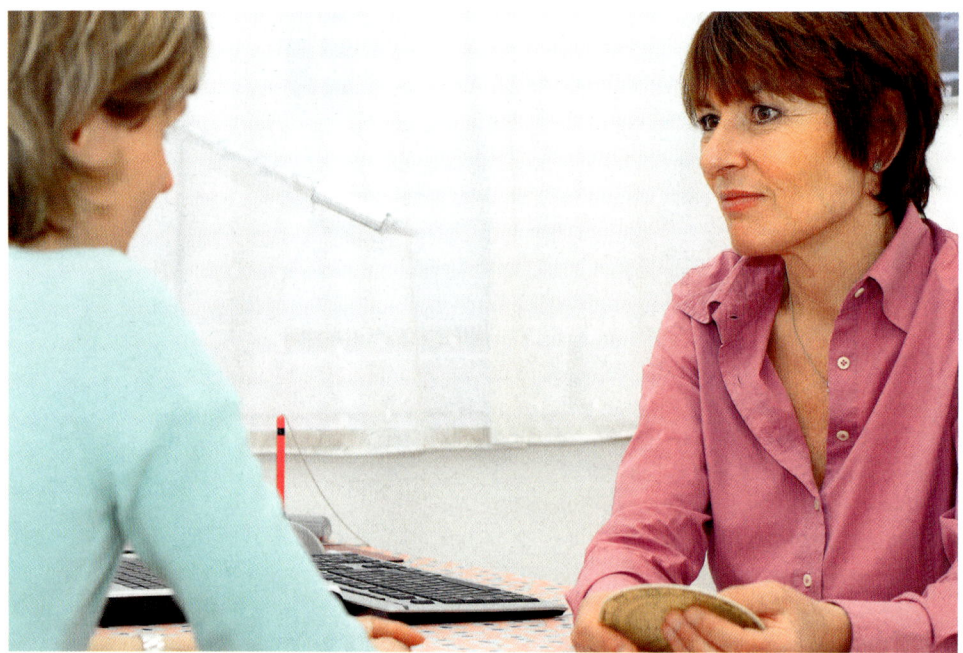

Mit der Schwangerschaftsscheibe lässt sich der Geburtstermin leicht berechnen.

Mit dem früher gebrauchten 7. Monat z. B. können Paare, Hebammen und Ärzte heute immer weniger etwas anfangen. Auch die früher übliche Trimester- oder Trimenonzählung mit 3 × 3 gleich langen Monaten ist immer weniger im Schwangerschaftsalltag und den Lehrbüchern zu finden (wenngleich ein wichtiger neuer Test, der Ersttrimestertest auf Seite 70, so genannt wird).

Aus einem Zellhäufchen wird ein Embryo

Zu Beginn der 5. Woche ist der Embryo stecknadelkopfgroß als kleines Zellhäufchen im Ultraschall erkennbar. Aus der Keimscheibe ist ein wurmförmiges Gebilde geworden, das sich bauchwärts krümmt. Rückenmark, Kopf- und Herzanlage bilden sich und die Augen, Ohren und der Mund deuten sich an. Bei den Gliedmaßen entstehen als erstes Arm- und paddelförmige Handanlagen. Die Fruchtwasserhöhle befindet sich auf dem Rücken des Embryos. In der Woche 7 ist der Dottersack nur noch als kleiner Rest zu erkennen. Aus ihm und dem Haftstiel ist die Nabelschnur entstanden. Bereits in der 6. Woche beginnt das Herz mit sehr hoher Frequenz zu schlagen. Noch hat es die Form von paarig angelegten Schläuchen, die Gefäßverbindungen mit dem Dottersack und den sich weiter aussprießenden Zotten haben. Das Chorion

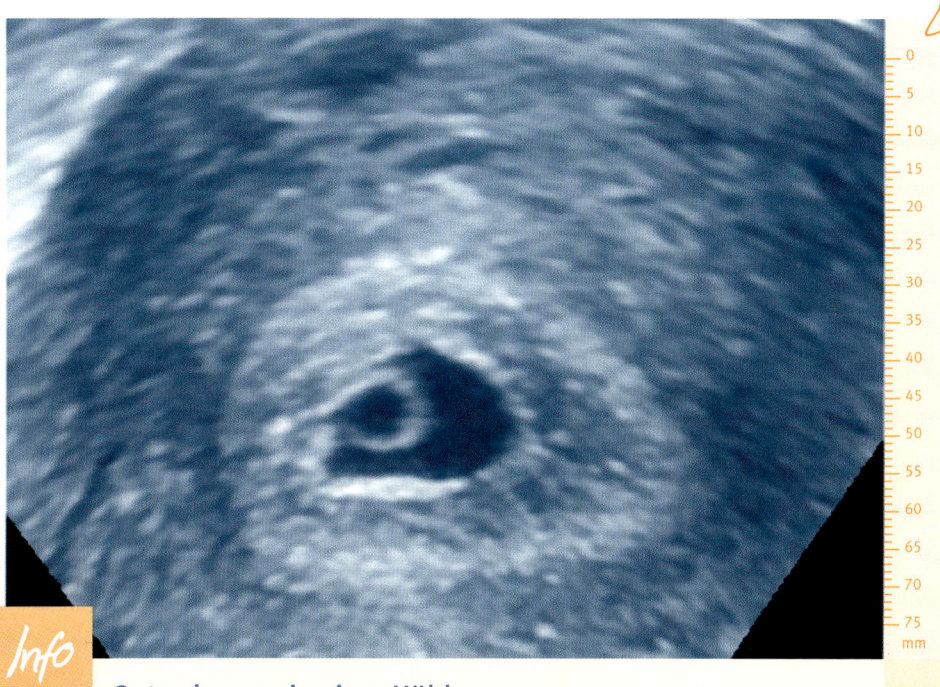

Lebensgröße

Info

Gut geborgen in einer Höhle

Am Ende der 8. Woche ist der Embryo 14–15 mm groß und wiegt 2 g. Der Kopf hat eine hohe Stirn und wächst schnell, um dem Gehirn Platz zu geben. Auch die vier Gliedmaßen sind angelegt. Im Ultraschall (6. Woche) kann man den Dottersack erkennen, der jetzt schnell kleiner wird.

bildet wurzelähnliche Gewebefortsätze, die Zotten, die sich in der Gebärmutterschleimhaut ausbreiten. In diese Zotten wachsen Gefäße hinein. Sie tauchen in mütterliche Blutlakunen, die ihrerseits Anschluss an mütterliche Gefäße erhalten. So bekommt der Embryo in dieser frühen Phase einerseits noch Nährstoffe aus dem Dottersack und hat andererseits bereits durch die Zotten Kontakt zu dem mütterlichen Blut. Die Verbindungen zum Gefäßnetz des Dottersackes veröden ziemlich bald, und Sauerstoff und Nährstoffe kommen bald nur noch aus dem mütterlichen Blut.

Frisches Blut von der Mutter kommt in der Nabelschnurvene (im Gegensatz zum geborenen Menschen, bei denen in Venen das verbrauchte Blut fließt), verbrauchtes Blut vom Embryo aus den paarigen Rücken-Hauptschlagadern fließt in 2 Arterien zur Mutter bzw. Plazenta. Wie bereits in dieser ganz frühen Phase erkennbar, hat die spätere Nabelschnur drei Gefäße, zwei Arterien und eine Vene.

Die Plazenta – die Verbindung von Mutter und Kind

Die Plazenta (lat. placenta = Kuchen) stellt ein einzigartiges Organ der Verbindung und der Trennung zwischen Mutter und Kind dar. Sie wird bei der Einnistung der Keimanlage in die mütterliche Gebärmutterschleimhaut gebildet und verliert ihre Bedeutung wenige Sekunden nach Geburt des Kindes, wenn in der Nabelschnur der Blutfluss zwischen Kind und Plazenta aufhört. Dieses faszinierende, hochkomplizierte Organ hat vielfältige Aufgaben:

▎ In der Plazenta werden eine Reihe von Proteinen und Hormonen gebildet. Hierzu gehören die weiblichen Geschlechtshormone Östrogene und Gestagen, die sonst in den Eierstöcken gebildet werden und zusätzlich Hormone, die während der Schwangerschaft gebildet werden. Das Wichtigste aus der letzteren Gruppe ist das humane Choriongonadotropin, das HCG (siehe Tabelle Seite 27).

Im Inneren der Plazenta finden sich Zottenbäumchen, umgeben von mütterlichem Blut, den sogenannten intervillösen Räumen.

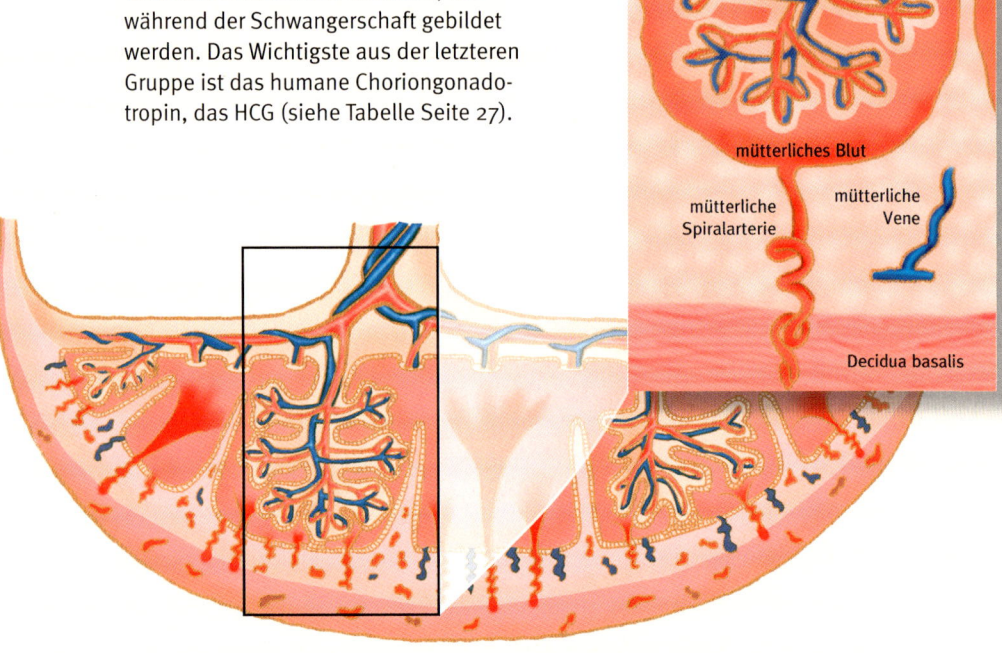

Nabelschnur

Zottenbäumchen

mütterliches Blut

mütterliche Spiralarterie

mütterliche Vene

Decidua basalis

■ Die Plazenta ist ein Kreislauforgan, in dem kindliches und mütterliches Blut zirkulieren und Sauerstoff und Nährstoffe zum Kind geschafft bzw. Kohlendioxid und Abfallstoffe vom Kind wegtransportiert werden. Fast ein Liter Blut pro Minute zirkuliert am Ende der Schwangerschaft in der Plazenta und ermöglicht, den großen Sauerstoff- und Nährstoffbedarf des Kindes zu decken.

■ Die Plazenta ist auch ein Wärmeaustauscher und sorgt dafür, dass das Kind seine Wärme, die bei dem raschen Wachstum durch den aktiven Stoffwechsel entsteht, an das mütterliche Blut abgeben kann. Trotzdem liegt die Temperatur des Kindes immer etwa 0,5 °C über der der Mutter.

■ Die Plazenta ist das entscheidende immunologische Schutzorgan, das zusammen mit den Eihäuten (Amnion und Chorion) die Abstoßung der zu 50 % aus väterlichem Proteinen bestehenden Eianlage verhindert.

Die Plazenta hat Anteile vom Embryo bzw. Fetus und von der mütterlichen Gebärmutter:

■ Der Trophoblast und die sich hieraus entwickelnden Zotten (Chorionzotten), die immer tiefer in Form von Zottenbäumchen in die mütterliche Gebärmutterschleimhaut hineinwachsen, stammen aus der Eianlage.

■ Die mütterliche Schleimhaut setzt diesem kindlichen Gewebe aber eine Grenzschicht entgegen, die Dezidua. Sie wird mit ihren geschlängelten Blutgefäßen (Spiralarterien) und Drüsen der mütterliche Anteil der Plazenta.

Die Gefäße, die vom Fetus kommen bzw. zu seinem Herzen zurückfließen, verästeln sich in den Zottenbäumchen zu immer feineren Gefäßen und Kapillaren. Auf der mütterlichen Seite kommen aus der Gebärmuttermuskelschicht etwa 80–100 feine Arterien, die sich in der Dezidua zu sog. Spiralarterien aufschlängeln und ausweiten. Fontaineartig umspritzt das mütterliche Blut die in den Blutsee (intervillöser Raum) hineinhängenden Zottenbäumchen und kehrt nach dem Kontakt mit der Zottenoberfläche wieder in die mütterlichen Venen der Dezidua zurück. Der Austausch von Gasen, Nähr- und Abfallstoffen erfolgt durch Diffusion oder durch aktive Transportvorgänge.

Am Geburtstermin hat die Plazenta ein Gewicht von 500–800 g, ist rund bis oval mit einem Durchmesser von ungefähr 20 cm und einer Dicke von 4,5–5 cm. Am Termin beträgt durch die Verästelung der Zotten die Austauschfläche 12–15 m², einem mittelgroßen Zimmer entsprechend! Mutter und Kind haben also durch die Zotten völlig getrennte Blutkreisläufe.

Ganz früh bereits kommt es zu einer starken Verästelung der Gefäße des Embryos.

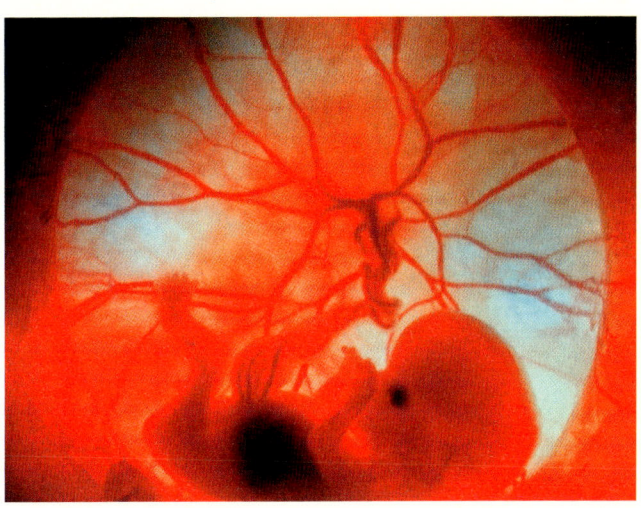

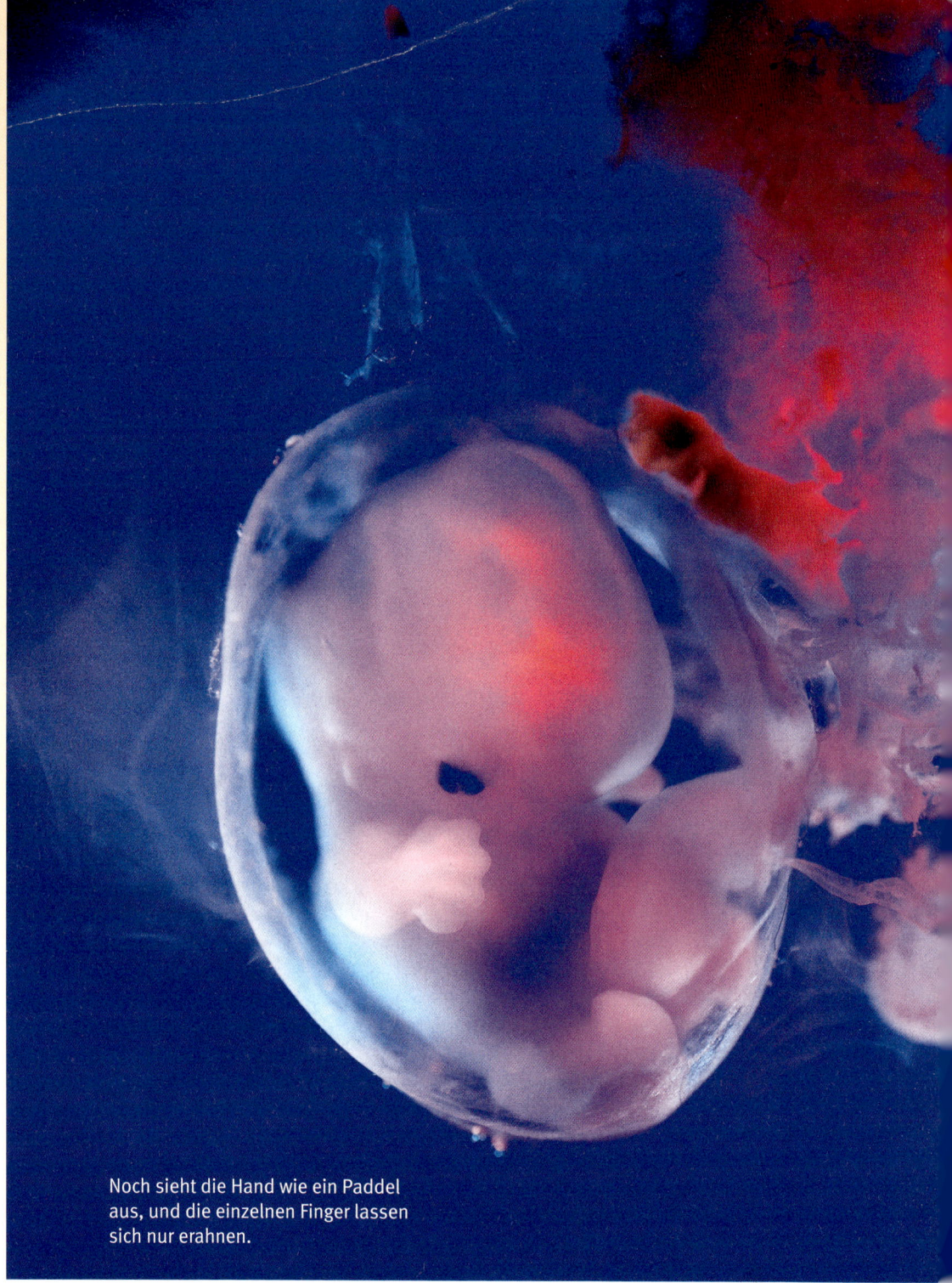

Noch sieht die Hand wie ein Paddel aus, und die einzelnen Finger lassen sich nur erahnen.

Die Vorsorgeuntersuchungen

Schwangerschaften und Geburten sind heute sehr sicher geworden. Einen großen Anteil daran haben die regelmäßigen Vorsorgeuntersuchungen, deren Leistungen in Deutschland in den sog. Mutterschafts-Richtlinien geregelt sind und gesichert werden. Analoge Leistungssicherungen existieren in Österreich und in der Schweiz.

Die Untersuchungen werden von den gesetzlichen Krankenkassen bezahlt. Ziel der Vorsorgeuntersuchungen ist die Kontrolle der richtigen Anlage, Entwicklung und des Wachstums des Kindes sowie die Beurteilung des allgemeinen Gesundheitszustandes der werdenden Mutter und ihres körperlichen und emotionalen Wohlbefindens in der Schwangerschaft. Bei normal verlaufenden, komplikationsfreien Schwangerschaften erfolgen die Vorsorgeuntersuchungen alle vier Wochen und ab 32. Schwangerschaftswoche vierzehntägig, sodass insgesamt 10–12 Untersuchungen resultieren.

Schwangerschaftskontrollen – durch wen?

Schwangerschaftskontrollen werden in der Regel von Frauenfachärztinnen oder –ärzten durchgeführt. Idealerweise suchen Sie sich einen Arzt, der Sie auch bei der Geburt betreuen kann, ggf. als Belegarzt in einer Klinik. Auch Hausärztinnen und Hausärzte sowie Hebammen können bei komplikationslosen Verläufen die Schwangerschaftskontrollen durchführen. Die Hebamme ist eine der wichtigsten und engsten Bezugspersonen vor, während und nach der Geburt für Mutter und Kind. Heute haben Ärzteschaft und Hebammen in der Regel zu

Ihr Arzt tastet regelmäßig Ihren Bauch ab.

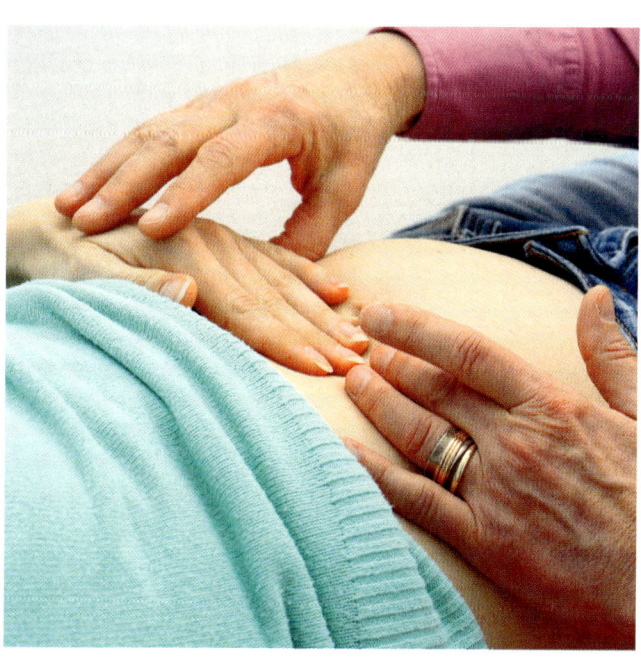

5.–8. Woche

einer partnerschaftlichen Zusammenarbeit zum Vorteil der Schwangeren gefunden, weil beider Fähigkeiten wichtig
sind. Zu den Aufgaben der Hebamme
gehören die Schwangerschaftskontrollen, die Leitung der Geburtsvorbereitungskurse, die selbstständige Leitung
der normalen, risikolosen Geburt sowie
die Beratung und Pflege von Mutter und
Kind nach der Geburt in der Klinik, im
Geburtshaus oder zu Hause – kurz gesagt, in einer Hebamme finden Sie vom
Beginn der Schwangerschaft bis zum
Ende des Wochenbetts eine Unterstützung. Mehr als es Ärzten im heutigen
Gesundheitswesen in der Regel möglich
ist, orientiert sich die Hebamme dabei
an Ihren individuellen Bedürfnissen
und ist dadurch bei der heutigen Entbindung überwiegend in Kliniken auch

ein Garant für die bewusst familienori-
entierte und sehr persönliche Geburtshilfe.

Gute Vorbereitung

Vielleicht haben Sie nur die Vermu-
tung, dass Sie schwanger sind, vielleicht
wissen Sie es auch, weil Sie einen Test
durchgeführt haben. Nun haben Sie einen ersten Termin bei Ihrem Frauenarzt
verabredet. Es ist nur von Vorteil, wenn
Ihr Arzt Sie von Anfang an durch die
Schwangerschaft begleitet. Außerdem
ist es sinnvoll, sich mit den ersten Untersuchungen schon vorher ein bisschen
vertraut zu machen. Ihr Arzt wird Sie
auch über den Ersttrimestertest (siehe
S. 70) informieren. Über die Durchfüh-
rung dieses Tests sollten Sie auf jeden
Fall mit Ihrem Partner sprechen.

Der erste Termin beim Arzt

Die erste Vorsorgeuntersuchung wird in
der Regel zwischen der 6.–8. Schwangerschaftswoche erfolgen. Nehmen Sie
sich viel Zeit für diesen Arzttermin.

Das erste Gespräch –
die Anamnese

Liegt zweifelsfrei eine Schwangerschaft
vor, so wird Ihr Arzt bei dieser ersten
Vorsorge in einem ausführlichen Gespräch die persönliche Vorgeschichte
oder Krankengeschichte (Anamnese)
erfragen. Hier wird nach Erkrankungen
von Ihnen, Ihrem Partner oder Fami-
lienangehörigen gefragt, die für das
Kind oder den Verlauf der Schwangerschaft ein Risiko sein könnten. Gibt es

etwa erbliche Belastungen oder eine
Häufung bestimmter Erkrankungen in
der Familie? Auch die Zahl der bisherigen Schwangerschaften und deren
Verläufe werden zur Sprache kommen.
Ihr Arzt wird auch die sozialen Lebensumstände, wie die Partnerschaft, die
Berufstätigkeit, die Einkommenssitua-
tion, Lebensstilgewohnheiten wie Rauchen und Alkoholkonsum zur Sprache
bringen. Nach diesem ausführlichen
Gespräch folgt die erste Untersuchung.
Es werden einige Laboruntersuchungen
sowie eine körperliche Untersuchung
durchgeführt. Sie werden in den nächsten Monaten merken, dass einige dieser Untersuchungen in regelmäßigen

Abständen wiederholt werden. So kann man den Verlauf der Schwangerschaft gut beobachten und ungewöhnliche Entwicklungen frühzeitig aufspüren.

Die ersten Untersuchungen

Die Messung des Blutdrucks: Sie gibt zuverlässig Auskunft, ob die Blutdruckwerte am Beginn und während der Schwangerschaft im Normalbereich (ideal 120/80 mmHg) liegen. Ein leichtes Absinken, insbesondere des unteren (diastolischen) Wertes, ist normal. Dafür ist das Hormon Progesteron verantwortlich, da es auch die Gefäßmuskulatur erschlafft. Das frühe Erkennen eines Anstiegs des Blutdrucks über den Normalbereich ist sehr wichtig (siehe S. 330 und 333).

Die Bestimmung von Gewicht und Körpergröße: Ausgangsgewicht, Body Mass Index (BMI) und Gewichtszunahme während der Schwangerschaft werden damit kontrolliert. Zu geringe oder zu große Gewichtszunahme können schädliche Auswirkungen auf Mutter und Kind haben (siehe S. 88 ff.).

Die Untersuchung des Urins: Findet man mehr als nur geringe Spuren Zucker im Urin, so kann dies ein Hinweis auf eine Zuckerkrankheit sein (Diabetes, Schwangerschaftsdiabetes). Eiweiß im Urin und Zellbestandteile (Sediment) wie rote und weiße Blutkörperchen können Hinweise auf Blasen- und Niereninfektionen sein.

Die gynäkologische Untersuchung: Bei der gynäkologischen Untersuchung wird zunächst ein Krebsabstrich gemacht. Außerdem wird mit einem weiteren Abstrich geklärt, ob sich im Ge-

Gut zu wissen

Was ist der Rhesusfaktor?

Bei den klassischen Blutgruppen A, B, AB und 0 spielt es ganz selten eine Rolle, ob Mutter und Kind die gleichen Blutgruppen haben oder nicht. Anders ist es beim sog. Rhesusfaktor, einem Protein, das auf der Oberfläche der roten Blutkörperchen sitzt. Etwa 15 % der Bevölkerung in Mitteleuropa sind rhesusnegativ, d. h. sie besitzen dieses Protein nicht. Ist eine werdende Mutter selbst rhesusnegativ und ihr Kind rhesuspositiv, so entwickelt der mütterliche Organismus Abwehrstoffe (Antikörper) gegen die kindlichen roten Blutkörperchen, sobald kindliches Blut in den mütterlichen Kreislauf gelangt, meist jedoch erst bei der Geburt oder bei diagnostischen Eingriffen. Für das erste Kind besteht daher keine Gefahr. Würde die Mutter nun in einer weiteren Schwangerschaft wieder ein rhesuspositives Kind austragen, so würden die Abwehrstoffe der Mutter dieses Kind bereits während der Schwangerschaft schädigen. Heute kann man die Bildung der mütterlichen Abwehrstoffe durch die Gabe von Immunglobulinen verhindern. Dazu erhält die Mutter bereits während der ersten Schwangerschaft und kurz nach der Geburt Immunglobuline. Dann besteht keine Gefahr für das Kind.

5.–8. Woche

bärmutterhals Chlamydien (Chlamydia trachomatis) angesiedelt haben. Diese Bakterien können unbehandelt bzw. unerkannt zur Frühgeburt und beim Neugeborenen zu Augen- und Lungenentzündungen führen.

Bei einem vaginalen Ultraschall kann Ihr Arzt die kindliche Herzaktion auf dem Bildschirm sichtbar machen. Sie sehen dies als ein kleines pulsierendes Pünktchen. Dies und das Ausmessen des Fruchtsackes ermöglicht eine genaue Festlegung des Schwangerschaftsalters. Auch Mehrlingsschwangerschaften werden bei diesem Ultraschall festgestellt.

Die wichtigsten Blutuntersuchungen

Die Feststellung des Hämoglobinwertes (Hb-Wertes) und der Zahl der Erythrozyten: Bei dieser Blutuntersuchung wird die Beladung der roten Blutkörperchen mit Hämoglobin, einem Protein, das den Sauerstoff in die mütterlichen Gewebe und zur Plazenta transportiert, untersucht. Das Hämoglobin sollte einen Grenzwert von 11 g/dl (in der Mitte der Schwangerschaft 10,5 g/dl) nicht unterschreiten. Liegt der Hb-Wert darunter (Anämie), so ist dies meist durch einen leicht zu behandelnden Eisenmangel bedingt.

Die Bestimmung der Blutgruppe und des sog. Rhesusfaktors: Die Blutgruppe wird in erster Linie für notfallmäßig in der Schwangerschaft und bei der Geburt notwendige Bluttransfusionen bestimmt und im Mutterpass festgehalten.

Ermittlung des Antikörper- und Infektionsstatus: Mittels weiterer Blutuntersuchungen kann man feststellen,

▌ ob im mütterlichen Blut Antikörper gegen rote Blutkörperchen-Antigene nachzuweisen sind,

▌ ob die Mutter bereits eine Röteln-Infektion durchgemacht hat oder aufgrund einer Impfung einen Rötelnschutz hat. Eine frische Infektion mit Röteln, einer viralen Infektionskrankheit, die viele unbemerkt durchmachen, kann ein ungeborenes Kind schädigen. Fehlt der Rötelnschutz, so werden Sie informiert, wie eine Infektion möglichst zu vermeiden ist und wie Sie auf erste Symptome achten können,

▌ ob eine Syphilis-Infektion vorliegt, wird immer noch routinemäßig nachgeprüft, obwohl sie sehr selten geworden ist. Das Ergebnis wird nicht in den Mutterpass eingetragen,

▌ ob eine HIV-Infektion vorliegt. Dies wird allerdings nur mit dem Einverständnis der Schwangeren überprüft. Das Ergebnis wird ebenfalls nicht in den Mutterpass eingetragen,

▌ ob durch eine bereits durchgemachte Infektion mit Toxoplasmose, eine durch Einzeller vermittelte Infektionskrankheit, die oft über Katzen übertragen wird, ein Schutz gegen diese Erkrankung besteht. Diese Untersuchung erfolgt in Deutschland nur bei begründetem Verdacht. Nur in Österreich ist diese Untersuchung eine Kassenpflicht. Sind Sie ohne Schutz, müssen Sie sich vor einer frischen Infektion in der Schwangerschaft schützen.

Gut zu wissen

Tabus in der Schwangerschaft

Verzichten Sie auf den Alkohol

Der Genuss von Alkohol kann die körperliche und geistige Entwicklung Ihres Kindes gefährden, da er sehr einfach durch die Plazenta Ihr Kind erreichen kann. Dessen unreife Leber baut den Alkohol nur sehr schwer ab, weshalb schwerwiegende Fehlbildungen entstehen können. Als typisch alkoholbedingte Fehlbildungen gelten Gesichtsfehlbildungen, Herzfehler, Kleinwuchs, Intelligenzdefekte und Verhaltensstörungen. Solche schweren Fehlbildungen treten vor allem bei schwer abhängigen Alkoholikerinnen auf. Es ist allerdings bis heute nicht endgültig geklärt, ob mäßiger Alkoholkonsum, wie 1–2 Gläser Wein oder Sekt am Abend auf die Entwicklung des Kindes Einfluss haben. Wenn Sie also ganz auf der sicheren Seite sein möchten: Trinken Sie keinen Alkohol in der Schwangerschaft!

Wenn Sie rauchen, raucht Ihr Kind mit

Nikotin ist ebenfalls Gift für das Kind. Auf das Rauchen sollten Sie bitte verzichten oder es so weit als möglich reduzieren. Fast alle schädlichen Bestandteile der Zigarette erreichen das Kind und sammeln sich dort in höherer Konzentration, weil der Abbau der toxischen Substanzen durch Unreife verzögert erfolgt. Das Nikotin aus der Zigarette verengt die Gefäße in der Plazenta und die zarten Blutgefäße im kindlichen Kreislauf, sodass die Blutversorgung abnimmt. Das Kohlenmonoxid besetzt bei Mutter und Kind die roten Blutkörperchen und macht sie für den wichtigen Sauerofftransport unbrauchbar. Wachstum und Hirnentwicklung bleiben zurück. Etwa 50 % der Frauen, die vor der Schwangerschaft rauchten, schaffen es, mit dem Rauchen aufzuhören. Jede 5. Frau raucht in der Schwangerschaft weiter, oft mit einem ständig schlechten Gewissen, nicht von der Zigarette lassen zu können. Bitten Sie Ihren Arzt, Ihnen professionelle Hilfe zu vermitteln. Es gibt Möglichkeiten, das Rauchen zu reduzieren. Bereits einige nicht gerauchte Zigaretten pro Tag sind ein Erfolg. Das Wachstum kann sogar in der Spätschwangerschaft aufgeholt werden, wenn nicht mehr geraucht wird.

Möglichst keine Tabletten

Medikamente, Drogen und Psychopharmaka passieren die Plazenta sehr schnell und können die körperliche und die Gehirnentwicklung negativ beeinflussen. Die Plazenta ist in der Vergangenheit als Schutzbarriere gegen schädigende Substanzen sehr überschätzt worden. Fast alle Medikamente passieren direkt oder nach Verstoffwechselung die Plazenta. Ihr Arzt oder Ihre Hebamme kennen die sicheren, unsicheren oder gar eindeutig Schaden verursachenden Medikamente. Daher ein ganz wichtiger Rat in der Schwangerschaft bei Schnupfen, Kopfschmerzen, Übelkeit oder Schlaflosigkeit: Seien Sie übervorsichtig und nehmen Sie keine Medikamente, auch nicht die frei käuflichen oder homöopathischen, ohne Rückversicherung bei Ihrer Hebamme oder Ihrem Arzt. Das gilt für die gesamte Schwangerschaft.

2. MONAT

Schützen Sie sich vor Infektionen

Infektionen in der Schwangerschaft sind gefürchtet. Verschiedene Bakterien, Viren oder Protozoen können das Kind über das mütterliche Blut und die Plazenta oder aufsteigend von der Scheide durch die Eihäute und das Fruchtwasser mit infizieren (siehe S. 109 und 327). Dies kann zu Fehlbildungen oder Entwicklungsstörungen (z. B. bei Infektionen mit Röteln oder Toxoplasmose) führen oder eine Fehl- oder Frühgeburt auslösen (z. B. bei einer Streptokokkeninfektion). Das Kind kann sich auch während der Passage durch den Geburtskanal anstecken (z. B. bei HIV).
So können Sie sich schützen:

▪ Beginnen Sie, wenn möglich, eine Schwangerschaft mit einem ausreichenden Impfschutz (vor allem Röteln).
▪ Melden Sie (vor allem bei fehlendem Impfschutz) einen Kontakt mit einem erkrankten Kind Ihrem Arzt (z. B. bei Ringelröteln).
▪ Essen Sie kein rohes Fleisch oder Rohmilchkäse (Übertragung der Erreger der Toxoplasmose und Listeriose).
▪ Schützen Sie sich vor Infektionen mit Salmonellen in weichgekochten oder nicht durchgebratenen Eiern, in Eierspeisen mit rohen Eiern (z.B. Tiramisu, Speiseeis aus unsicherer Herstellung oder Straßenverkauf) oder in halbgarem Geflügelfleisch.
▪ Meiden Sie Eiswürfel für Getränke bei Unkenntnis der hygienischen Verhältnisse.
▪ Nehmen Sie Ihre Schwangerschaftskontrollen zur Infektabklärung wichtig.

Engmaschige Betreuung

Erschrecken Sie nicht, wenn Ihr Arzt Sie öfter in die Praxis bestellt. Möglicherweise lassen Dinge aus Ihrer Vorgeschichte, den persönlichen Daten oder den Befunden bei der Erstuntersuchung sehr engmaschige Arztbesuche sinnvoll erscheinen, um Ihr Wohl und das Ihres Kindes nicht zu gefährden. Betrachten sie dies als eine Vorsichtsmaßnahme und nicht direkt als Grund zur Besorgnis. Die Krankenkassen sind verpflichtet, mehr als die in den Mutterschaftsrichtlinien vorgesehenen Vorsorgeuntersuchungen zu bezahlen, wenn Ihr Arzt die Notwendigkeit häufigerer Kontrollen begründet. Zu den wichtigen Risikofaktoren zählen:

▪ Alter nahe bei oder über 40 Jahren oder unter 18 Jahren
▪ vorangegangene Fehl- und Frühgeburten
▪ vorangegangene Geburt eines Kindes mit Fehlbildungen oder mit einem Gewicht unter 2500 g oder über 4000 g
▪ Erkrankungen in vorangegangenen Schwangerschaften
▪ Schwangerschaftseintritt nach künstlicher Befruchtung (IVF, In-vitro-Fertilisation)
▪ Diabetes, Hochdruck, Nierenprobleme, Herzerkrankungen
▪ Eintritt in die Schwangerschaft bei starkem Unter- oder Übergewicht
▪ Gebärmutteranomalien oder z.B. Myome
▪ HIV-Positivität
▪ Drogenabhängigkeit
▪ Mehrlingsschwangerschaft
▪ Rhesusunverträglichkeit

Von nun an Ihr ständiger Begleiter: der Mutterpass

Bei Ihrem ersten Arztbesuch wird Ihnen ein kleines hellblaues Heftchen ausgehändigt, Ihr Mutterpass. Hier werden alle wichtigen Untersuchungsergebnisse und Befunde während der Schwangerschaft dokumentiert. Tragen Sie den Mutterpass von nun an ständig bei sich. Folgende Angaben werden eingetragen:

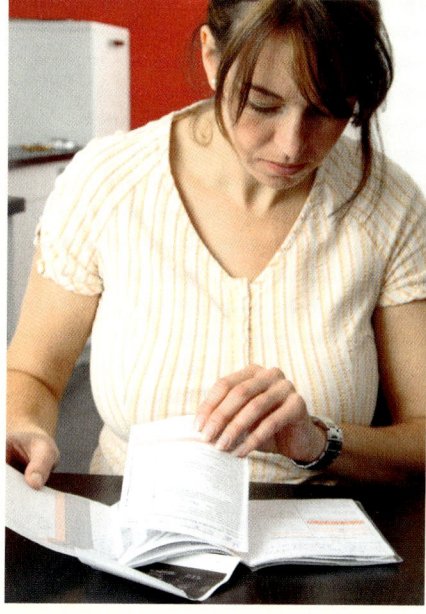

Seite   1: Name Ihres Arztes bzw. Ihrer Hebamme sowie weitere Untersuchungstermine

Seiten   2, 3: Ihre persönlichen Daten sowie die stattgefundenen serologischen Laboruntersuchungen (siehe S. 44)

Seite   4: Informationen über vorangegangene Schwangerschaften (z. B. Spontangeburt oder Kaiserschnitt, Früh- oder Fehlgeburt)

Seiten   5, 6: Erhebungen und Befunde bei der ersten Kontrolle (z. B. Angaben zur Ihrer Person, Risikoabwägung (siehe S. 46), Terminbestimmung)

Seiten   7, 8: Gravidogramm (tabellarischer Überblick über den Schwangerschaftsverlauf und die Kontrolluntersuchungen; Daten von Mutter und Kind bei den einzelnen Kontrollen werden eingetragen)

Seite   9: Besonderheiten, stationäre Aufenthalte und die Beurteilung des CTGs (Herzton-Wehen-Kurve)

Seiten 10–12: Befunde der Routine-Ultraschalluntersuchungen (1.–3. Screening)

Seite   13: Normkurve für den kindlichen Wachstumsverlauf, in die Ihr Arzt die Werte Ihres Kindes einträgt (die 5 %- bzw. 95 %-Linien markieren die nach oben bzw. unten tolerierbaren Abweichungen vom Mittelwert [Median])

Seite   14: weiterführende Ultraschalluntersuchungen

Seite   15: Entbindung

Seite   16: Befunde der Nachuntersuchung

Seite   17: allgemeine Hinweise

Der Mutterpass erleichtert die Verständigung der einweisenden Hebammen und Ärzte mit der Klinik. Auf Reisen oder bei Notfällen erlaubt er Ärzten einen schnellen Überblick über den bisherigen Verlauf Ihrer Schwangerschaft. Erwarten Sie ein weiteres Kind, so kann sich Ihr Arzt in wenigen Minuten einen Überblick über vorangegangene Schwangerschaften und Geburten verschaffen.

5.–8. Woche

Die Ernährung – Verantwortung für zwei

Ihr Körper ist für Ihr ungeborenes Kind sein Zuhause. Gehen Sie dementsprechend sorgsam mit ihm um. Wie sehr z. B. Ihr Ernährungszustand sich auf das Wachstum und Gewicht Ihres Kindes auswirken, ist schon lange bekannt. Ihr Lebensstil, wie beispielsweise Rauchen, Alkohol oder einseitige Ernährung, kann Folgen für Ihr ungeborenes Kind haben.

Je nach Situation in Ihrer Gebärmutter passen sich die Zellen des Ungeborenen an und werden quasi für ihr lebenslanges Verhalten geprägt. Mussten sich z. B. die Zellen an einen Mangel gewöhnen und wird das Kind dann in eine Welt mit relativ gutem Nahrungsangebot hinein geboren, so kann es zu Fehlreaktionen kommen. Heute werden im späteren Leben auftretende Fettleibigkeit, Zucker- und Herz-Kreislauferkrankungen mit den Verhältnissen in der Gebärmutter während der Schwangerschaft in Zusammenhang gebracht. Diese Prozesse fasst man unter dem Begriff fetale Programmierung zusammen.

Ihre Ernährung – Basis für die erste Umwelt Ihres Kindes

Sie brauchen Ihre Ernährung mit Beginn der Schwangerschaft nicht total umzustellen, wenn Sie sich bereits vor der Schwangerschaft um eine

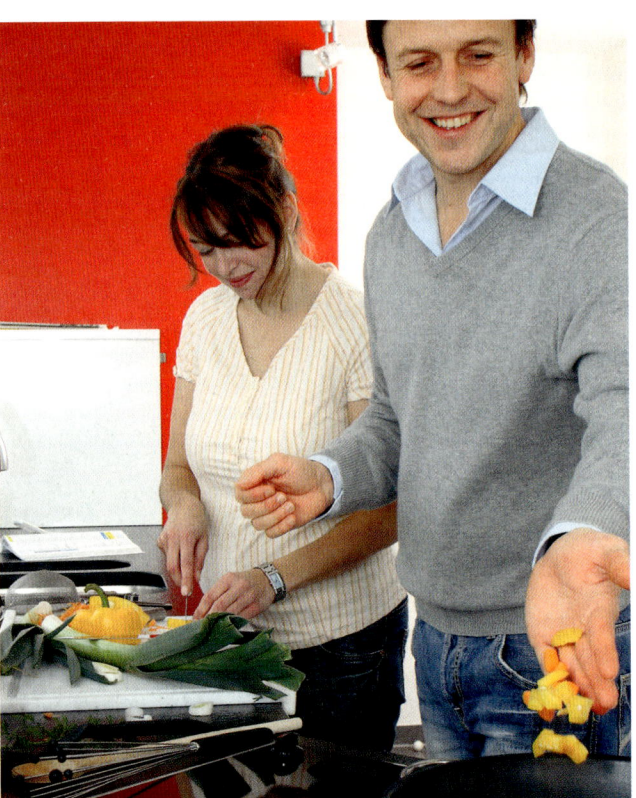

Ihr Kind isst mit. Je gesünder Sie sich ernähren, desto besser für Ihr Kind.

Süßigkeiten: Genießen erlaubt, aber bitte nur ab und zu, weil viel Zucker Ihren Blutzuckerspiegel zu stark belastet.

Pflanzliches Öl: Rapsöl, Olivenöl und Walnussöl versorgen das Baby mit allen essenziellen Fettsäuren, damit sich sein Gehirn optimal entwickeln kann – am besten sind die kaltgepressten Öle.

Fisch: 1 bis 2 Mal pro Woche Fisch – vor allem fetter wie Lachs, Hering und Sardinen – schützt das Baby vor Allergien und versorgt Sie mit Jod. Mögen Sie keinen Fisch, verwenden Sie Jodsalz.

Milch: Das Baby braucht Kalzium und das Mineral steckt vor allem in Milch, (fettarmem) Joghurt und Käse – greifen Sie 2 Mal täglich zu. Harter Käse z.B. Parmesan liefert reichlich Kalzium.

Fleisch: Eisen braucht das Baby, und davon steckt am meisten in dunklem Fleisch (Kalb, Lamm, Wild, Rind). 2 bis 3 Mal in der Woche – aber auch Hirse (prima zum Frühstück) liefert reichlich Eisen.

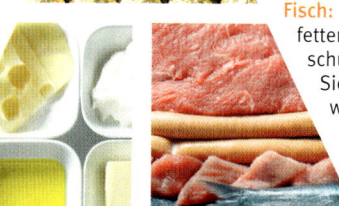

Gemüse: Grünes Gemüse, weil es Folsäure liefert, der Rest soll ruhig bunt sein: 2 bis 3 Portionen am Tag, auch Salat zählt dazu.

Obst: Morgens ins Müsli geschnippelt und nachmittags gegen den Süßhunger – und ab und zu auch im Vollwertkuchen ist okay.

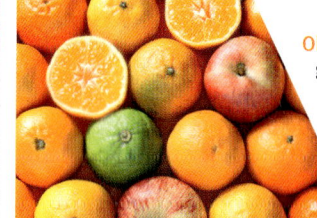

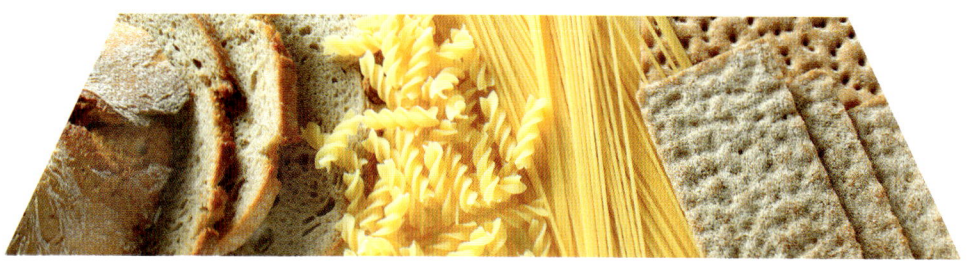

Getränke: Maßhalten bei Kaffee (nicht mehr als 2–3 Tassen) und Cola, grünem Tee etc., denn zu viel Koffein lässt Babys Herz zu schnell schlagen.

Brot &Co.: Am besten Vollkornbrot und Müsli, weil es satt macht und der Blutzucker nur langsam ansteigt.

2. MONAT

ausgewogene Nahrung bemüht haben. Dann sind nur wenige Anpassungen an die besonderen Bedürfnisse während der Schwangerschaft notwendig; in Kürze sind dies:

▍ Trinken Sie viel, gut 1,5–2 Liter, am besten Mineralwasser oder ungesüßte Früchte- oder Kräutertees.

▍ Sie müssen nicht für zwei essen. Erst ab dem vierten Monat besteht ein geringer Kalorienmehrbedarf von nur 200–300 Kalorien (entsprechend z. B. einer Scheibe Vollkornbrot mit einem hartgekochten Ei).

▍ Einen deutlich gesteigerten Bedarf haben Sie für Eiweiße (Proteine). Im Laufe der Schwangerschaft steigt der Tagesbedarf von 50–70 g pro Tag vor der Schwangerschaft auf bereits 60–80 g und weiter zunehmend ab viertem Monat.

▍ Der Bedarf an Mikronährstoffen steigt (siehe S. 51).

▍ Meiden Sie Kohlenhydrate wie Weißbrot, Kuchen oder Süßigkeiten, die den Blutzucker rasch ansteigen lassen, die also einen hohen glykämischen Index (kurz Glyx, GI) haben.

▍ Einige Tabus gibt es allerdings: Meiden Sie unbedingt Alkohol, Drogen und das Rauchen (siehe S. 45).

Die Ernährungspyramide

Eine gute Orientierung für eine gesunde Ernährung bietet Ihnen auch in der Schwangerschaft die sehr anschauliche Ernährungspyramide. Dieses mit der Spitze nach oben zeigende Dreieck zeigt auf den verschiedenen Ebenen, wovon man täglich reichlich (breite Ebenen unten mit Getränken, Obst, Früchten, Salat), möglichst täglich (mittlere Ebenen, Kohlenhydrate wie Kartoffeln oder Getreideprodukte bzw. Eiweißquellen wie Fleisch, Fisch, Eier und Milchprodukte) und möglichst selten und wenig (Ebenen zur Spitze hin mit Fetten, Ölen, Nüssen und Süßigkeiten) essen sollte.

Die wichtigsten Mikronährstoffe

Wenn Sie sich ausgewogen ernähren, müssen Sie sich um die Mikronährstoffe, die sehr wichtig für Sie und Ihr Kind sind, kaum Sorgen machen. Sie können aber bei Ihrer Nahrungsauswahl darauf achten und so Ihrem Kind und sich selber etwas Gutes tun. Von folgenden Substanzen brauchen Sie besonders viel:

Mikronährstoffe	Empfehlung
Kalzium	Starke Knochen benötigen Kalzium fürs Wachstum, und im Laufe der zehn Monate steigt der Bedarf kontinuierlich an. Achten Sie darauf, genug Milch, Joghurt und Käse zu essen. Auch Sesam (als Paste „Tahin" genannt) und kalziumhaltiges Mineralwasser eignen sich prima.
Jod	Das Baby und auch Sie sind auf Jod angewiesen, schlimmstenfalls entsteht ein Kropf. Damit sich Babys Schilddrüse gut entwickelt, verwenden Sie am besten Jodsalz, und gönnen Sie sich regelmäßig Fisch (aus dem Meer).
Eisen	Eisen ist an der Blutbildung beteiligt und wichtig, damit sich Babys Gehirn optimal entwickelt. Dunkles Fleisch (Kalb, Lamm, Wild, Rind) liefert besonders viel Eisen. Aber auch in Hirse, Quinoa und Amaranth steckt viel vom Spurenelement.
Zink	Sie und das Baby brauchen Zink für fast alle Zellstoffwechselvorgänge. Fleisch, Haferflocken und Erbsen haben viel Zink in sich.
Vitamin B12	Dieses wichtige Vitamin ist an der Blutbildung beteiligt, durch Vitamin B12 werden Fettsäuren abgebaut und der Folsäurestoffwechsel aufrechterhalten. Es kommt nur in tierischen Lebensmitteln vor: in Fleisch, Eiern, Fisch, Käse und Milch.
Vitamin B6	Das Baby benötigt Vitamin B6, um Protein aufbauen zu können, um wachsen zu können. Der Bedarf an Vitamin B6 ist während der Schwangerschaft am stärksten erhöht. Weizenkeime liefern viel davon und Bierhefeflocken, die prima im Salatdressing schmecken.
Folsäure	Folsäure ist an der Zellteilung und -neubildung beteiligt. Gerade grünes Blattgemüse (Spinat, Blattsalat, Mangold) liefert viel Folsäure. Verwenden Sie folsäurehaltiges Salz zum Kochen, ist Ihr Bedarf gedeckt.
Vitamin A	Einen Mangel an Vitamin A haben Sie nicht zu befürchten, da Vitamin A bzw. Beta-Carotin in sehr vielen Lebensmitteln vorkommt. Im Gegenteil: Verzichten Sie im ersten Drittel der Schwangerschaft auf Leber, da sie teilweise so viel Vitamin A enthält, dass das Ungeborene Schaden nehmen kann.
Omega-3-Fettsäuren	Omega-3-Fettsäuren sind wichtig für das Gehirn, Nervensystem und die Sehkraft. Sie stecken in fetten Fischen (Lachs, Makrele, Hering) und in Rapsöl, das neutral schmeckt und sich prima zum Kochen eignet.

2. MONAT

Warum Eisen so wichtig ist

Eisen ist ein Element, das zum Bau des roten Blutfarbstoffs (Hämoglobin, Sauerstoffträger in den roten Blutkörperchen) und des roten Muskelfarbstoffs (Myoglobin, Sauerstoffträger im Muskel) unbedingt notwendig ist. Da während der Schwangerschaft viel mütterliches und kindliches Blut und Muskelgewebe gebildet werden, steigt der Eisenbedarf stark an. Obwohl die mütterlichen Darmzellen ihre Aufnahmefähigkeit für Eisen aus der Nahrung erhöhen, kann der Bedarf selbst bei bester Nahrungsauswahl nicht allein dadurch gedeckt werden. Mütterlicher Eisenmangel hat sehr negative Auswirkungen auf Mutter und Kind:

▌ Müdigkeit und Abgeschlagenheit, ohnehin schon ein Problem in der Schwangerschaft, nehmen zu.

▌ Infektionen entstehen leichter.

▌ Im mütterlichen Kreislauf wird die Blutbildung reduziert, wodurch weniger Sauerstoff transportiert wird.

▌ Das Kind reagiert seinerseits auf den Sauerstoffmangel aus dem mütterlichen Blut und bildet mehr rote Blutkörperchen als normal. Das wiederum ist für den kindlichen Kreislauf und die Versorgung der kindlichen

Organe nachteilig, weil das Blut quasi zu dickflüssig wird.

▌ Schwerer Eisenmangel führt zu mütterlicher Blutarmut, kindlicher Wachstumsverzögerung und kann eine Frühgeburt auslösen.

Vorbeugen vor und in der Schwangerschaft

Wünschen Sie sich ein Kind, so können Sie eine gute Ausgangsbasis schaffen, indem Sie neben der Einnahme von Folsäure (siehe S. 53) auch durch eine entsprechende Ernährung für gut gefüllte Eisenspeicher sorgen. Am besten gelingt eine ausreichende Eisenaufnahme durch die Aufnahme von Fleisch und Fisch, Salat und grünem Gemüse, Beeren, Nüssen und dunklem Brot. Die zweite Möglichkeit, die Eisenaufnahme aus der Nahrung zu beeinflussen, liegt in der Kombination mit anderen Nahrungsmitteln. Vitamin C, z. B. in Fruchtsäften, verbessert die Eisenaufnahme, Tee, Kaffee, Rotwein z. B. verschlechtern sie.

Während der Schwangerschaft ist diese bewusste Nahrungskombination zwar auch die richtige Strategie, sie reicht aber nicht alleine aus, die Entleerung der mütterlichen Eisenspeicher zu verhindern. Gute Eisenquellen sind Säfte aus Kräuterextrakten (Apotheke). Wenn der beste Parameter für die Eisenspeicher im mütterlichen Organismus, das Ferritin, sich dem unteren Grenzwert

Essen Sie viel Gemüse – es ist vitamin-, eisen- und ballaststoffreich.

in der Schwangerschaft nähert (15 µg/l), werden meist Eisenpräparate zur Substitution in Form von Tabletten verordnet werden. Eisentabletten werden nicht von allen Frauen vertragen. Sie können Übelkeit und Verstopfung verursachen. Eisen kann auch i.v. (intravenös) gespritzt werden.

Besonders wichtig: Folsäure

Folsäure ist ein Vitamin aus der Gruppe der B-Vitamine und spielt eine große Rolle bei der Zellneubildung. Wissenschaftliche Studien haben gezeigt, dass Folsäuremangel einen ursächlichen Anteil an einer Fehlbildung des Kindes, dem sog. offenen Rücken (Spina bifida und Neuralrohrdefekt) hat. Besonders günstig ist es, die tägliche Tablette Folsäure bereits in der Planungsphase der Schwangerschaft einzunehmen.

Ansonsten wird Ihr Arzt Ihnen die Einnahme bei Ihrem ersten Besuch in der Praxis empfehlen, da die Entwicklung des Neuralrohres in der frühen Phase der Schwangerschaft stattfindet. Die Einnahme wird bis zum Ende der 12. Woche fortgesetzt. Die zusätzliche Folsäurezufuhr in Form der Tablette hat keinerlei Nebenwirkungen. Folsäure kann alleine genommen werden oder als Teil eines Multivitaminpräparates.

Was schadet meinem Kind?

Einige wenige Dinge verbieten sich ganz in der Schwangerschaft, wenige andere sollte man vermeiden, auch wenn eindeutige Gefahren wissenschaftlich noch nicht nachgewiesen sind:

- Bitte unterlassen Sie Abmagerungskuren in der Schwangerschaft. Für Ihr Kind besteht die Gefahr durch einen Mangel an Mikronährstoffen.
- Sehr einseitige Ernährung birgt Gefahren. Wenn Sie sich vegetarisch ernähren, nur auf Fleisch verzichten, jedoch Milch, Milchprodukte, Eier und evtl. sogar Fisch essen, besteht kein Risiko. Bei streng veganer Ernährung, d.h. bei Ablehnung aller Nahrungsmittel, die vom Tier stammen, besteht ein Mangelrisiko für Vitamine.

- Verzichten Sie auf nichtpasteurisierte Milch, Rohmilchkäse, rohes Tartar oder halbgares Fleisch oder ungewaschenes Obst, Gemüse, Blattsalate. Hier können Sie sich Infektionen mit Listerien, Toxoplasmen oder Salmonellen zuziehen, die Ihr Kind gefährden können. Auch eine Infektion mit dem Fuchsbandwurm ist gefährlich.
- Verzichten Sie auf rohe und weichgekochte Eier bzw. Süßspeisen und Speiseeis oder Eiswürfel wegen der Gefahr der Infektion mit Salmonellen.
- Trinken Sie nicht mehr als drei Tassen starken Kaffee pro Tag (bzw. äquivalente Mengen in Tee oder Coca-Cola). Ihr Kind baut das Koffein sehr langsam ab und könnte Nachteile haben.

Übelkeit und Erbrechen – die besten Hilfen

Von den körperlichen Symptomen, die schon sehr früh auf die Schwangerschaft aufmerksam machen können, sind vor allen Dingen die Beschwerden im Verdauungstrakt – von der Speiseröhre bis zum Enddarm – oft sehr unangenehm und können sogar Krankheitscharakter bekommen. Sodbrennen, Appetitlosigkeit, Verstopfung oder Durchfälle sind sehr lästig bei einigen Schwangeren, aber fast alle Frauen (70–80 %) leiden unter der fast schwangerschaftstypischen Übelkeit. Sie wird oft Morgenübelkeit genannt, kann aber auch tagsüber, sogar bis zum Abend anhalten.

Morgendliche Übelkeit ist unangenehm, aber nicht dramatisch

Besonders am Morgen, wenn der Magen leer ist, wird das Würgen und Herausbringen nur geringer Mengen dunklen Magensaftes besonders unangenehm empfunden und oft von Angst und Hilflosigkeit begleitet. Zunächst können Sie beruhigt sein: Ihrem Kind schadet diese Übelkeit nicht. Lange Erfahrung spricht dagegen, dass das Ungeborene hierdurch in dieser empfindlichen Entwicklungsphase geschädigt werden kann, auch nicht bei sehr starker Übelkeit. Einige Frauen nehmen in diesen ersten Wochen sogar ab. Erst wenn sich die Übelkeit zum ständigen Erbrechen steigert, muss ärztlich-medikamentöse Hilfe in Anspruch genommen werden.

So können Sie sich helfen

Einige gut erprobte Ratschläge können Ihnen Erleichterung bringen:

▌ Essen Sie vor dem Aufstehen im Bett eine Kleinigkeit (Zwieback, trockenes Brot, Toast) und trinken Sie dazu einen Fenchel-, Pfefferminz- oder Brombeertee. Vielleicht macht Ihr Mann Ihnen die Freude, dieses kleine Frühstück vorzubereiten und ans Bett zu bringen?

▌ Essen und trinken Sie in vielen kleinen Portionen über den Tag verteilt das, was Ihr Magen toleriert. Meiden Sie fettreiche Speisen, Speisen, die stark gewürzt sind, und vitaminleere Kohlenhydrate (wie Zucker und Schokolade z. B.). Ziehen Sie kalorienarme, protein- und eisenreiche Nahrung vor, z. B. Cornflakes mit Magermilch, magere Milchshakes, Fruchtsäfte, Obst, getrocknete Früchte.

▌ Trinken Sie viel, besonders, wenn Sie Flüssigkeit durch Erbrechen verlieren, oder wenn Sie Nahrung nur in flüssiger Form zu sich nehmen können. Versuchen Sie dann, durch entsprechende Zubereitung – z. B. im Mixer – einige Nährstoffe den Flüssigkeiten zuzumischen.

▌ Nehmen ein Multivitaminpräparat, ideal zu einem Zeitpunkt, wenn Sie es nicht gleich wieder ausspucken, um evtl. einseitige Ernährung in diesen Wochen zu kompensieren.

▌ Versuchen Sie Ingwer, frisch, als Limonade, als Tee oder in Kapseln aus der Drogerie. Es ist lange bekannt, dass der angenehme aromatische Geruch und scharf-würzige Geschmack dieser Pflanze und Wurzel antiemetische (gegen das Erbrechen wirkende) Heilwirkung haben kann. Allerdings sollten Sie dies nur in der Frühschwangerschaft zu sich nehmen, in der späteren Schwangerschaft fürchten manche Gebärmutterkontraktionen durch Ingwer.

▌ Bemühen Sie sich um zusätzliche Zeit zum Ausruhen und Schlafen. Emotionale und körperliche Erschöpfung können die Übelkeit verstärken.

▌ Einige Frauen machen gute Erfahrungen mit Akupunktur. Akupressur, Hypnose oder Meditationen.

Kennt man die Ursachen? Ja und Nein

Es gibt mehrere Theorien, wie die Reizung des Brechzentrums im verlängerten Rückenmark in der frühen Schwangerschaft in so typischer Weise entsteht. In der Diskussion sind u.a.

▌ das Schwangerschaftshormon HCG,

▌ die rasche Dehnung der Gebärmutter- muskeln,

▌ verändertes Blutzuckerverhalten,

▌ die Relaxation des Muskelgewebes im Magen-Darm-Trakt,

▌ überschüssige Magensäure sowie

▌ Stress und andere psychische Faktoren.

Am wahrscheinlichsten ist das Hormon HCG der Verursacher der Beschwerden. Übelkeit und Erbrechen enden fast immer um die 11./12. Woche herum, wenn die Konzentration des HCGs mit seinem Maximum um die 9. Woche bereits wieder absinkt. Frauen, die Zwillinge oder Mehrlinge erwarten und üblicherweise höhere HCG-Spiegel haben, können diese Symptome auffallend verstärkt haben. Und umgekehrt ist bei Frauen mit niedrigen HCG-Spiegeln die Übelkeit oft weniger ausgeprägt. Der psychische Stress, der in der Vergangenheit als der wichtigste Verursacher angesehen wurde, spielt vielleicht eine kleine Rolle, ist aber sicher nicht die Hauptursache, denn auch rundherum glückliche Frauen in stabiler Partnerschaft und mit großer Vorfreude auf das Baby sind gegen das Übel nicht gefeit. Aber keine Sorge: Auch wenn Sie vorübergehend nur wenig essen und trinken, bekommt Ihr Baby alles, was es zu seiner normalen Entwicklung braucht.

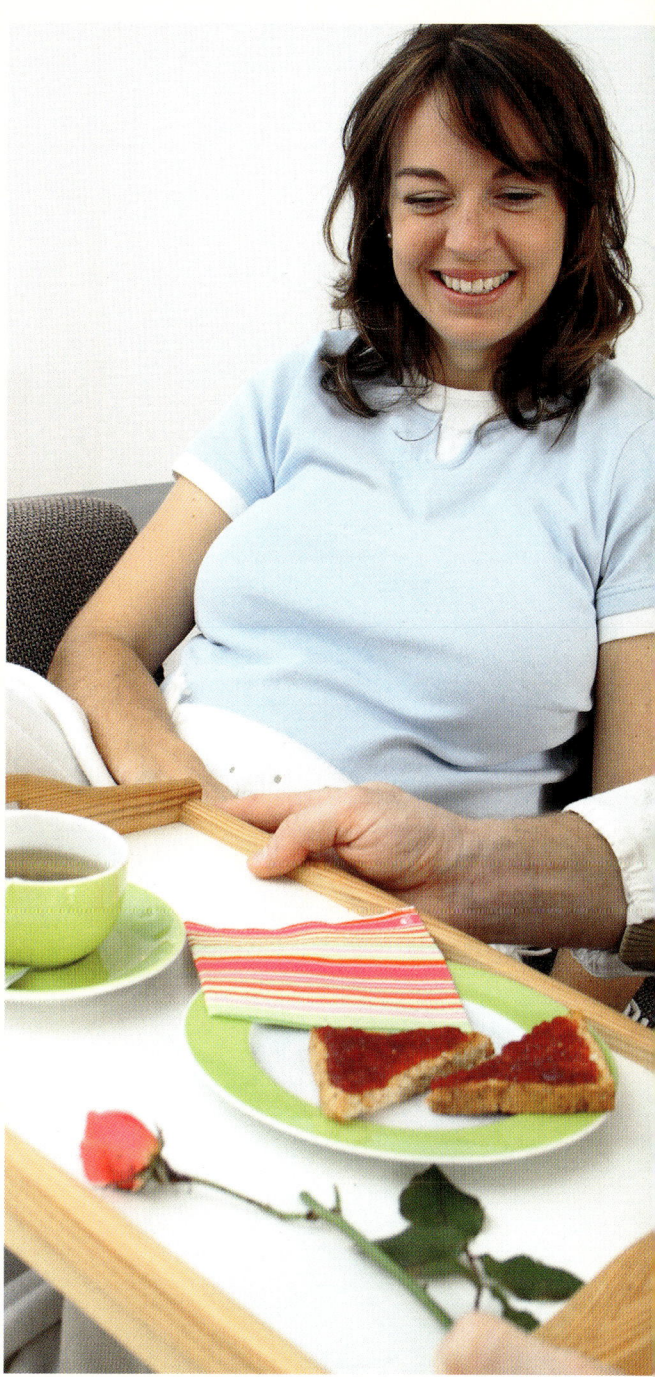

Lassen Sie sich verwöhnen.

2. MONAT

Ein paar Worte an den Vater

Für Sie beide, Ihre Frau und Sie, zählt die Zeit der Schwangerschaft, die Geburt und die erste Zeit mit dem Baby zu den größten Veränderungen im Leben und im Verlauf Ihrer Paarbeziehung. Wie ist Ihnen dabei zumute?

Viel wird davon abhängen, ob Sie beide Ihr erstes Kind erwarten oder ob frühere Schwangerschaften Ihnen helfen, Ihre eigene Rolle zu finden. Frauen haben in der Schwangerschaft die große Aufgabe, aber auch das unbestreitbar große Privileg, in ihrem Körper Leben heranwachsen zu lassen und Leben zu schenken. Von ihnen werden Höchstleistungen bezüglich der emotionellen Motivation und körperlichen Funktion erwartet, und die Umgebung reagiert darauf mit Respekt, Rücksichtnahme und Nachsicht. Die Anforderungen an

Sie und die Vorstellungen von Ihrer Rolle sind da viel weniger großzügig. Oft suggeriert das Umfeld, ein werdender Vater dürfe sich nur freuen, habe sich anzupassen und sollte darauf verzichten, Sorgen oder gar Zorn zu zeigen.

Das Miterleben der Zeit der Schwangerschaft, der Geburt und des Wochenbettes war für den Mann noch nie so einfach wie in den letzten 25 Jahren. Von Hebammen und Ärzten werden Sie als Partner, als emotionale Stütze und Helfer akzeptiert bzw. gefordert. Mehr und mehr wird in den Stunden der Geburt das Paar auch als Liebespaar respektiert ebenso wie die Privatsphäre der Eltern beim Kennenlernen ihres Babys in den ersten Lebensstunden. Die zukünftigen Eltern werden als Einheit verstanden. Gemeinsame Schwangerschaftskontrollen, Teilnahme an Geburtsvorbereitungskursen, Klinikbesichtigungen, Ihre Anwesenheit bei der Geburt und im Wochenbett sind Selbstverständlichkeiten geworden. Seitens der Politik wird die Rolle des Mannes sehr gestärkt, denken Sie an Vaterschaftsurlaub oder Elterngeld.

Die Schwangerschaft ist auch für den Vater eine aufregende Zeit.

»Kann eine Schwangerschaft mit Bauchschmerzen beginnen?«

Britta (31) erwartet ihr zweites Kind. Sie nimmt ihr Leben gerne selber in die Hand und plant alles genau. Sie erinnert sich:

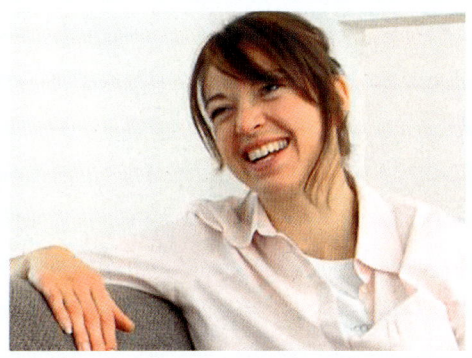

„Schon als Kind habe ich mir immer vorgestellt, einmal selber Mutter zu werden. Doch nach der Schule stand erst mal das Studium im Vordergrund. Mit meinem Partner baute ich ein Häuschen. Jetzt sollte das erste Kind kommen. Wie schön hatte ich mir das ausgemalt: ich wollte unbedingt ein Mädchen. Ich stellte mir vor, wie ich vom Frauenarzt komme, einen rosa Strampler kaufe und meinen Mann damit überrasche."

War ich schwanger?

„Nachdem sich die Schwangerschaft nicht so pünktlich einstellte, wie ich es mir vorgestellt hatte, suchte ich meinen Frauenarzt auf, der mir ein paar Tabletten (Clomifen, ein Präparat, das die Eizellreifung in Gang setzt) mitgab. Einige Zeit später bekam ich heftige Bauchkrämpfe. Ich suchte zunächst meinen Hausarzt auf, der auf Blinddarmreizung tippte. Ich fühlte mich sehr unwohl, und da die Krämpfe nicht nachließen, suchte ich die Vertretung meines Frauenarztes (er war leider gerade in Urlaub) auf. Das Ergebnis der Ultraschalluntersuchung war nicht eindeutig. Zur Sicherung einer Diagnose nahm die Ärztin mir noch Blut ab und schickte mich nach Hause. War ich nun schwanger oder nicht? Kann eine Schwangerschaft mit Bauchschmerzen beginnen? Ich hatte bis dahin nur von spannenden Brüsten gehört. Auch am nächsten Tag wurde ich noch nicht erlöst. Als ich in der Praxis nach dem Ergebnis der Blutuntersuchung fragte, hieß es nur, der Befund könnte auf eine Schwangerschaft hindeuten. Erst ein paar Tage später ging ich wieder zu meinem eigenen Frauenarzt und hörte endlich das erlösende „Herzlichen Glückwunsch, Sie sind schwanger". Unsere erste Tochter kam im Juli auf die Welt."

Der positive Test

„Auch beim zweiten Kind versuchte ich wieder zu planen. Der Abstand unseres zweiten Kindes sollte zur Schwester nicht zu weit und nicht zu nah sein. Doch was ist ideal? Ich stellte mir vor, unsere erste Tochter sollte gut zwei Jahre alt sein. Aber die erste Schwangerschaft hatte ja auch nicht sofort auf Kommando geklappt, warum nicht schon früher probieren. Und es war wie verhext, ich hatte sofort das Gefühl, schwanger zu sein, ganz ohne Bauchkrämpfe. Ich holte mir schnell einen Test und wartete noch einige quälende Tage, denn der Test ist ja ganz früh noch nicht aussagekräftig. Und in der Tat, er war positiv. Meinem Mann habe ich dann ein Häufchen bunter Briefumschläge auf den Tisch gelegt, in jedem eine Nachricht: ‚Was du wohl hier findest?', ‚Egal, was du zu sehen bekommst, ich bin nicht allein verantwortlich' und schließlich der positive Test. Nun kommt unser zweites Kind früher als geplant, unsere erste Tochter ist dann gerade 1 ¾. Unsere Freude ist aber grenzenlos."

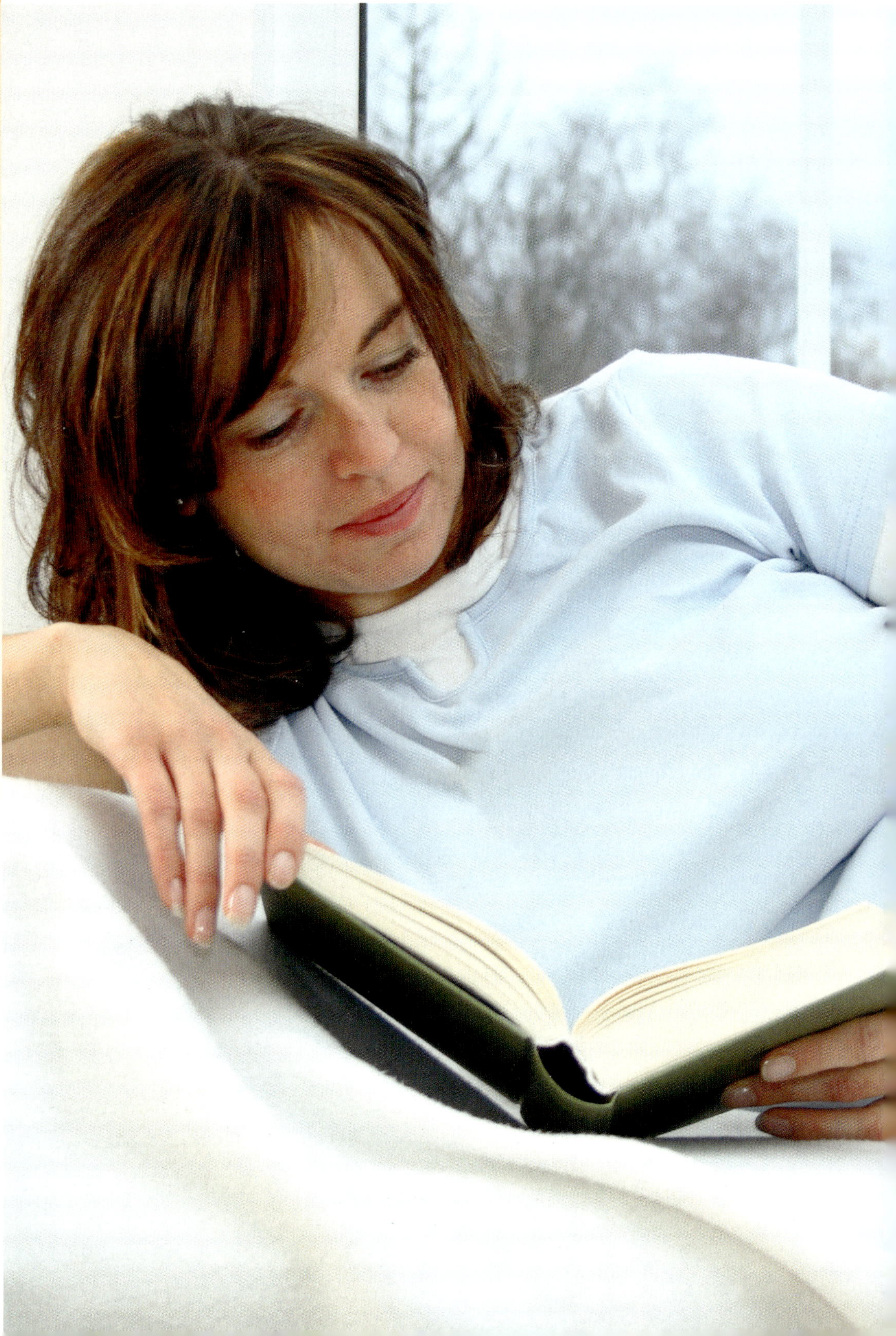

9.–12. Woche
Entwicklung in großen Schritten

Die schwierige Phase der Anpassung haben Sie nun schon bald hinter sich. Auch Ihr Kind hat die kritischste Phase der Entwicklung fast vollzogen, nun müssen die angelegten Organe ausreifen und ihre Funktion übernehmen.

Die Umstellung ist fast geschafft

Ihre Gebärmutter ist nun so groß wie eine Orange und erreicht den oberen Rand des Symphysenknochens (oberer Rand des vorderen knöchernen Beckenrings). Ihr Bauchumfang beginnt – meist nur für Sie spürbar – zuzunehmen. Ihr Baby wächst immer noch im Verborgenen. Jetzt beginnt auch die Übelkeit nachzulassen.

Sicherlich spüren Sie weitere Veränderungen. Die sogenannte glatte Muskulatur erschlafft zur wichtigen Ruhigstellung in der Gebärmutter durch das Hormon Progesteron. Gleichzeitig erschlafft aber auch die Muskulatur in den Gefäßwänden, Bronchien und im Magen-Darm-Trakt. Möglicherweise merken Sie dies an der Bildung von Krampfadern oder an Verdauungsbeschwerden wie das lange Verweilen der Nahrung im Magen mit Aufstoßen und evtl. Sodbrennen oder einer Neigung zur Verstopfung im Enddarm. Asthmatiker spüren durch die Weitstellung der Bronchien eine Erleichterung der Atmung.

Im Blickpunkt: Ihre Atmung

Wie Ihr Kreislauf verändert sich auch Ihre Atmung ganz früh in der Schwangerschaft. Das Ausmaß dieser Veränderung zu einem so frühen Zeitpunkt stellt die Wissenschaft immer noch vor ein Rätsel. Später, wenn die Gebärmutter das Zwerchfell nach oben drängt und die Lungenausdehnung behindert, kann man leichter verstehen, warum sich die Atmung so eindrücklich ändert. So unglaublich das klingt: bereits wenige Wochen nach Einnistung der Embryonalanlage in die Gebärmutter könnte ein Lungenfacharzt durch die so typischen Abweichungen von der normalen Atmung auf eine Schwangerschaft schließen. Für jede Schwangere wird eine Hyperventilation (d. h. eine Übersteigerung der Atmung) während der gesamten Schwangerschaft zum Normalzustand. In Ihrem Blut sinkt der Kohlendioxidwert, und es entsteht eine leichte Alkalose. Das erleichtert Ihrem Kind die Abgabe von Kohlendioxid und die wichtige Aufnahme von Sauerstoff.

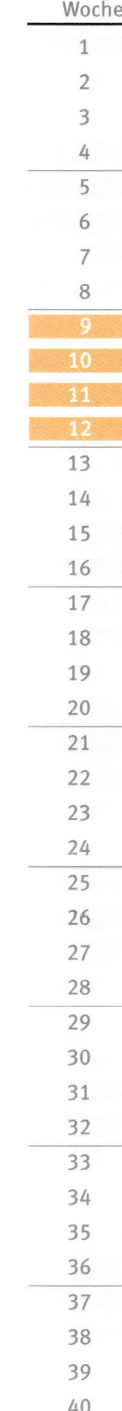

Woche
1
2
3
4
5
6
7
8
9
10
11
12
13
14
15
16
17
18
19
20
21
22
23
24
25
26
27
28
29
30
31
32
33
34
35
36
37
38
39
40

3. MONAT

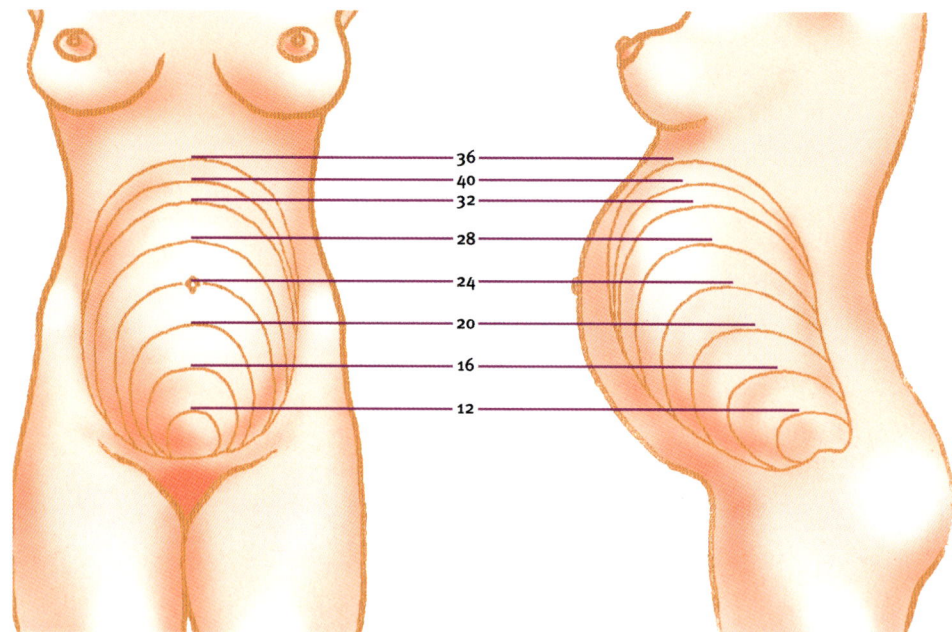

Etwa in der 36. Woche wird der obere Teil der Gebärmutter bis knapp unter das Brustbein reichen.

Bereits in der 8.–11. Schwangerschaftswoche findet man eine 40%ige Atemsteigerung, obwohl der Embryo erst wenige Zentimeter misst. Die Atemfrequenz ändert sich kaum, dafür aber umso mehr die Tiefe des einzelnen Atemzuges. Das geschieht automatisch und ohne Ihr Zutun, d. h. ohne ein bewusstes tiefes Ein- und Ausatmen, wie Sie es später bei der Geburtsvorbereitung lernen. Weil sich die zuführenden Atemwege (also Nase, Mund, Rachen, Luftröhre und die Bronchien) kaum ändern und nicht am Gasaustausch teilnehmen, führt die größere Atemtiefe in den kleinen Lungenbläschen (Alveolen) zu einer 70%igen (!) Steigerung der Belüftung. Mehr CO_2 als normal wird

so abgegeben. Am wahrscheinlichsten ist das Hormon Progesteron die Ursache dieser Veränderungen, indem im Dienst des Kindes die Empfindlichkeit des Atemzentrums im mütterlichen Gehirn verstellt wird.

Ängste und Sorgen schaden dem Kind

Obwohl der Verlauf der Schwangerschaft und die Geburt noch nie so sicher wie heute waren, scheinen die Ängste und Sorgen bei allen Beteiligten eher größer geworden zu sein. Ängste, eine Fehlgeburt, eine Frühgeburt oder eine schmerzvolle Geburt zu erleben, begleiten viele Frauen ebenso wie die Sorgen um Fehlentwicklungen des Kindes. Die Umgebung verstärkt durch übertriebene Rücksichtnahme und Warnung vor diesem und jenem diese Sorgen meist noch.

Die Hebammen sind hier der Ärzteschaft oft um einige Schritte voraus und leisten große Unterstützung beim Abbau der Ängste. Denn Ängste bedeuten Stress, und dieser könnte sich theoretisch auch auf das Ungeborene auswirken. Dabei hat aber nur übermäßige Belastung, d. h. eine ständige Überforderung durch die Lebensumstände, negative Auswirkungen. Die mütterlichen Stresshormone können durch die Plazenta zum Kind gelangen. Sie beeinflussen die Entwicklung des Embryos negativ und nachhaltig und können auch die Blutzufuhr zum Kind verringern. Auch Ihre emotionale Beziehung zu Ihrem Kind kann unter übertriebenen Ängsten leiden. Aber keine Sorge, der alltägliche Stress, z. B. durch die Zweifel, ob man eine gute Mutter wird oder wie es beruflich weitergeht, ist für Ihr Kind sicher nicht bedrohlich.

Pränataldiagnostik

Zwischen der 9. und 12. Woche gibt es für Sie einiges zu bedenken. Bei der ersten Ultraschalluntersuchung sehen Sie zum ersten Mal Ihr Kind. Sicherlich machen Sie sich Gedanken, ob Ihr Kind gesund ist. Sprechen Sie mit Ihrem Arzt und Ihrem Partner ausführlich über Ihre Sorgen. Ihr Arzt wird Sie beraten, eventuelle Risiken abschätzen und Sie über die Möglichkeiten der Untersuchungen der Pränataldiagnostik (siehe S. 68 ff.) aufklären. Der Ersttrimestertest kann im ersten Schwangerschaftsdrittel durchgeführt werden und als Entscheidungsgrundlage für eine weitere Diagnostik (Chorionzottenbiopsie, Fruchtwasseruntersuchung u. a.) dienen.

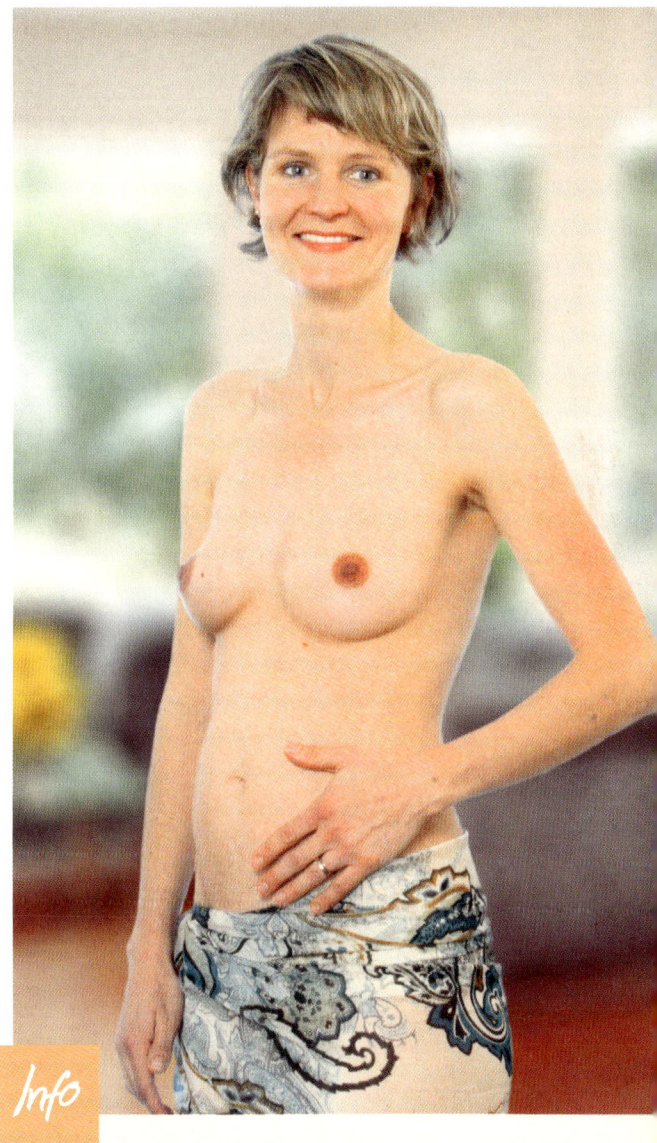

Info

Im dritten Monat

Sie sind schon im dritten Monat. Die größte Umstellung ist geschafft. Eine leichte Steigerung Ihrer Atemtätigkeit ist jetzt ganz normal. Im ersten Ultraschall können Sie Ihr Baby sehen – ein unglaublicher Moment. Bleiben Sie in Bewegung, denn regelmäßiger Sport steigert Ihr Wohlbefinden und hilft Ihnen, Rückenschmerzen und Krampfadern vorzubeugen.

9.–12. Woche

Vom Embryo zum Fetus

Im dritten Monat macht Ihr Kind weitere entscheidende Entwicklungen durch. Alle inneren und äußeren Organe entwickeln ihre grundlegenden Strukturen und das Baby beginnt, menschliche Züge zu bekommen. Die vollendete Woche 10 markiert den Übergang von der Embryonal- zur Fetalphase. Jetzt ist die kritischste Phase der Entwicklung Ihres Kindes vorbei, in der eine Schädigung zu schweren körperlichen Fehlbildungen führen kann. Auch jetzt können noch innere und äußere Einflüsse diese Reifungsprozesse nachteilig beeinflussen, sie sind aber nicht mehr mit auffallenden körperlichen Veränderungen verbunden.

In den folgenden Wochen wachsen und reifen die Organe und beginnen, ihre Funktion aufzunehmen. Die Nieren scheiden Urin aus und die Leber beginnt mit ihren vielfältigen Aufgaben. Auffällig sind die Veränderungen der Kopf- und Körperproportionen. Am Anfang macht der Kopf beinahe die Hälfte der Gesamtlänge des Embryos aus. Dann aber wächst der Körper schneller als der Kopf. Noch stehen die Augen, deren Lider verklebt sind, weit auseinander, und die Ohren sitzen relativ tief. Am Ende der Woche 12 ist die Arm- und Handentwicklung weitgehend beendet, während Beine und Füße noch ihre Gestalt ändern. Etwa um die 12. Woche verhärtet sich das Knorpelgewebe zu Knochen. Die Zahnknospen für die 20 Milchzähne erscheinen. Ihr Kind reagiert mit Bewegungen auf Reize, und mit etwas Glück sehen Sie

Der Fetus schwimmt im perfekt temperierten Fruchtwasser. Mit den Augen kann er später Licht wahrnehmen und mit dem Gaumen schmecken.

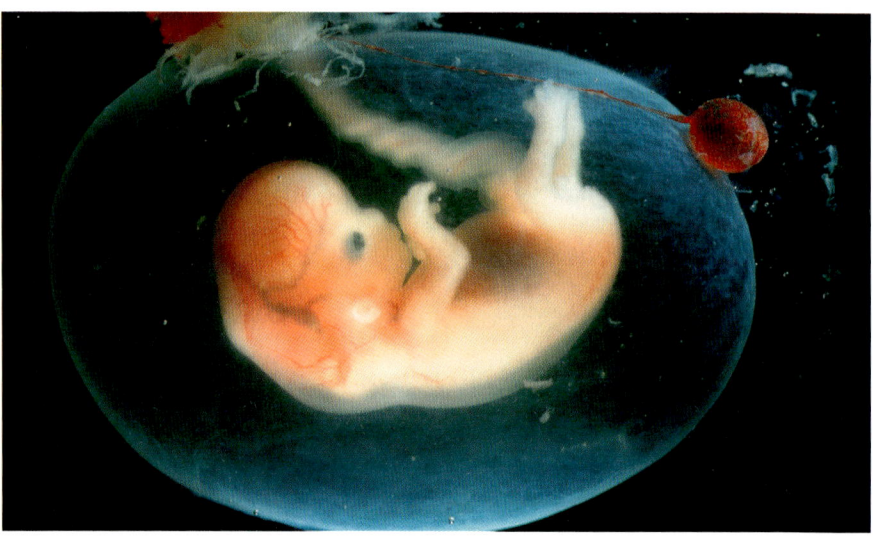

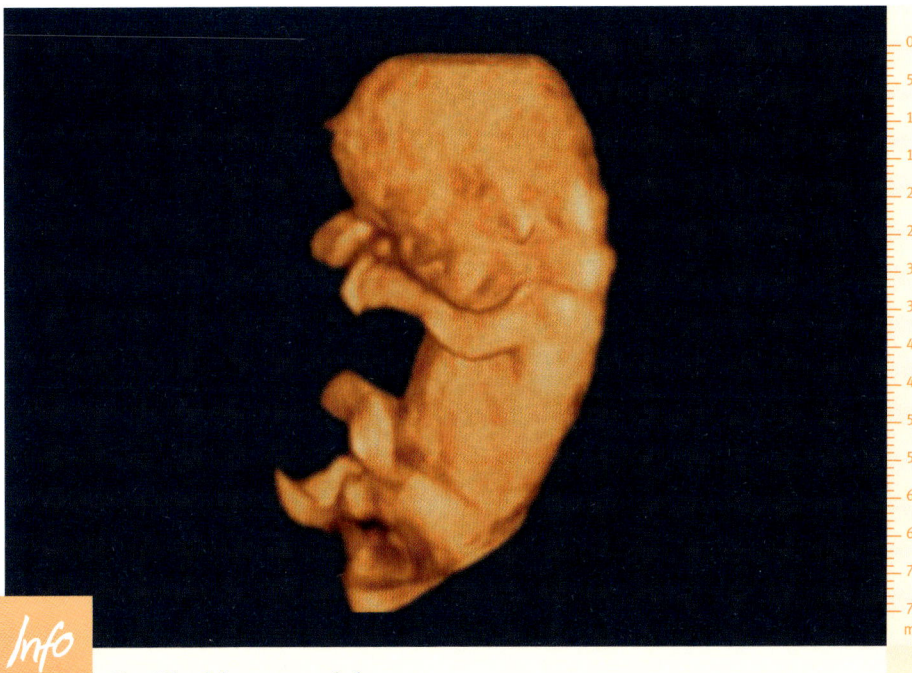

Lebensgröße

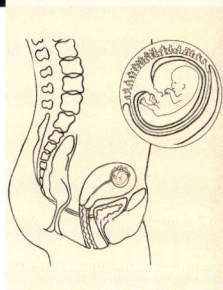

Info

Ihr Kind bewegt sich

Ihr Kind ähnelt nun immer mehr einem kleinen Menschen. Ab dem Ende der 10. Woche nennt Ihr Arzt es jetzt Fetus. Vom Kopf bis zum Steiß ist es jetzt 40–50 mm groß und wiegt 14–15 g. An dem Kopf sind die Ansätze der Ohrmuscheln erkennbar. Auf äußere Reize reagiert Ihr Kind mit Bewegungen.

im Ultraschall sogar erste Andeutungen des Saugreflexes.

Jeder Körperteil und jedes Organ entwickelt sich nach einem festgefügten Bauplan. Der zeitliche Ablauf ist so präzise, dass aus den Veränderungen auf das Alter zurückgeschlossen werden kann. Arme und Beine entwickeln früh das endgültige Aussehen, Gehirn oder Lunge haben sogar bei Geburt ihre Entwicklung noch nicht abgeschlossen. Die kleinen Lungenbläschen für den Gasaustausch entstehen zum Großteil erst nach der Geburt.

Fruchtblase und Fruchtwasser

Ihr Kind schwimmt in der Gebärmutter in der Fruchtblase, die mit Fruchtwasser gefüllt ist. Diese Fruchtblase besteht aus zwei Schichten, den sogenannten Eihäuten. Die äußere Membran, das Chorion, kleidet die gesamte Gebärmutter von innen aus. Die zweite Zellschicht, das Amnion, kleidet die mit Fruchtwasser gefüllte Fruchtblase von innen aus. Diese wichtige erste Umwelt des heranwachsenden Kindes bis zur Geburt hat vielfältige Aufgaben. Fruchtwasser ist ab der 3. Woche vorhanden. Zunächst wird es von den Amnionzel-

63

len gebildet und ist dem Blutplasma des Embryos sehr ähnlich.

Ab der 11. Schwangerschaftswoche beginnen die Nieren des Kindes zu arbeiten, und mehr und mehr trägt der fetale Urin zur Fruchtwassermenge bei. Mit dem Ultraschall kann man heute sehen, wie das Kind von Zeit zu Zeit seine Blase ins Fruchtwasser leert. Das Fruchtwasser wird ständig erneuert. Am Geburtstermin produzieren die Nieren etwa 500–700 ml Urin in 24 Stunden. Dieses wird von den Eihäuten und von der Lunge resorbiert. Da das Kind auch Fruchtwasser schluckt, ist auch die Darmschleimhaut an der Resorption beteiligt. Die Fruchtwassermenge ist individuell sehr variabel. Bis zur 30. Woche steigt die Menge rasch auf 500–1500 ml an. Zum Termin hin sinkt die Flüssigkeitsmenge wieder ab.

Die Fruchtblase, ein von Eihäuten gebildeter Sack, füllt die Gebärmutter mehr und mehr aus.

Das Fruchtwasser
▮ verhindert das Verwachsen des Embryonalkörpers mit den Eihäuten,
▮ ermöglicht durch die Bewegungsfreiheit das Training der Muskulatur, des Skeletts und der Atmung,
▮ ist ein wichtiger mechanischer Schutz für das Kind und
▮ hilft bei der Wärmeregulation.

Die Untersuchungen des Fruchtwassers
Die Beurteilung der Fruchtwassermenge ist sehr einfach bei einer Ultraschalluntersuchung möglich:
▮ Zu wenig Fruchtwasser (Oligohydramnion) kann Hinweis sein auf eine nicht ausreichend funktionierende Plazenta oder eine Einschränkung der Nierenfunktion des Kindes.
▮ Zu viel Fruchtwasser (Polyhydramnion) kann bei Zwillingen, bei unbehandelter Zuckerkrankheit der Mutter oder bei Verengungen im kindlichen Speiseröhren-Magen-Darm-Bereich vorkommen.

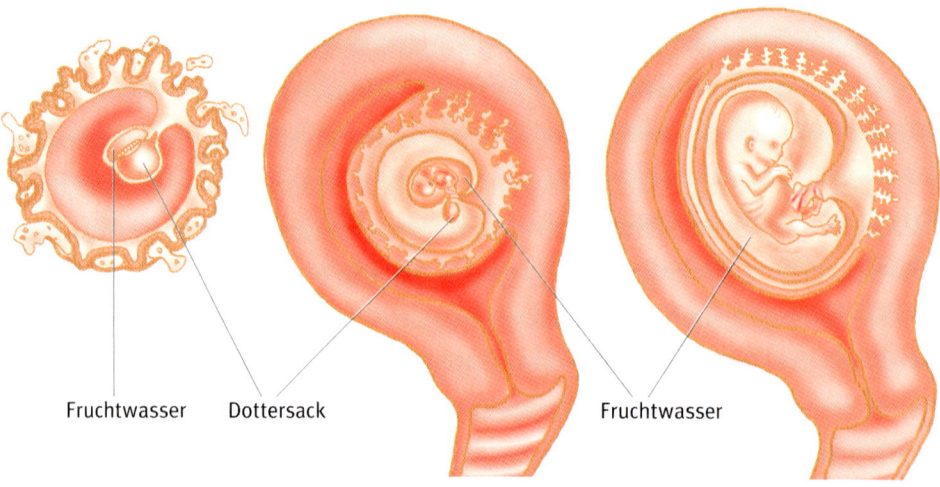

Fruchtwasser   Dottersack   Fruchtwasser

Jetzt daran denken

Melden Sie sich für einen Kurs zur Geburtsvorbereitung an

Sicherlich machen Sie sich mittlerweile Gedanken darüber, wie die Geburt wohl ablaufen wird. Damit Sie eine Vorstellung davon bekommen, sollten Sie einen Geburtsvorbereitungskurs besuchen. Hebammen und Pflegefachfrauen führen diese Kurse durch, die umfänglich über die Geburt, das Wochenbett, den Umgang mit dem Baby und notwendige Vorbereitungen informieren. In einer Gruppe mit anderen Schwangeren werden Körperpositionen, Entspannungs- und Atemtechniken geübt, die die Geburt erleichtern, und es gibt gute Möglichkeiten zur Diskussion von Fragen und Ängsten. Die Kurse beginnen meistens in der zweiten Schwangerschaftshälfte. Sie werden von den Kassen bezahlt. Auch Ihr Partner ist sehr willkommen. Er lernt hier, wie er Sie bei der Entbindung unterstützen kann.

Informieren Sie sich am besten in der Klinik, in der Sie Ihr Kind auf die Welt bringen möchten. Die meisten Kliniken bieten heute Informationsabende für werdende Eltern an, an denen der Kreißsaal besichtigt werden kann und die Kursangebote erläutert werden.

Bei der Fruchtwasserpunktion (Amniozentese, siehe S. 71) wird Fruchtwasser entnommen. Dieses enthält kindliche abgeschilferte Haut- und Schleimhautzellen und erlaubt eine umfängliche Diagnostik. Die Zellen in der Flüssigkeit können angezüchtet werden und auf Chromosomenstörungen untersucht werden. Weitere Substanzen im Fruchtwasser ermöglichen Rückschlüsse auf das Kind, z. B. erhöhen Defekte wie ein offener Rücken oder Bauchwanddefekte die Menge eines Proteins (AFP, Alpha-Feto-Protein) im Fruchtwasser, was gut zu messen ist. In der zweiten Hälfte der Schwangerschaft macht der kindliche Urin einen großen Teil des Fruchtwassers aus. Im Fall von Harntraktanomalien des Kindes, die man im Ultraschall sieht, kann man im Fruchtwasser z. B. das Kreatin oder andere Nierenfunktionsmarker bestimmen. Im Fruchtwasser ist auch der Surfactant nachweisbar, eine Substanz, die die Lungenbläschen des Kindes auskleidet. Ist die Konzentration im Fruchtwasser zu niedrig, so kann man davon ausgehen, dass die Lungenreife noch nicht vorhanden ist und wird möglichst mit der Entbindung noch warten.

Der erste Ultraschall

Der erste Ultraschall ist für Sie und Ihren Partner sicher ein aufregendes Erlebnis. Bisher konnten Sie die Schwangerschaft und ihre ersten körperlichen Auswirkungen nur fühlen, nun können Sie Ihr Kind mithilfe der frühen Ultra-

3. MONAT

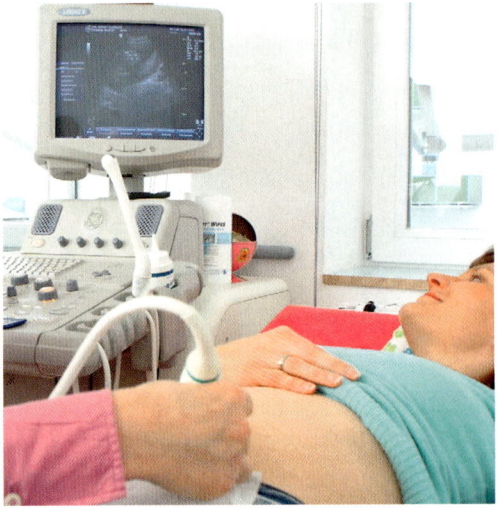

Ein großes Erlebnis: der Blick auf den Bildschirm: „Das ist unser Kind". Je später der erste Ultraschall, umso leichter ist es für Sie das Gesehene zu deuten. Die 3 Ultraschallbilder zeigen die Entwicklung (von oben nach unten) in der 6., 8. (Messung der Scheitel-Steiß-Länge) und der 9. Woche.

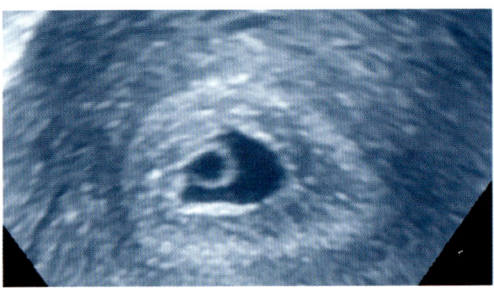

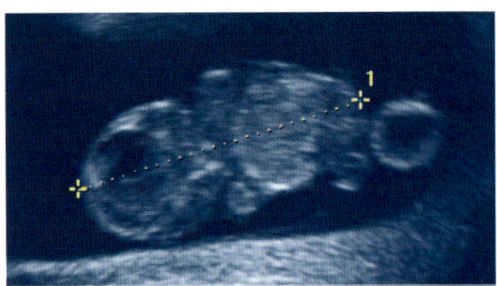

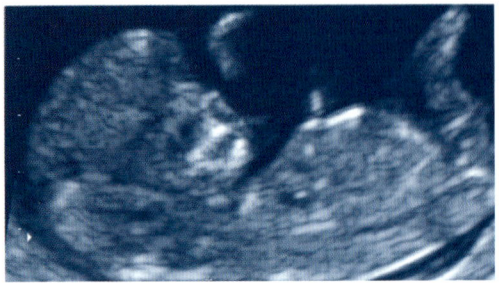

schalluntersuchung sehen. Ihr erster Ultraschall wird in der Regel vom Zeitpunkt Ihres ersten Arztbesuches abhängen. In der 6. Woche, also in der 2. Woche nach Ausbleiben der Menstruation, ist eine Chorionhöhle von etwa 10 mm Durchmesser mit einer umgebenden verdickten, unregelmäßigen Ringstruktur zu erkennen. Dieser Ring ist an einer Seite dicker. Diese Verdickung entsteht durch die einseitig dichteren Zotten an der Einnistungsstelle (siehe S. 28). Für den Arzt ist dies der sichere Anhalt, dass sich die Keimanlage in der Gebärmutter (intrauterin) befindet und sich nicht außerhalb der Gebärmutter (extrauterin, z.B. in der Bauchhöhle) eingenistet hat. Seien Sie nicht zu enttäuscht, wenn Sie selber zu diesem frühen Zeitpunkt nicht sehr viel erkennen können. Erst eine Woche später, in der 7. Woche, werden die Strukturen des Embryos und seine Herzaktion (Herzschlag) erkennbar. Jetzt kann Ihnen Ihr Arzt bestätigen, dass bei Ihnen eine intakte intrauterine Schwangerschaft besteht. Über die körperlichen Strukturen oder das Geschlecht des Kindes kann der Ultraschall zu diesem Zeitpunkt noch keine Aussagen machen. Dennoch werden Sie und Ihr Partner diese erste Ultraschalluntersuchung sicher sehr emotionell erleben.

Ist alles in Ordnung?

Leichte Blutungen oder Schmierblutungen, insbesondere zum Zeitpunkt der ersten oder zweiten ausbleibenden Periode, sind sehr häufig und meist ohne Auswirkungen auf den Verlauf der Schwangerschaft. Da alle Gewebe sehr gut durchblutet sind, können mechanische Kontakte (vaginale ärztliche Untersuchung, Geschlechtsverkehr) leicht zu einer Blutung führen. Auch während der Einnistung des Keimlings, Ende der dritten bis vierten Woche, beobachtet man manchmal eine leichte Blutung. Wenn Sie beunruhigt sind, bitten Sie um einen kurzfristigen Arzttermin. Mit einer Ultraschalluntersuchung von der Scheide aus kann sehr rasch und eindeutig der Zustand des Embryos überprüft werden. Wenn dann zusätzlich der Muttermund fest verschlossen ist, können Sie von Ihren Sorgen entlastet werden. Vorsorglich wird oft körperliche Schonung oder sogar Bettruhe angeordnet, obwohl Notwendigkeit und Nutzen sehr umstritten sind.

Früher Verlust

Blutungen, Ziehen im Unterleib mit Ausstrahlen in die Innenseiten der Oberschenkel oder gar krampfartige Unterleibsschmerzen in den ersten Wochen können harmlos, aber auch die ersten Anzeichen für eine Fehlgeburt (Abort) sein. Man schätzt die Häufigkeit dieser klinischen Aborte für alle Schwangerschaften auf 11 bis 15 Prozent. Bis zu vier –, wenn nicht gar fünfmal mehr Embryonen dürften in der kurzen Zeitspanne zwischen Entstehung und Periodenblutung unbemerkt abgehen, sodass insgesamt nahezu jede zweite Schwangerschaftsanlage nicht erfolgreich endet. Die Hauptursache hierfür sind Chromosomenstörungen, die Natur hilft sich hier selbst.

Auch wenn die Trauer im Moment groß ist – die Erfahrungen zeigen, dass die Mehrzahl der Frauen nach einem unglücklichen frühen Ende einer ersten Schwangerschaft in der Folge weitere Schwangerschaften ohne Komplikationen erleben und gesunde Kinder auf die Welt bringen.

Kann übermäßiger Stress eine Fehlgeburt auslösen?

Theoretisch ja, denn körperlicher und seelischer Stress führen zu Anspannung und Verspannung. Der Körper reagiert mit der Ausschüttung von chemischen Botenstoffen, die auch als Stresshormone bezeichnet werden. Ansteigendes Kortisol z. B. gefährdet den Fortbestand der Schwangerschaft, weil es u.a. das wichtige Progesteron erniedrigt. Die Stresshormone wirken zudem gefäßverengend (vasokonstriktiv). Dadurch wird der Sauerstofftransport in die Gebärmutter und damit zum Kind verringert. Solch ein Sauerstoffmangel stresst das Kind und kann sogar eine frühe Fehlgeburt auslösen. Auch Angst vor einer Fehlgeburt kann Stress auslösen. Sie geraten in einen Teufelskreis von Angst und Stress. Jetzt ist das Wichtigste: Entspannen Sie sich! Nichts ist für Ihr Kind wichtiger!

3. MONAT

Untersuchungen vor der Geburt – die Pränataldiagnostik

Die moderne Medizin bietet heute eine Reihe von Untersuchungen, um festzustellen, ob Ihr Kind gesund auf die Welt kommt. Neben den Routineuntersuchungen gibt es einige spezielle Untersuchungen, mit denen man Erkrankungen, Fehlbildungen oder Versorgungsstörungen frühzeitig erkennen kann. Ihr Frauenarzt wird Sie bei einer der ersten Vorsorgeuntersuchungen über diese Untersuchungen informieren. Diese sind nicht Teil der Routine-Schwangerschaftsuntersuchungen, Sie selbst können entscheiden, ob Sie eine derartige Untersuchung wünschen.

Was ist „Pränataldiagnostik"?

Alle Untersuchungen bei Mutter und Kind während der Schwangerschaft sind natürlich vorgeburtliche oder pränatale Untersuchungen (prä = vor, natus = Geburt). Dennoch hat es sich eingebürgert, mit „Pränataldiagnostik" einen bestimmten Ausschnitt der Vorsorgeuntersuchungen zu bezeichnen, nämlich die Untersuchungen zur Diagnostik von Fehlbildungen, Infektionen, Erkrankungen oder Behinderungen des Ungeborenen bereits während der Schwangerschaft. Neben einer ausführlichen Ultraschalluntersuchung durch speziell geschulte Ärzte steht die Untersuchung von Chromosomen in kindlichen Zellen im Zentrum der Pränataldiagnostik, obwohl längst nicht alle Anomalien durch Chromosomenstörungen bedingt sind. Die kindlichen Zellen können nur durch einen Eingriff in die Gebärmutter mit Gewebe-, Fruchtwasser- oder Blutentnahme (invasives Verfahren) gewonnen werden. Da dies ein

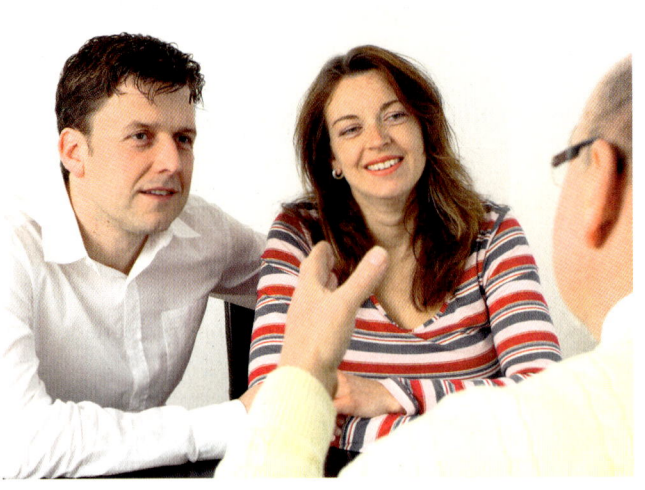

Ihr Arzt wird Sie ausführlich über die Möglichkeiten der vorgeburtlichen Untersuchungen informieren.

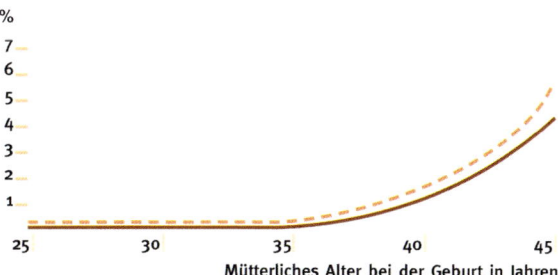

Häufigkeit der mit Chromosomenstörungen geborenen Kinder in % in Abhängigkeit vom Alter der Mutter. Die gestrichelte Linie zeigt die gesamte Anzahl aller Störungen, die durchgehende die von Trisomie 21.

gewisses, wenn auch geringes Risiko für den Verlust der Schwangerschaft darstellt, haben sich einige risikoärmere Voruntersuchungen bewährt. Die belastenden invasiven Untersuchungen werden dann nur bei den Frauen durchgeführt, bei denen gemäß der Voruntersuchungen die Wahrscheinlichkeit für einen auffälligen Befund tatsächlich erhöht ist.

Wie häufig sind Fehlbildungen und Erkrankungen?

Der weitaus größte Teil der Kinder, etwa 96–98 %, kommt gesund auf die Welt. Entsprechend 2–4 % haben kleinere oder größere Auffälligkeiten oder Krankheiten, die sofort oder später erkennbar werden. Als kleinere Auffälligkeiten würde man z. B. ein größeres Muttermal, ein Hautanhängsel an der Ohrmuschel oder zwei zusammengewachsene Zehen bezeichnen, als schwerwiegendere z. B. einen Herzfehler, Chromosomenstörungen, Kleinwuchs oder eine auffallende Bewegungsarmut des Kindes. Bei einigen Auffälligkeiten kann es sinnvoll sein, mit dem Problem nicht erst bei Geburt konfrontiert zu werden. Beispielsweise kann bei einem Herzfehler die lebensrettende Operation nach der Geburt ge-

plant und rasch durchgeführt werden. Und glücklicherweise gibt es auch einige Möglichkeiten der Behandlung des Kindes während der Schwangerschaft, z. B. bei Infektionen.

Auch wenn für Sie als werdende Eltern ein Schwangerschaftsabbruch gar nicht infrage kommt, kann die Information vor der Geburt eine Hilfe sein. Sie können mit Eltern, die Ähnliches erlebt haben, Kontakt aufnehmen, um zu erfahren, welche Belastungen auf Sie zukommen und auch, dass ein Leben mit einem behinderten Kind auch ein glückliches sein kann. Pränataldiagnostik und ein unerwarteter Befund sind also nicht mit der Konsequenz Schwangerschaftsabbruch gleichzusetzen.

Risiko: Alter

Chromosomale Störungen nehmen mit dem mütterlichen Alter zu. Der Zusammenhang mit einem erhöhten väterlichen Alter ist nicht in gleicher Weise gesichert. Den größten Anteil an den Chromosomenstörungen hat eine Verdreifachung des Chromosoms 21, daher Trisomie 21 (oder Morbus Down). Das Risiko für eine Chromosomenstörung des Kindes steigt mit dem Alter der Mutter kontinuierlich an. Schwangere

3. MONAT

mit 25 Jahren haben ein Risiko von 1:1350 ein Kind mit einem Down-Syndrom zu bekommen, eine 35-jährige dagegen von 1:360. Ab dem 35. Lebensjahr wird daher eine genauere Untersuchung durch eine Amniozentese empfohlen, da ab diesem Alter das Risiko für eine Chromosomenstörung etwa gleich groß ist wie das Risiko für eine Fehlgeburt durch diese Untersuchung.

Die wichtigsten Methoden der Pränataldiagnostik

Es gibt heute ein breites Spektrum von Untersuchungsmethoden oder Möglichkeiten zur vorangehenden Risikoeinschätzung. Sie können sich mit Ihrem Arzt beraten. In Schwangerschaftsberatungsstellen oder bei „pro familia" gibt man Ihnen auch gerne Auskunft. Bei vielen Untersuchungen übernimmt die Krankenkasse die Kosten.

Mütterliche Blutuntersuchungen

Das Ungeborene bzw. die Plazenta produzieren Hormone und schwangerschaftstypische Eiweiße, die über das Fruchtwasser ins mütterliche Blut übertreten und dort bestimmt werden können (sog. mütterliche Serummarker). Ihre Konzentrationen haben einen typischen Verlauf abhängig vom Schwangerschaftsalter. Bei Chromosomenstörungen oder z. B. einem offenen Rücken sind diese Botenstoffe gegenüber den Verläufen bei einem gesunden Kind erhöht oder erniedrigt.

Ersttrimestertest: Werden mütterliches Alter, die Ergebnisse der Untersuchungen der frühen mütterlichen Serummarker (PAPP-A, Pregnancy Associated Plasma Protein-A) und freies ß-HCG) und Messergebnisse der Nackentransparenz (siehe unten) kombiniert, lässt sich das Risiko für eine Chromosomenstörung für jede Frau individuell bereits im ersten Trimester mittels Computer errechnen. Der Vorteil dieses Testes ist, dass diese Risikoberechnung sowohl für junge wie ältere Schwangere von Bedeutung ist. Frauen über 35 Jahren können sich bei einem als niedrig errechneten Risiko viel leichter entscheiden, auf die Punktion zu verzichten. Junge Frauen können bei entsprechendem Verdacht eine Punktion durchführen lassen, zu der man ihnen nur dem Alter nach nicht geraten hätte. Dieser Test bringt also keine gesicherte Diagnose, sondern benennt eine Wahrscheinlichkeit.

Tripletest: Eine ähnliche Untersuchungsmöglichkeit besteht, wenn der optimale Zeitpunkt zwischen 11. und 13. (bis 14.) Schwangerschaftswoche verpasst wurde, auch noch zwischen der 15.–17. SSW. Das ist der sogenannte Tripletest (oder AFP-Test), der aber bezüglich der Erfassungsrate ungenauer als der Ersttrimestertest ist. Neben ß-HCG und Östriol wird hier auch noch AFP bestimmt (Alpha-Feto-Protein). Aber auch der Ersttrimestertest ist nur eine Risikoabschätzung, noch keine echte Diagnose.

Ultraschalluntersuchungen

Nackenfaltenmessung: Eine verdickte Nackenfalte, die ein erfahrener Arzt in der 11.–13. Woche mittels Ultraschall feststellen kann, kann ein Hinweis auf eine Trisomie 21 oder andere Organstörungen sein. Gemessen wird dabei die flüssigkeitsgefüllte Ausdehnung zwischen Nackenhaut und Weichteilgeweben (eine Art Lymphansammlung unter der Haut), die so genannte Nackentransparenz, die nicht größer als 3 mm sein sollte. Sie kann allerdings auch bei völlig gesunden Kindern verbreitert vorkommen. Die Messung der Nackenhaut bringt also kein eindeutiges Ergebnis, sondern lediglich einen Wahrscheinlichkeitswert.

Großer Ultraschall: Körperlich sichtbare Störungen sind am vollständigsten etwa um die 20. Schwangerschaftswoche herum zu erfassen, weil erfahrene Untersucher zu diesem Zeitpunkt auch die komplizierte Herzfunktion beurteilen können. Die Entdeckungsrate für Fehlbildungen erreicht aber nie 100 %, auch weil sich einige Fehlbildungen erst spät entwickeln oder spät oder gar nicht erkennbar werden.

Invasive Methoden

Chorionzottenbiopsie (CVS): Die Chorionzottenbiopsie oder kurz die CVS (von engl. chorionic villus sampling) ist eine invasive Untersuchung. Wie in der Abbildung gezeigt, werden über die mütterlichen Bauchdecken (seltener auch von der Scheide aus) mit einer feinen Nadel aus der späteren Plazentaanlage kleine Zottenstückchen zur Untersu-

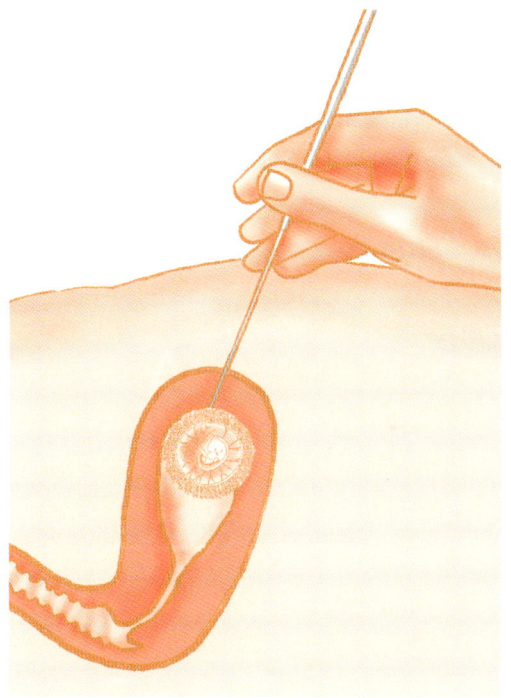

Mit einer dünnen Hohlnadel werden unter Ultraschallsicht Zellen zur Untersuchung entnommen.

chung im Labor entnommen. In der Regel wird die CVS in der 11.–13. Schwangerschaftswoche durchgeführt. Bei der Chromosomenuntersuchung ergibt sich auch das kindliche Geschlecht automatisch. Es kann die Blutgruppe bestimmt werden, und bei gezielter Analyse können seltene Erbkrankheiten, Muskel-, Blut- und Stoffwechselerkrankungen festgestellt werden.

Amniozentese (Fruchtwasserpunktion): Eine Fruchtwasserpunktion ist ab der 15. Schwangerschaftswoche, wenn ausreichend Fruchtwasser vorhanden ist, möglich. Auch hier wird eine dün-

9.–12. Woche

ne Hohlnadel über den mütterlichen Bauch in die Gebärmutter eingeführt und etwas Fruchtwasser entnommen. Kindliche Haut- und Schleimhautzellen, die im Fruchtwasser schwimmen, werden in einer Kultur zur Analyse der Chromosomen gezüchtet, was etwa zwei Wochen dauert. Durch die Markierung der DNA bestimmter Chromosomen (FISH-Schnelltest) kann ein Resultat innerhalb von einem Tag erhalten werden. Die Aussagemöglichkeiten der Untersuchungen sind der CVS vergleichbar. Zusätzlich erlaubt die Amniozentese die Diagnose eines offenen Rückens. Mit dieser Methode können einige Chromosomenabweichungen zuverlässig erfasst werden. Aber lange nicht alle Behinderungen lassen sich damit voraussagen.

Chordozentese: Bei dieser Methode erfolgt die Punktion der Vene, die in der Nabelschnur verläuft. Am häufigsten erfolgt dieser Eingriff für notwendige Untersuchungen an kindlichen Blutzellen (rasche Chromosomenuntersuchung an Lymphozyten), bei Verdacht auf eine Infektion (z. B. Röteln, Toxoplasmose) oder zur Behandlung des Ungeborenen, z. B. mit Medikamenten oder beim notwendigen Blutaustausch.

Gut zu wissen

CVS oder Amniozentese – welche Methode ist für Sie die richtige?

Die Entscheidung, welche der beiden Untersuchungsmethoden für Sie die richtige ist, fällt nicht immer leicht. Beide Untersuchungen sind nahezu schmerzlos für die Frau und können ambulant in einer Arztpraxis oder Klinik durchgeführt werden. Das Risiko einer Fehlgeburt liegt bei beiden Untersuchungen bei etwa 0,5 %, und sie ermöglichen in etwa die gleiche Diagnostik. Beide Untersuchungstechniken sollten nur von Ärzten mit entsprechender Erfahrung durchgeführt werden.
Ein Vorteil der Chorionzottenbiopsie ist, dass sie früh in der Schwangerschaft eingesetzt werden kann und dass das Untersuchungsergebnis innerhalb von 2–3 Tagen vorliegt. Mit der notwendig langen Zeit für die Zellkultur bei der Amniozentese kann die Zeitdifferenz zwischen dem Vorliegen eines Ergebnisses bei den beiden Untersuchungen bis zu 6 Wochen betragen. Beim späteren Nachweis einer schwerwiegenden Erkrankung oder Behinderung müssen sich die Eltern sehr spät in der Schwangerschaft mit der Entscheidung zum evtl. Schwangerschaftsabbruch auseinandersetzen. Zu diesem Zeitpunkt ist die Schwangerschaftsbeendigung nicht mehr mit einer (relativ einfachen) Saugkürettage möglich. Auf der anderen Seite liefert die Chorionzottenbiopsie in etwa 1–2 % der Fälle falsch positive Ergebnisse, weshalb heute in aller Regel eine Absicherung durch die Langzeitkultur oder eine Fruchtwasseruntersuchung angeschlossen wird.

Die wichtigsten Methoden der Pränataldiagnostik

Methode	Zeit-punkt	Ziel	Diagnostik	Abort-risiko	Wartezeit auf Befund
Ersttrimes-tertest	11.–13. SSW	Abschätzung für eine erhöhte Wahrschein-lichkeit für Trisomie 21, andere chromosomale Störungen	Laborbestimmungen mütterlicher Serum-marker nach mütter-licher Blutabnahme; Kombination der Ergebnisse mit denen der Nackenfaltenmes-sung und des Alters der Mutter	–	1–2 Tage
Tripletest	15. –17. SSW	Abschätzung für eine erhöhte Wahrschein-lichkeit für Trisomie 21 oder einen offenen Rücken	Laborbestimmungen nach mütterlicher Blut-abnahme (mütterliche Serummarker)	–	1–2 Tage
Nackenfal-tenmes-sung	11.–13. SSW	Abschätzung für eine erhöhte Wahrschein-lichkeit für Trisomie 21	Ausmessen der Na-ckentransparenzaus-dehnung	–	–
Große Ultra-schallunter-suchung	20.–23. SSW	Erkennen von Fehlbil-dungen und funktio-nellen Störungen	systematische Darstel-lung und Ausmessung der kindlichen Körper-strukturen	–	–
Chorionzot-tenbiopsie	11.–13. SSW	Diagnose von Chro-mosomenstörungen, vererbbaren Erkran-kungen. Blutgruppen- und Geschlechtsbe-stimmung	Entnahme von Zellen aus dem Zottengewe-be (spätere Plazenta) und Untersuchung der Zellen direkt oder nach Zellkultur	‹ 1%	Wartezeit bis zum Befund: 2–3 Tage, wenn positiv 10–14 Tage Bestätigung durch Langzeitkultur
Amnio-zentese (Fruchtwas-serpunkti-on)	ab 15. SSW	Diagnose von Chro-mosomenstörungen, vererbbaren Erkran-kungen, Körper-oberflächendefekten, Blutgruppen- und Geschlechtsbestim-mung (Spät-SS: fetale Lungenreife)	Entnahme von Fruchtwasser mit kindlichen Hautzellen und Untersuchung der Zellen nach Zellkultur; Bestimmung von AFP im Fruchtwasser; Kul-tur von Infekterregern	‹ 1%	10–14 Tage, 1 Tag FISH-Schnelltest (Anfärbung der Chromosomen 21, 18, 13 und der Geschlechtschro-mosomen), 2–3 Tage (AFP)
Chordo-zentese	ab 18. SSW	Infektionsabklärung, Anämiediagnostik (bei Rhesusunverträglich-keit), Therapie des Kindes	Punktion der Vene, die in der Nabelschnur verläuft	1%	variabel, 60 Se-kunden (Hämato-krit und Hämoglo-bin), Stunden bis 2 Tage (Infek-tionen), 3 Tage (Chromosomen)

3. MONAT

Pro und Kontra:
Pränataldiagnostik – Segen oder Last

Jedes Paar wünscht sich ein gesundes Kind. Dies ist auch die häufigste Motivation für die Pränataldiagnostik, der Wunsch nach der Gewissheit, dass mit dem Kind alles in Ordnung ist. Erfahrungsgemäß fällt es heute Paaren schwer, auf eine heute mögliche Diagnostik zu verzichten. Der Druck durch die öffentliche Meinung „so ein Kind müsste heute nicht mehr auf die Welt kommen" und die Angst vor einer Diskriminierung, wenn sie ein behindertes Kind zur Welt bringen, bestärkt bei vielen werdenden Eltern den Wunsch nach Gewissheit.

Aber Sie haben auch ein Recht auf „Nichtwissen". Es handelt sich bei der Pränataldiagnostik nicht um Routineuntersuchungen. Ihr Arzt kann sie Ihnen nur empfehlen, sollte sie Ihnen ausführlich erklären und muss Ihnen Zeit für Ihre Entscheidung lassen.

Mögliche Fragen im Vorfeld

Die Last der Entscheidung liegt bei Ihnen. Sie und Ihr Partner sollten sich vor den Untersuchungen zu einigen Fragen Gedanken machen:
1. Welche Vorstellungen haben Sie und Ihr Partner von „Behinderung" und „Normalität"?
2. Könnten Sie sich vorstellen, ein behindertes Kind zu bekommen? Wie würden Ihre Familie und Ihre Freunde darauf reagieren? Wie würden Sie mit solchen Reaktionen umgehen?
3. Für wie belastbar halten Sie sich und Ihren Partner bzw. Ihre Partnerschaft?
4. Wie viel Risiko sind Sie bereit einzugehen, um Gewissheit zu erlangen? Wie würde es Ihnen gehen, wenn Sie ein gesundes Kind durch die Untersuchung verlieren würden?
5. Sind Sie bereit, sich mit einem möglichen Schwangerschaftsabbruch auseinanderzusetzen?

Pro – Für die Pränataldiagnostik spricht:

▌ Sie entspricht dem medizinischen Standard.
▌ Sie als werdende Eltern werden von Sorgen um die Gesundheit des Kindes entlastet.
▌ Sie können sich, im Falle eines positiven Befundes, frühzeitig über Behandlungs- und Betreuungsmöglichkeiten informieren.
▌ Sofern eine genetische Belastung in Ihrer Familie vorliegt, ist eine „Schwangerschaft auf Probe" möglich.
▌ Sie können sich, bei positivem Befund, bei Akzeptanz auf ein behindertes Kind vorbereiten oder im gesetzlichen Rahmen einen Schwangerschaftsabbruch vornehmen lassen.

Kontra – Gegen die Pränataldiagnostik spricht:

▌ Trotz aller Routine besteht immer noch die Gefahr einer Fehlgeburt, ausgelöst durch den invasiven Eingriff.
▌ Auch mit den Methoden der Pränataldiagnostik gibt es keine 100 % Garantie für ein gesundes Kind.
▌ Sie müssen auch durch den Eingriff und die Wartezeit auf den Befund große Ängste durchstehen.
▌ Ihr Erleben der Schwangerschaft ist vor der Untersuchung und dem Befund beeinträchtigt.
▌ Sie müssen nach einem positiven Befund eine Entscheidung für oder gegen Ihr Kind treffen.

Bewegung tut Ihnen gut

Gerade während der Schwangerschaft, wenn Ihr Körper große Anpassungen zu verkraften hat, tut Ihnen Bewegung gut. Bei Schmerzen oder Blutungen liegt es jedoch
nahe, auf den Sport zu verzichten.

Bleiben Sie in Bewegung

Liegt die Plazenta direkt vor dem Muttermund oder leiden Sie unter Schwindel, Ohnmachtsepisoden oder Atemnot,
so ist es auch besser, sportliche Aktivitäten zu unterlassen. Ihr Arzt wird
Sie entsprechend beraten. Wenn alles
in Ordnung ist, hat regelmäßiger Sport
viele Vorteile. Sport

- erhöht die Fitness und trägt zum
  Wohlbefinden bei,
- verbessert generell die Toleranz gegenüber Schwangerschaftsbeschwer-
  den,
- fördert eine gute Körperhaltung und
  beugt der Schwerfälligkeit mit den
  zunehmenden Pfunden vor,
- verbessert den Muskeltonus und hilft,
  Rückenschmerzen zu verhindern,
- hilft, eine überhöhte Gewichtszunahme zu vermeiden
- vermindert das Risiko eines Schwangerschaftsdiabetes,
- ist eine gute Krampfadern-Thrombo-
  se-Vorbeugung und
- erleichtert die große körperliche Arbeit in den Stunden der Geburt.

Neuere Studien zeigen sogar, dass das
Baby die Trainingseinheiten der Mutter

mitmacht. Während einer sportlichen
Belastung der Mutter steigt auch der
Puls des Babys an, in der Erholungs-
phase sinkt er rasch wieder ab. Ob die
Babys sportlicher Mütter auch nach der
Geburt fitter sind, müssen weitere Un-
tersuchungen zeigen.

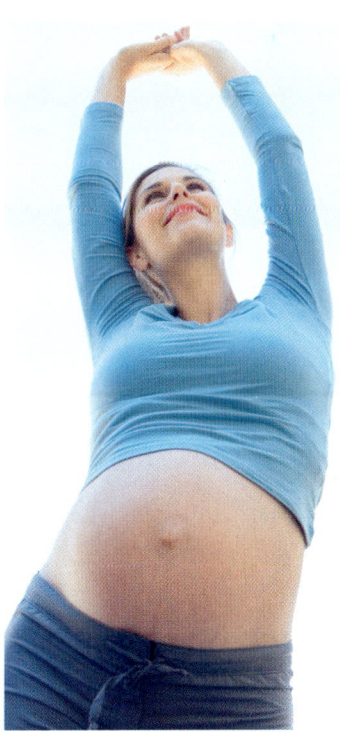

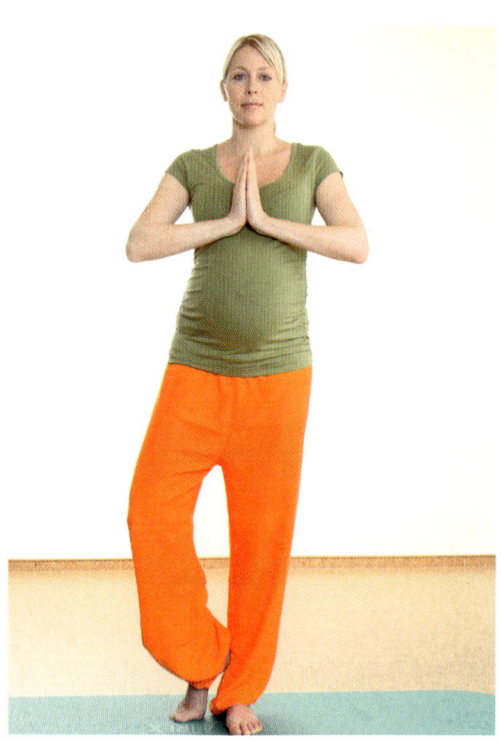

Ungeeignete Sportarten in der Schwangerschaft

Nicht jede Sportart ist jetzt geeignet. Bei Leistungssport und sehr großer körperlicher Verausgabung erhöhen sich die Durchblutung der arbeitenden Muskulatur einerseits und die der Hautdurchblutung zum Abtransport der Wärme andererseits. Das geschieht auf Kosten der Durchblutung anderer Gefäßbereiche, unter anderem sinkt auch die Gebärmutterdurchblutung.

Schwangere sollten aus Vorsichtsgründen Berge über 3000 m, über 2500 m bei Kombination mit sportlicher Aktivität, meiden. Auch einen raschen Aufstieg mit Bergbahnen sollten Sie unterlassen, da der Körper sich nicht sehr schnell an große Höhen akklimatisieren kann. Aus diesen Gründen ist alpiner Skisport in Höhen über 2500 m nicht zu empfehlen.

Welche Sportarten eignen sich besonders?

Sie sollten den Sport allerdings nicht übertreiben. Ihre Herzfrequenz sollte 140 Schläge pro Minute nicht übersteigen. Bei längerer Ausübung sind 120–130 Schläge pro Minute richtig. Dabei sollten Sie sich nur so belasten, dass gleichzeitiges Sprechen noch möglich ist. Die meisten Sportarten, die Sie schon vor der Schwangerschaft betrieben haben, sind auch jetzt erlaubt. Moderates Ausdauertraining gefährdet Ihr Baby nicht. Als besonders geeignet erwiesen haben sich Sportarten, die rhythmischer Natur sind und zahlreiche Muskelgruppen bewegen wie Wandern, Radfahren, Schwimmen sowie Gymnastik.

Gegen Saunabesuche ist nichts einzuwenden

Wer regelmäßige Saunabesuche gewohnt ist, braucht darauf in der Schwangerschaft nicht zu verzichten. Bei Temperaturen von 80–100 °C und geringer Luftfeuchte stellt ein Saunabesuch keinerlei Risiken für Mutter und Kind dar. Die mütterliche Körperkerntemperatur steigt maximal um 1 °C an, die kindliche Herzfrequenz erhöht sich geringfügig im normalen Bereich, und Untersuchungen mit Ultraschall-Doppler haben gezeigt, dass die Durchblutung des Kindes nicht abnimmt. Ein Saunagang sollte nicht länger als 10 Minuten dauern.

»Ein wunderschöner Lohn für die Übelkeit«

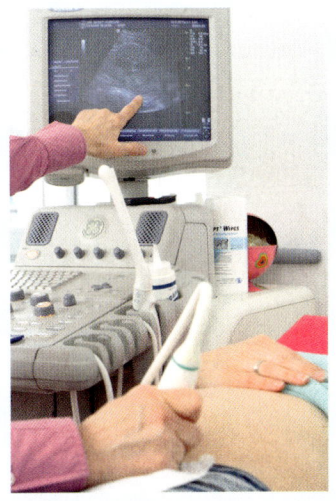

Christiane (33) erwartet ihr erstes Kind. Schon Mitte der 8. Woche machte ihre Frauenärztin die erste Ultraschalluntersuchung. Ihr Mann konnte leider nicht dabei sein. Sie erzählt:

„Vor der ersten Ultraschalluntersuchung war ich sehr aufgeregt. Schon im Wartezimmer konnte ich es kaum erwarten, dranzukommen. Endlich war ich im Sprechzimmer und erblickte auf dem Bildschirm mein Kind. Ich konnte alles erkennen, das Köpfchen, den Bauch, die Andeutungen der Arme und Beine – ein wunderschöner Lohn für die Wochen der heftigen Übelkeit, in denen ich mich gerade befand. Meine Frauenärztin erklärte mir mit viel Einfühlungsvermögen alles genau und gab mir direkt ein Bild mit, ‚um es unter den Weihnachtsbaum‘ zu legen.“

„Wir wollen unser Kind so annehmen, wie es uns geschenkt wird"

„Bereits vor diesem Termin habe ich mit meinem Mann über die Möglichkeiten der Pränataldiagnostik gesprochen. Auch meine Ärztin sprach das Thema an. Wir freuen uns auf unser Kind und wollen es so annehmen, wie es uns geschenkt wird. Eine Abtreibung käme für uns nicht infrage. Deshalb haben wir uns gegen eine weiterführende Pränataldiagnostik entschieden, solange alles seinen normalen Gang geht. Meine Frauenärztin hat uns in dieser Meinung, auch aus der Erfahrung ihrer eigenen Mutterschaft, bestärkt. Was aber nicht heißt, dass wir schon sehr gespannt sind, ob wir bei einer nächsten Ultraschalluntersuchung vielleicht einen Blick auf das Geschlecht unseres Kindes erhaschen können. Wir sind sehr neugierig. Für mich ist die Schwangerschaft schon sehr real, erst recht, seitdem ich unser Kind auf dem Bildschirm gesehen habe. Für meinen Mann ist das jedoch noch anders. Er freut sich zwar auch, aber manchmal meint er, es wäre noch so unwirklich. Deshalb weiß er eins ganz genau: Zum nächsten Ultraschalltermin möchte er auf jeden Fall mit.“

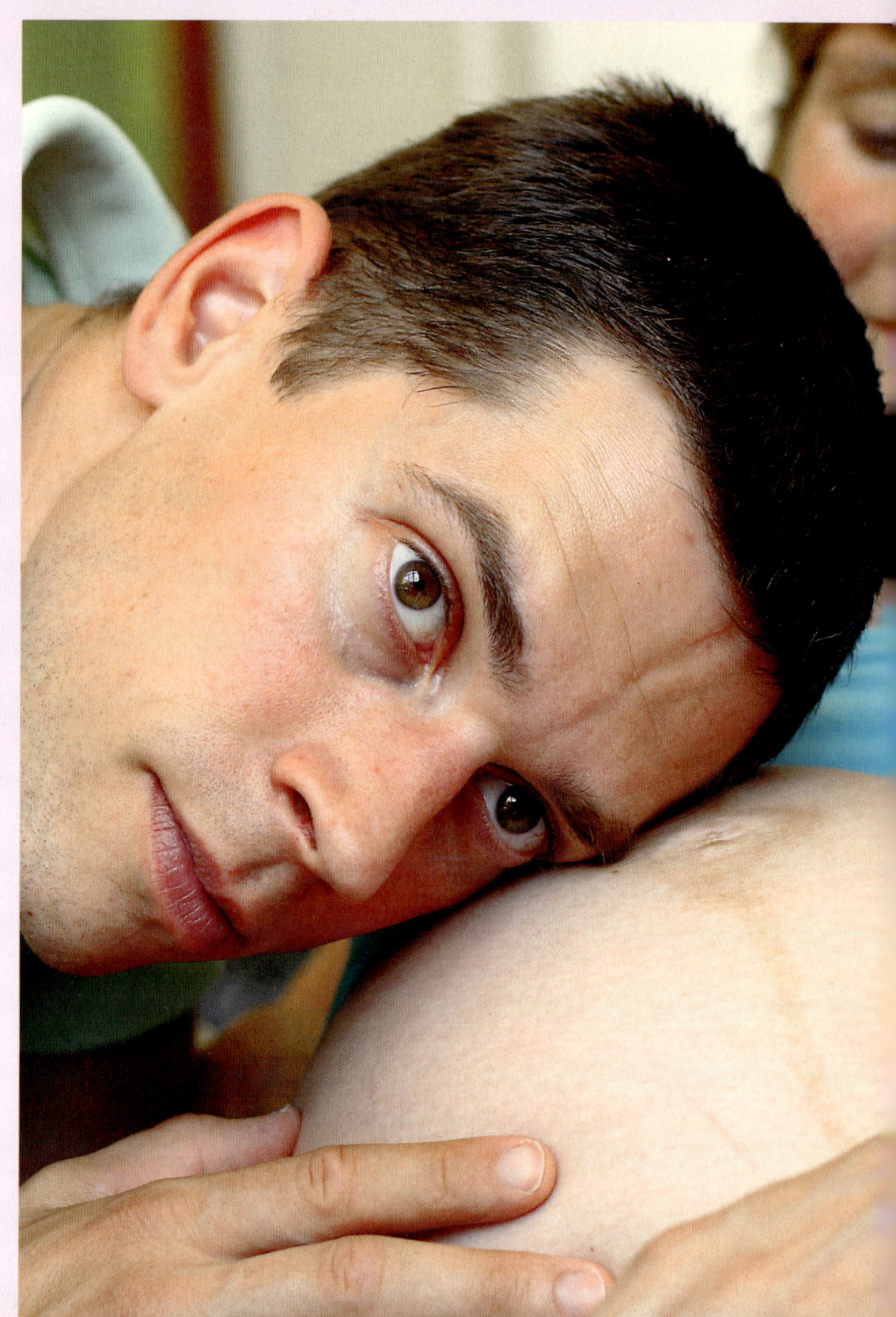

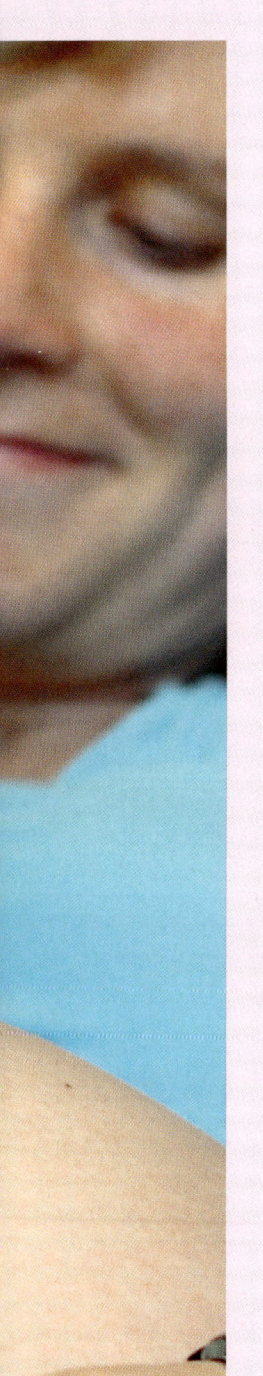

Die Schwangerschaft genießen

13. bis 24. Woche

Für Sie beginnt jetzt der meist sehr schöne mittlere Abschnitt der Schwangerschaft. Jetzt, am Beginn der 13. Woche, sind die Einnistung Ihres Kindes in der Gebärmutter und seine Versorgung sehr stabil geworden.

Genießen Sie die Wochen, die jetzt vor Ihnen liegen! Verreisen Sie mit der Familie oder nutzen Sie Ihre Energie für größere und kleinere Veränderungen im Haus, für einen Umzug oder Anschaffungen. Auch beruflich können Sie jetzt noch Projekte mit viel Einsatz zu Ende bringen.

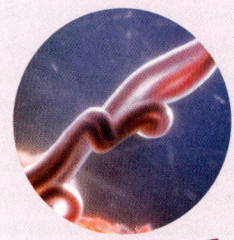

4. MONAT

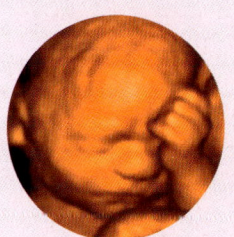

5. MONAT

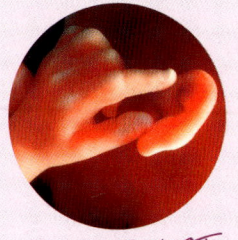

6. MONAT

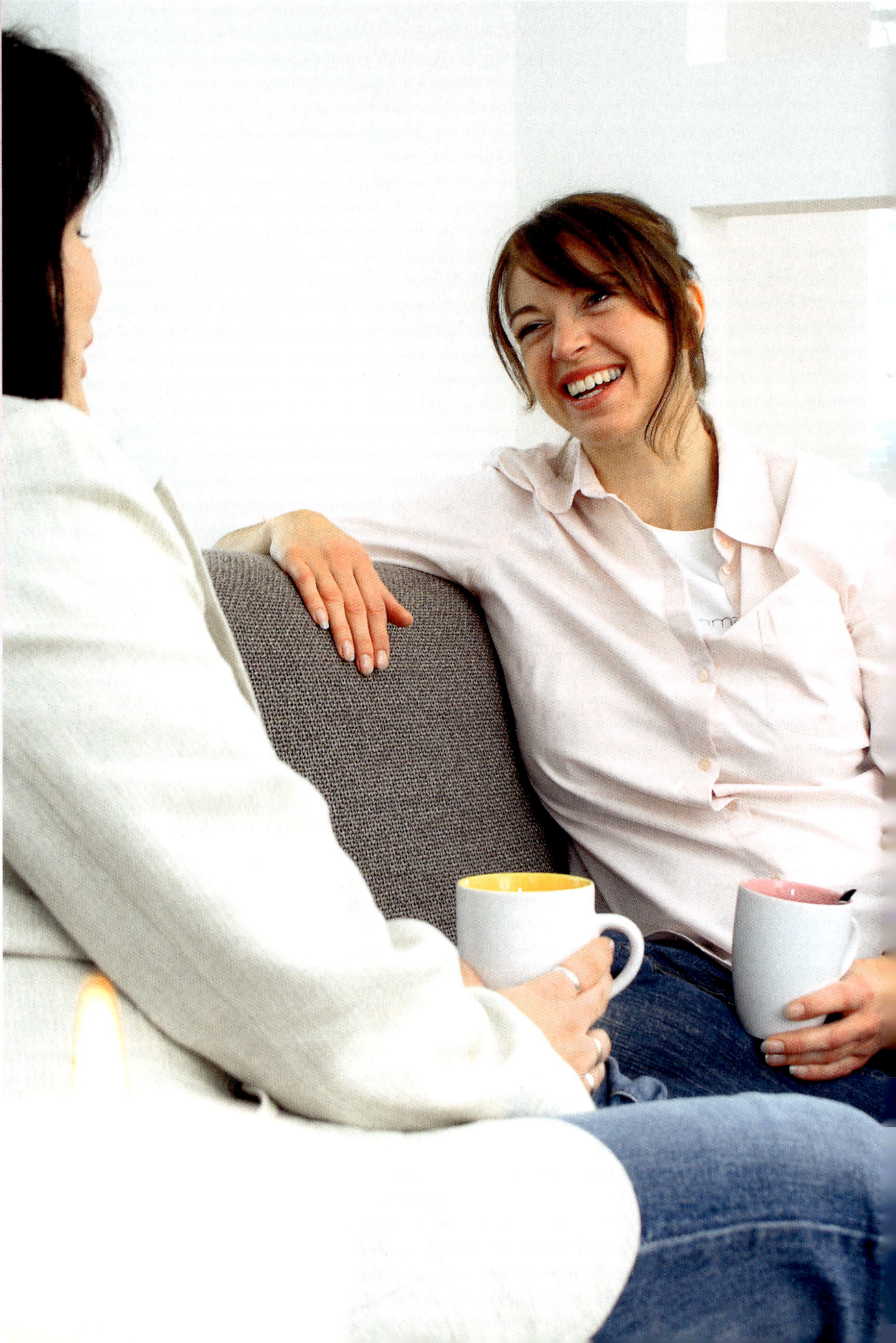

13.–16. Woche
Jetzt wird alles leichter

Woche

Woche
1
2
3
4
5
6
7
8
9
10
11
12
13
14
15
16
17
18
19
20
21
22
23
24
25
26
27
28
29
30
31
32
33
34
35
36
37
38
39
40

Plötzlich überglücklich! Unter dieses Motto kann man die folgenden Wochen stellen. Die Anpassung ist geschafft, langsam erkennen auch Außenstehende die ersten Rundungen. Nutzen Sie die beschwerdefreie Zeit, um noch mal zum Zahnarzt zu gehen oder auch am Arbeitsplatz alles zu regeln.

Die Veränderungen Ihres Körpers werden sichtbar

Sie haben die ersten Wochen nun überstanden, es geht Ihnen jetzt richtig gut. Sie bekommen langsam einen kleinen Bauch, den Sie aber noch gut „verstecken" können. Nun werden auch bald Außenstehende sehen, dass Sie schwanger sind, denn die Gebärmutter steigt nun aus dem kleinen Becken und erscheint am oberen Rand der Schambeinknochenverbindung (Symphyse). Damit beginnt sich Ihr Bauch vorzuwölben. Unbekleidet ist die Schwangerschaft nicht mehr zu übersehen. Ihr Körper muss jetzt viel leisten, um Ihr Kind zu versorgen:

- Die Hormonproduktion in der Plazenta läuft auf vollen Touren. Die Plazenta könnte jetzt auch ohne die Hormone der Eierstöcke alle Aufgaben für die Versorgung des Kindes übernehmen.
- Die Konzentrationen der Schwangerschaftshormone steigen, auch die des HPLs (siehe S. 27), das für die Blutbildung wichtig ist. Einzig das Hormon HCG hat sein Maximum bereits überschritten und fällt wieder ab.

- Deutlich werden jetzt stärkere Pigmentierungen der Haut, besonders bei Dunkelhaarigen. Im Gesicht treten Pigmentflecken (Chloasmen) auf. Die Brustwarzenhöfe, die kleinen und großen Schamlippen ebenso wie die Haut um den Darmausgang werden dunkler. Später in der Schwangerschaft färbt sich die Verbindungslinie zwischen Nabel und Schambereich dunkel (Linea nigra). Alles entsteht durch die hormonell ausgelöste Mehrproduktion des dunklen Hautfarbstoffes Melanin.
- Durch die steigende Konzentration des Hormons Progesteron erschlaffen die glatten Muskelfasern immer mehr. Wenn Sie eher eine Neigung zu niedrigem Blutdruck (Hypotonie) haben, wird Ihnen beim Aufstehen vielleicht kurz schwarz vor Augen werden. Manche bemerken auch eine Neigung zu Verstopfung.
- Obwohl mehr Erythrozyten als außerhalb der Schwangerschaft gebildet werden, nehmen jetzt der Hämoglobinwert und der Hämatokrit ab.

13.–16. Woche

Im Blickpunkt: Die Zusammensetzung Ihres Blutes

Eine Besonderheit des schwangeren Körpers ist, dass sich bei der großen Zunahme des Blutvolumens das typische Verhältnis von Flüssigkeit (Plasma) zu den festen Bestandteilen des Blutes (99 % davon sind Erythrozyten) verändert.

Normalerweise beträgt der Anteil der festen Bestandteile bei Frauen 40–48 %, der Hämatokrit ist demnach 40–48. In der Schwangerschaft kommt es zu einer typischen überproportionalen Plasmazunahme, sodass der Hämatokrit sinkt , obwohl viel mehr Erythrozyten als vor der Schwangerschaft gebildet werden. Der Tiefpunkt wird etwa in der 20. Woche erreicht, hier werden Hämatokritwerte von 32–34 festgestellt. Dann steigt der Wert zur Geburt hin wieder leicht an. Dieser Abfall ist nicht nur durch einen reinen Verdünnungseffekt zu erklären. Er ist vielmehr auf eine Neuregelung des Verhältnisses zwischen roten Blutkörperchen und Plasma zurückzuführen. Der Körper passt sich damit den Anforderungen der Schwangerschaft an. Je höher der Anteil der Erythrozyten ist, umso zähflüssiger (visköser) wird das Blut. Durch den Abfall des Hämatokrits werden die Fließeigenschaften des Blutes verbessert, was die Durchblutung der Gebärmutter erleichtert. Ein hoher Hämatokrit ist also ebenso unerwünscht wie ein zu niedriger, der zu Sauerstoffmangel führt. Sinkt der Hämatokrit durch einen Eisenmangel zu weit ab, wird Ihr Arzt Ihnen ein Eisenpräparat verordnen.

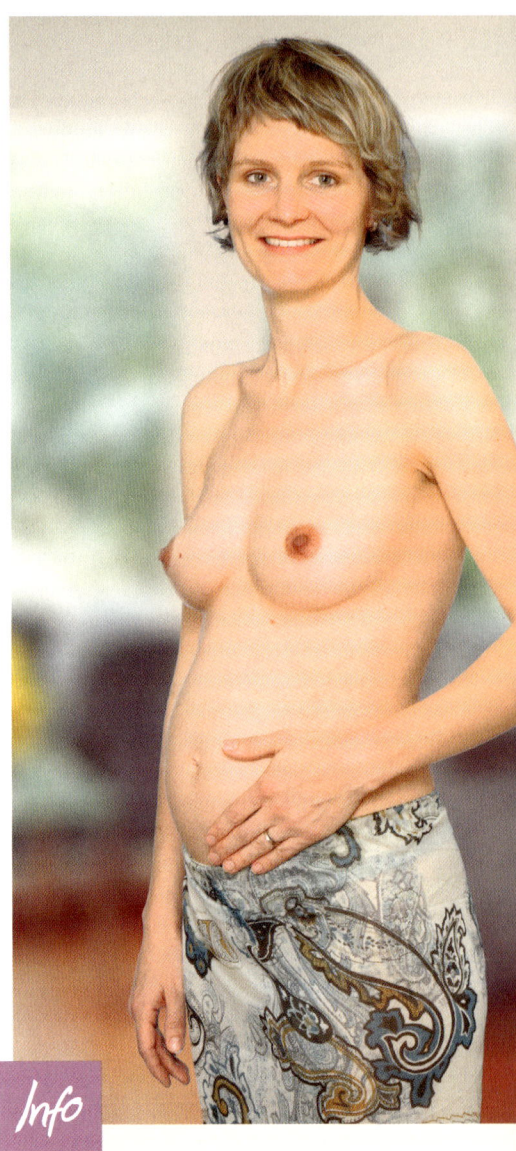

Info

Im vierten Monat

Nachdem die Übelkeit vorbei ist, können Sie den kommenden Wochen des Wohlbefindens entspannt entgegensehen. Ihr Bauch wölbt sich schon ein bisschen vor und Ihre Brüste sind größer geworden. Noch können Sie Ihrer Berufstätigkeit nachgehen.

Ihr Kind trainiert

Ihr ungeborenes Kind beginnt bereits in der 7. Schwangerschaftswoche, sich aktiv zu bewegen. Seine ersten Bewegungen bestehen in einem langsamen Beugen und Strecken von Armen, Beinen und Rumpf.

Etwa ab der 10.–12. Schwangerschaftswoche kann Ihr Kind seine Gliedmaßen einzeln bewegen sowie seinen Kopf vor- und zurückbeugen. Es macht rhythmische Atembewegungen, gähnt, öffnet den Mund, schluckt und trinkt dabei Fruchtwasser. Später können Sie im Ultraschall einen Schluckauf zu beobachten, der durch rasche Kontraktionen des Zwerchfells hervorgerufen wird. Gelegentlich führt es ein Händchen zum Mund und saugt an den Fingerchen. Im vierten Monat, so etwa ab der 14. Schwangerschaftswoche, verfügt das Kind bereits über alle Bewegungsformen, mit denen es mit 40 Schwangerschaftswochen auf die Welt kommt. Diese vorgeburtlichen motorischen Aktivitäten sind eine Art Vorbereitung auf das Leben nach der Geburt. Die Bewegungen der Gliedmaßen und des Rumpfes dienen der Entwicklung des

Umgeben von warmem Fruchtwasser und geschützt vom mütterlichen Körper entwickelt sich das Kind, normalerweise dem Auge verborgen. Es hat in diesen Wochen viel Raum zur Bewegung und Lageänderung.

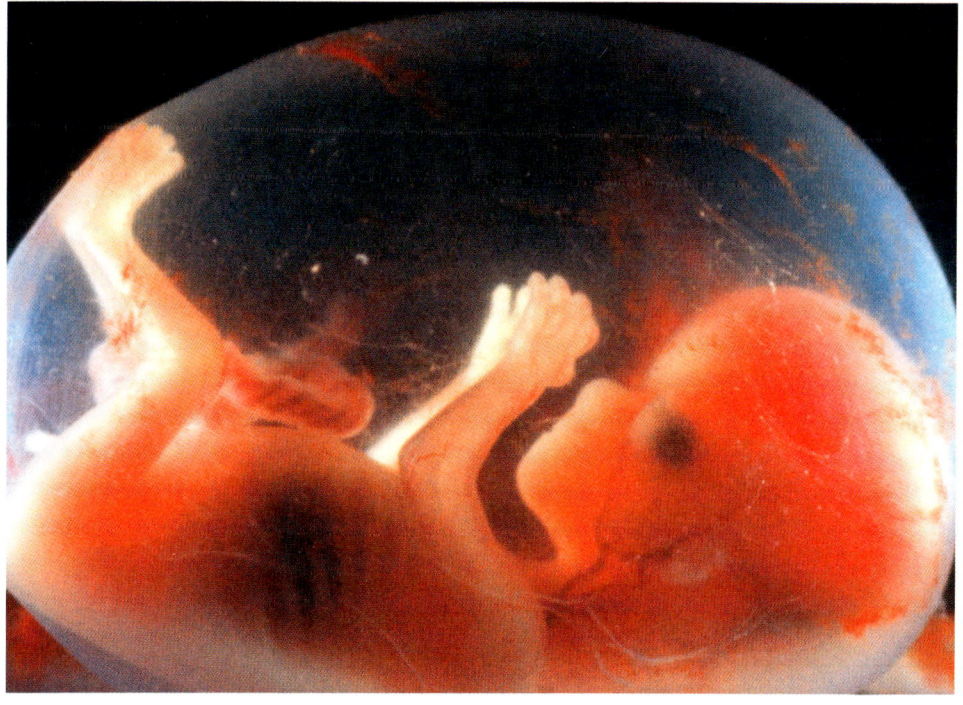

13.–16. Woche

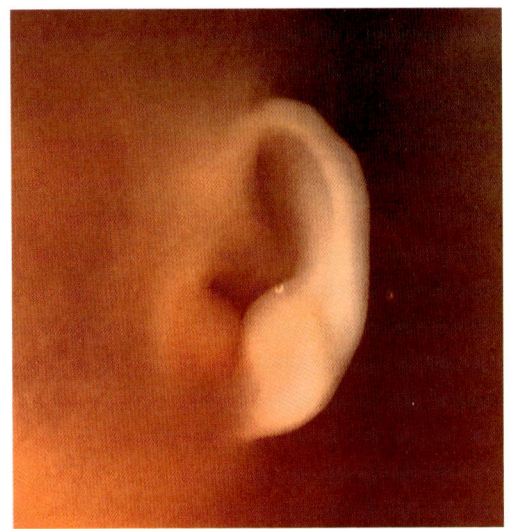 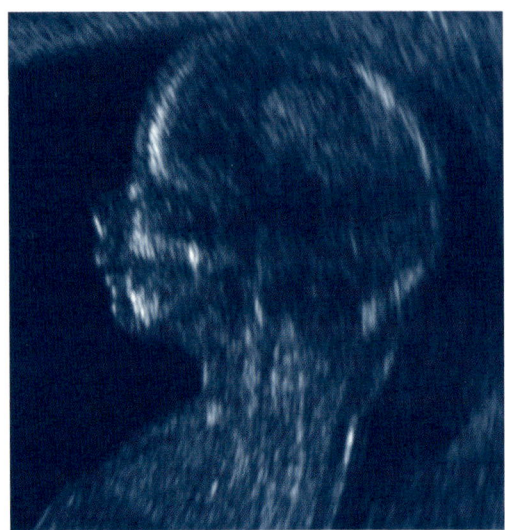

Jetzt in der 16. Woche sind auch alle äußeren körperlichen Strukturen nahezu vollendet. Das äußere Ohr, hier links im 3D US, das sich aus einer kleinen Knospe entwickelt hat, hat fast seine endgültige Struktur erreicht. Rechts das schöne Profil im 2D US.

Bewegungsapparates und der Kontrolle der Bewegungen durch das Gehirn. Gelenke, Knochen und Muskeln können sich nur normal entwickeln, wenn sich das ungeborene Kind regelmäßig bewegt. Das Trinken von Fruchtwasser regt die Darm- und Nierentätigkeit an. Die Atembewegungen fördern das Wachstum der Lungen. Geradezu lebenswichtig sind diejenigen motorischen Verhaltensweisen wie Atmen, Saugen und Schlucken, die nach der Geburt das Überleben sicherstellen.

Jetzt in der 16. Woche können Sie im Ultraschall die grazilsten Bewegungen Ihres Kindes sehen. Arme und Beine sind gut entwickelt. Die Gesichtszüge verfeinern sich. Im Verhältnis zur Größe des Kindes ist viel Fruchtwasser vorhanden, und es hat viel Platz zum

Strecken und Drehen. In dieser Woche können deshalb auch ohne Probleme mehrere ml Fruchtwasser durch eine Punktion (Amniozentese) für diagnostische Untersuchungen gewonnen werden (siehe S. 71 ff.). Seien Sie nicht zu ungeduldig: In der ersten Schwangerschaft spüren Sie diese Kindsbewegungen meist erst ab der 18.–20. Schwangerschaftswoche.

Ihre Beziehung zum Ungeborenen

Wenn man sein Kind im Ultraschall sieht oder sich die ersten Kindsbewegungen bemerkbar machen, wird das Kind von den Eltern erstmals real, oft ganz anders als in der eigenen Vorstellung erlebt. Auch der Vater, der bisher lediglich die körperlichen und psychischen Veränderungen bei seiner Frau

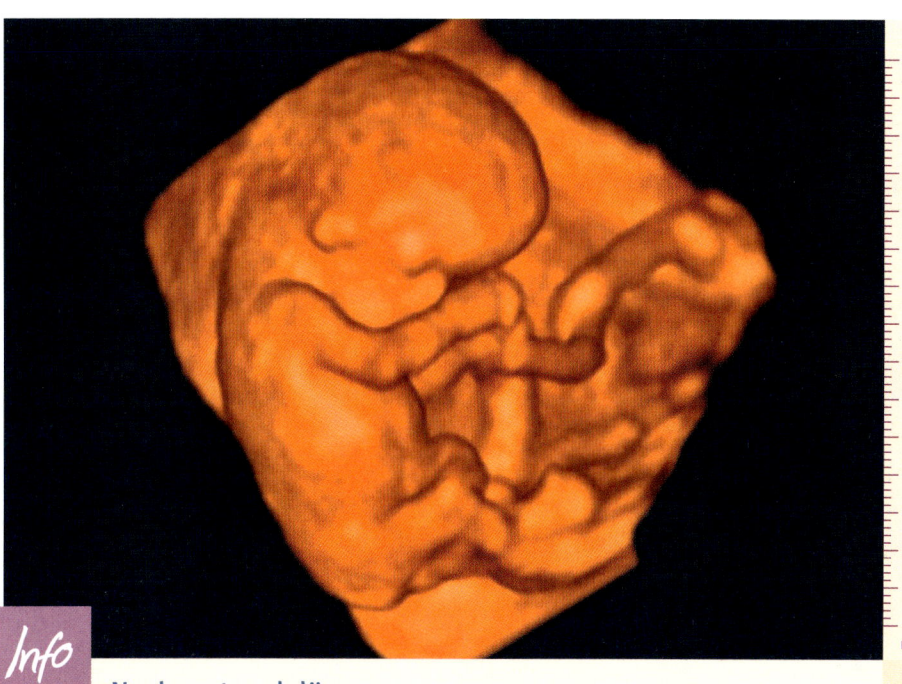

Lebensgröße

Noch zart und dünn

Am Ende der 16. Woche misst Ihr Baby etwa 10–12 cm (vom Kopf zum Steiß) und wiegt 90–120 g. Der kleine Körper erscheint noch dünn. Das Fettgewebe wird sich erst in den kommenden Wochen entwickeln. Die kleinen Füße, etwa 2 cm lang, geben eine Vorstellung, wie winzig alles noch ist.

wahrgenommen hat, kann nun das Kind selbst sehen und spüren. Sie als Eltern schreiben in Ihrer Vorstellung dem ungeborenen Kind Charakter und Wesenszüge zu, und Sie beginnen sich anfangs spielerisch, später konkret mögliche Vornamen zu überlegen. Die modernen bildgebenden Verfahren wie der dreidimensionale Ultraschall ermöglichen immer genauere Bilder des Ungeborenen. Waren es früher noch kleine, auf dünnem Papier gedruckte Ultraschallbilder des Nachwuchses, die stolz herumgezeigt wurden, leistet sich heute manch eine Familie ein Baby-Watching und trägt stolz ein Video des Nachwuchses mit nach Hause. Je nach Temperament und Eigenheiten findet jede Familie für sich das richtige Maß. Allen gemeinsam ist, dass in diesen Monaten eine Vorstellung vom künftigen Kinde entsteht und die Basis für eine Beziehung gelegt wird. Häufig entwickeln die angehenden Eltern auch erstmals den Blick für andere Kinder, andere Eltern, ihr Aussehen und ihre Verhaltensweisen: „So einen Lausbub mit blauen Augen hätte ich auch gerne" oder „hoffentlich schreit mein Baby dann einmal nicht so laut!"

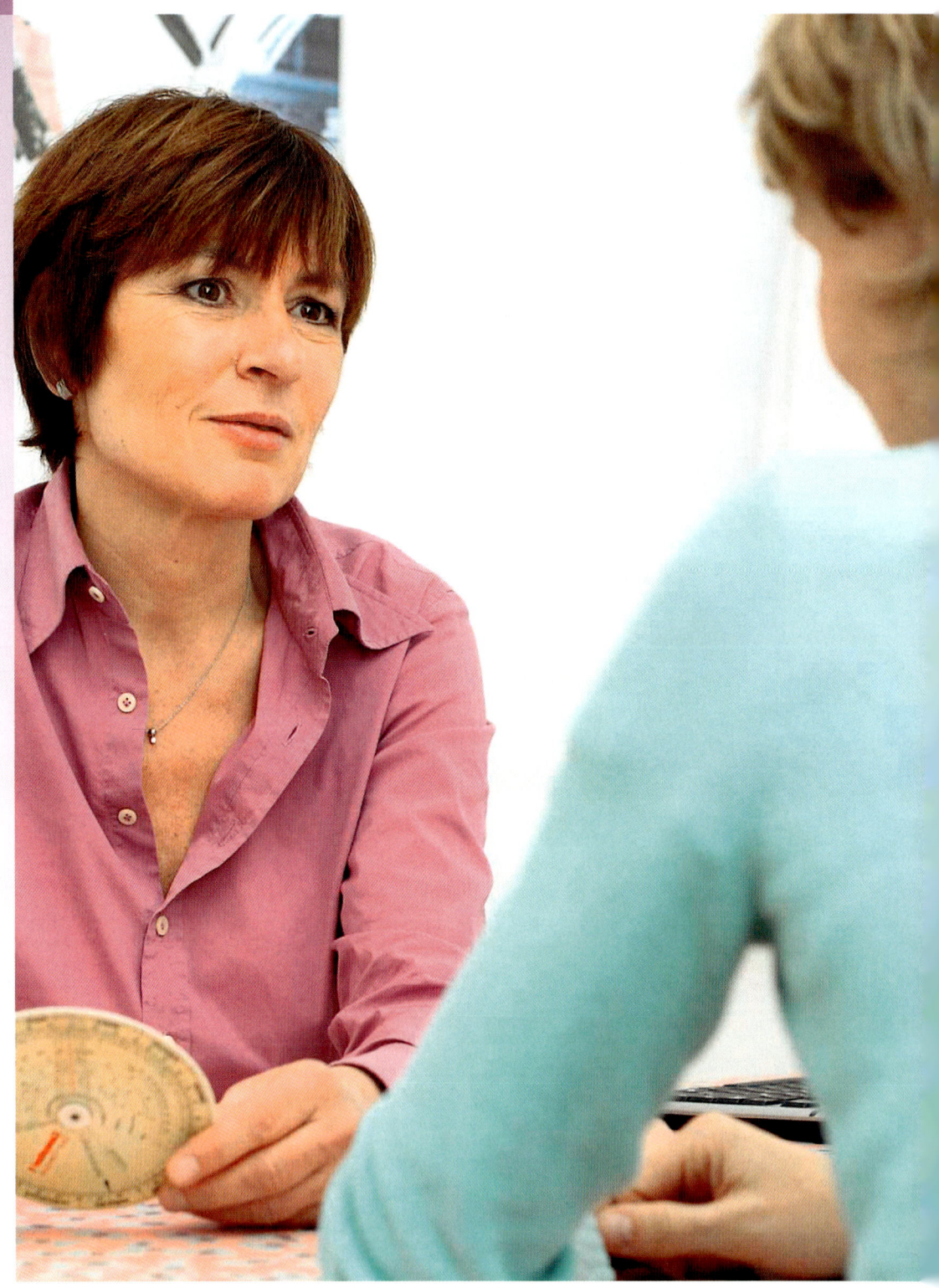

Die regelmäßige Vorsorgeuntersuchung

In den kommenden Monaten werden Ihr Frauenarzt und Ihre Hebamme wichtige Begleiter für Sie. Sie beobachten den Verlauf Ihrer Schwangerschaft genau, kennen alle Untersuchungsergebnisse und können Ihnen und Ihrem Kind am besten helfen.

Bei Ihrer zweiten oder dritten Schwangerschaftskontrolle werden zahlreiche der immer wiederkehrenden Untersuchungen nach den Richtlinien des Mutterpasses durchgeführt. Ihr Arzt kann an der Veränderung der Werte feststellen, ob es Ihnen und Ihrem Kind gut geht. Wichtig sind:

- Messung des Körpergewichts und des Bauchumfangs der werdenden Mutter
- Messen des Blutdrucks
- Untersuchung des Urins auf Eiweiß, Zucker und Sedimente
- Kontrolle des Gebärmutterstandes
- Kontrolle der kindlichen Herztöne
- Kontrolle von Ödemen oder Krampfadern
- ggf. Blutuntersuchung
- ausführliche Besprechung Ihrer Sorgen, Fragen und körperlichen Symptome

Gehen Sie gut vorbereitet in die Sprechstunde. Sie haben jetzt sicherlich Fragen zur Ernährung und zum Lebensstil. Notieren Sie sich Ihre wichtigsten Fragen vor dem Besuch auf einem Zettel. Und wenn Sie etwas vergessen haben, scheuen Sie sich nicht, in der Praxis noch mal nachzufragen.

Notwendige Medikamente in der Schwangerschaft

Medikamente sollten in der Schwangerschaft nur genommen werden, wenn es sich nicht vermeiden lässt (siehe S. 45). Was aber, wenn man mit einer bestehenden oder durchgemachten Erkrankung eine Schwangerschaft planen oder beginnen möchte und Medikamente eingenommen werden müssen, um eine Verschlechterung der Erkrankung zu vermeiden oder einen erneuten Ausbruch der Erkrankung zu verhindern? Hier sollte man sehr vorsichtig sein und

Wichtig für Sie

Versäumen Sie nicht die wichtigen Termine

Sie sollten sich Gedanken zur pränatalen Diagnostik machen. Jetzt ist die richtige Zeit für einige Tests und andere Verfahren der Pränataldiagnostik (siehe S. 70 ff.).

- 13. Woche: Letzte geeignete Woche für die Nackentransparenzmessung mit Ultraschall und für den Ersttrimestertest.
- 16. Woche: Die Fruchtwasseruntersuchung (Amniozentese) kann bei ausreichender Fruchtwassermenge problemlos durchgeführt werden.

4. MONAT

sich gut mit dem Arzt beraten. Nehmen Sie den Beipackzettel der Medikamente mit in die Sprechstunde. Es ist ganz besonders wichtig, dass die betroffenen Frauen vor einer geplanten Schwangerschaft eine ärztliche Beratung suchen. Falls es sich um Medikamente handelt, die Entwicklungsstörungen beim Kind auslösen könnten, muss – sofern möglich – auf andere Arzneigruppen gewechselt werden oder die Dosierung möglichst niedrig gewählt werden. Im Falle einer Chemotherapie sollte eine Schwangerschaft unbedingt vermieden werden.

Medikamente werden bezüglich ihrer Vereinbarkeit mit Schwangerschaft und der Entwicklung des Ungeborenen eingeteilt. Dies basierte meistens auf der reinen Beobachtung von Zusammenhängen, selten auf wenigen kontrollierten Untersuchungen mit einem Scheinmedikament (Plazebo):

▌ Mittel der 1. Wahl, im Allgemeinen gut verträglich, z. B. die meisten Antibiotika, Heparine, Insulin, leichte Schmerzmittel oder Asthmamittel
▌ Mittel der 2. Wahl, nur, wenn andere Therapien versagen, z. B. Mittel ge-

gen Herpes, Malaria, Psychopharmaka inklusive Schlafmittel und starke Schmerzmittel
▌ nur Einzeldosis oder niedrige Dosierung, max. 1–3 Tage, z. B. u. a. Diazepam (Valium) in Geburtsnähe oder Acetylsalicylsäure (Aspirin)
▌ kontraindiziert und potenziell toxisch für Embryo und Fetus, z. B. Retinoide zur Aknetherapie, Antiepileptika, Antirheumatika

Ihre Gewichtszunahme

Die Frage des Gewichtes ist für viele Frauen das zentrale Thema in der Schwangerschaft. In der Vergangenheit hat man die medizinischen Nachteile einer übermäßigen Gewichtszunahme überschätzt, weil man nicht zwischen Schwangerschaften mit „nur" großer Fettanlagerung und solchen mit raschen, eher alarmierenden Wassereinlagerungen und mit Zuckerstoffwechselstörungen unterschieden hat.

Jede individuelle Gewichtskurve verläuft anders, weil auch das Ausgangsgewicht verschieden ist, dennoch können Sie mit diesem Normbereich Ihr eigenes Gewicht kontrollieren. Ideal ist es, nahe bei der mittleren Kurve zu bleiben.

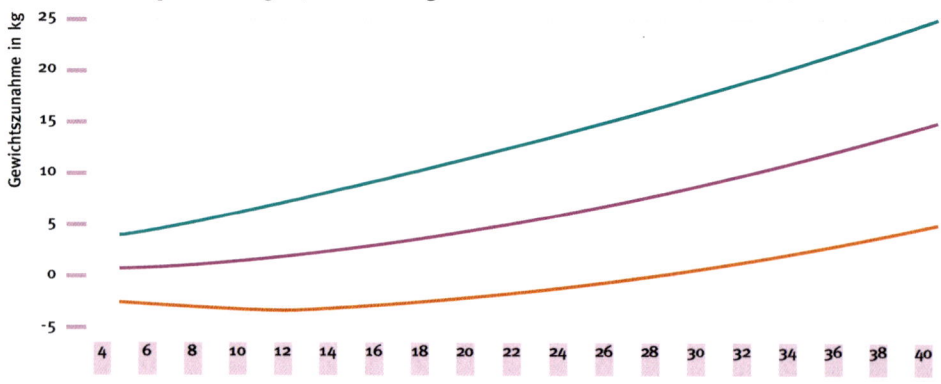

Wünschenswerte Gewichtszunahme

BMI am Beginn der Schwangerschaft (kg/m²)	Ausgangsbasis	Wünschenswerte Gewichtszunahme (kg)
‹ 18,5	Untergewicht	12,5–18,0
18,5–24,9	Normalgewicht	11,5–16,0
25,0–29,9	Übergewicht	7,0–11,5
› 30,0	starkes Übergewicht	‹ 7,0

Welche Gewichtszunahme ist erlaubt?
Eine kürzliche Untersuchung an der Frauenklinik in Zürich hat bei 4000 Einlingsschwangerschaften ohne Komplikationen ergeben, dass der statistische Normalbereich der Gewichtszunahme am Termin bei 5,7–25,4 kg (Median 15,5 kg) lag. Wenn sich also bei den Kontrollbesuchen keine Hinweise auf einen Diabetes oder eine Form des Schwangerschaftshochdrucks ergeben und Sie stetig und nicht sprunghaft mehr Gewicht zulegen, hat auch bei einer etwas stärkeren Gewichtszunahme Ihr Baby nichts zu befürchten. Sie selbst haben aber vielleicht Nachteile mit der erschwerten Beweglichkeit in der Schwangerschaft und bei Geburt und mit dem Kampf gegen die Pfunde nach der Geburt. Also, es geht Ihnen sicherlich besser, wenn Sie näher beim Idealgewicht bleiben. Nach den Richtlinien der Fachgesellschaften sollte das Ausgangsgewicht bei Beginn der Schwangerschaft bei den Empfehlungen für die wünschenswerte Gewichtszunahme mit Berücksichtigung finden. Das geschieht am leichtesten mit dem sog. Body Mass Index (abgekürzt BMI), der auch die Körpergröße in die Beurteilung mit einbezieht. Den BMI errechnen Sie, wenn Sie das Körpergewicht (in kg) durch die Körpergröße zum Quadrat teilen. Wiegen Sie am Beginn der Schwangerschaft 55 kg und

Die Gesamtgewichtszunahme am Ende der Schwangerschaft setzt sich aus dem Gewicht des Babys, der Plazenta und dem Fruchtwasser und der eigenen Gewichtszunahme zusammen.

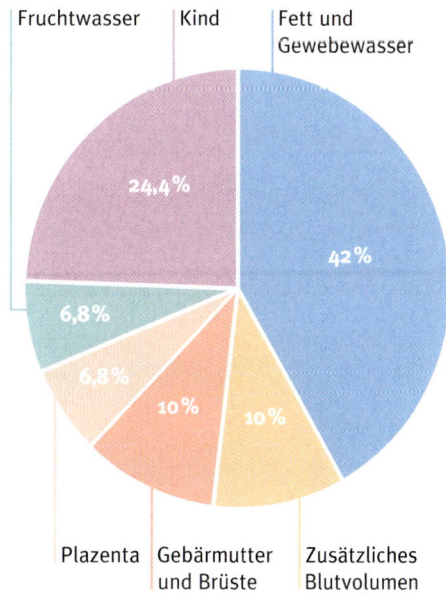

Fruchtwasser | Kind | Fett und Gewebewasser

24,4 %
42 %
6,8 %
6,8 %
10 %
10 %

Plazenta | Gebärmutter und Brüste | Zusätzliches Blutvolumen

sind 1,65 m groß: 55 kg/(1,65 m x 1,65 m) ergibt das einen BMI von 20,2, womit Sie im Bereich des Normalgewichts (BMI 20–25) liegen.

Der Kampf mit dem Gewicht

Bei allem Gesagten hat Ihr Arzt dennoch einige Gründe, Ihr Gewicht im Auge zu behalten:

▎ Eine zu geringe Gewichtszunahme führt dazu, dass die notwendige Zunahme des mütterlichen Blutvolumens ausbleibt, die Plazenta weniger durchblutet wird und das Kind kleiner bleibt als genetisch festgelegt.

▎ Eine übergroße Zunahme riskiert, dass die mütterliche Bauchspeicheldrüse an ihre Kapazitätsgrenzen für die Insulinproduktion kommt und der Blutzucker steigt.

Besonders das „Zuviel" ist oft eine schwangerschaftslange Last für viele Frauen. Aber wie schafft man es, die empfohlene ideale Gewichtszunahme

für sich zu realisieren, ohne bei den so häufigen Gelüsten oder Heißhungerattacken beim morgendlichen Wiegen zu verzweifeln? Wie gerne möchte man bereits in den ersten Wochen nach der Geburt so schlank wie vor der Schwangerschaft sein. Ohne Frage kommt es durch die Schwangerschaftshormone zu einer oft massiven Appetitsteigerung und Hungergefühlen. Hier ist Ihre Disziplin gefragt und eine gewisse Technik, die Signale des Körpers zu befriedigen. Der unerwünschten Gewichtszunahme können Sie am leichtesten durch eine sehr konsequente Nahrungsauswahl begegnen. Bevorzugen Sie nährstoffreiche, aber kalorienarme Nahrungsmittel. Dann ist es realistisch, die Empfehlungen für eine ideale Gewichtszunahme einzuhalten oder nur gering davon abzuweichen.

Wann darf man wie viel zunehmen?

Am variabelsten ist die Gewichtszunahme in den ersten 12 Wochen, sogar eine leichte Abnahme kommt vor. Diese Zahlen können leichte Schwankungen durch unterschiedliche Wassereinlagerungen in Abhängigkeit von der Art der Ernährung, Trinkmenge und Tageszeit zeigen. Abends ist die (normale) Wassereinlagerung am größten. Idealerweise nehmen Sie in den ersten Wochen nicht mehr als 1–3 kg zu.

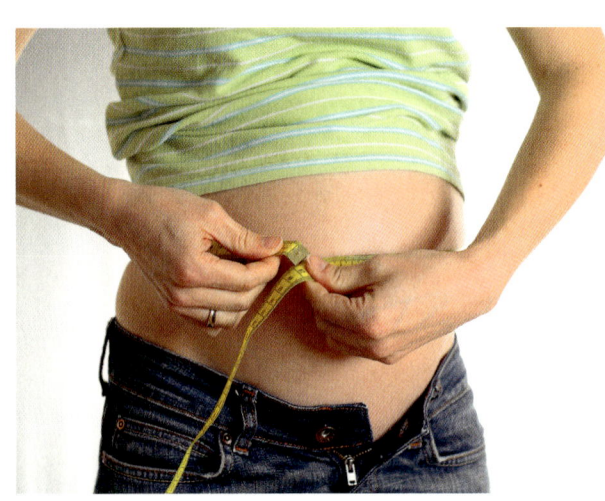

Nun passt bald keine Hose mehr.

Gewichtszunahme in den Phasen der Schwangerschaft

Wochen	Zunahme pro Woche	Gewichtszunahme gesamt
1–12	ca. >100–250 g	1–3 kg
13–24	ca. 250 g	3 kg
25–40	ca. 500 g	8 kg

Gut zu wissen

Appetit auf Schokolade und saure Gurken?

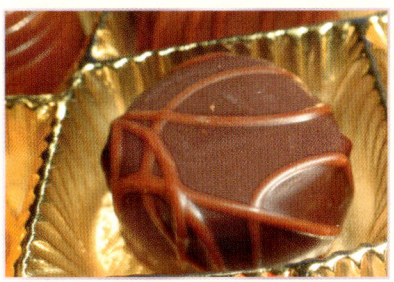

Mit Heißhungerattacken oder speziellen Essgelüsten haben viele Frauen zu kämpfen. Viele Schwangere bemerken auch deutliche Änderungen im Geruchsempfinden, zumeist als Abneigungen z. B. gegen Kaffee-, Zigaretten- oder irgendwelche Kochgerüche, die sich bis zum Ekel steigern können. Sind die Abneigungen vielleicht noch als ein sinnvolles Körpersignal zu akzeptieren, so kann man Gelüste auf saure Gurken, Eiscreme, Sahnetorten, Schokolade oder etwas ganz Exotisches weniger gut verstehen. Vermutlich spielen hier auch wieder die Schwangerschaftshormone als Verursacher von Änderungen im Speichel und bei den Geruchs- und Geschmackssensoren eine Rolle.

Wer nie solche Heißhungerattacken oder besondere Essvorlieben erlebt hat, weiß nicht, wie schwer das Widerstehen fällt. Wenn Ihre Gedanken nur um Saures kreisen, sind Sie gut dran. Eingelegte Gurken oder Sauerkraut z. B. können das zwanghafte Verlangen ohne übermäßige Kalorienzufuhr stillen. Wenn Sie aber ständig an Sahnetorten und Schokolade denken, ist das Risiko für ungewollte Pfunde groß. Diese Süßigkeiten haben einen doppelten Nachteil. Zum einen sind Sie kalorienreich und nährstoffarm und zum anderen gehen diese Zucker direkt und schnell ins Blut und erhöhen den Blutzucker. So rasch er steigt, so rasch fällt er auch wieder, was das Hungergefühl erneut sehr schnell entstehen lässt.

Was hilft?

Leider helfen hier nur viel Disziplin und Ablenkungsrituale. Stillen Sie den Hunger mit Obst, Gemüse und Nahrungsmitteln mit Getreide, also mit pflanzlichen Nahrungsballaststoffen. Diese pflanzlichen Zellulosestoffe werden im Darm nicht abgebaut. Sie quellen aber auf und bewirken so ein Sattheitsgefühl. Das kann den Heißhunger ein wenig mildern.

13.–16. Woche

Eine Zeit fast ohne Beschwerden

Freuen Sie sich: Jetzt beginnen in der Regel Wochen ohne große Belastungen. Die Übelkeit ist verschwunden, der Bauch ist noch nicht zu groß. Einige schwangerschaftstypische Besonderheiten können jetzt auftreten. Die durch Hormone bewirkte Erschlaffung der sog. glatten Muskulatur kommt jetzt in den Gefäßen, im Darm, in den Lungen und an der Gebärmutter voll zur Ausprägung. An der Gebärmutter ist die Erschlaffung sinnvoll, bei den anderen Zielorganen oft nicht. Beim Aufstehen vom Liegen z. B. kommt es durch Versacken des Blutes in die weit gestellten Venen zu einem kurzfristigen Blutdruckabfall. Das kann zu Schwindel und Unsicherheit führen, bis das Herz durch mehr Auswurf den Kreislauf wieder normalisiert. Vermeiden Sie ein Sturzrisiko, indem Sie langsam und vorsichtig aufstehen. Setzen Sie sich erst einen Augenblick an die Bettkante oder an den Badewannenrand und stehen dann erst mit gutem Festhalten auf.

Die lästige Verstopfung

Die Erschlaffung der Darmmuskulatur begünstigt leider sehr häufig eine Darmträgheit mit Verstopfung. Viel trinken, Ballaststoffe in der Ernährung durch viel Obst und Gemüse, Spaziergänge oder Sport können Abhilfe schaffen. Auch Magnesium, das Ihnen Ihr Arzt verschreiben kann, wirkt oft Wunder. Seien Sie zurückhaltend mit Abführmitteln oder Einläufen, da eine zu rasche Darmentleerung Wehen auslösen kann.

Jetzt dran denken: Zahnarztbesuch

Früher sagte man „Ein Zahn für jedes Kind" und meinte damit, dass Kalk aus den Zähnen der Mutter für die kindlichen Knochen gebraucht würde, sodass sie einen Zahn dafür verliert. Das gehört wohl in den Bereich der Legenden. Aber es gibt sehr wohl wichtige Gründe, die Zahnpflege wichtig zu nehmen und möglichst einen Besuch beim Zahnarzt oder bei der Dentalhygiene einzuplanen. Jetzt können Sie auch noch bequem auf dem Zahnarztstuhl Platz nehmen. Mit einem dicken Bauch wird das alles beschwerlicher. Informieren Sie Ihren Zahnarzt von Ihrer Schwangerschaft zu Ihrem und seinem Schutz. Mit Röntgenuntersuchungen, Schmerzmitteln oder Lachgas wird er zurückhaltend sein wollen.

▪ Die Schwangerschaftshormone schaffen in der Mundhöhle ein Milieu, das Entzündungen des Zahnfleisches, Zahnfleischblutungen und Bakterienbeläge begünstigt.
▪ Zahnfleischentzündungen können eine Frühgeburt auslösen.

Infolge der verstärkten Durchblutung wird das Zahnfleisch weicher und blutet leichter. Damit es sich wieder kräftigt, putzen Sie regelmäßig die Zähne mit einer fluoridierten Zahnpasta. Leiden Sie unter Sodbrennen oder Erbrechen, dann sollten Sie den Mund regelmäßig ausspülen, damit der saure Mageninhalt nicht den Zahnschmelz angreifen kann.

Berufstätigkeit in der Schwangerschaft

Nahezu 90 % der Frauen, die ihr erstes Kind erwarten, sind in der Schwangerschaft voll oder in Teilzeit berufstätig. Auch mit einem Kind oder mehreren Kindern kehren viele Frauen heute wieder an den Arbeitsplatz zurück.

Arbeitsrechtlich und gesundheitlich sind Schwangere und Wöchnerinnen relativ gut durch das Mutterschutzgesetz und mehrere berufsspezifische Verordnungen geschützt. Sie sollen werdende und stillende Mütter und das Kind vor Gefahren, Überforderung, finanziellen Einbußen und Verlust des Arbeitsplatzes während der Schwangerschaft und einige Zeit nach der Geburt bewahren. Große Firmen haben meist sogar eigene Regelungen definiert, die über die gesetzlichen Vorschriften zugunsten der Frauen hinausgehen. Spätestens jetzt sollten Sie sich über diese Regelungen in Ihrem Betrieb und Ihrem Arbeitsvertrag kundig machen. Informieren Sie sich gut und nutzen Sie Ihre Rechte zu Ihrem Vorteil.

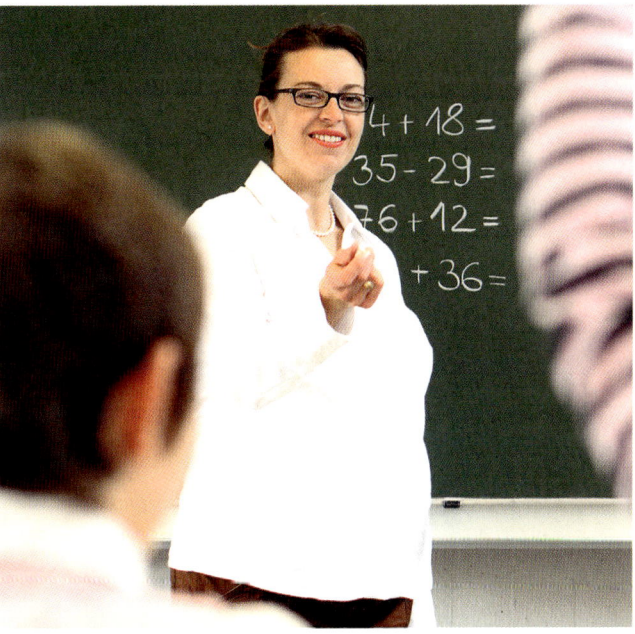

Bis sechs Wochen vor dem errechneten Termin können Sie arbeiten, wenn es Ihnen gut geht.

Die Sicherheit Ihres Arbeitsverhältnisses

Vom Beginn der Schwangerschaft bis vier Monate nach der Entbindung ist die Kündigung des Arbeitsverhältnisses unzulässig, wenn Sie einen unbefristeten Arbeitsvertrag haben.

Nehmen Sie anschließend an den Mutterschutz die Elternzeit in Anspruch, verlängert sich dieser Kündigungsschutz bis zum Ende der Elternzeit. Kündigt Ihnen Ihr Arbeitgeber, ohne von Ihrer Schwangerschaft zu wissen,

93

4. MONAT

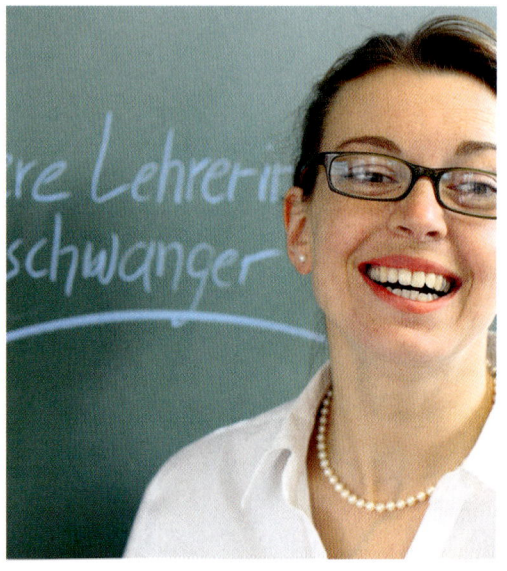

Nicht überall am Arbeitsplatz wird eine Schwangerschaft so nett aufgenommen wie hier.

können Sie noch binnen zwei Wochen mit einer ärztlichen Bestätigung der Kündigung widersprechen. Sie haben einen Rechtsanspruch, am Ende des Mutterschutzes bzw. der Elternzeit an einen gleichwertigen Arbeitsplatz zurückzukehren. Sie selbst dürfen jederzeit in der Schwangerschaft und während Mutterschutz und Elternzeit kündigen.

In kleinen Betrieben stürzen diese umfassenden Sicherungen des Arbeitsplatzes viele Frauen in Konflikte aus Loyalität zu ihrem Chef und ihren Kolleginnen. Umgekehrt leiden gelegentlich Schwangere unter Repressalien bis hin zum Mobbing, weil ihre Stelle für eine Neubesetzung blockiert ist. Lassen Sie sich dann nicht verleiten, Ihr Arbeits-

verhältnis „im gegenseitigen Einverständnis" aufzulösen, um Arbeitslosengeld zu beziehen, denn Sie haben dann Nachteile bei der Lohnfortzahlung. Für Kleinbetriebe mit bis zu 20 Mitarbeitern gibt es ein Lohnausgleichsverfahren, sodass die Arbeitgeber ohne Mehrkosten eine Ersatzkraft einstellen können. Ideal ist es, gemeinsam mit Ihren Kolleginnen und dem Arbeitgeber nach einer bestmöglichen Lösung für Sie und den Betrieb zu suchen und bei dieser Diskussion bereits eine Vorstellung zu haben, ob Sie nach der Geburt des Babys wieder voll, teilzeitig oder gar nicht mehr an den Arbeitsplatz zurückkehren möchten.

Während des Mutterschutzes haben Sie in Deutschland Anspruch auf volle Lohnfortzahlung (Nettogehalt minus Mutterschaftsgeld) bzw. teilweise Lohnfortzahlung während der Elternzeit (67% des Nettolohnes bis 12 Monate nach der Geburt). In der Schweiz hängt die Lohnfortzahlung von der Dauer der vorangegangenen Berufstätigkeit ab und beträgt in der Regel 80% des Lohnes.

Freistellung und Beschäftigungsverbote

Der Mutterschutz beginnt 6 Wochen (8 Wochen in Österreich) vor dem errechneten Termin und endet regulär 8 Wochen (12 Wochen bei Frühgeburten und Mehrlingen) nach der Geburt. Tage, die beim Mutterschutz vor der Geburt durch eine vorzeitige Geburt verloren gehen, werden an die Schutzfrist nach der Geburt angehängt. In den 8 Wochen nach Geburt besteht ein absolutes Beschäftigungsverbot, vor der Geburt können Sie in Deutschland und in der Schweiz tätig bleiben, wenn Sie es wollen, und die längere Freizeit dann mit dem Kind haben. Es ist weiterhin geregelt, wann und wie lange pro Tag gearbeitet werden darf. In der gesamten Schwangerschaft dürfen Sie:

▪ nicht länger als 8,5 (Schweiz 9) Stunden pro Tag tätig sein,
▪ auch bei Ihrer Bereitschaft nicht zu Überstunden gebeten oder eingeteilt werden,
▪ nicht mehr am Abend, in der Nacht, an Sonn- und Feiertagen tätig sein (gilt in der Schweiz nur für die letzten 8 Wochen) und
▪ nicht im Schichtdienst arbeiten. Als Schwangere und Wöchnerin zwischen der 9. und 16. Woche nach der Geburt darf Ihre Arbeitszeit nur zwischen 6 Uhr morgens und 20 Uhr abends liegen.

Für einige Berufszweige (Krankenhaus, Hotel und Gaststätten, Theaterbetriebe etc.) wurden Ausnahmen definiert.

Berufstypische Risiken

Es gibt einige Tätigkeiten, die körperlich zu anstrengend sind oder sich mit der ungestörten Entwicklung des Kindes nicht vertragen. Das Mutterschutzgesetz regelt Tätigkeitsverbote beim Heben von Lasten, häufigem Bücken, Tätigkeit im Stehen, bei Arbeit im Akkord, mit Schadstoffen, Gasen und Dämpfen, in Hitze und Kälte, mit Infektionserregern, bei Strahlenbelastung und auch, dass der Arbeitgeber für den Arbeits-

platz verantwortlich ist. In den heutigen Frauenberufen sind das die wichtigsten Bereiche:

Schwere körperliche Arbeit, Arbeit überwiegend im Stehen und mit viel Stress
Schwere körperliche Arbeit und mehr als 4-stündiges Stehen ab 5. Schwangerschaftsmonat sind untersagt. Das hat gute Gründe. Wenn das mütterliche Blut zu stark für die Versorgung der mütterlichen Muskulatur gebraucht wird, kann dies zur Wachstumsbeeinträchtigung des Kindes führen. Ruhiges Stehen lässt das Blut in den Beinen versacken und kann wie anderer körperlicher oder seelischer Stress eine Frühgeburt auslösen. Ein hoher Spiegel des Stresshormons (Corticotropin Releasing Hormon, CRH) gilt als ein großes Frühgeburtsrisiko. In den Berufen, in denen viel gestanden werden muss, also als Verkäuferin, Lehrerin, Krankenschwester oder in der Industrie als Betreuerin von Maschinen, muss gemeinsam mit dem Arbeitgeber nach Lösungen gesucht werden. Abhilfe schaffen können

▪ Sitzpausen,
▪ hohe Hocker, die das Stehen unterstützen,
▪ das Tragen von Kompressionsstrumpfhosen und
▪ das bewusste Vermeiden von ruhigem Stehen durch Auf-der-Stelle-Treten und Herumlaufen.

Arbeit in Krankenhäusern und Laboratorien
In diesen Arbeitsumfeldern treffen risikoreiche Arbeitsbereiche und Schwangerschaften relativ häufig zusammen.

4. MONAT

Ärztinnen und Schwestern, die im Operationssaal, bei der Narkoseeinleitung und in Patienten-Aufwachräumen mit Narkosegasen in Kontakt kommen könnten, galten früher als gefährdet. Heute halten Experten ein Arbeitsverbot für Schwangere nicht mehr für berechtigt, da geschlossene Narkosekreisläufe und effiziente Gasabsaugevorrichtungen in den OPs die MAK-Werte (Maximale Arbeitsplatzkonzentration) nicht überschreiten lassen. Gleichwohl darf die Schwangere nur mit ihrer ausdrücklichen Einwilligung beschäftigt werden. Unumstritten sind die Risiken von Strahlen beim Röntgen und bei der Arbeit mit Isotopen. Die gestatteten, ohnehin niedrigen Strahlenbelastungen für Frauen im gebärfähigen Alter sind durch entsprechende Verordnungen reduziert (Schweiz) oder auf null gesetzt (Deutschland, Österreich). Sie müssen Ihren Arbeitgeber so früh wie möglich von der Schwangerschaft informieren. Auch mit infektiösem Material in Laboratorien sollten Sie als Schwangere nicht mehr arbeiten, da Infektionen des Kindes zu Fehl- und Frühgeburt und Fehlentwicklungen führen können.

Tätigkeit in Büros und in der Verwaltung
Früher waren viele Frauen verunsichert, ob die Arbeit am Bildschirm wegen einer eventuellen Strahlenbelastung dem Kind schadet. Große Untersuchungen konnten keinen negativen Einfluss vom PC zeigen. Millionen von Schwangeren haben ohne Nachteile am PC gearbeitet. Man schließt eine Schädigung der Bildschirmarbeit mit Sicherheit aus. Da

Angst aber ein schlechter Begleiter in der Schwangerschaft ist, gestatten z. B. viele Behörden aber eine Arbeitsplatzveränderung, wenn die Schwangere die Bildschirmarbeit wegen einer möglichen Strahlenbelastung fürchtet.

Berufe in der chemischen Industrie und im Straßenverkehr
Für gefährliche Arbeitsstoffe, egal in welcher Form, existieren Grenzwerte für die Sicherheit am Arbeitsplatz, in der sogenannten MAK-Liste. Bei Einhaltung der Grenzwerte ist die Gesundheit der Beschäftigten nicht gefährdet. Als Schwangere haben Sie das Recht, sich die Ungefährlichkeit Ihres Arbeitsplatzes nachweisen zu lassen. In der chemischen Industrie sind Arbeiten mit Blei und einigen Kohlenwasserstoffen unbedingt zu meiden. Eine schwangere Polizistin sollte nicht mehr den Verkehr auf befahrener Kreuzung mit hoher Autoabgaskonzentration regeln. Die Arbeit in der Zahnarztpraxis mit Amalgam (Zahnfüllung mit hohem Quecksilberanteil) und Lachgas kann ebenfalls von Nachteil sein.

Erfreulicherweise können einige wissenschaftliche Untersuchungen auch Schwangere von Sorgen befreien. Eine Gefährdung durch Haarsprays und Haarfärbemittel, denen Frauen in Frisörberufen ausgesetzt sind, konnte nicht bewiesen werden. Auch chemische Reinigungen stellen als Arbeitsplatz kein Risiko dar. Das in der Regel verwandte Tetrachlorethylen liegt bei guter Belüftung weit unter dem MAK-Wert.

»Für mich ändert sich bisher ja kaum etwas«

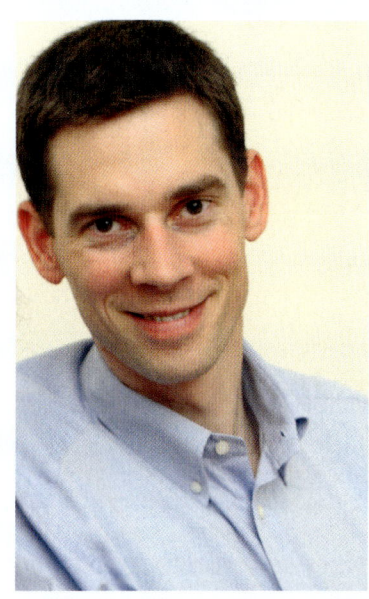

Paul (34), der Ehemann von Christiane, wird zum ersten Mal Vater:

„Wir erwarten unser erstes Kind. Ich kann es immer noch kaum glauben. Die Hälfte der Schwangerschaft ist jetzt schon fast vorbei, und ich fühle mich immer noch ein bisschen außen vor. Vor einem Jahr hätte ich mir meine Frau gar nicht als Mutter vorstellen können. Doch jetzt ist sie richtig beseelt von dem Gedanken, Mutter zu werden, geht völlig in dem Gedanken auf und spürt tagtäglich die Veränderungen. Doch für mich ändert sich bisher ja kaum etwas. Ich komme mir etwas hilflos vor und habe fast ein schlechtes Gewissen. Aber irgendwie ist die Schwangerschaft noch mehr ,ihr Ding'. Bisher hat sich meine tatkräftige Unterstützung im Wesentlichen darauf beschränkt, ihr die Cornflakes zu bringen, die sie in der Zeit der Übelkeit am besten vertragen hat.

Sicher wird es später einfacher für mich, wenn der Bauch stärker wächst und ich das Baby durch den Bauch hindurch spüren kann. Ich stelle mir vor, dass ich, wenn die Schwangerschaft sich zu Ende neigt, Christiane wirkungsvoller entlasten kann. Wenn das Baby da ist, möchte ich sie auf jeden Fall tatkräftig unterstützen. Ich könnte mir durchaus vorstellen, auch nachts aufzustehen und zu wickeln. Aber ich muss natürlich am nächsten Morgen auch wieder fit für die Arbeit sein. Mal sehen, wie sich das einspielen wird."

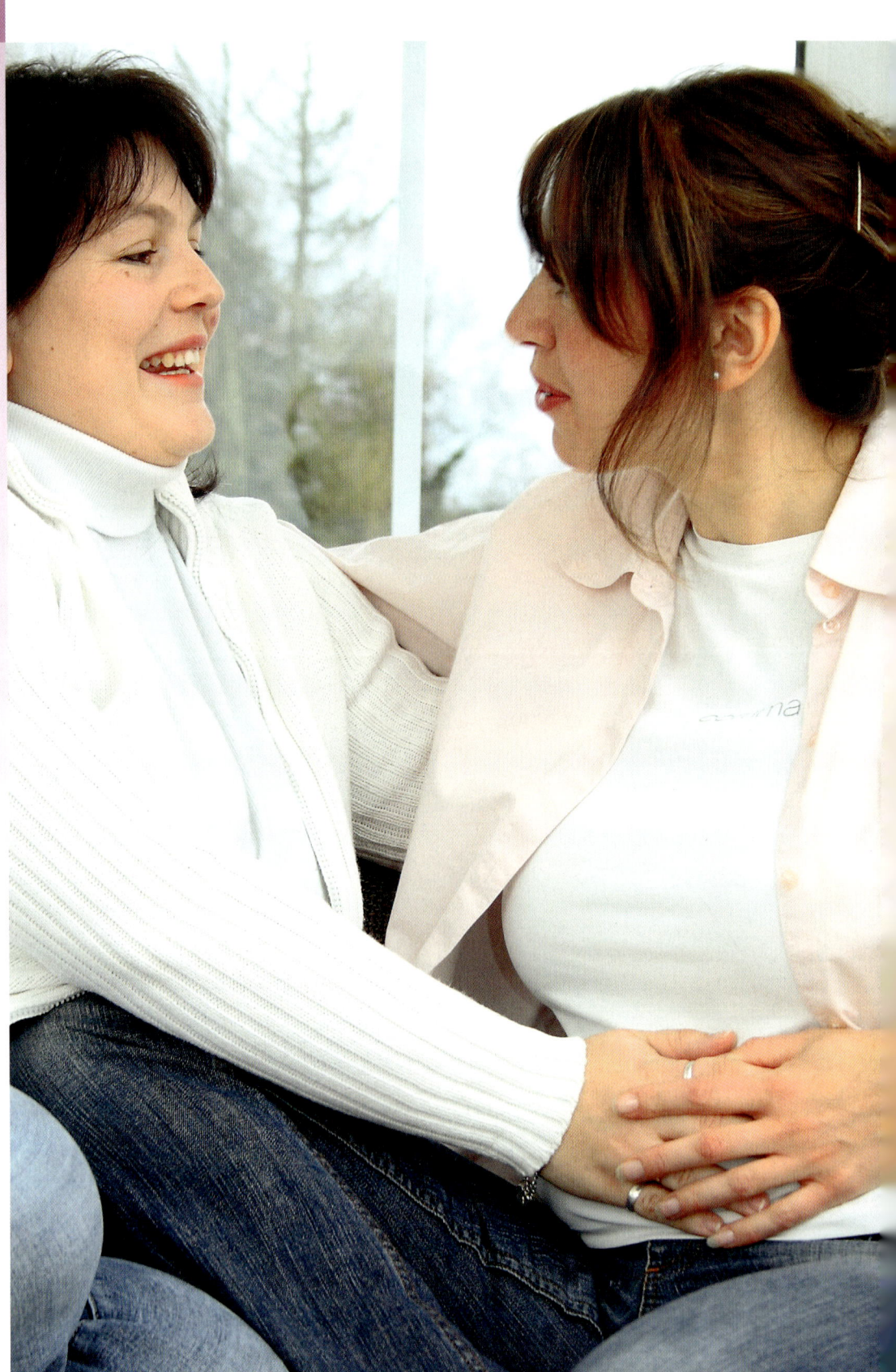

17.–20. Woche
Das Kind bewegt sich

Kaum zu glauben, schon bald ist die Hälfte der Schwangerschaft geschafft. Ihr Kind ist so groß, dass Sie beginnen, seine Bewegungen zu spüren. Die Sinnesorgane Ihres Kindes sind schon gut entwickelt, es kann Sie hören. Nun wird die zweite Ultraschalluntersuchung durchgeführt. Sie fühlen sich jetzt richtig gut, die richtige Zeit, um noch einmal ohne Säugling zu verreisen.

Gute Versorgung für das Kind

Ihr Körper hat nun eine große Aufgabe, das heranwachsende Kind optimal zu versorgen. Ihr Kind beginnt zu wachsen und braucht immer mehr Nährstoffe.

Zur optimalen Versorgung Ihres Kindes steigt Ihr Blutvolumen weiter an, und die Organ- und Haut-Schleimhaut-Durchblutung nehmen stark zu. Das große Blutvolumen und der vermehrte Anfall von Stoffwechselabfällen bei Ihnen und dem Kind führen zur weiteren Steigerung der Nierendurchblutung und vermehrten Urinbildung. Das Letztere realisieren Sie selbst. Viel häufiger als sonst werden Sie den Gang zur Toilette antreten. Auch die Gebärmutter wächst weiter. Am Ende dieser vier Wochen kann man die Gebärmutter 2–3 cm unter dem Nabel tasten.

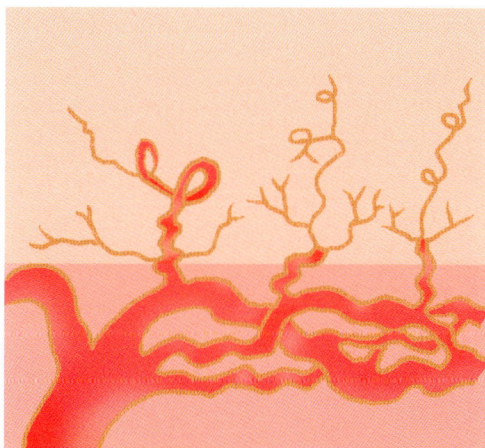
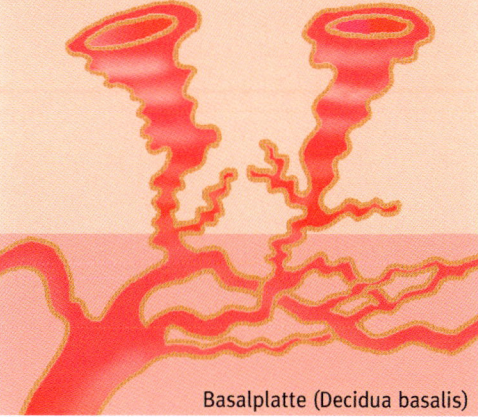

Basalplatte (Decidua basalis)

Schematische Darstellung der mütterlichen Spiralarterien in der Basalplatte der Plazenta, oben ohne Erweiterung in der 10. Woche, unten trichterförmig erweitert in der 20. Woche.

17.–20. Woche

Im Blickpunkt: Die Veränderungen der Gebärmutter

Die Zunahme der Muskelmasse der Gebärmutter ist erstaunlich, wobei nicht die Zahl der Muskelzellen zunimmt, sondern die einzelnen Muskelzellen sich vergrößern (Hypertrophie). Vor der Schwangerschaft wiegt die birnenförmige Gebärmutter 35–65 g, am Ende der Schwangerschaft können es durchaus 1000–1200 g sein.

Entscheidend für das Gedeihen des Kindes ist die Anpassung der Gefäße, die sich für die ständig zunehmende Durchblutung erweitern müssen, einerseits für die Gebärmuttermuskulatur selbst, andererseits für die Frischbluterneuerung in der Plazenta. Die Spiralarterien (siehe S. 39 und 99), über die aus der mütterlichen Muskel- und Schleimhautschicht sauerstoffreiches Blut an die fetalen Zotten gelangt, erweitern sich trichterförmig. Dadurch sinkt der Widerstand, die transportierte Blutmenge pro Zeiteinheit kann sich steigern.

Wie geschieht diese Anpassung an den Bedarf des Kindes? Sehr wahrscheinlich wandern Zellen der fetalen Zotten (Trophoblastzellen) stromaufwärts in die mütterlichen Gefäße und zerstören dort die elastischen Fasern der Gefäße! So nimmt das Kind nicht nur über die Hormone sondern auch mit seinen Zellen Einfluss auf den mütterlichen Körper, und sorgt so selber für eine optimale Anpassung. Ob diese sinnvolle und notwendige Gefäßerweiterung stattgefunden hat, kann man heute mit Doppler-Ultraschall in der 20. Woche feststellen.

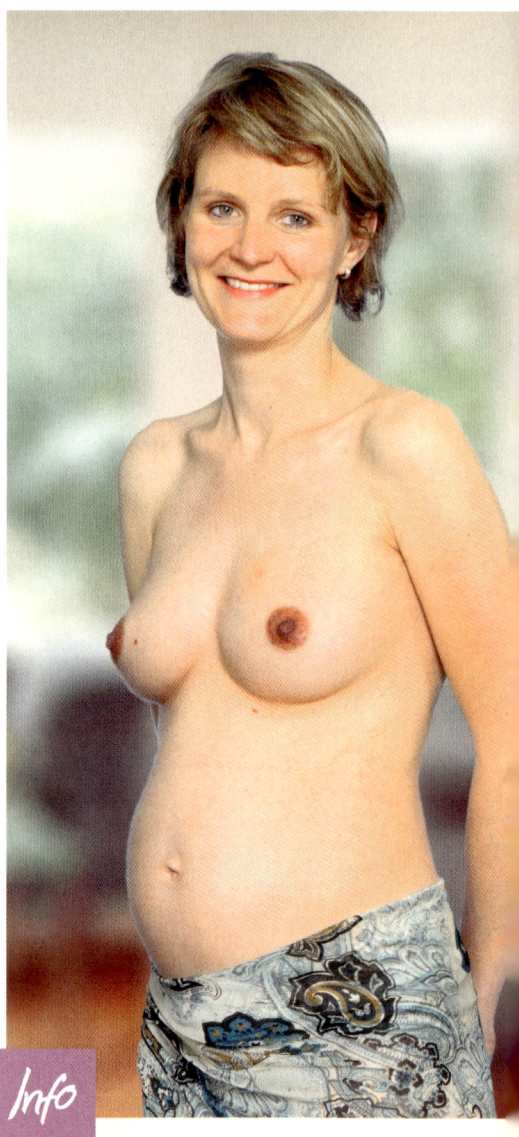

Info

Im fünften Monat

In diesen Wochen warten Sie sehnsüchtig darauf, zu spüren, wie sich Ihr Kind bewegt. Sie spüren etwas ganz Besonderes in Ihrem Bauch – erst hauchzart, später als regelrechte Knuffe. Planen Sie jetzt noch einmal eine Reise zu zweit.

Sie spüren es: Ihr Kind macht sich bemerkbar

Obwohl das Ultraschallbild ganz deutlich das Leben im Bauch dokumentiert, warten die meisten Frauen ganz sehnsüchtig darauf, ihr Baby auch zu spüren. So ganz leicht ist es auch nicht, das zarte Klopfen wahrzunehmen. Mehrfachgebärende spüren es durch Erfahrung bereits zwei Wochen früher. Manche Mütter berichten, sie hätten Schmetterlinge im Bauch, andere sprechen von einem kleinen Goldfisch und wieder andere empfanden die Bewegungen so ähnlich wie Darmbewegungen. Doch mit jedem Tag werden die kleinen Tritte stärker. In diesen Wochen beginnen die Kopfhaare Ihres Kindes zu wachsen. Die Körperoberfläche ist jetzt mehr und mehr mit einem feinen Haarflaum (Lanugo) überzogen. Die Haut wird von einer Mischung aus Talgdrüsensekret, Hautzellen und Flaumhaaren, der sog. Käseschmiere (Vernix caseosa) bedeckt. Diese hat mehrere Funktionen:

- Schutz vor Kälte
- Schutz vor Auswirkungen des Fruchtwassers
- Erleichterung der Geburt (Passage durch den engen Geburtskanal wird durch diese Gleitschicht erleichtert)

Auch die Sinnesorgane Ihres Kindes arbeiten schon. Der Tastsinn ist gut ausgeprägt. Das Baby kann schmecken, auf Geräusche reagieren und Lichtsignale von den mütterlichen Bauchdecken wahrnehmen.

Ihr Kind bewegt sich

So ungeduldig Sie in diesen Wochen auf die ganz sichere Wahrnehmung der Kindsbewegungen warten, werden Sie sich jetzt nicht vorstellen können, dass Sie in späteren Wochen manchmal wünschen werden, sie nicht so deutlich zu spüren. Besonders kann es in der Nacht so sein, wenn Sie durch das muntere Strampeln Ihres Kindes wach gehalten werden. Freuen Sie sich, ab jetzt werden Sie die zu Beginn noch zarten Stöße regelmäßig spüren. Legen Sie Ihre Hand auf den Bauch, dort, wo Sie einen Stups verspürt haben. Vielleicht spürt Ihr Baby Ihre Berührung?

Gut zu wissen

Beethoven oder Rolling Stones für Ihr Kind?

Das wird immer weniger Ihr alleiniger Geschmack sein. Das Baby hört mit. Harmonische Kompositionen lassen seine Herzfrequenz sinken, auf Rockmusik und harte Rhythmen reagiert es mit Unruhe. Dass durch starken Lärm die Entwicklung des Hörorgans, das jetzt rasche Fortschritte macht, negativ beeinträchtigt wird, diskutiert die Wissenschaft. Stress kann es aber für das Ungeborene allemal sein. Schwangere berichten, dass sie aus Konzerten mit lauten Paukenschlägen herausgehen müssen, weil die Kindsbewegungen auffällig zunehmen. Vorsorglich rät eine amerikanische Fachkommission, vorgeburtlich Lärm über 90 Dezibel zu meiden. Diskotheken sollten Sie vielleicht jetzt nicht mehr aufsuchen, denn hier sind 115 Dezibel – etwa Schallpegel von Presslufthämmern – nicht selten.

17.–20. Woche

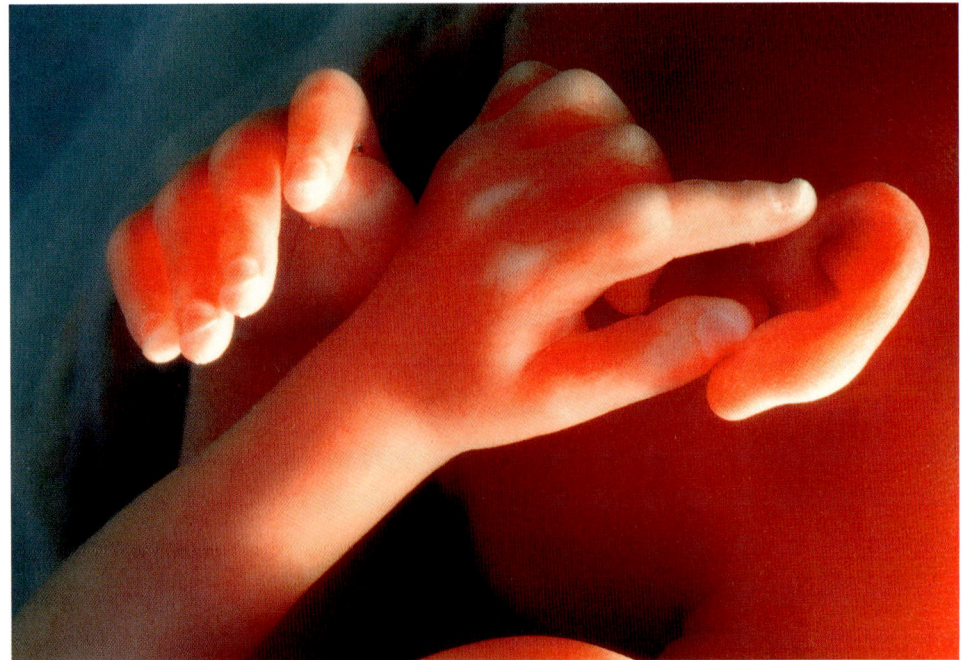

Es ist faszinierend zu sehen, dass bereits in der Mitte der Schwangerschaft alle äußerlichen Strukturen Ihres Babys, wie hier Hände und Ohr, ihr späteres Aussehen haben.

Wie angelehnt an die mütterliche Gebärmutter scheint das ungeborene Kind zu schlafen.

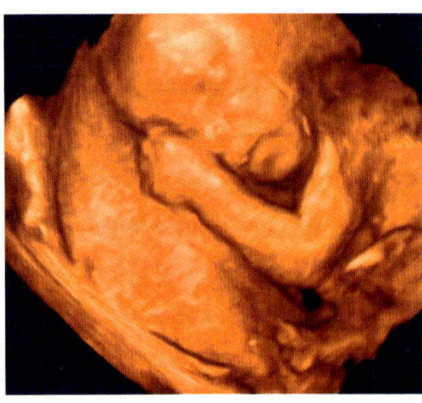

Ihr Kind kann jetzt schon hören

Es bestehen keine Zweifel mehr: Das ungeborene Kind kann hören. Mithilfe von Herzfrequenzaufzeichnungen und Enzephalogrammen (Ableitungen von Hirnströmen) konnte nachgewiesen werden, dass das ungeborene Kind auf akustische Reize zuverlässig mit einer Änderung der Herzfrequenz und Hirnaktivität reagiert:

- Laute Geräusche lassen die Herzfrequenz ansteigen und führen zu einer vermehrten motorischen Aktivität des ungeborenen Kindes.
- Die menschliche Stimme oder Musik bewirken eine Abnahme der Herzfrequenz und eine motorische Beruhigung.
- Das ungeborene Kind reagiert auf vertraute und unvertraute Stimmen unterschiedlich.

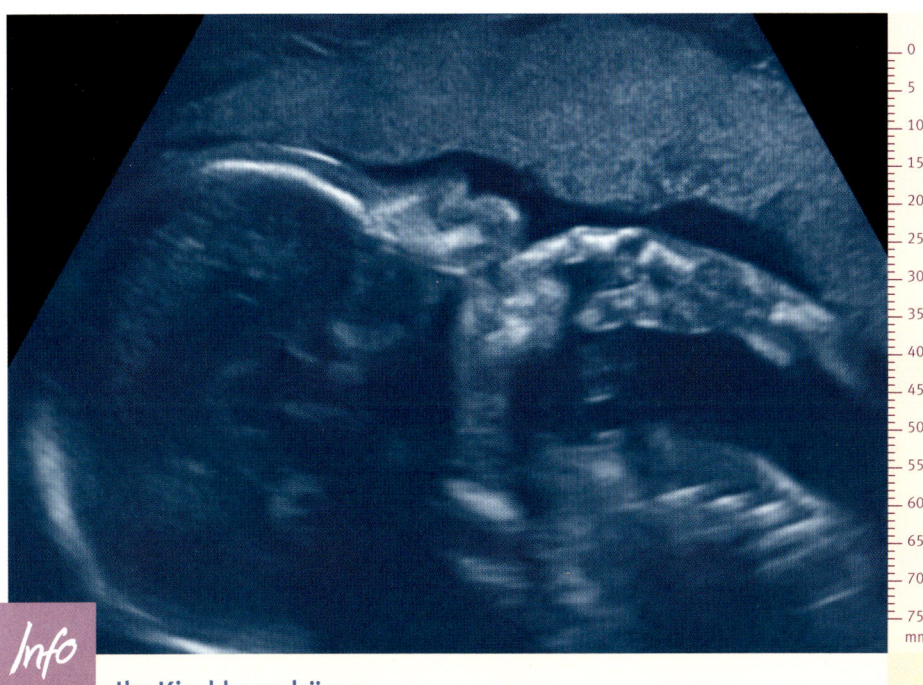

Lebensgröße

Info

Ihr Kind kann hören

Am Ende der 20. Woche misst Ihr Kind schon rund 16 cm vom Kopf bis zum Steiß, hat einen Kopfdurchmesser von ca. 50 mm und wiegt ca. 200 bis 240 g.

Nun kann Ihr Kind schon gut Ihre Stimme von der einer fremden Person unterscheiden. Die Fingerchen finden schon den Weg in den Mund.

■ Das Neugeborene kann zwischen der Stimme seiner Mutter und derjenigen einer fremden Person zuverlässig unterscheiden, was darauf hindeutet, dass das Kind im Verlaufe der Schwangerschaft mit der mütterlichen Stimme vertraut geworden ist.

Die akustische Wahrnehmung ist beim ungeborenen Kind allerdings deutlich erschwert. In der Gebärmutter besteht ein ständiger Geräuschpegel von 60 bis 80 Dezibel, der in den Gebärmutter-gefäßen und in der Körperschlagader sowie durch die mütterliche Darmtätigkeit hervorgerufen wird. Jeder akustische Reiz von außen muss auf seinem Weg zum kindlichen Ohr die mütterliche Bauchwand, die Gebärmutter und das Fruchtwasser durchqueren und wird dabei erheblich gedämpft und gefiltert. Die kindliche Wahrnehmung entspricht etwa derjenigen, die wir haben, wenn wir unter Wasser menschliche Stimmen oder Musik hören.

Ein wichtiger Termin: die 2. Ultraschalluntersuchung

Etwa um die 20. Woche werden Sie einen Termin für die sehr ausführliche 2. Ultraschall-Basisuntersuchung bekommen. Da alle Strukturen Ihres Kindes entwickelt sind und relativ große Fruchtwasserpolster um das Kind herum die systematische Betrachtung mit dem Ultraschall gestatten, ist das Ende dieser 4 Wochen in der Regel der günstige Zeitpunkt für diese 2. Routine-Ultraschalluntersuchung.

Nicht jeder Arzt oder Ärztin hat die Ausbildung, diese wichtige Untersuchung durchzuführen, deshalb werden Sie möglicherweise dazu in eine Spezialsprechstunde überwiesen. Bei dieser 2. Ultraschalluntersuchung können erfahrene Untersucher das Geschlecht des Kindes mit großer Sicherheit feststellen. Wichtig sind:

▮ die Kontrolle des Wachstums und eine Gewichtsabschätzung (Ausmessen von Kopf, Brust, Bauch und Gliedmaßen des Kindes)
▮ der Sitz der Plazenta
▮ die Beurteilung der Fruchtwassermenge und der Nabelschnur
▮ die kindlichen Bewegungen
▮ die gezielte Suche nach Auffälligkeiten (an der Körperoberfläche, am Skelett und den Organsystemen)
▮ die genaue Untersuchung des Herzens mit seiner komplexen Funktion (Herzkammern und -klappen)
▮ die Suche nach indirekten Zeichen von Chromosomenstörungen

Ein paar Worte an den Vater
Begleiten Sie Ihre Frau zu den regelmäßigen Vorsorgeuntersuchungen. Bei Ärzten und Hebammen stößt das inzwischen auf große Zustimmung. Die Anwesenheit bei Geburt ist ja bereits zur Selbstverständlichkeit geworden. Sie können das Wachsen und die Fortschritte Ihres Kindes mitzuerleben. Bei der Ultraschalluntersuchung werden Sie Ihr Kind schon vor der Geburt sehen, seine Herz- und Atem- und Schluckbewegungen beobachten, die grazilen Bewegungen bewundern und Ihr Kind bereits ganz real erleben können. Das sind vorgeburtliche Kontaktaufnahmen, die Ihre Beziehung zu Ihrem Kind prägen werden.

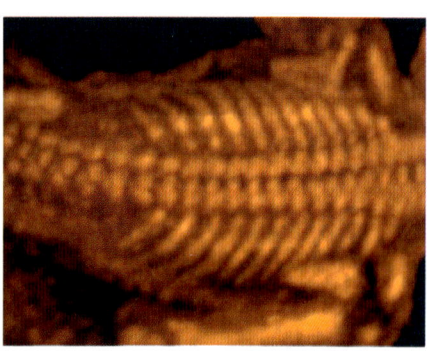

Ultraschallscreening mit systematischer Untersuchung des kindlichen Körpers. Die Wirbelsäule des Kindes ist deutlich zu sehen (3D-Ultraschall).

Der Ultraschall

Die Entwicklung der Ultraschalltechnik und ihr Einsatz in der Schwangerenvorsorge sind wahrscheinlich der größte Fortschritt für die Geburtshilfe im zurückliegenden 20. Jahrhundert. Der Ultraschall hat sowohl die Diagnostik als auch das vorgeburtliche Kind-Erleben durch die Eltern in gleicher Weise revolutioniert. Deutschland war 1980 das erste Land in der Welt, das damals zwei Routineuntersuchungen (heute drei in Deutschland und Österreich, zwei in der Schweiz) in der unkomplizierten Schwangerschaft gesetzlich verankert und kassenpflichtig eingeführt hat. Vorgesehen sind diese drei Untersuchungen zu folgenden Zeitpunkten:

▌ 1. Basis-Ultraschalluntersuchung: 9.–12. SSW

▌ 2. Basis-Ultraschalluntersuchung: 19.–22. SSW

▌ 3. Basis-Ultraschalluntersuchung: 29.–32. SSW

Richtig angewandt, gilt der Ultraschall als eine völlig sichere Untersuchungsmethode, unproblematisch für Mutter und Kind. Keine der unzähligen Studien hat negative Kurz- oder Langzeitauswirkungen des Schwangerschaftsultraschalls überzeugend nachweisen können.

Bereits für diese Basisuntersuchungen müssen Ärzte eine ausreichende Ausbildung und Qualifikation besitzen. In allen drei deutschsprachigen Ländern existiert ein sehr gutes Mehrstufen-Konzept der Spezialisierung. Werden Auffälligkeiten festgestellt und hat Ihr Frauenarzt keine US-Spezialisierung, so muss er Sie an einen Spezialisten mit langer Erfahrung und qualitativ hochwertigeren US-Geräten überweisen.

Welcher US gibt Aufschluss über welche Fragestellung?

Fragestellung	Wann?
Ist die Einnistung in der Gebärmutter erfolgt?	1. US
Wachsen ein oder mehrere Kinder heran?	1. US
Wie alt ist der Embryo? Stimmt der errechnete Termin?	1. US
Lebt das Kind?	1., 2. und 3. US
Liegen indirekte Zeichen für eine Chromosomenstörung vor?	1. und 2. US
Wächst das Kind normal und wie groß ist es?	2. und 3. US
Liegen Fehlbildungen vor?	1., 2. und 3. US
Wie liegt das Kind in der Gebärmutter?	2. und 3. US
Wo hat sich die Plazenta angeheftet?	2. und 3. US
Ist ausreichend Fruchtwasser vorhanden?	2. und 3. US

5. MONAT

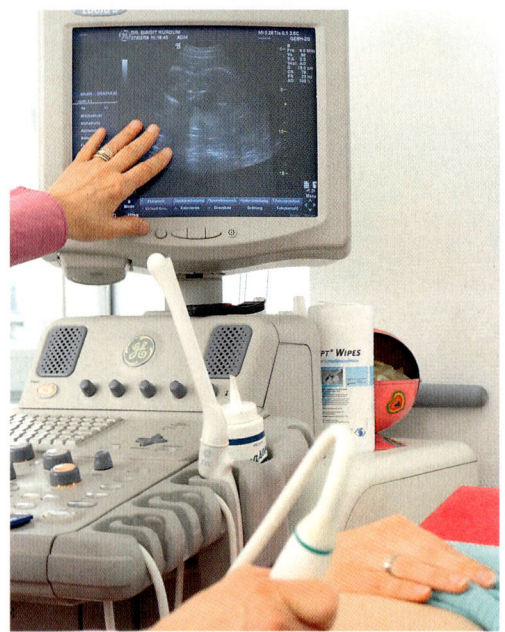

Der Ultraschall bietet Ihnen die Möglichkeit, Ihr Kind schon im Mutterleib zu sehen. Die Untersuchung ist für Ihr Kind ungefährlich.

Wie funktioniert der Ultraschall?

Ihr Arzt fährt mit einem Ultraschallkopf über Ihren Bauch. Dieser Kopf ist sowohl der Sender als auch der Empfänger von Schallsignalen. Ein Gel wird auf Ihren Bauch aufgetragen, damit es zur besseren Schallübertragung kommt. Der Ultraschall arbeitet mit dem Prinzip des Echolots. Kontinuierlich oder impulsartig werden von dem Schallkopf Schallwellen mit Frequenzen oberhalb des Hörbereichs des Menschen (in der Geburtshilfe etwa 3–5 Megahertz) in den Körper ausgesendet. Die verschiedenen Gewebe im Körper setzen der Schallausbreitung unterschiedlichen Widerstand entgegen. An den Grenzflächen zweier Gewebearten kommt es zur Schallreflexion (Echogenität). Die Echogenität ist beim Knochen am höchsten.

Der bildgebende Ultraschall

Die unterschiedliche Echointensität wird vom Schallkopf aufgefangen und im Gerät in elektrische Signale umgewandelt. Beim bildgebenden Ultraschall werden diese Signale am Monitor in Lichtpunkte unterschiedlicher Helligkeit umgesetzt. Durch Schwenken des Schallkopfes über den mütterlichen Bauch oder in der Scheide beim vaginalen Ultraschall in der Frühschwangerschaft und raschen Bildaufbau durch Zusammenfügen der Einzelbilder entsteht ein räumlicher Eindruck der untersuchten Strukturen.

Der Doppler-Ultraschall

Der Doppler-Ultraschall (genannt nach seinem Erfinder Christian Doppler) kann die Geschwindigkeit von sich bewegenden Strukturen messen. Trifft eine pulsartig ausgesandte Schallwelle mit einer bestimmten Frequenz z. B. auf ein rotes Blutkörperchen im strömenden Blut oder das sich bewegende Herz, wird die reflektierte Schallwelle in Abhängigkeit von der Geschwindigkeit z. B. der Blutkörperchen-Bewegung in seiner Frequenz verändert (Doppler-Effekt). Diese Frequenzverschiebung liegt (zufälligerweise) im hörbaren Bereich, d. h. man kann die Blutströmung z. B. in der Nabelschnurarterie oder im Herzen als ein Zischen hören. Aus den rhythmischen Herzbewegungen lässt sich dann die Herzfrequenz errechnen. Die Doppler-Technik findet Verwendung

▮ zum einfachen Bestimmen der kindlichen Herztöne etwa ab der 12. Woche,
▮ bei der Herztonaufzeichnung beim CTG (Kardiotokograph) und
▮ bei gezielter Fragestellung zur Untersuchung der mütterlichen Durchblutung in der Gebärmutter, in der Plazenta und im kindlichen Kreislauf. Beim Letzteren wird der bildgebende Ultraschall mit dem Doppler-Ultraschall in einem Messkopf kombiniert (sog. Duplexsonographie).

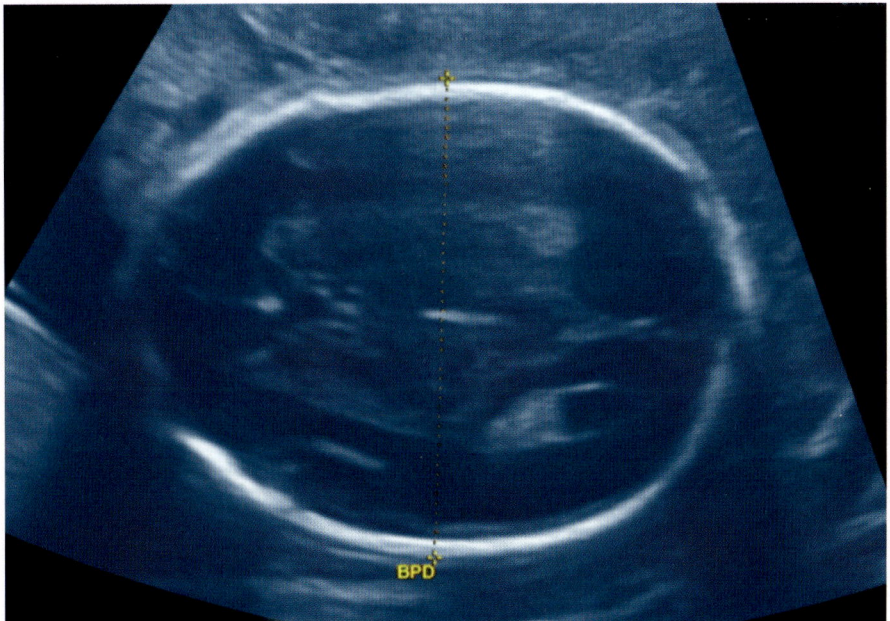

Grenzen der Ultraschall-Diagnostik

Zahlreiche der erwähnten Fragen lassen sich mithilfe des Ultraschalls eindeutig beantworten. Ob das Kind in Schädellage liegt oder dass das Herz schlägt, können auch Sie selbst leicht auf dem Bildschirm erkennen. Doch es gibt Grenzen für eine 100 % sichere Diagnose:

▌ Wenig Fruchtwasser und sehr dicke mütterliche Bauchdecken beeinträchtigen eine gute Bildgebung.

▌ Die Gewichtsbestimmung ist immer eine Schätzung und wird umso ungenauer, je später sie in der Schwangerschaft stattfindet.

▌ Leichte Fehlbildungen kann auch der erfahrene Untersucher übersehen.

▌ Einige Fehlbildungen sind selten im Frühstadium erkennbar.

▌ Fehlentwicklungen ohne grobe strukturelle Defekte können nicht vor der Geburt diagnostiziert werden.

Kontrolle des Wachstums mit dem Ultraschall durch die Messung des kindlichen Kopfdurchmessers auf der Ebene knapp oberhalb der Ohren (sogenannter BPD, biparietaler Durchmesser).

Und Ihre Gefühle?

Vom geborenen Kind wissen Sie es: Zuneigung und Geborgenheit sind für Ihr Kind sehr wichtig. Nachdem Sie mit Ihrem Mann Ihr Kind mit den anmutigen Bewegungen und dem schönen Profil im Ultraschall betrachten konnten, werden Sie sich in Ihren Gedanken noch stärker mit dem Wohlbefinden Ihres Kindes beschäftigen. Was tut ihm jetzt gut? Die Wissenschaft ist immer mehr überzeugt, dass das gedankliche liebevolle Beschäftigen mit dem Kind bereits vor der Geburt einen positiven Einfluss auf Ihr Kind hat.

5. MONAT

Pflegen Sie sich

Auch wenn Sie sich rundum wohl fühlen, treten nun kleinere Unannehmlichkeiten auf, gegen die Sie etwas tun können. Dazu gehören Probleme mit der Haut sowie lästiger Ausfluss.

Sicherlich fällt Ihnen oder auch Freunden auf, dass Sie frisch und rosig aussehen. Das liegt vor allem daran, dass Ihre Haut besser durchblutet wird. Sie und Ihr Kind produzieren viel Wärme, die nur über die verstärkte Hautdurchblutung weggeschafft werden kann. Allerdings empfinden viele dies auch als Nachteil, denn Sie schwitzen leichter. Ihre Schleimhäute schwellen an und führen z. B. zu einer verstopften Nase. Auch häufigere Zahnfleischblutungen können die Folge sein.

Probleme mit der Haut
Juckreiz oder sogar Hautausschläge, besonders an Stellen, an denen Sie leicht schwitzen, können entstehen. Probieren

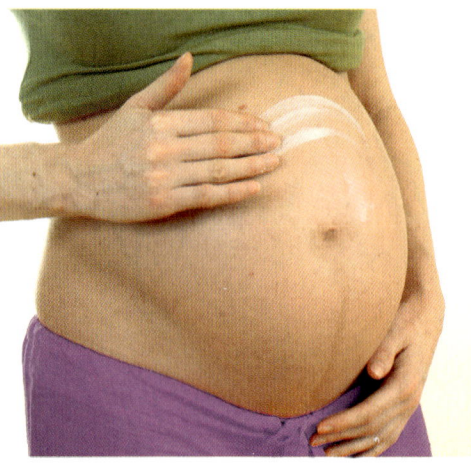

Sie bei der Haut- und Körperhygiene, was Ihnen besonders gut hilft. Hier ein paar Vorschläge:

▌ Duschen Sie weniger heiß, möglichst mit Seifen oder Duschgels, die nicht sehr stark parfümiert sind.

▌ Cremen Sie sich anschließend mit allergenarmen Salben oder Cremes ein.

▌ Benutzen Sie Babypflegemittel, die ja besonders bezüglich ihrer Hautverträglichkeit getestet wurden.

▌ Luftdurchlässige Kleidung und ein Verzicht auf synthetische Fasern helfen gegen starkes Schwitzen.

▌ Die Anschaffung eines Luftbefeuchters oder die Anfeuchtung des Naseneingangs mit Kochsalzlösung oder -spray können vielleicht helfen, die unangenehm verstopfte Nase weniger auszutrocknen zu lassen.

Ausfluss
Viele Frauen leiden in der Schwangerschaft unter einem starken Ausfluss (Fluor), der oft schon früh beginnt und in der zweiten Schwangerschaftshälfte sogar schwallartig auftreten kann. Solange er geruchlos, flüssig und klar oder weiß-milchig aussieht, ist dieses

Verwöhnen Sie sich mit einer pflegenden Hautcreme.

Wichtig für Sie

Der richtige Umgang mit Haustieren

Von geimpften und durch einen Tierarzt betreuten Hunden, Ziervögeln und anderen Kleintieren geht fast kein Risiko aus. Problematisch sind Katzen, wenn Sie selber keine Immunität gegen Toxoplasmose haben (was fast auf jede 2. Frau zutrifft). Diese Krankheit wird durch den Parasiten Toxoplasma gondii verursacht. Infizierte Katzen scheiden Eier dieses Erregers mit dem Kot aus. Ein einfacher Bluttest kann feststellen, ob Antikörper gegen Toxoplasmose durch eine einmal bereits durchgemachte Infektion vorhanden sind und damit Immunität besteht. Wenn keine Immunität besteht, müssen Sie eine Erstinfektion in der Schwangerschaft vermeiden.

Da eine Toxoplasmose-Infektion keine typischen, eher nur grippeähnliche Symptome verursacht, wiederholen viele Ärzte bei fehlender Immunität mehrmals die Titerbestimmung. So kann ein frischer Infekt erkannt und mit Antibiotika behandelt werden. Erfreulicherweise haben Erstinfektionen in der Schwangerschaft stark abgenommen – wohl weil die Beratungen zu Vorsichtsmaßnahmen wirksam sind. Nur noch 2 von 1000 Schwangeren machen heute eine gesicherte Erstinfektion durch.

Wie können Sie sich bei fehlender Immunität schützen?

- Waschen Sie sich regelmäßig Ihre Hände.
- Reinigen Sie Salat und Gemüse sorgfältig.
- Essen Sie nur gegartes Fleisch.
- Geben Sie Ihrer Katze kein rohes Fleisch, sondern nur Büchsennahrung zu fressen.
- Seien Sie vorsichtig im Umgang mit Ihrer Katze (kein Schmusen) und dem Katzenklo (Reinigung anderen überlassen oder Plastikhandschuhe).
- Vermeiden sie den Kontakt mit fremden Katzen.

Phänomen harmlos und normal. Die Scheidenschleimhaut ist unter dem Einfluss der Hormone stark durchblutet und schwitzt vermehrt Flüssigkeit aus. Hinzu kommt eine verstärkte Sekretion der Zervixdrüsen. Tragen Sie luftdurchlässige Wäsche und wechseln Sie diese häufig. Viele Frauen kommen auch gut mit Slipeinlagen (ohne Plastikfolie) zurecht. Eine sorgfältige Hygiene ist jetzt wichtig, damit kein feuchtes Milieu entsteht, das zu Jucken, Brennen oder sogar zu Infektionen führen könnte.

Aus den gleichen Gründen sollten Sie keine Tampons benutzen. Wenn Ihr Ausfluss auffallend anders aussieht, z.B. bräunlich, blutig, eingedickt oder sehr dünnflüssig, oder übel riecht, z.B. nach Fisch, und Ihre Scheide juckt und brennt, sollten Sie Ihren Arzt aufsuchen. Dies sind Hinweise auf eine Besiedlung mit Keimen, die gut behandelt werden kann. Unbehandelt kann das Kind angesteckt werden. Außerdem können vorzeitige Wehen oder ein Blasensprung ausgelöst werden.

17.–20. Woche

Tapetenwechsel in der Schwangerschaft

Etwa die Mitte der Schwangerschaft ist eine ideale Zeit für einen Urlaub. Wenn Sie Ihr erstes Kind erwarten, ist es vermutlich der letzte Urlaub mit Ihrem Partner alleine, eine Zeit der Entspannung und Muße für gemeinsame Gedanken und Plänemachen für die Zeit zu dritt. Genießen Sie die Zweisamkeit in der Vorfreude auf das Kommende. Einiges ist für das Reisen „unter allen Umständen" zu bedenken.

Wählen Sie ein Reiseziel, wo Ihnen jederzeit eine gute fachärztliche Betreuung zur Verfügung steht. Auch von beschwerlichen Reisen ohne Komfort und gute Hygiene, Abenteuerreisen, Reisen in hohe Gebirgsgegenden (über 3000 m ü.d.M.) oder in Länder mit heiß-feuchtem Klima ist eher abzuraten. Vermeiden Sie auch Reisen in tropische Länder, Länder mit Impfzwängen und Malariaendemiegebiete, weil Infektionen z. B. vorzeitige Wehen auslösen können. Bei der Malaria ist es sogar gesichert, dass Sie als Schwangere besonders gefährdet sind, weil Ihre relativ hohe Hauttemperatur die Mücken zum Stechen geradezu anzieht.

Das Klima
Regionen mit extremen Temperaturen sollten Sie in der Schwangerschaft meiden, weil sie zu große Anforderungen an Ihre Thermoregulation stellen. Mit dem „kleinen Backofen" in Ihrem Körper werden Sie allerdings mit großer Kälte eher fertig als mit großer Hitze. Bei Hitze, starker Sonneneinstrahlung und hoher Luftfeuchtigkeit kommen Ihre körpereigenen Mechanismen zum

Wärmeabtransport an ihre Grenzen. Das bekommt auch Ihr Kind zu spüren. Zum einen wird Ihr Blut zum Wärmeabtransport in die Haut umgeleitet und der Plazenta entzogen. Zum anderen schwitzen Sie mehr. Dadurch verliert Ihr Körper wichtige Salze, Ihr Wasser- und Elektrolythaushalt werden gestört. Meiden Sie also Reisen in tropische Gebiete auch aus klimatischen Gründen.

Welches Verkehrsmittel ist geeignet?
Mit dem Auto unterwegs
Wenn Sie gerne Auto fahren und eine volle Autobahn für Sie keine besondere Aufregung bedeutet, spricht auch nichts gegen Autofahren in der Schwangerschaft. Die Unfallhäufigkeit ist in der Schwangerschaft nicht größer als ohne. Die Folgen für Sie und Ihr Kind können aber gravierender sein, besonders in der späteren Schwangerschaft, wenn die Gebärmutter nicht mehr geschützt im knöchernen Becken liegt. Daher raten alle Experten zum konsequenten Tragen der Sicherheitsgurte und sind vom Nutzen des Airbags auch in der Schwangerschaft überzeugt. Unfall-

So werden die Sicherheitsgurte richtig angelegt. Der Beckengurt muss fest unter dem ausladenden Bauch festgezurrt werden.

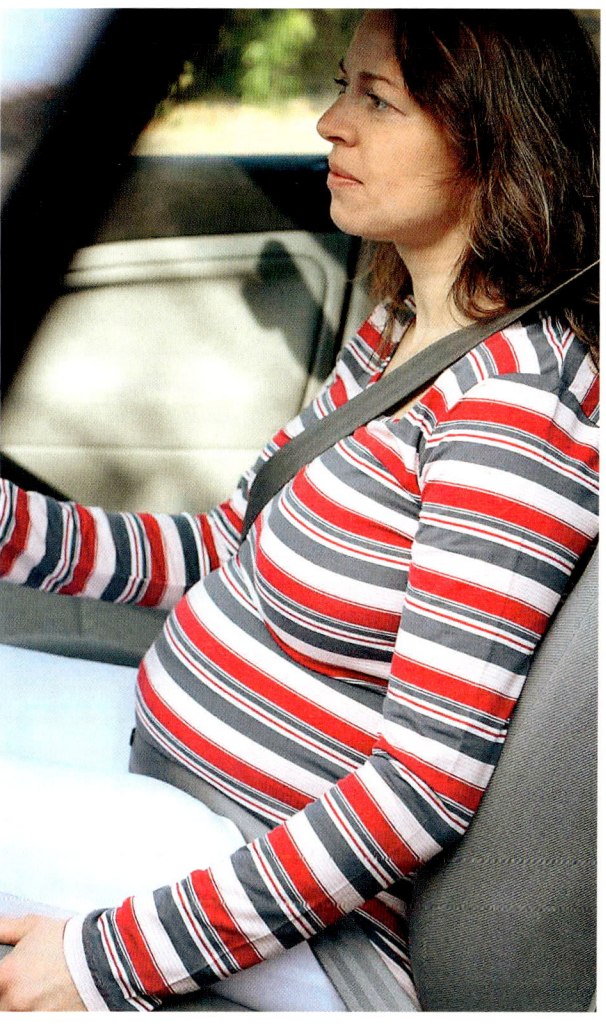

analysen haben ergeben, dass auch in der Schwangerschaft der Gurt ein Lebensretter ist. Müssen Sie nicht selbst fahren, machen Sie es sich doch auf dem Rücksitz bequem.

Flugreisen

Für sehr weite Reiseziele kommt meist nur das Reisen per Flugzeug infrage. Schwangere werden in den letzten 4 Wochen vor dem errechneten Geburtstermin in der Regel nur mit einem ärztlichen Attest und/oder in ärztlicher Begleitung mitgenommen, weil man eine Geburt an Bord fürchtet. Zwei Aspekte werden in der Schwangerschaft besonders diskutiert: die sauerstoffärmere Luft in der Kabine und und die kosmische Strahlenbelastung.

Die sauerstoffärmere Luft in der Kabine

Moderne Flugzeuge verfügen über Druckkabinen, die künstlich eine Höhensituation von max. 2 500 m herstellen sowie – im Falle eines Druckabfalls – über Sauerstoffmasken verfügen. Für lungen- und herzgesunde Frauen besteht durch diese Höhe kein Risiko im Flugzeug. Untersuchungen unter realen Flugbedingungen haben gezeigt, dass

das Ungeborene die „dünne" Luft im Flugzeug gar nicht bemerkt.

Die Strahlenbelastung

Weniger einfach ist es, die Sorgen durch die Strahlenbelastung zu entkräften. Auch auf Bodenniveau sind Sie, ohne dass Sie darüber sehr viel nachdenken, den kosmischen Strahlen aus dem Sonnen- und Sternensystem ausgesetzt.

5. MONAT

Für Sie wichtig

So überstehen sie auch lange Reisen

Wenn Sie eine längere Autofahrt vor sich haben, planen Sie sie sorgfältig und helfen Sie sich selbst:

- Planen sie regelmäßige Pausen ein. Steigen Sie aus und laufen Sie einige Schritte.
- Tragen Sie Kompressionsstrumpfhosen der Klasse 2. Wenn Sie lange in der fixierten Position mit angewinkeltem Bein auf dem Gaspedal sitzen, kann es leicht zu einem Stau in der Blutzirkulation kommen. Lassen Sie sich solche Kompressionsstrumpfhosen verschreiben und gut anpassen. Versuchen Sie es ohne Vorurteile! Sie werden erstaunt sein, wie angenehm es ist, nicht mit müden und geschwollenen Füßen am Urlaubsort anzukommen.

Hinzu kommen Strahlen aus Radon in Baumaterialien der Wohnungen und aus künstlichen Strahlenquellen. Die durchschnittliche Strahlenbelastung liegt bei etwa 5 mSv (Millisievert) pro Jahr. (Zum Vergleich: ein Ganzkörper-Computertomogramm [CT] verursacht eine Strahlenbelastung ca. 20 mSv). In der Höhe beim Fliegen nimmt die Strahlenbelas-

tung zu. Bei Piloten oder Flugbegleitern erhöht sich bei ganzjährigem Einsatz die Belastung auf Bodenniveau um weitere ca. 2,5–5 mSv. Für einen Passagier beträgt die Strahlendosis für einen Langstreckenflug einen Bruchteil dieser Belastung, etwa 0,03–0,065 mSv. Gesundheitliche Risiken durch diese relativ geringen Strahlendosen werden sehr kontrovers diskutiert. Sie sind wahrscheinlich nie zu beweisen, aber auch nicht zu widerlegen. Auch das Risiko für Ungeborene kann nur rein theoretisch diskutiert werden. Viele Fluggesellschaften gestatten daher ihren Pilotinnen und Hostessen in der Schwangerschaft den Dienst in den Lüften „so lange die Uniform passt". Die endgültige Entscheidung treffen Sie und Ihr Partner mit Inkaufnahme eines – wenn auch extrem kleinen – Restrisikos.

Bahnreisen

Besonders zu empfehlen sind Bahnreisen, da sie weder körperlich noch psychisch eine große Belastung sind.
Sie können sich bewegen, aufstehen und ganz komfortabel sitzen. Mitreisende sind bei sichtbarem Bauch auffallend hilfsbereit beim Ein- und Aussteigen und beim Tragen oder Heben des Gepäcks.

»Ich genieße die Schwangerschaft«

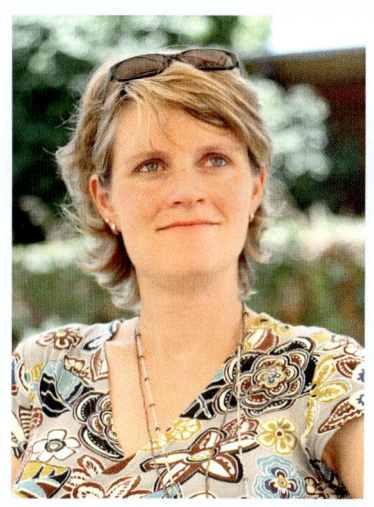

Christiane ist bereits in der 19. Woche und fühlt sich sehr wohl.

„Zurzeit geht es mir richtig gut. Mir ist nicht mehr so übel, wie in den ersten Wochen, und der Bauch beeinträchtigt mich auch noch nicht so sehr. Ich kann die Schwangerschaft gerade richtig genießen und mich sehr auf das Baby freuen. Ich denke, ich werde mir wohl bald eine neue Hose kaufen. Bisher habe ich ja gedacht, die alten passen noch. Aber kürzlich habe ich für eine längere Autofahrt noch mal eine alte Jeans angezogen. Das war dann doch auf Dauer sehr unbequem und eng. Ich gehe sehr gerne in die Geschäfte und schaue schon mal Kleidungsstücke fürs Baby an, aber mit Umstandsmoden habe ich mich noch gar nicht beschäftigt. Vermutlich gibt es da aber heute ganz schicke Teile und nicht mehr die früher üblichen Latzhosen oder Trägerröcke. Heute wird ja der Bauch auch nicht mehr so versteckt.

Wir werden jetzt auch noch mal verreisen. Als wir den Urlaub geplant haben, vor vier Wochen, habe ich noch gedacht, ich schaff das alles gar nicht. Ich war so müde und sollte Koffer packen? Aber meine Ärztin versicherte mir, dass es gehen würde und so haben wir noch einmal einen Kurzurlaub zu zweit gebucht. Und ich muss meiner Ärztin Recht geben, ich fühle mich rundum wohl. Ich wollte allerdings nicht zu weit weg. Falls doch Probleme auftreten sollten, möchte ich schnell wieder zu Hause sein. Aber bisher gab es keine Probleme, warum sollte ausgerechnet auf der Reise was passieren. Ich darf aber nicht vergessen, den Mutterpass mitzunehmen."

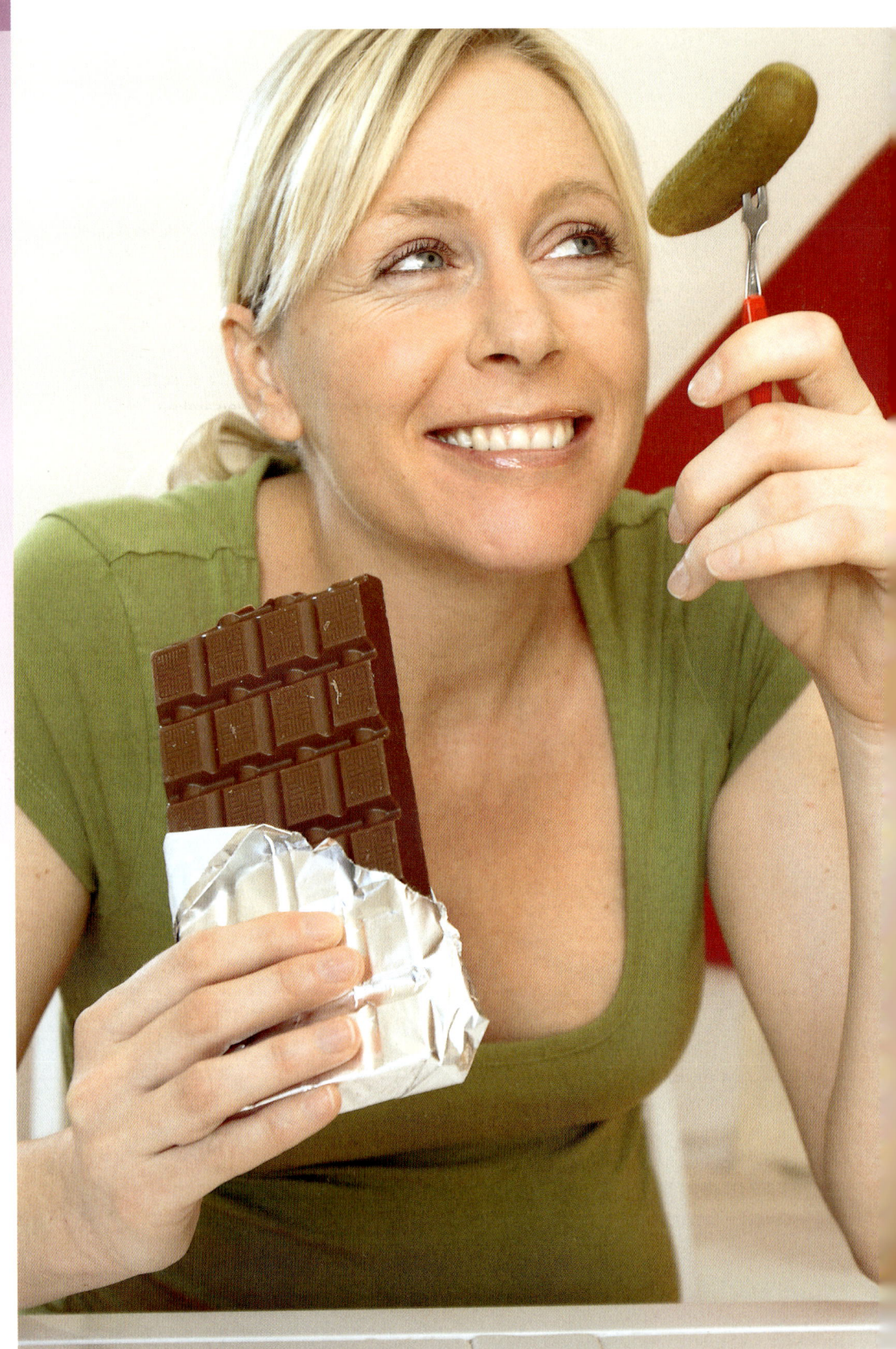

21.–24. Woche
Rund werden – sich wohl fühlen

Ihr Körper muss jetzt Höchstleistungen vollbringen, um Ihr Kind zu versorgen. Ihr Arzt achtet darauf, dass der Zuckerstoffwechsel nicht entgleist. Bei Ihrem Kind entwickeln sich wichtige Gehirnstrukturen. Nutzen Sie die Zeit, sich Gedanken über die Zeit nach der Geburt zu machen. Wollen Sie wieder arbeiten? Wer betreut dann Ihr Kind? Besprechen Sie sich mit Ihrem Partner und genießen Sie die Zweisamkeit.

Das Gewicht verändert Ihren Körper

Viele Frauen sehen in diesen Wochen durch die gute Hautdurchblutung und Einlagerung von Wasser schöner und frischer aus als vor der Schwangerschaft. Da der übliche tägliche Haarausfall in den Wochen der Schwangerschaft ausbleibt, werden die Haare voller und schöner.

Ihr Körperschwerpunkt verlagert sich nun durch den ausladenden Bauch nach vorne. Das führt zu einer typischen Änderung der Körperhaltung. Durch die Zurücknahme der Schultern und Aufrichten von Kopf und Hals wird der Verbiegung der Lendenwirbelsäule (Lendenlordose) entgegengewirkt. Die Bewegungen einer Schwangeren haben deshalb oft etwas Würdevolles, man spricht auch von einem „königlichen" Gang". Leider sind Rückenschmerzen und Seitenstiche oft Begleiterscheinungen dieser Veränderungen. Auch die Dehnung der Bänder, an denen die Gebärmutter aufgehängt ist, kann ziehende Schmerzen auslösen.

Der obere Rand der Gebärmutter erreicht am Ende dieser Wochen den Nabel. Ihre Därme und Ihr Magen werden jetzt nach oben gedrängt. Als mögliche Auswirkungen können Sie unter Völlegefühl und Verstopfung leiden. Auch Sodbrennen kann als Beschwerde hin-

Wichtig für Sie

Was hilft gegen Sodbrennen?

Oft genügen schon harmlose Maßnahmen, um das Sodbrennen zu vermeiden:
- Essen Sie kleine Mahlzeiten.
- Vermeiden Sie scharfe Gerichte.
- Nehmen Sie Milchprodukte, Joghurt oder Käse zu sich, die die Säure neutralisieren.
- Schlafen Sie mit etwas erhöhtem Oberkörper.

Wenn das alles nichts nützt, bitten Sie Ihren Arzt um ein Medikament, das die Magensäure bindet. Es schadet Ihrem Kind nicht.

Woche
1
2
3
4
5
6
7
8
9
10
11
12
13
14
15
16
17
18
19
20
21
22
23
24
25
26
27
28
29
30
31
32
33
34
35
36
37
38
39
40

21.–24. Woche

zukommen. Es entsteht, wenn der Muskel am Mageneingang schlecht schließt und ein wenig Magensäure in die Speiseröhre gelangt.

Im Blickpunkt:
Ihr Zuckerhaushalt

Die Hauptenergiequelle für das Ungeborene ist die Glukose, der Traubenzucker, aus dem mütterlichen Blut. Der Glukoseanteil im Blut, der sogenannte Blutzucker, wird streng geregelt. Dafür ist das Hormon Insulin aus der Bauchspeicheldrüse verantwortlich. Es kann je nach Bedarf produziert werden, um den Blutzuckerwert konstant zu halten bzw. nach Nahrungsaufnahme schnell wieder in den normalen Bereich zu bringen. Ist der Blutzuckergehalt dauerhaft zu hoch, so kann dies schädliche Auswirkungen haben.

Während der Schwangerschaft wird die Glukose nicht nur im mütterlichen Körper gebraucht sondern muss bevorzugt zum Kind transportiert werden. Hier spielen einige Schwangerschaftshormone, insbesondere HPL, aber auch Östrogen, Progesteron und Kortikoide, eine große Rolle. Sie stellen eine Art Gegenspieler (Antagonist) zum mütterlichen Insulin dar und sorgen dafür, dass die Glukose leicht und bevorzugt in Richtung Plazenta zur Versorgung des Kindes transportiert wird. In der Schwangerschaft muss die Bauchspeicheldrüse daher mehr Insulin für die Konstanthaltung des Blutzuckers produzieren als vorher. Kommt die Bauchspeicheldrüse an ihre Grenzen, entsteht ein relativer Insulinmangel. Reicht die produzier-

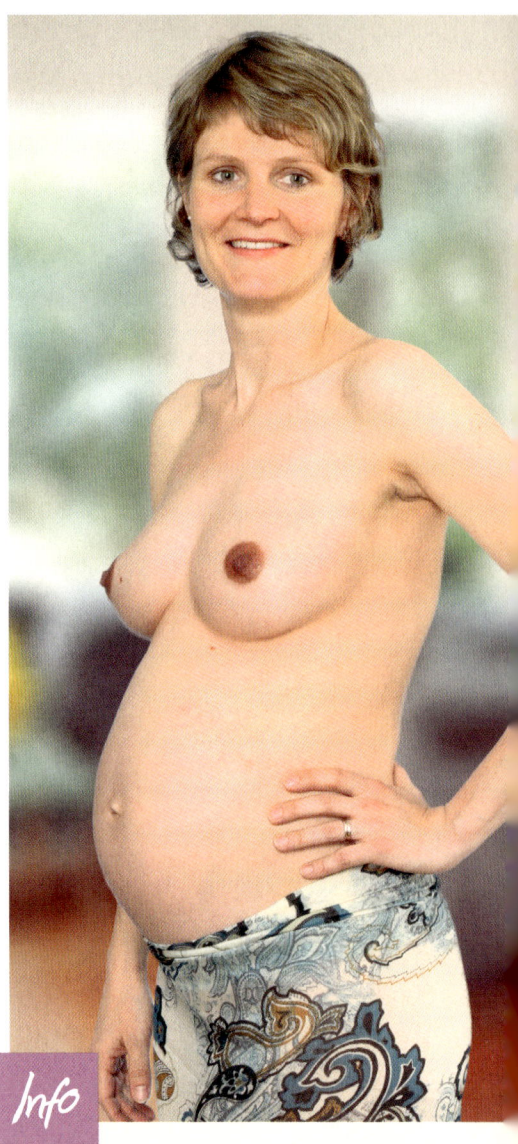

Info

Im sechsten Monat

Ihr Bauch wölbt sich jetzt deutlich nach vorne. Sie ändern zwangsläufig Ihre Körperhaltung, um das Gewicht des Bauches auszugleichen. Eine wohltuende Massage Ihres Partners oder ein warmes Bad helfen, Rückenschmerzen zu lindern.

te Insulinmenge nicht aus, so kommt es im mütterlichen und im fetalen Blut zu einer Überzuckerung (Hyperglykämie). Das Kind ist bereits sehr früh in der Lage, eigenes Insulin zu bilden, um seinen Blutzuckerwert wieder zu normalisieren. Hohe Blutzucker- und hohe Insulinspiegel im kindlichen Kreislauf sorgen aber für eine permanente Mästung, d. h. für ein dickes Kind.

Die Wahrnehmungen Ihres Kindes

Vielleicht haben Sie Glück und sehen im Ultraschall, wie Ihr Kind am Daumen lutscht, mit den Beinen tritt, Purzelbäume schlägt und mit den Händchen greift. Diese Wochen am Beginn

Obwohl der Fetus von dem Fruchtwasser umgeben ist, lebt er nicht in einer geräuschlosen Welt.

der zweiten Schwangerschaftshälfte sind besonders wichtig für die jetzt rasch fortschreitende Entwicklung des Gehirns, der Nervenzellen und ihrer Verbindungen. Das Großhirn, Sitz unseres Denkens, der Empfindungen und der bewussten Steuerung der Motorik, entwickelt sich, und es kommt zu

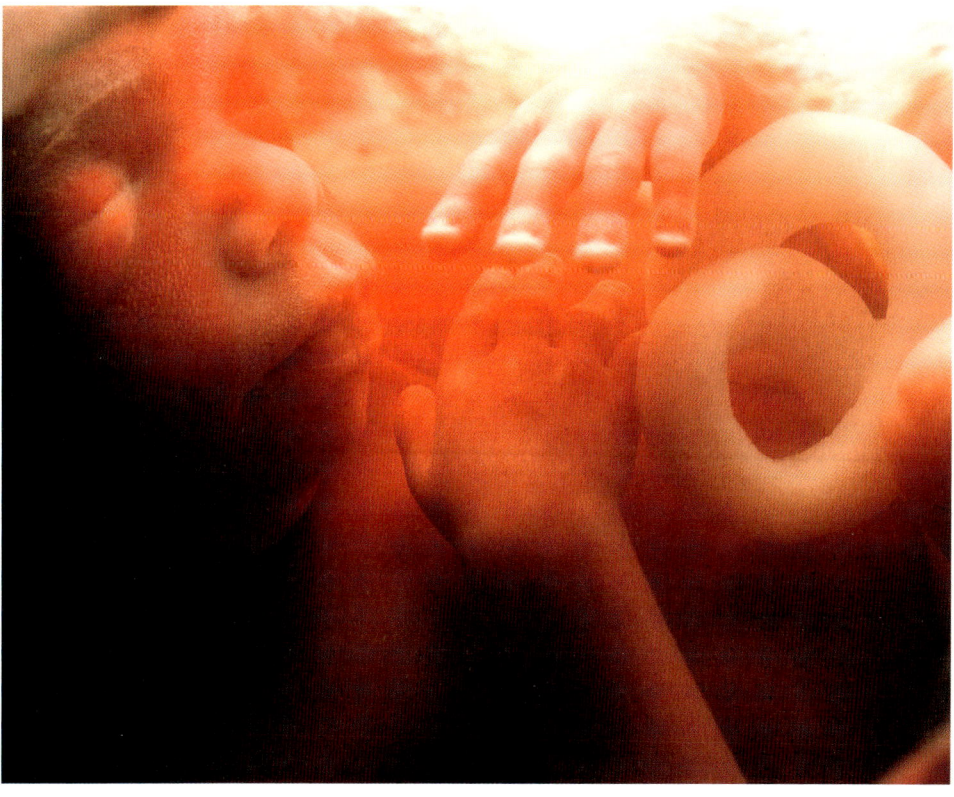

6. MONAT

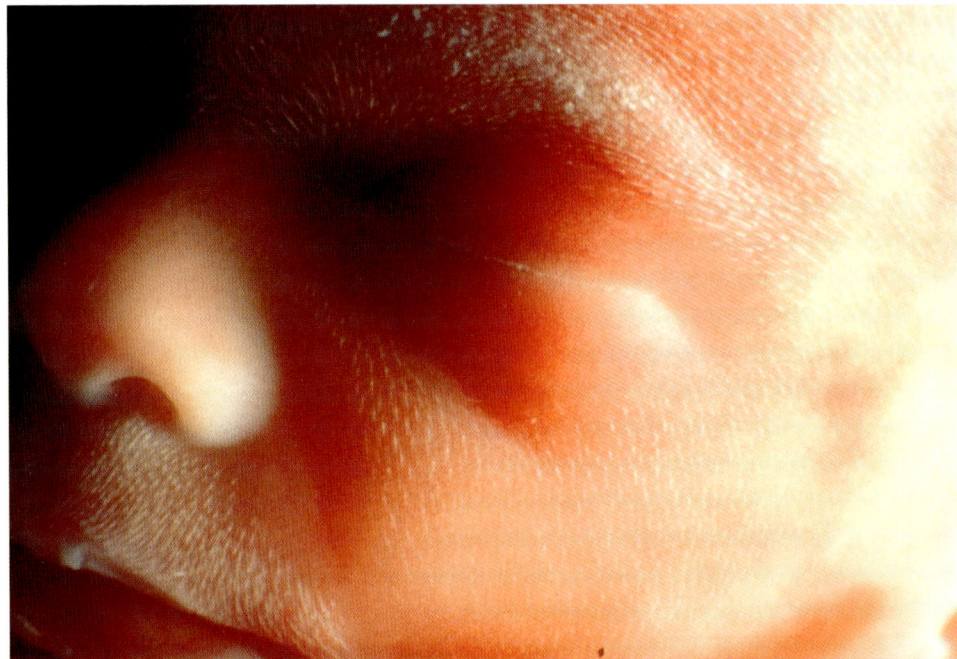

Im Gesicht wie an anderen Körperteilen ist die Haut mit einem feinen Haarflaum bedeckt, der sogenannten Lanugobehaarung.

den ersten Verknüpfungen der sensiblen Nervenfasern von der Körperperipherie über die Kerne im Zwischenhirn zur Großhirnrinde. Ihr Kind kann Geräusche wahrnehmen und darauf reagieren.

Wann empfindet das Ungeborene Schmerz?

Spätestens zu diesem Entwicklungszeitpunkt sind die anatomischen Voraussetzungen dafür gegeben, dass das Ungeborene Schmerzen empfinden kann und nicht mehr nur reflexartig z. B. auf äußere Berührungen oder Druck reagiert. Darüber hat die Wissenschaft lange nicht nachgedacht und hatte natür-

lich auch gar keine Möglichkeiten, das in der menschlichen Gebärmutter zu untersuchen. Da man Schmerz für eine bewusste Wahrnehmung mit notwendiger Schmerzerfahrung hielt, hat man beim Ungeborenen eine Schmerzempfindung für unwahrscheinlich gehalten. Erst die Erfahrungen mit sehr kleinen Frühgeborenen und Ultraschallbeobachtungen des Ungeborenen haben die Ansicht dazu ändern lassen. Die indirekten Hinweise auf Schmerzen, wie z. B. Anstieg der Stresshormone, sind richtig gedeutet worden, da das Ungeborene Schmerzen nicht wie das geborene Kind mitteilen kann. Eingriffe in der Gebärmutter, z. B. etwa bei Bluttransfusionen über die Nabelschnur bei einer Rhesusunverträglichkeit oder bei den zwar sehr seltenen vorgeburtlichen Operationen, z. B. bei einem offenen

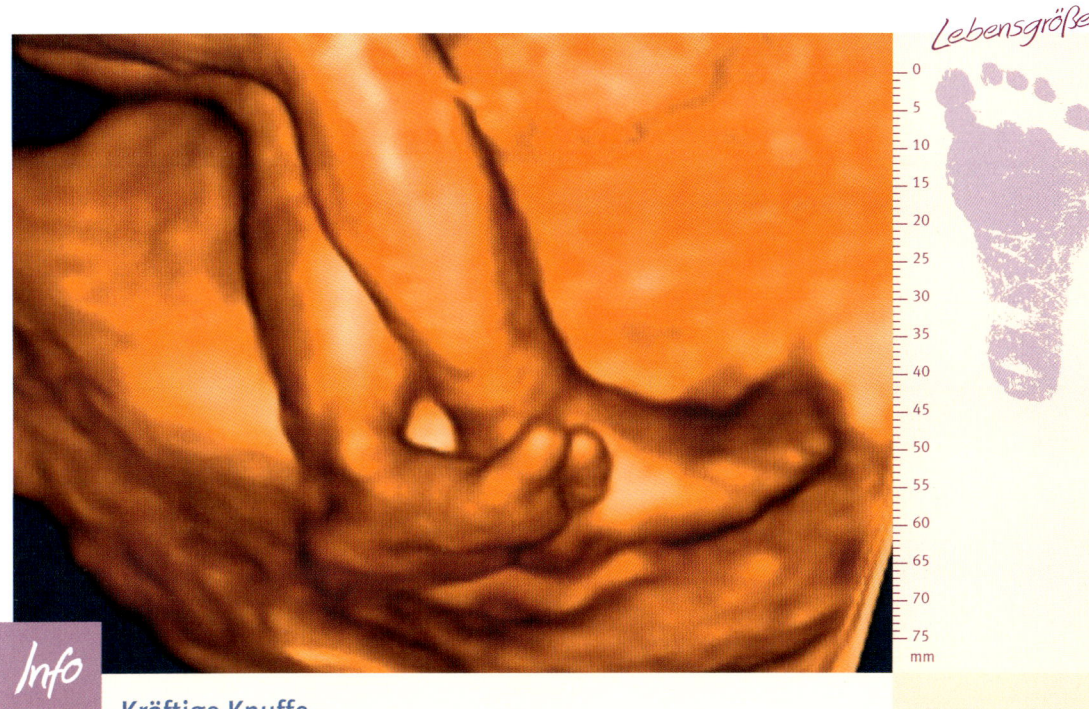

Lebensgröße

0
5
10
15
20
25
30
35
40
45
50
55
60
65
70
75
mm

Info

Kräftige Knuffe

Am Ende der 24. Woche ist Ihr Kleines schon 21 cm groß und wiegt 500–650 g (Kopfdurchmesser 60–65 mm). Mit seinen Füßchen tritt es nun heftig von innen gegen die Gebärmutter, Sie spüren die Knuffe. In der Lunge entwickeln sich die ersten Lungenbläschen, die für das Atmen wichtig sind.

Rücken, werden nicht ohne Schmerz- und Beruhigungsmittel durchgeführt.

Es muss auch davon ausgegangen werden, dass die langen Stunden im Geburtskanal für das Kind stressvoll sind. Zumindest sind die Stresshormonkonzentrationen im kindlichen Blut auch nach unkomplizierten Geburten so hoch wie selten später im Leben. Es gibt hinreichend Hinweise, dass diese hohen Catecholaminspiegel allerdings im Moment der Geburt und bei der wichtigen Umstellung von Atmung und Kreislauf von entscheidendem Nutzen sind.

Wollen Sie wissen, was es wird?
Wenn das Kind so liegt, dass bei gespreizten Beinen die Genitalien gut mit dem Ultraschall dargestellt werden können, ist der prominente kleine Penis mit den Hodensäckchen zu beiden Seiten beim Jungen in diesen Wochen nicht mehr mit den Schamlippen des Mädchens zu verwechseln. Das Geschlecht ist mit großer Sicherheit richtig zu bestimmen. Die Kenntnis hat selten eine medizinische Bedeutung. Sie als Eltern sollten deutlich vor der Untersuchung sagen, wenn Sie diese Information nicht vor der Geburt wünschen.

Wichtig: Vorsorgeuntersuchung

Nach wie vor ist der regelmäßige Gang zum Arzt sehr wichtig. Die Routineuntersuchungen kennen Sie nun schon, es werden aber immer wieder auch besondere Untersuchungen durchgeführt.

Neben den sich wiederholenden Routineuntersuchungen (siehe S. 42 ff.) und der Besprechung und der Beurteilung, wie es Ihnen in diesen Wochen ergangen ist, werden zwei besondere Blutuntersuchungen wiederholt, die bei der ausführlichen Erstuntersuchung schon einmal durchgeführt wurden: der Hämoglobin- und Hämatokritwert werden erneut bestimmt. Diese erreichen in diesen Wochen ganz normal ihre tiefsten Werte, da die flüssigen Bestandteile des Blutes (das Blutplasma) mehr zunehmen als die roten Blutkörperchen (die Erythrozyten). Eine sich anbahnende oder bereits vorhandene Blutarmut (Anämie) kann so rechtzeitig erkannt und behandelt werden. Da in über 90 % der Fälle ein Eisenmangel sich als Ursache herausstellt, steht die Behandlung des Eisenmangels im Vordergrund (siehe S. 52). Entsprechend werden das Ferritin und das Hämoglobin ohnehin bei den folgenden Kontrollen bis zur Geburt kontrolliert.

Wenn Sie rhesusnegativ sind, wird jetzt bei Ihnen und evtl. in 4 Wochen noch einmal der Antikörper-Suchtest wiederholt. Wenn keine Antikörper aufgetreten sind, was beim ersten Kind die Regel ist, erfolgt die sogenannte Rhesusprophylaxe mit einer intravenösen Immunglobulingabe.

Risiko Schwangerschaftsdiabetes

Eine Routineuntersuchung des Zuckerstoffwechsels bei allen Frauen ist in den Mutterschaftsrichtlinien bisher nicht vorgesehen, obwohl viele Ärzte dies bei einer rund 5 %-igen Häufigkeit des erstmaligen Auftretens der Zuckerkrankheit in der Schwangerschaft (Gestationsdiabetes) fordern. Wenn Ihr Arzt bei Ihnen aber ein erhöhtes Risiko für eine Zuckerstoffwechselstörung feststellt, wird er in diesen Wochen eine entsprechende Untersuchung vornehmen. Zu den Kriterien zählen:

- relativ große Gewichtszunahme
- bereits große Kinder zur Welt gebracht
- Alter über 35
- familiäre Belastung für eine Zuckerkrankheit (Diabetes)

Ohne Behandlung ist ein Schwangerschaftsdiabetes besonders für das Kind schädlich. Es antwortet auf die Überladung mit dem mütterlichen Zucker mit einer Ankurbelung der eigenen Insulinproduktion. Dies wirkt wie ein enormer Wachstumsfaktor, sodass

Kinder von zuckerkranken Müttern oft Geburtsgewichte über 4 kg aufweisen. Trotzdem bleiben Organe z. B. wie die Lunge in ihrer Reifung zurück, und bei der Geburt kann es bei der Umstellung auf die Lungenatmung zu Problemen kommen. Auch das Risiko einer Unterzuckerung kurz nach der Geburt steigt, wenn mit der Durchtrennung der Nabelschnur die mütterliche Blutzuckerüberladung schlagartig wegfällt und das eigene Insulin noch hoch ist.

Wie wird die Untersuchung durchgeführt?

Die Untersuchung wird mit einem sog. Glukosetoleranztest durchgeführt. Sie werden gebeten, nüchtern in die Praxis zu kommen. Nach einer Blutabnahme für den Nüchternblutzuckerwert trinken Sie einen Zuckertrunk (75 g Glukose), was den Blutzucker rasch steigen lässt. Übersteigen die Messwerte im Blut nach 1–2 Stunden die definierten oberen Grenzwerte, liegt ein Gestationsdiabetes vor.

Welche Behandlungsmöglichkeiten gibt es?

Oft reichen bereits einfache Maßnahmen aus, um die Stoffwechselentgleisung zu normalisieren. Sie sollten von nun an konsequent den Blutzucker kontrollieren und an einer Ernährungsberatung teilnehmen. Sinnvoll sind

▪ eine zucker- und kohlenhydratarme Diät und
▪ viel Bewegung.

Reicht das nicht, wird eine Insulintherapie eingeleitet. Meiden Sie Lebensmittel mit einem hohen glykämischen Index, weil sie sofort zu Blutzuckerspitzen führen.

Muskelkrämpfe in der Schwangerschaft

Vielleicht gehören auch Sie zu der großen Zahl Schwangerer, die unter Muskelkrämpfen zu leiden haben. Am meisten ist die Wadenmuskulatur betroffen. Die Krämpfe treten typischerweise nachts auf, können so schmerzhaft sein, dass sie den Schlaf empfindlich stören und werden in der zweiten Schwangerschaftshälfte häufiger. Ein für 2–3 Tage anhaltender Muskelkater folgt oft den sehr schmerzhaften Krämpfen. Für ihr Entstehen werden zahlreiche Gründe diskutiert:

▪ Druck der Gebärmutter auf Nervenstränge
▪ falsches Schuhwerk (zu hoch oder zu flach!)
▪ Durchblutungsstörungen
▪ Wassereinlagerung in den Beinen
▪ Mangel an Mikronährstoffen, insbesondere Mangel an Magnesium, das eine wichtige Rolle bei der neuromuskulären Signalübertragung spielt

Meist kann man nicht genau sagen, welche der möglichen Ursachen in Ihrem Fall infrage kommt. Mehrere Faktoren spielen eine Rolle. Deshalb müssen Sie selbst herausfinden, was Ihnen hilft.

Wirksame Maßnahmen bei Krämpfen
Eine eigentliche Therapie existiert
nicht, aber vorbeugend können Sie

- tagsüber konsequent Kompressions-
  strümpfe (-strumpfhosen) der
  Klasse 2 tragen,
- Ihre Beine und Füße vor dem abend-
  lichen Schlafengehen abwechselnd
  mit kaltem und mit warmem Wasser
  duschen oder
- Ihre Beine in der Nacht hochlegen
  und

- eventuell ein niedrig dosiertes Mag-
  nesiumpräparat einnehmen. Sprechen Sie mit Ihrem Arzt über Ihr
  Problem. Finden Sie heraus was Ihnen
  am besten hilft.

Beim Aufwachen durch den schmerzhaften Krampf werden Sie intuitiv das
Bein strecken und den Fuss möglichst in
einen 90-Grad-Winkel zum Schienbein
bringen. Stehen Sie auf und gehen Sie
ein paar Schritte. Auch das kann helfen.

Diese Übung kann sofort Linderung bringen. Stellen Sie sich barfuss oder mit flachen
Schuhen etwa einen knappen Meter von einer Wand entfernt und pressen die Hände fest
gegen die Wand. Drücken Sie Ihren Unterkörper gegen die Wand bei gestreckten Armen
und Füßen fest auf dem Boden. Wenn sie das Ziehen in den Waden fühlen, machen Sie es
genau richtig. Mehrmals wiederholen, 10 Sekunden strecken, einige Sekunden Pause.

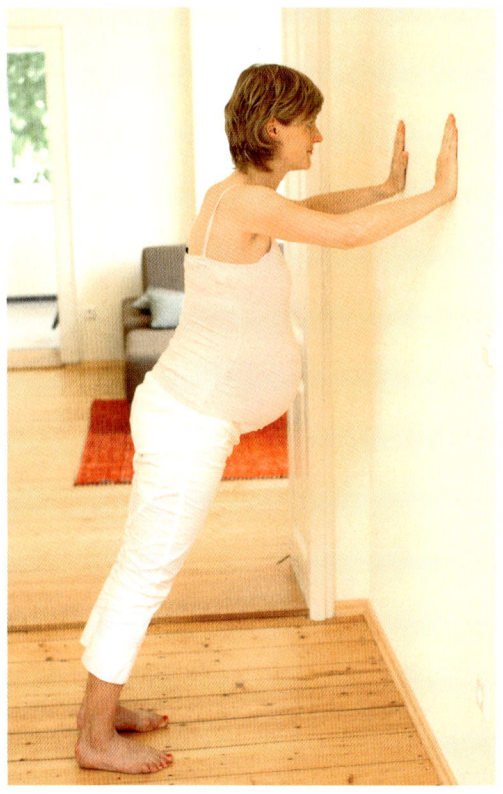
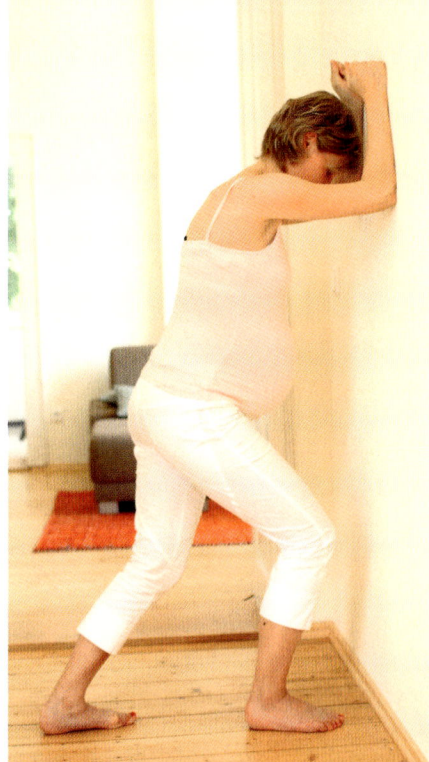

Frühzeitig bedenken: der Spagat zwischen Beruf und Familie

Eine der größten Herausforderungen für Paare ist heute, Familie und Beruf „unter einen Hut" zu bekommen. Die Zeit der Großfamilien, in der Kinder im größeren Familienverband aufgehoben heranwachsen konnten, ist (fast) endgültig vorbei. Vorbei sind aber auch die Jahre des überwiegend traditionellen Familienmodells, mit dem Vater als Ernährer und der Mutter als Erzieherin und Betreuerin.

Ist und war bereits „nur" Familie für eine Frau oft eine verständliche Überforderung, weil es 24 Stunden ohne Unterbrechung Verantwortung und Einsatz bedeutet und gelegentlich nicht allein zu schaffen ist, scheitern entsprechend erst recht Frauen und Paare an der hochgesteckten Zielsetzung, Mutterschaft, attraktive Partnerschaft und erfolgreiche Berufstätigkeit gut zu vereinen.

Erfreulicherweise bahnt sich gerade jetzt so etwas wie ein gesellschaftliches Umdenken zugunsten der Frauen an. Der Mann, der aktiv mit seiner Partnerin die Erziehungsaufgaben zu teilen beginnt und – etwas überspitzt formuliert – vor dem Schlafengehen der Kinder nach Hause kommt, erfährt zunehmend weniger Diskriminierung im Beruf, als das früher der Fall war. Und von politischer Seite – insbesondere in Deutschland – ist unübersehbar, dass die Vereinbarkeit von Familie und Beruf durch das Modell der Elternzeit und durch quantitativen und qualitativen Ausbau der außerfamiliären Kinderbetreuungsmöglichkeiten unterstützt wird.

Jetzt sollten Sie Zeit finden, sich darüber klar zu werden, wie Ihr Leben in Zukunft mit dem Baby im täglichen Alltag aussehen könnte, und mit Ihrem Partner zu diskutieren, ob Ihre und seine Vorstellungen im Einklang sind. Besonders, wenn es Ihr erstes Kind ist, werden Sie vielleicht auch unsicher sein, ob Ihre Vorstellungen realistisch sind. Ihnen fehlt die Erfahrung, ob Sie überhaupt emotional in der Lage sein werden, Ihr Kind für Stunden oder einen Arbeitstag lang zu verlassen. Viel ist zu bedenken, und zahlreiche Varianten der Eigen- und Fremdbetreuung Ihres Kindes sind machbar. Die Möglichkeiten werden umso größer, je weniger Ihre berufliche Tätigkeit aus finanziellen Gründen notwendig ist.

Das neue Modell: Die Elternzeit

Wenn Sie ein unbefristetes Arbeitsverhältnis haben, können Sie in Deutschland direkt nach dem Mutterschutz (siehe S. 93 f.) aus Ihrer Erwerbstätigkeit aussteigen, um Ihr Baby zu versorgen (Stand 2008). Bei voller Sicherung Ihrer bisherigen Stelle bis zum dritten Geburtstag Ihres Kindes gestattet dies

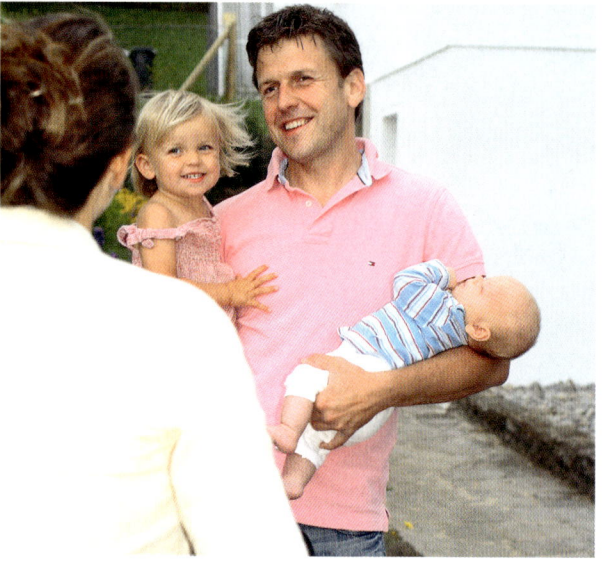

Sie sind gerne berufstätig? Wie geht es nach der Schwangerschaft weiter? Machen Sie sich schon jetzt Gedanken.

Mithilfe aus der Familie

Hier sind es in erster Linie die Großeltern, meist Großmütter, die eingeplant hüten oder „notfallmäßig" einspringen. Unzählige Stunden verbringen die Großmütter mit den Enkeln, Stunden, die in der Regel für die Eltern kostenlos und daher ein großes Geschenk sind.

die sogenannte Elternzeit, die auch Ihr Partner parallel zu Ihrer Freistellung oder abwechselnd mit Ihnen in Anspruch nehmen kann. Sie beide können in diesen 3 Jahren bis zu 30 Stunden wöchentlich Teilzeit arbeiten. Durch den Rechtsanspruch Ihres Partners auf Teilzeitarbeit wird dokumentiert, dass auch Vätern vermehrt die Möglichkeit zur Mithilfe bei der Betreuung der Kinder eingeräumt wird. Ihren oder Ihre Arbeitgeber müssen Sie spätestens 7 Wochen vor Beginn der Elternzeit von Ihren Absichten informieren. Es ist auch möglich, ein Jahr dieser Elternzeit für später bis zum 8. Lebensjahr des Kindes „aufzusparen", z. B. für das 1. Schuljahr. Bei einem Einkommen bis 30 000 Euro (23 000 Euro für Alleinerziehende) im ersten Halbjahr der Elternzeit bzw. ab 7. Lebensmonat bis 16 500 Euro (13 500 Euro f. A.) erhalten Sie längstens für 24 Monate einen Zuschuss in Form eines Erziehungs- oder Elterngeldes.

Tagesmutter oder Familie

Bei der familienergänzenden Betreuung nimmt eine Tagesmutter oder -familie ein oder mehrere Kinder ganztags oder stundenweise in ihre Familie auf. Das Angebot für Babys ist leider immer noch sehr gering. Es ist eine große Aufgabe und auch mit viel Glück verbunden, überhaupt eine Tagesmutter zu finden. Die Ansprüche hinsichtlich ihrer Erfahrung mit Kindern, ihrem Bildungshintergrund und ihrer Motivation sind hoch. Schließlich soll sie auch das Zuhause hinsichtlich gesunder Ernährung, Spielförderung, Sauberkeit und – wohl am wichtigsten – Zuneigung zu Ihrem Kind ersetzen. Ein guter Tipp ist auch, in der Schwangerschaft ein Zeitungsinserat aufzugeben, in dem man relativ ausführlich die eigene Vorstellung darstellt. Ein schriftlicher Vertrag mit festen Vereinbarungen zum Lohn, Arbeitszeit, Kündigungszeiten und Probezeit empfiehlt sich sehr.

6. MONAT

Kinderbetreuung im eigenen Haushalt

Wenn das Einkommen von Ihnen und Ihrem Partner es gestattet, können Sie Ihr Kind im eigenen Haushalt während Ihrer Abwesenheit betreuen lassen. Mit etwas Glück finden Sie eine erfahrene Kinderfrau oder eine Mutter mit bereits erwachsenen Kindern, die zu Ihnen nach Hause kommt. So bleiben Ihnen morgendliche Hetzereien oder schwer lösbare Situationen, z.B. bei Erkrankung des Kindes, erspart. Die Kosten können Sie reduzieren, wenn Sie sich mit einer befreundeten Familie zusammentun, und die Kinder z.B. wöchentlich wechselnd im einen und anderen Haushalt betreut werden. Machen Sie Ihr berufliches Arbeitspensum vom gefundenen Betreuungsangebot abhängig und nicht umgekehrt.

Krippe, Kindergarten oder Kindertagesstätte

Trotz großer politischer Anstrengungen mit der Vorgabe, in den nächsten 5 Jahren die Zahl der verfügbaren Krippenplätze für Kinder unter 3 Jahren zu verdreifachen, wird auch dann – so schätzt man – der Bedarf immer noch größer als das Angebot sein. Zurzeit besteht ein großer Mangel an Betreuungsplätzen, besonders in den alten Bundesländern. Schon während der Schwangerschaft sollten Sie sich erkundigen, ob Sie sich für einen Platz anmelden müssen. Relativ günstig ist die Situation bei der Tätigkeit in größeren Institutionen (Universität, Kliniken, Behörden) mit eigenen Krippen. Für Kinder im Alter von drei bis sechs Jahren besteht in Deutschland ein Rechtsanspruch auf einen Kindergartenplatz.

Gut zu wissen

Großmütter sind für viele Familien unentbehrlich

Ohne Großeltern, schreibt Erich Kästner, der Autor vieler berühmter Kinderbücher, „wäre man im Ozean der Zeit wie ein Schiffbrüchiger auf einer winzigen und unbewohnten Insel, ganz allein, Mutterseelenallein, Großmutterseelenallein, Urgroßmutterseelenallein." Kinder lieben Großeltern, die ohne Alltags- und Erziehungspflichten Enkelkinder oft gelassener und geduldiger als die eigenen Eltern umsorgen können. Die Großmutter kocht für die Kleinen, wenn die Eltern arbeiten und bietet auch kostenlose Babysitterdiens-

te an, damit die Eltern mal ausspannen können.

Aber auch für die Großeltern ist es eine „Win-win-Situation". Großmütter bekommen praktisch noch ein Kind ohne die Mühen der Schwangerschaft, Geburt und durchwachter Nächte am Lebensbeginn. Eine Schwangerschaft bringt viele Familien näher zusammen und ist oft auch der Beginn einer ganz besonderen Beziehung zur Schwiegertochter oder zum Schwiegersohn. Lassen Sie Ihre Eltern teilhaben an Ihrem Erleben in dieser Zeit. Aus eigener Erfahrung kann ich Ihnen sagen. Es sind Freuden, die sich verdoppeln, wenn man sie teilt!

Pro und Kontra: Berufstätigkeit

Es gibt kaum ein Lebensmodell, das den Ansprüchen aller, der Mutter, des Vaters und des Kindes, voll gerecht werden kann. Zu viele Faktoren spielen hier mit rein. Ein guter Kompromiss gelingt am wahrscheinlichsten, wenn Sie nicht alleinerziehend sind, sondern Sie und Ihr Partner „an einem Strick ziehen" und sich einig sind. Außerdem wird alles leichter, wenn Ihre Berufe eine gewisse Flexibilität gestatten, Sie belastbar sind, gut organisieren können und das notwendige Glück beim Finden der richtigen Betreuung für das Baby haben.

Traditionell steht heute noch immer meistens die Frau vor der Entscheidung, ob Sie Ihren Beruf wieder aufnehmen soll oder nicht. Das Spektrum der Argumente für und wider mütterliche Berufstätigkeit ist groß. Natürlich gibt es viele Familien, in denen aus finanziellen Gründen eine Berufstätigkeit beider Partner notwendig ist. Wenn dies nicht der Fall ist, gilt es Argumente abzuwägen.

Pro – Für eine Berufstätigkeit der Mutter spricht:

▌ Sie hat Freude an Beruf oder Ausbildung, sorgt sich um den Verlust einer bereits erreichten Stellung oder möchte eine gerade laufende Ausbildung nicht unterbrechen.
▌ Die Partner wollen sich die Betreuungsaufgaben teilen.
▌ Eine gute Fremd- oder Familien-(mit-) betreuung ist gesichert.
▌ Mehrere Bezugspersonen sind für das Kind auch vorteilhaft.
▌ Die heutige Gesellschaft, eigene Vorstellungen oder die des Partners fordern die Berufstätigkeit.
▌ Die Mutter hat Sorge um den Verlust gewisser eigener Unabhängigkeit.
▌ Als „Nur"-Hausfrau fühlt sich die Mutter nicht ausgelastet und wird unzufrieden.

Kontra – Gegen eine Berufstätigkeit der Mutter spricht:

▌ Die Mutter ist vor allem in den ersten Jahren die wichtigste Bezugsperson für ein Kind.
▌ Fremde Personen können die Mutter nicht (immer) ersetzen.
▌ Wechselnde Bezugspersonen in Krippen sind u. U. für das Kind nachteilig.
▌ Die Mutter möchte die Betreuung nicht in fremde Hände geben und kann sich einen Verzicht auf da Zusammensein mit dem Kind nicht vorstellen.
▌ Die wichtige Baby- und Kleinkindzeit unterbrechen das Berufsleben nur wenige Jahre.
▌ Die Mutter hat Angst vor der Doppelbelastung.
▌ Die Berufstätigkeit ist der Mutter nicht wichtig.

Denken Sie an sich und Ihren Partner

Pflegen Sie sich und Ihre Beziehung. Sie können die Zeit der Schwangerschaft am besten überstehen, wenn Sie sich in Ihrer Haut wohl fühlen. Dazu gehören auch die richtigen Kleidungsstücke. Räumen Sie auch Platz für Ihre Partnerschaft ein, dann können Sie die neue Herausforderung am besten gemeinsam meistern.

Sie stehen vor dem Kleiderschrank und nichts passt mehr! Die Lieblingshose muss jetzt im Schrank bleiben. Was Sie sich anschaffen, wird natürlich von Ihren Ansprüchen und Ihrem Stil, von der Jahreszeit und nicht zuletzt vom Geldbeutel abhängen. Sie sollten nicht zu früh mit dem Einkauf beginnen, um die Stücke nicht zu früh nicht mehr zu mögen, da Sie die Kleidung möglicherweise noch 2–3 Monate nach der Geburt brauchen werden.

Ein paar Tipps zum Kleiderkauf

Wichtig ist, dass Sie sich in Ihren Kleidungsstücken wohl fühlen und Ihr Bauch nicht eingeengt wird.

- Zunächst können Sie Vorhandenes meist geschickt mit elastischen Einsätzen im Taillenbereich erweitern und dies mit Jacken oder Blusen kaschieren.
- Bereits im 2. oder 3. Monat sollten Sie sich aus einem Fachgeschäft einen um 1–2 Körbchengrößen erweiterten BH anschaffen. Zur Entlastung der Muskulatur und des Bindegewebes sollten Sie diesen immer anziehen. Verzichten Sie auf Modelle mit Bügeln, die einengen, und Synthetikmaterial, das Schwitzen fördert.

- Bauchzeigen ist in, und auch die heutige Mode mit weiten Tops und T-Shirts, Wickelkleidern, Baby-Doll-Hängern und Mänteln in A-Form macht es leicht, nur wenige Teile extra anzuschaffen.
- Sinnvoll und praktisch sind gut sitzende Hosen aus Wolle, Leinen oder Jeansmaterial mit einem breiten elastischen Taillenbund, der viele Monate „mitwächst". Hier lohnt sich Suchen und Probieren, bis das ideale Modell

Spätestens jetzt wird es Ihnen jeder ansehen, dass Sie schwanger sind.

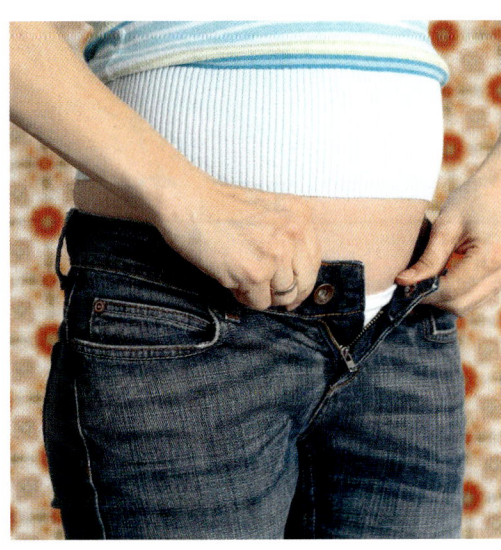

6. MONAT

Gut zu wissen

Der Bauch wird nicht mehr versteckt!

Vielleicht gehören Sie auch zu den Frauen, die gerne Ihren Bauch zeigen, ihn unbekleidet fotografieren oder zur Erinnerung einen Gipsabdruck machen lassen? Ein richtiger Babybauchkult hat begonnen. Umstandskleider, die den Bauch kaschieren, oder Rüschen und Schleifen, die vom Bauch ablenken sollen, sind passé. Im Gegenteil. Der Bauch wird zur Schau gestellt, betont und immer häufiger nicht nur vom Partner mit Sinnlichkeit und erotischer Ausstrahlung assoziiert.
Eine gesellschaftliche Veränderung, über deren Ursachen bereits viel nachgedacht wurde. Der Babybauch als Ausdruck gelebter Sexualität wird nicht mehr schamvoll versteckt. Vielleicht hat es damit zu tun, dass Schwangerschaft und Geburt durch die medizinischen Fortschritte so viel weniger ängstlich erlebt werden? Dass der Bauch eine eigene Entscheidung signalisiert, weil Schwangerschaften durch die Pille planbar wurden? Oder sind es ganz ein-fach Stolz und Freude, die man emanzipiert wie in vielen anderen Bereichen heute sichtbar ausdrückt?

Und auch die Füße wachsen!

Vielleicht haben auch Sie eine große Sammlung an schönen Stilettos? Leider werden Ihnen diese im Verlauf der Schwangerschaft nicht mehr passen. Zum einem wird vermehrt Flüssigkeit in das Gewebe (leichte Ödeme) eingebaut. Das Hormon Relaxin lockert die Bänder, die die Knochen des Fußskeletts zusammenhalten. So können sich die knöchernen Teile ausbreiten. Bei den meisten Frauen ist der Fuß in der Mitte der Schwangerschaft bereits um eine halbe bis ganze Schuhnummer größer. Am Ende brauchen einige Frauen sogar zwei Schuhgrößen mehr. Obwohl die Flüssigkeitseinlagerungen bald nach der Geburt zurückgehen, sind die anderen Veränderungen oft von Dauer. So erklärt man sich, dass viele Mütter über eine bleibende Zunahme der Schuhgröße um eine halbe bis ganze Nummer berichten.

gefunden ist, das nicht einengt und nicht rutscht.

▮ Tagsüber können Sie diese Hose mit weiten Blusen, T-Shirts oder Pullovern tragen, abends werden sie mit einer Tunika, Schmuck und Schuhen mit höheren Absätzen verschönt.

▮ Ein weiteres Muss sind spezielle Strumpfhosen oder Leggins mit erweitertem Bauchteil, idealerweise Stütz- oder Kompressionsstrumpfhosen gegen müde Beine und Füße.

▮ Auch bei Schuhen – oft eine Nummer größer – ist auf Bequemlichkeit zu achten. Meiden Sie Einengendes, Einschnürendes und Material, das die Wärme staut.

▮ Große Ladenketten und Warenhäuser führen heute sehr attraktive Kleidung für die Schwangerschaft. Preiswertes Einkaufen ist auch gut im Internet und in Secondhand-Läden möglich. Leisten Sie sich das Wohlfühlen, es zahlt sich aus!

Verwöhnen Sie sich

Ob Sie sich in der Schwangerschaft in Ihrer Haut wohl fühlen, hängt unter vielem anderen auch davon ab, wie liebevoll Sie mit Ihrem Körper umgehen und wie viel Sie sich Zeit zur Pflege von Haut und Haaren, generell zum Verwöhnen oder besser zum Verwöhnenlassen nehmen.

Die eigene Wohnung könnten Sie z. B. wenigstens einmal in der Woche zur Wohlfühloase werden

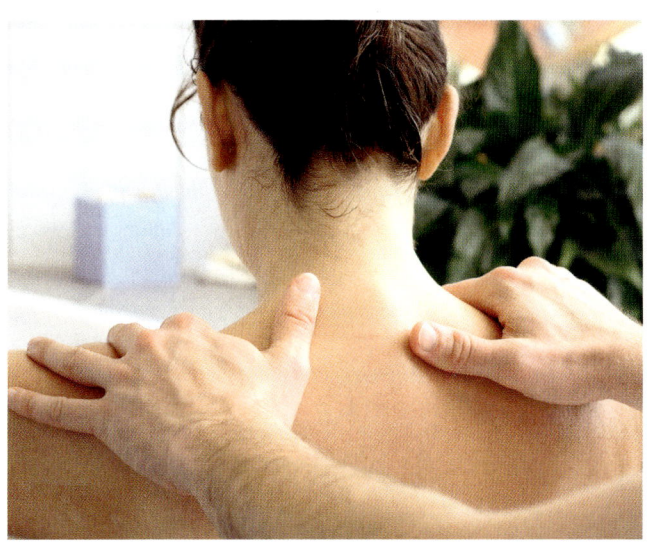

Lassen Sie sich verwöhnen.

lassen und dies als eine Art Ritual bis zur Entbindung beibehalten, sei es zur Massage, zum Ruhen und Lesen oder zum wohligen Liegen in der Badewanne. Dazu gehören Zeit, Wärme, Musik, flackernde Kerzen, der Duft von ätherischen Ölen, flauschige Bademäntel und – ganz besonders wichtig – die Anwesenheit Ihres Partners. Einfach nur ins warme Wasser eintauchen, die Augen schließen und loslassen, mit Ihrem Partner über die spannende Zeit vor Ihnen sprechen und sich gegenseitig an den eigenen Gedanken darüber teilhaben zu lassen.

Gönnen Sie sich eine Massage

Eine Massage lockert die belasteten Muskeln und entspannt Ihr Nervenkostüm. In den Stunden der Geburt gilt eine gute Massage bekanntlich als sehr wirksame Schmerztherapie. Vielleicht haben Sie und Ihr Partner bereits im

Geburtsvorbereitungskurs einige Massagehandgriffe kennengelernt. So eine Massage ist auch schon während der Schwangerschaft mehr als nur Hilfe bei Nacken- und Rückenschmerzen. Es ist inniger Haut- und Körperkontakt, in den das Baby eingeschlossen werden kann.

Ihr Kind ist auch schon dabei

Ihr Partner sitzt auf einer weichen Unterlage oder im Bett gut angelehnt und nimmt Sie und das Baby, während Sie sich ebenfalls sitzend an ihn anlehnen, in seinen Armen auf. Mit flach aufgelegten Händen auf beiden Seiten Ihres Bauches und leichtem, gleichmäßigen Druck kann er mit Glück den härteren Widerstand durch den Rücken oder kleine ruckartige Stöße durch Arme oder Beine spüren. Wenn Sie schlank sind und das Kind mit seinem Rücken nach vorne günstig liegt, kann es ge-

6. MONAT

lingen, dass er mit dem bloßen Ohr auf Ihrem Bauch das Herz Ihres Kindes schlagen hört. Das Entdecken eines Geräusches wie ein leise tickender Wecker mit hoher Frequenz ist sicher ein besonderer Glücksmoment, der zur Vertiefung Ihrer Beziehung zum Kind beiträgt.

Vielleicht werden Sie jetzt gemeinsam darüber nachdenken, ob umgekehrt Ihr Kind bereits in der Gebärmutter eine Beziehung zu Ihnen aufbauen kann. Unser Wissen über die Beziehung des ungeborenen Kindes zu den Eltern ist leider sehr spärlich. Körperlich ist das Kind mit seiner Mutter auf das Innigste verbunden. Trifft dies auch gefühlsmäßig zu? Eine gesicherte Beobachtung ist, dass das Kind sich im Verlaufe der Schwangerschaft mit der mütterlichen Stimme vertraut macht. Diese hat nach der Geburt für das Kind eine besondere Bedeutung.

Liebe in der Schwangerschaft

Bei einer normal verlaufenden Schwangerschaft ohne Frühgeburtsrisiken (z. B. vorzeitige Wehen, vorzeitiger Blasensprung) und ohne eine besondere Risikosituation (z. B. Blutungen, Plazenta vor dem Muttermund) ist regelmäßiger Verkehr bis kurz vor der Geburt ohne Probleme möglich, wenn beide Partner es möchten. Die Gewebshormone (Prostaglandine) im Ejakulat (Samenerguss) sind in der geringen Konzentration nicht wehenauslösend, obwohl man Prostaglandine zur Geburtseinleitung einsetzt.

In der Regel wird die Sexualität von vielen Paaren in der Schwangerschaft als besonders schön, teils in ganz neuer Form beglückend erfahren. Er empfindet die weichen Rundungen als sehr erotisch, sie erlebt durch die gute Durchblutung im Becken- und Schambereich meist größere Lust als vorher. Außerdem fühlen sich viele Schwangere in dieser Zeit sehr befreit, da sie nicht mehr verhüten müssen bzw. dem Druck ausgesetzt sind, endlich schwanger zu werden. Die Sexualität während der Schwangerschaft ist ein Ausdruck der besonderen emotionalen Innigkeit des Paares in dieser Zeit.

Mehr als sonst ist allerdings Rücksichtnahme notwendig, am Anfang auf Ängste oder Lustlosigkeit, in den letzten Wochen auf den großen Bauch, mit dem einige Positionen schwer möglich sind. Viele Frauen sind auch sehr irritiert, beim Orgasmus die hart werdende Gebärmutter zu spüren. Die Wissenschaft misst dem wenig Bedeutung zu, weil es relativ kurz ist und die Gebärmutter sich ohnehin im Lauf der Schwangerschaft zunehmend spontan kontrahiert, vermutlich als „Übung" für die Geburt.

Besonders gegen Ende der Schwangerschaft kann es vorkommen, dass die Lust nachlässt. Bei der Frau wird der dicke Bauch allmählich anstrengend, der Mann hat möglicherweise Angst, das Ungeborene zu gefährden. Reden Sie mit Ihrem Partner über Ihre Gefühle, dann finden Sie gemeinsam eine Lösung.

»Ich möchte später wieder arbeiten«

Christiane macht sich schon jetzt Gedanken über ihre weitere berufliche Laufbahn.

„Es ist gar nicht so einfach, sich im Vorfeld der Geburt Gedanken darüber zu machen, wie der Alltag weitergeht, wenn das Kind erst mal auf der Welt ist. Auf der einen Seite kann ich mir nicht vorstellen, mit dem Arbeiten aufzuhören, auf der anderen Seite fällt mir die Vorstellung, mein Kind früh in fremde Hände zu geben, auch nicht gerade leicht. Aber mittlerweile gibt es ja die Elternzeit, die mir und meinem Partner viele Möglichkeiten offen lässt. Eigentlich habe ich Glück, denn mein Aufgabenbereich erlaubt es mir, an eine flexible Arbeitszeitregelung an zu denken. Schon in der ersten Phase der Schwangerschaft, als ich manchmal sehr müde war, hat meine Vorgesetzte darauf sehr verständnisvoll und flexibel reagiert. Ich konnte meine Arbeitszeit reduzieren und mich ausruhen. Jetzt geht es mir sehr gut, und ich bin wieder voll leistungsfähig. Ich habe bereits ein Gespräch mit meiner Vorgesetzten geführt und mit ihr die verschiedenen Möglichkeiten der Teilzeit in Gedanken durchgespielt. Momentan stelle ich mir vor, dass ich auf jeden Fall das ganze erste Jahr pausiere. Dann möchte ich wieder anfangen zu arbeiten, zunächst aber nur Teilzeit. Das wird bedeuten, dass ich für mein Kind eine Tagesmutter oder einen Krippenplatz suchen muss. In vielen Gesprächen mit anderen Müttern habe ich erfahren, dass es in meiner Umgebung ein gutes Angebot in dieser Richtung gibt. Es ist gut, dass ich das Gespräch mit meiner Chefin so früh geführt habe. Jetzt haben wir beide ein Stückchen Planungssicherheit, und ich kann mich auf ein ganzes Jahr mit meinem Kind freuen – in der Gewissheit, dass mir meine Arbeitsstelle sicher ist."

Berufstätig mit zwei Kindern?

Auch Britta macht sich über ihre berufliche Laufbahn Gedanken. Sie erwartet Ihr zweites Kind.

„Ich kann mir nicht vorstellen, nach der Geburt des zweiten Kindes auf die Arbeit zu verzichten. Ich habe zwar keine Angst, mich zu Hause zu langweilen – Arbeit machen zwei Kinder sicher genug. Aber mir macht meine Arbeit Spaß. Bisher, mit einem Kind, ließ sich alles ganz gut organisieren. Da unsere Mütter in erreichbarer Nähe wohnen, war es bisher kein Problem für mich zu arbeiten. Aber wie wird das mit zwei Kindern? Zunächst möchte mein Mann ein Jahr zu Hause bleiben. Die neue Regelung mit der Elternzeit ist für uns – wir sind beide Lehrer – sehr geschickt. Ich mache mir allerdings viele Gedanken, wie das mit dem Stillen klappen wird, wenn ich acht Wochen nach der Geburt wieder in die Schule muss. Da werde ich wohl um die Milchpumpe nicht herumkommen. Glücklicherweise kommen dann die Sommerferien. Und wie es dann weitergeht? Als Lehrerin sind die Bedingungen für mich eigentlich ideal. Ich muss mich jetzt noch gar nicht entscheiden, wie viele Stunden ich später unterrichten möchte. Das lasse ich alles in Ruhe auf mich zukommen."

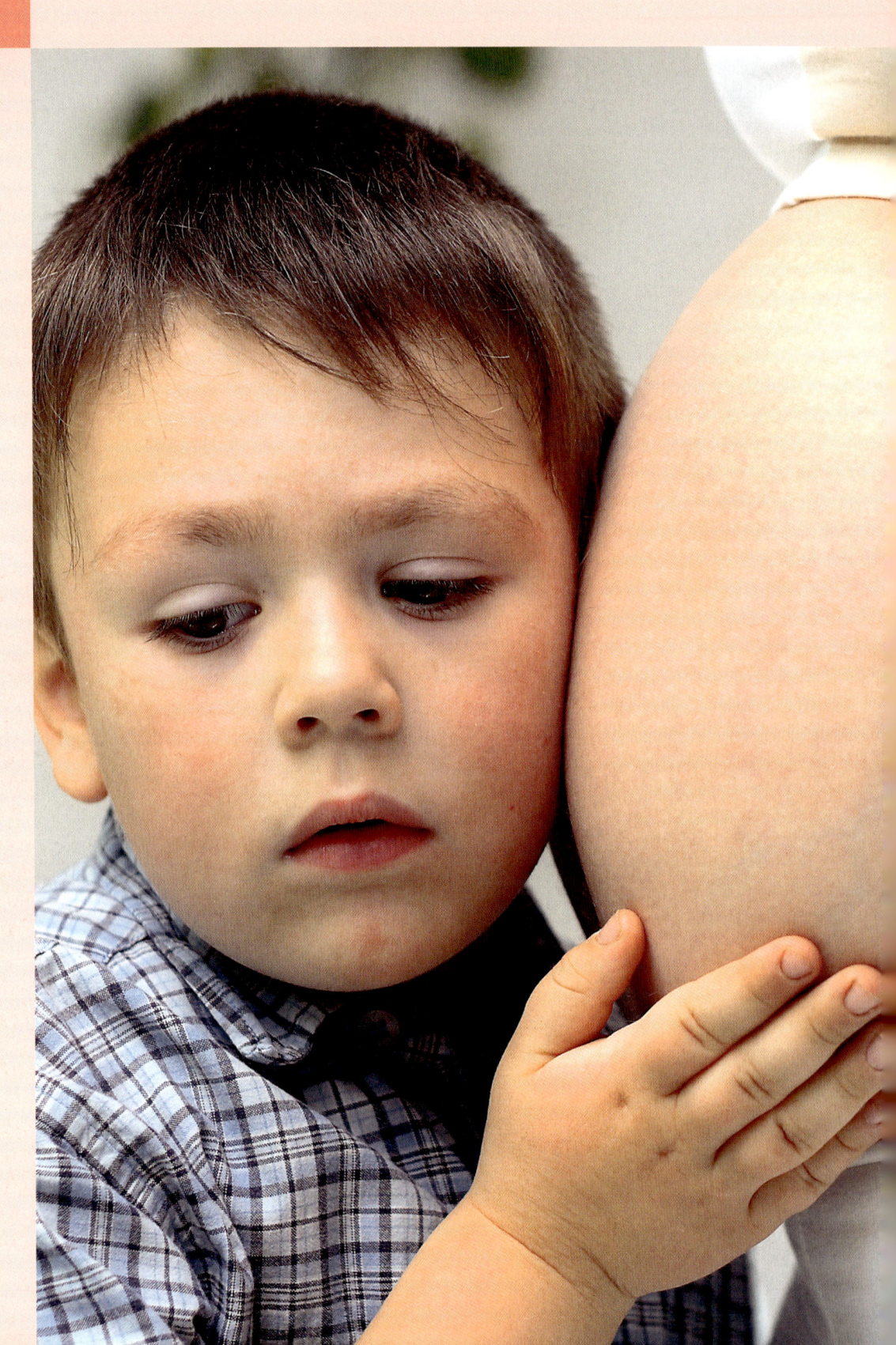

Die letzten Monate

25. bis 40. Woche

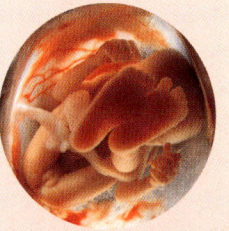

R und zwei Drittel der Schwangerschaft
haben Sie nun bald geschafft. Ihr Baby
muss sich zunehmend mit den engeren Platz-
verhältnissen arrangieren, Ihre Organe werden zur Seite gedrängt. Für Sie selber werden
die körperlichen Belastungen größer, aber
auch Ihre emotionale Anspannung nimmt zu.
Sie machen sich Gedanken darüber, wo Sie
entbinden möchten, wie Sie mit den Schmerzen fertig werden, welche Veränderungen
Sie in Ihrer Wohnung vornehmen und welchen Namen Sie Ihrem Kind geben wollen.
Mit Ihren Kräften sollten Sie mehr als bisher
haushalten.

7. MONAT

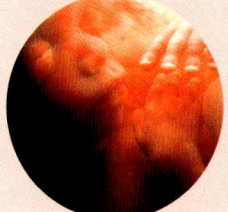

8. MONAT

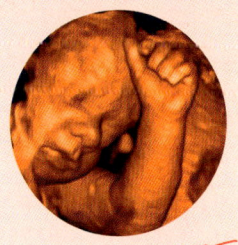

9. MONAT

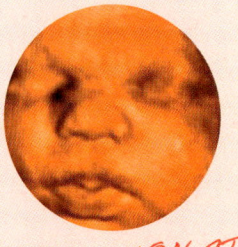

10. MONAT

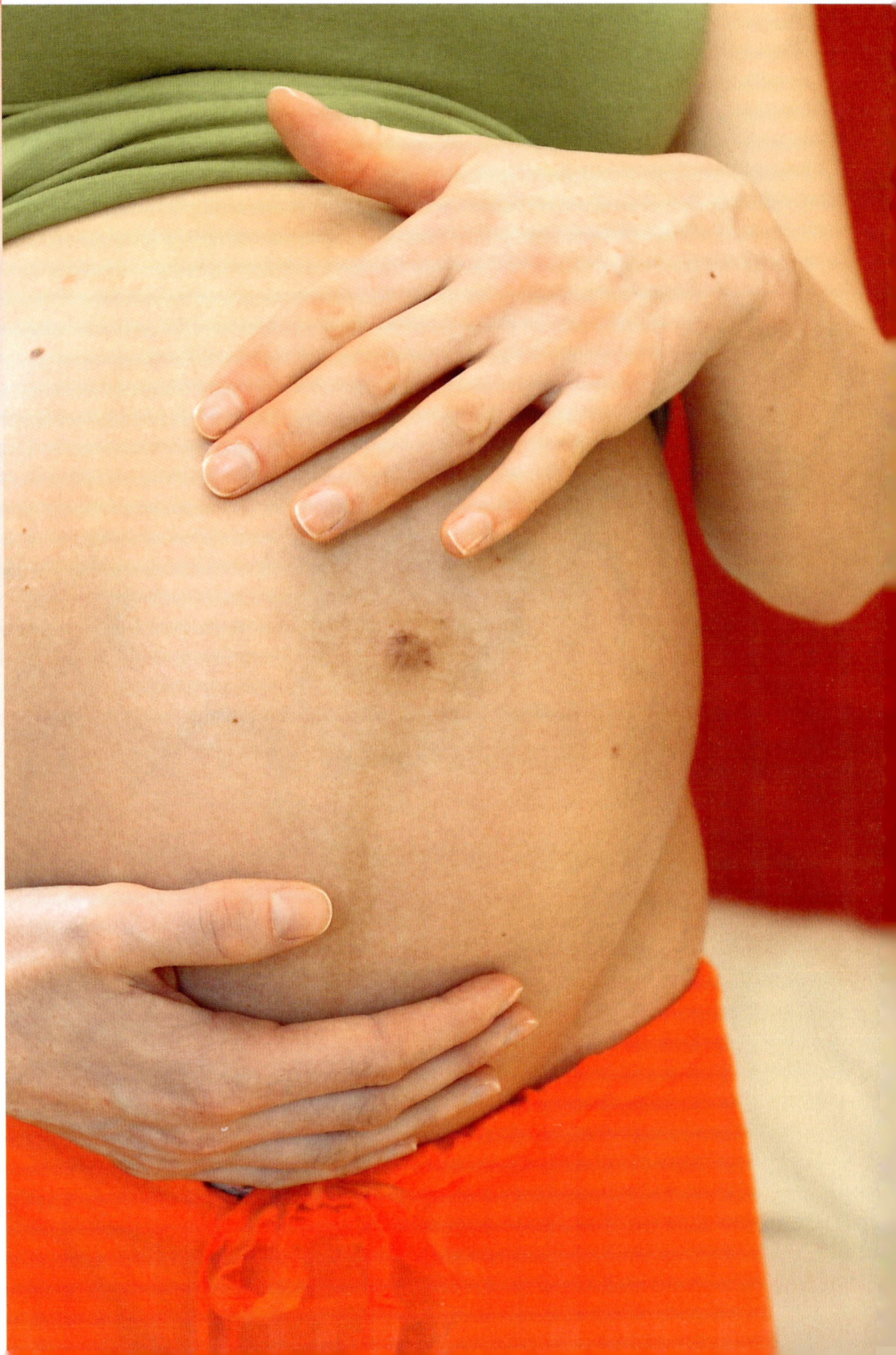

25.–28. Woche
Langsam wird es eng

In den nächsten Wochen reifen die Organe Ihres Kindes. Genießen Sie jeden Tag, den Ihr Kind in Ihrem Bauch verbringt. Freuen Sie sich an Ihrem wachsenden Bauch, auch wenn nun Rückenschmerzen oder Schwangerschaftsstreifen auftreten. Wenn Ihr Baby jetzt geboren würde, könnte es überleben.

Ihre Organe machen Platz

Nun beginnt die Zeit, in der Sie etwa 0,5 kg Gewicht pro Woche zulegen. Ihre Brüste und Bauch nehmen deutlich in ihren Rundungen zu. Dadurch erhöht sich auch die Spannung der Bauchwand. Der grübchenförmige Bauchnabel wird flacher oder nach außen gestülpt.

Ihr Baby wächst nun kräftig und verdrängt Ihre Organe:

▮ Nach oben drückt die wachsende Gebärmutter das Zwerchfell in den Brustraum. Am Ende dieser 4 Wochen ist die Gebärmutter bereits 3 cm über dem Nabel zu fühlen. Obwohl die Rippen nach oben und außen etwas ausweichen, wird die Lungenausdehnung mehr und mehr beeinträchtigt. Beim Bergauflaufen, Treppensteigen oder anderen körperlichen Belastungen spüren Sie eine Kurzatmigkeit. Schränken Sie körperliche Belastungen daher ein. Ihr Kreislauf und Ihre Atmung laufen ohnehin auf vollen Touren.

▮ Auch Ihr Magen wird zunehmend aus seiner Lage verdrängt. Auch wenn Sie nur kleine Portionen zu sich nehmen, stellt sich leicht ein unangenehmes Druckgefühl ein, und Sie leiden zunehmend unter Sodbrennen.

▮ Im kleinen Becken wird die Harnblase in ihrer normalen Ausdehnung behindert und ihre Speicherfähigkeit nimmt ab. Durch die Urinproduktion Ihrer Nieren auf Hochtouren für zwei nimmt aber die Füllmenge ständig zu. Sie müssen immer häufiger auf die Toilette gehen.

Im Blickpunkt: Warum die Bäuche so verschieden sind

Der Höhenstand der Gebärmutter und Größe und Gewicht des Kindes sind am Ende der 28. Woche bei allen Schwangeren ähnlich, und dennoch sehen die Bäuche oft sehr verschieden aus. Manchen Frauen ist in lockerer Kleidung die Schwangerschaft nicht anzusehen, bei anderen könnte man denken, dass die Geburt nicht mehr allzu ferne ist. Ob der Bauch sehr groß wirkt, spitz hervorsteht oder sich gleichmäßig rundherum verteilt, hängt nicht nur vom Kind

Woche
1
2
3
4
5
6
7
8
9
10
11
12
13
14
15
16
17
18
19
20
21
22
23
24
25
26
27
28
29
30
31
32
33
34
35
36
37
38
39
40

7. MONAT

und der Gebärmutter ab, sondern auch von der Muskulatur und Festigkeit des Bindegewebes, von der Größe der Frau, von der Fruchtwassermenge und u.a. von der Körperhaltung. Bei trainierten Frauen gibt die kräftige Muskulatur nicht so leicht nach. Bei einer zweiten oder weiteren Schwangerschaften wölbt sich der Bauch schneller hervor, da die Bauchmuskulatur bereits in der vorigen Schwangerschaft überdehnt wurde. Ab und zu kommt es zu kleinen Beulen, die über den Bauch zu wandern scheinen: Ihr Baby macht sich mit boxenden Bewegungen bemerkbar. Ihr Partner wird Freude daran haben.

Gefallen Sie sich selbst?

Wenn Sie sich richtig wohl in Ihrer Haut fühlen, wird das auch bestimmen, wie gerne Sie jetzt in den Spiegel sehen. Vielleicht war Ihr Busen noch nie so schön geformt? Ihr Partner mag jedes neue Pfund an Ihnen, sodass Sie selbst voller Stolz Ihren Bauch sogar bewusst herausstrecken. Manche Frauen genießen dieses neue Körpergefühl so sehr, dass die Erinnerung daran nach der Schwangerschaft die Lust auf eine neue verstärkt. Wie schade deshalb, wenn sich manche Frauen selbst nicht so positiv mit ihrem Äußeren anfreunden können oder sich sogar mit Bemerkungen zu ihrer Figur auseinandersetzen müssen. Man meint oft, von der mütterlichen Gewichtszunahme oder Silhouette auch auf das kindliche Wachstum schließen zu können. Hören Sie nicht hin, wenn es Ihnen so ergeht. Ob das Kind richtig wächst, können nur Ihr Arzt oder Ihre Hebamme beurteilen.

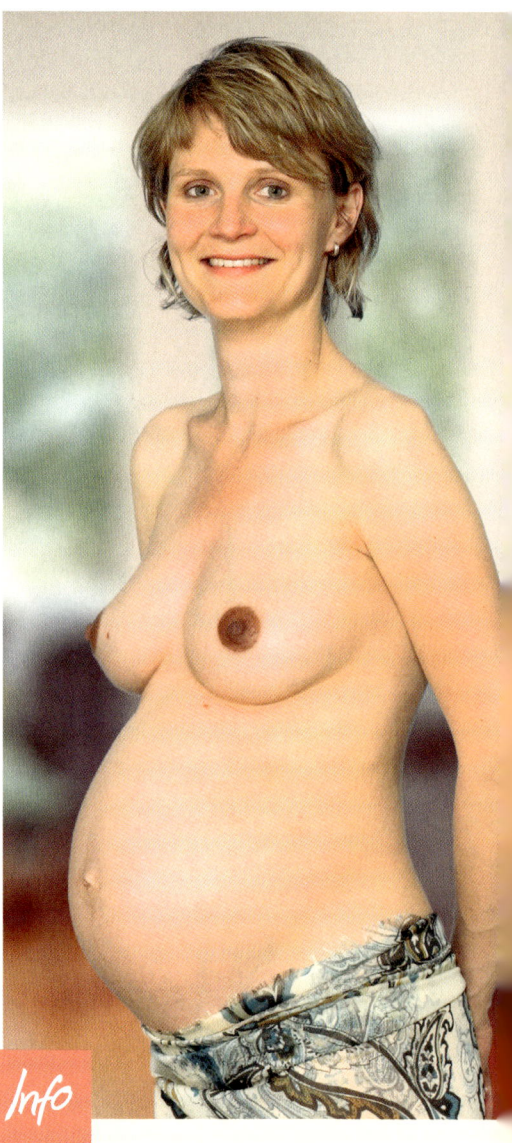

Info

Im siebten Monat

Ihr Baby verschafft sich nun Platz, die Gebärmutter hat ungefähr die Größe einen Fußballs und Ihre Organe müssen ausweichen. Beim Treppensteigen bleibt Ihnen die Luft weg. Zu große körperliche Anstrengungen sollten Sie jetzt meiden.

Ihr Baby wird aktiv

Die Hirnstrukturen und das Nervensystem Ihres Kindes reifen. Immer deutlicher können Sie beobachten und spüren, wie Ihr Kind gewisse biologische Rhythmen entwickelt. Bereits um die 25. Woche herum lassen sich mit Ultraschall und Herzschlagaufzeichnung Schlafphasen (Tiefschlaf oder REM-Schlaf) erkennen. Im Tiefschlaf sind kaum Körperbewegungen zu sehen. Die Herzfrequenz ist auffallend unverändert von Schlag zu Schlag. Das sind die Phasen, in denen Sie keine Kindsbewegungen spüren können, Phasen übrigens, die mit fortschreitender Schwangerschaft immer länger werden und am Schluss bis zu einer Stunde dauern können. Im REM-Schlaf hingegen zeigt die Herzfrequenz die typischen Fluktuationen, und mit dem Ultraschall sind die schnellen Augenbewegungen zu sehen, die ja zum Namen führten (REM-Schlaf, engl. rapid eye movement sleep).

Eine Bewegung des Kindes erhöht die Herzfrequenz, eine Phase der Ruhe lässt sie gleich wieder sinken. Dies ist ein gutes Zeichen für eine normale Entwicklung und Wohlbefinden des Kindes, und die Frequenz kann nun bei den Schwangerschaftskontrollen mit dem CTG (siehe Seite 141) aufgezeichnet werden.

Manchmal können Sie im Ultraschall Bewegungen des Brustkorbs erkennen. In der Tat „atmet" Ihr Kind bereits rhythmisch. Natürlich nimmt es dabei noch keinen Sauerstoff auf, den erhält es weiterhin über die Plazenta. Ihr Kind trainiert aber bereits im Mutter-

Profil eines Ungeborenen im Ultraschall. Wie das Baby atmet auch das Ungeborene durch die Nase. Vor der Geburt wird aber nicht Luft sondern Flüssigkeit (rot im Bild) mit der Atmung hin und her bewegt.

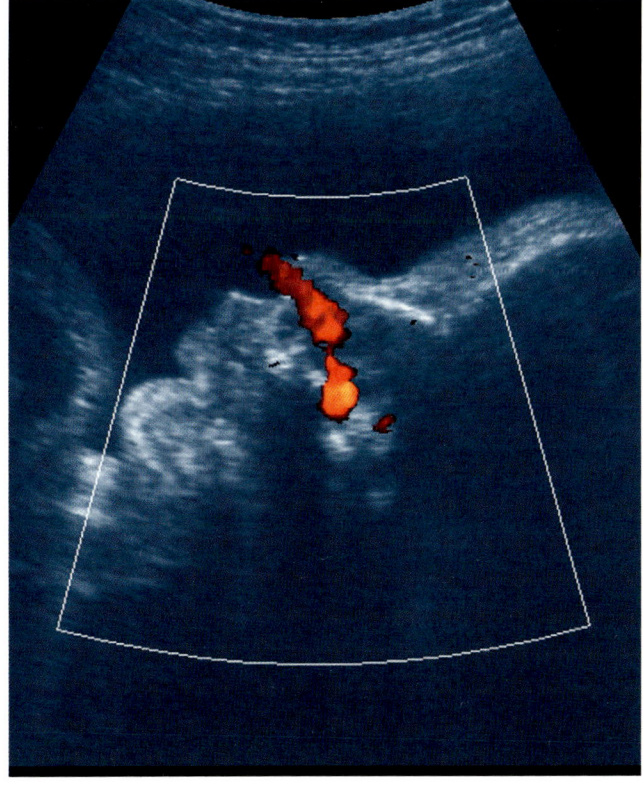

7. MONAT

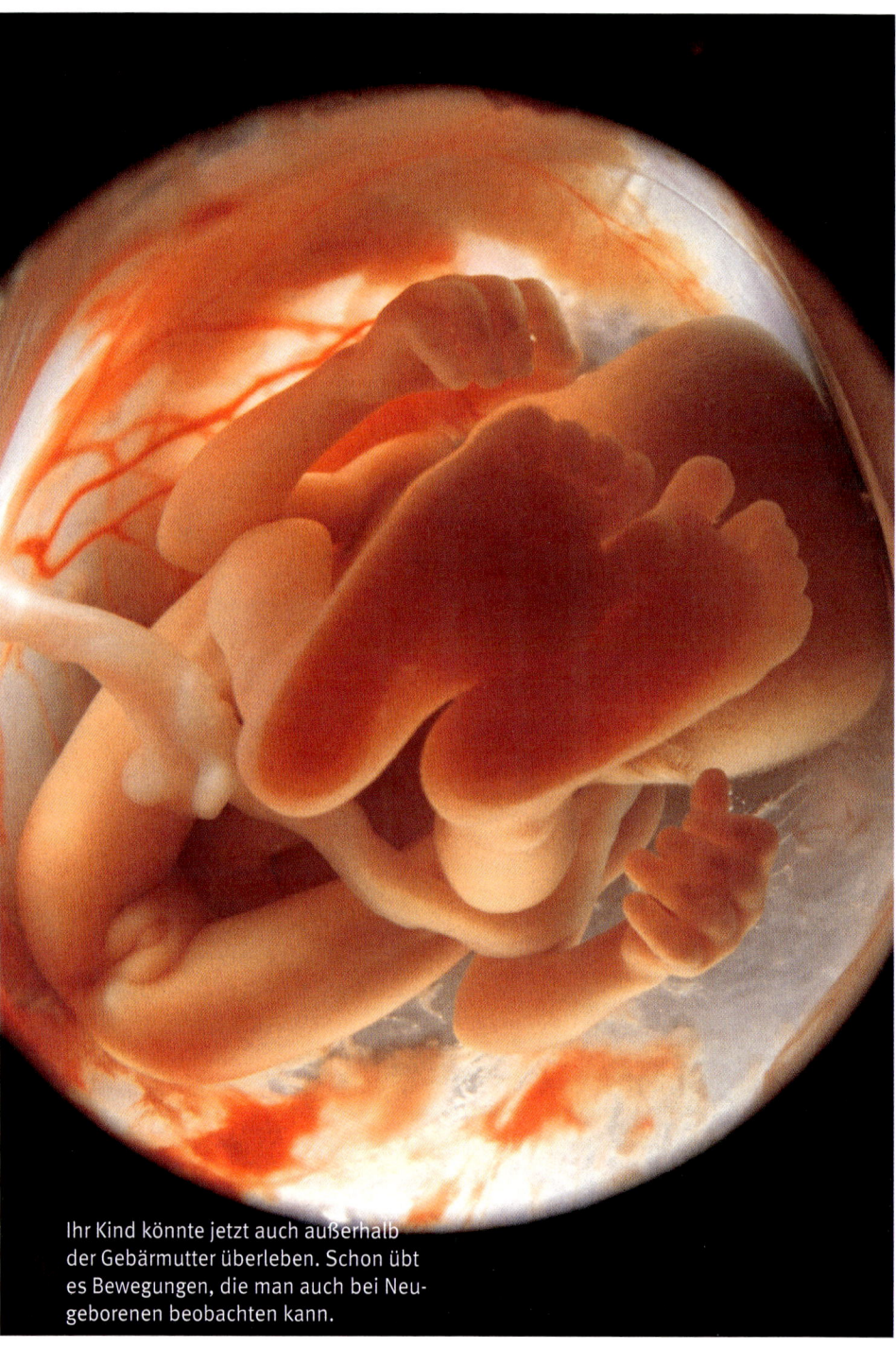

Ihr Kind könnte jetzt auch außerhalb
der Gebärmutter überleben. Schon übt
es Bewegungen, die man auch bei Neugeborenen beobachten kann.

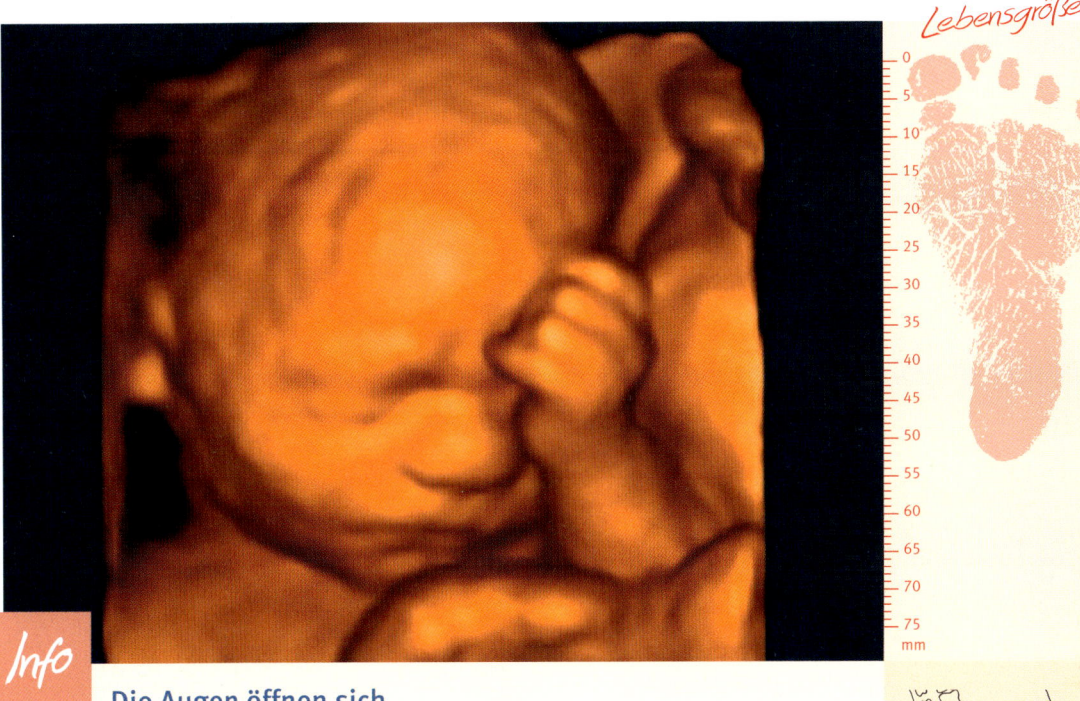

Lebensgröße

Info

Die Augen öffnen sich

Am Ende der 28. Woche misst das Kleine 26 cm vom Kopf bis zum Steiß und wiegt etwa 900–1000 g (Kopfdurchmesser 70–75 mm). Ihr Kind öffnet jetzt die Augen und reagiert auf Lichtreize. Würde Ihr Baby jetzt geboren, hätte es gute Chancen, sich gesund weiterzuentwickeln.

leib seine Atemmuskulatur. Die kleinen Lungenbläschen (Alveolen) nehmen an Zahl zu und verbessern die Chancen bei einer Frühgeburt, dass das Kind spontan atmen oder mit Beatmung überleben kann.

Alle Sinnesempfindungen sind entwickelt, das Kind hat ein Geschmacksempfinden und kann hören. Es reagiert z. B. deutlich auf zu laute Musik mit heftigen Bewegungen. Die Augenlider öffnen sich in diesen Wochen, und es gibt Reaktion auf Lichtreize auf dem mütterlichen Bauch, zum Beispiel einen Anstieg der Herzfrequenz. Die Haut ist jetzt ganz von einer weißen, wachsartigen Schicht bedeckt (Käseschmiere, Vernix caseosa) und so gegen das Auslaugen durch das Fruchtwasser geschützt. Wäre diese Schicht nicht da, würde die Haut so schrumplig wie die Haut von Händen beim Wäschewaschen durch Wasser und Waschmittel. Wenn bei der Terminüberschreitung oder Übertragung (siehe S. 192) die Käseschmiere sich auflöst, entstehen die so anschaulich beschriebenen „Waschfrauenhände" als typisches Zeichen einer Übertragung.

7. MONAT

Der regelmäßige Gang zum Arzt

Sie kennen nun schon die Routineuntersuchungen, die Ihr Arzt bei jeder Vorsorge-untersuchung durchführt. Ergänzend beginnen viele Ärzte und einige Hebammen in diesen Wochen bei jedem Ihrer Besuche in der Praxis ein CTG (Kardiotokogramm) abzuleiten und dieses auf Seite 9 Ihres Mutterpasses zu dokumentieren.

Nicht jedes Hartwerden der Ge-bärmutter, das Sie gut durch die Bauchdecke hindurch tasten können, bedeutet in diesen Tagen, dass sich die Geburt bereits anbahnt. Sie wissen es ja bereits von den zurückliegenden Wo-chen, dass die Gebärmutter „übt" und dass diese Kontraktionen der Gebär-muttermuskulatur mit jeder Woche et-was häufiger werden.

Wehen während der Schwangerschaft

Man unterscheidet während der Schwangerschaft folgende Arten von Wehen:

- Schwangerschaftswehen – auch Vor- oder Übungswehen, wilde oder falsche Wehen genannt – treten in den letzten Wochen der Schwanger-schaft in unregelmäßigen Abständen auf und sind selten schmerzhaft.
- Senkwehen treten ebenfalls unre-gelmäßig auf und sind manchmal von einem leichten Ziehen im Rücken begleitet. Sie schieben etwa 4 Wo-chen vor Geburt den Kopf des Kindes in das mütterliche knöcherne Becken und senken so den höchsten Punkt der Gebärmutter etwa um 4–5 cm ab.

Was passiert bei einer Wehe?

Die Muskulatur der Gebärmutter mit vielen Einzelbündeln gehört zu den Muskeln, die wir nicht mit unserem Willen beeinflussen können, so wie wir z. B. die Fäuste anspannen und lockern können. Es gibt auch keine Nerven, mit denen eine Kontraktion ausgelöst oder gestoppt werden könnte. Wenn sich die ganze Gebärmutter zusammen-zieht, kommunizieren die Fasern über muskuläre Verbindungen, die sich in der Regel kurz vor dem Geburtstermin unter dem Einfluss bestimmter Hor-mone ausbilden. Erst dann kommt es zu einem koordinierten Zusammenziehen aller Muskelbündel, der eigentlichen Wehe. Sie beginnt im oberen Teil der Gebärmutter, mit dem Ziel die Zervix zu eröffnen und das Kind durch den Ge-burtskanal auszutreiben. Während der Schwangerschaft wird die Gebärmutter manchmal fühlbar hart, z. B. bei gro-ßer Anstrengung oder beim Orgasmus. Diese Anspannungen nehmen im Laufe der Schwangerschaft zu. Auch einzelne Muskelzuckungen können registriert werden. Es handelt sich aber selten um rhythmisch auftretende Kontraktions-wellen, die von oben nach unten über die Gebärmutter ziehen.

Das CTG

Während des CTGs können Sie auf die Herztöne Ihres Kindes lauschen.

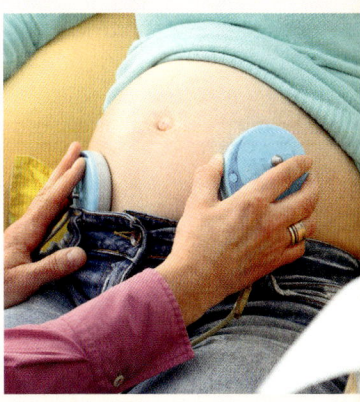

„CTG" ist die Abkürzung für Kardiotokograph oder -gramm und bezeichnet somit entweder den Apparat oder das Papier, das die kindliche Herzfrequenz und die mütterlichen Wehen aufzeichnet. Mit dieser für Sie und Ihr Kind harmlosen Untersuchung kann Ihr Arzt den Zustand Ihres Kindes gut beurteilen und gleichzeitig auch die Tätigkeiten Ihrer Gebärmutter, die Sie möglicherweise noch gar nicht wahrnehmen, registrieren. Ab der 26. SSW ist eine CTG-Untersuchung Ihres Kindes sinnvoll, da zu diesem Zeitpunkt Ihr Kind die Überlebensfähigkeit außerhalb des Mutterleibes erreicht hat. Die Mutterschaftsrichtlinien fordern dies allerdings nur bei Verdacht auf vorzeitige Wehen. Stellen Sie sich darauf ein, dass die Arztbesuche ab jetzt etwas länger dauern, denn ein CTG dauert etwa 30 Minuten. In der Regel werden die Herzbewegungen und die Wehentätigkeit in folgenden Abständen kontrolliert:

▮ ab der 26. SSW alle zwei Wochen
▮ in den letzten vier Wochen vor der Geburt wöchentlich
▮ bei Terminüberschreitungen im zweitägigen Abstand (bei besonderem Bedarf sogar noch häufiger)

Diese einfache und ungefährliche Untersuchungstechnik spielt bei den kommenden Kontrollen und in den Stunden der Geburt eine große Rolle. Nutzen Sie diese 30 Minuten in entspannter Liegeposition, der Herzaktion zu lauschen und mit Ihrem Baby Zwiesprache zu halten.

Wie funktioniert das CTG?

Beim CTG werden gleichzeitig die kindlichen Herzbewegungen pro Herzschlag mit Doppler-Ultraschall und das Hartwerden der Gebärmutter während der Wehe mit Drucksensoren auf der Bauchwand registriert. Der Zeitabstand zwischen zwei Herzschlägen wird ermittelt und daraus die momentane Herzfrequenz Schlag-zu-Schlag (beat-to-beat) errechnet.

Welche Beurteilung erlaubt das CTG?

Ein Charakteristikum der kindlichen Herzaktion ist, dass der zeitliche Abstand zwischen zwei Schlägen sehr variabel ist, d. h. die technisch so aufgezeichnete Frequenz wird mal schneller, mal langsamer. Eine gedachte Mittellinie zwischen diesen Fluktuationen bewegt sich bei einem gesunden Kind zwischen 115 und 160 Schlägen pro Minute. Bei Bewegungen des Kindes gibt es zudem einen kurzen Peak mit ganz hoher Frequenz. Wird durch eine Wehe das Köpfchen gepresst, fällt die Herzfrequenz kurz ab. Erkennt man Abweichungen von diesem normalen Verhalten, so kann dies ein Hinweis auf Sauerstoffmangel oder Stress des Kindes sein.
Bei den Wehen wird ihre Dauer und Häufigkeit aufgezeichnet. Wie stark der Druckanstieg im Inneren der Gebärmutter ist, lässt sich mit der Ableitung von außen nicht feststellen. Wehen sollten während der Schwangerschaft nur vereinzelt, nicht regelmäßig vorkommen.

Wenn Ihr Kind es eilig hat

Wehen sind vor Vollendung der 37. Woche, besonders vor der 34.–35. Woche, sehr gefürchtet, weil Sie zur Frühgeburt führen können. Sie können auch „nur" einen Blasensprung bewirken, sodass Fruchtwasser abfließt und das Kind mehrere Wochen trocken liegen muss.

Vorzeitige regelmäßige Wehen sind immer ein Alarmzeichen! Sie müssen nicht von Schmerzen oder Blutungen begleitet sein. Als Ursachen kommen in Frage:

▌ Infektionen
▌ Überdehnung der Gebärmutter
▌ Signale vom Kind als Folge einer Mangelsituation
▌ Stress und Überforderung

Hier noch einmal ein Hinweis: Stress und Überforderung während der Schwangerschaft können zu einer Frühgeburt führen. Aber auch wenn sich eine Frühgeburt vermeiden lässt, leidet Ihr Kind im Mutterleib bei übermäßigen Ängsten mit. Die Stresshormone gehen in diesem Stadium der Schwangerschaft innerhalb von Sekunden durch die Plazenta und bahnen eine eigene Stresshormonausschüttung beim Kind. Heute geht man davon aus, dass Dauerstress und übermäßige mütterliche Sorgen während der Schwangerschaft Ihr Kind dauerhaft beeinflussen (fetale Programmierung). Suchen Sie also immer wieder Gelegenheiten, sich zu entspannen. Lassen Sie sich verwöhnen oder suchen Sie sich Unterstützung.

Was kann man bei frühzeitigen Wehen tun?

Es ist sehr schwer zu beurteilen, ob einmal aufgetretene Wehen wirklich zu einer Geburt führen. Dies ist wahrscheinlich nur in 50 % der Fall. Trotzdem muss man im Interesse des Kindes eine genaue

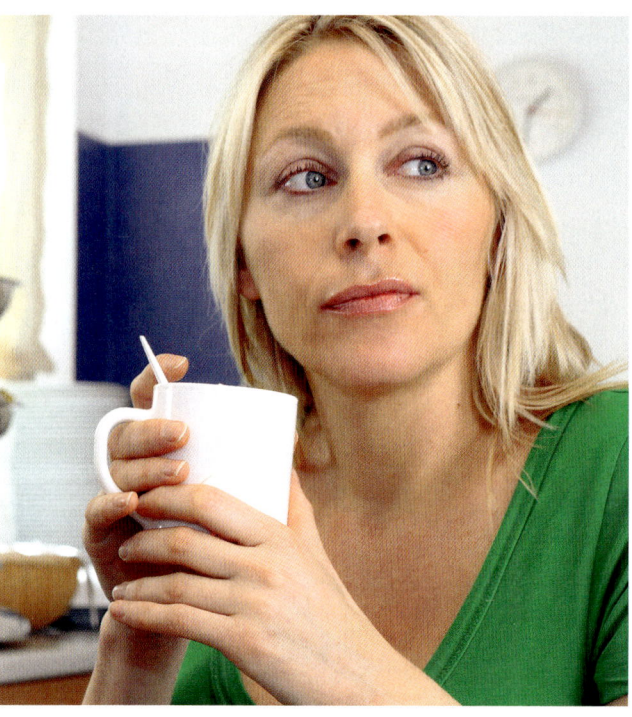

Gönnen Sie sich jetzt öfter Pausen, denn zu viel Stress kann eine Frühgeburt auslösen.

Gut zu wissen

Selbstvorsorge durch pH-Wert-Messung

Eine der häufigsten vermeidbaren Frühgeburtsursachen ist die oft unbemerkte Zunahme von infektionsauslösenden Erregern in der Scheide. Normalerweise gibt es in der Scheide in hoher Konzentration milchsäurebildende Bakterien, die ein saures Scheidenmilieu herstellen und dadurch die Vermehrung von krankheitserregenden Bakterien behindern. Werden die milchsäurebildenden Bakterien verringert und damit deren Schutzfunktion gestört, kommt es zu einem Anstieg des pH-Wertes (hoher pH-Wert = niedriger Säuregehalt) in der Scheide. Das Risiko einer massiven Vermehrung der krankheitserregenden Bakterien steigt. Wenn diese Bakterien bis in die Gebärmutter gelangen, kann es zu vorzeitigen Wehen, einem vorzei-

tigen Blasensprung und schließlich zur Frühgeburt kommen – eventuell auch zur Infektion des Kindes. Wird durch frühzeitiges Erkennen der verringerte Säuregehalt der Scheidenflüssigkeit rechtzeitig erkannt und seine Ursache behandelt, sinkt das Risiko einer Frühgeburt.

Hier hat sich die Messung des Säuregrades (pH-Messung) in der Scheide durch die Schwangere selbst sehr bewährt. Diese Messung ist einfach und ungefährlich. Mit speziellen Teststäbchen oder Indikatorhandschuhen, die Sie in der Apotheke erhalten, können Sie zwei- bis dreimal wöchentlich selbst den pH-Wert in der Scheide messen. Manche Krankenkassen erstatten das Vorsorgeset bereits. Stellen Sie einen erhöhten pH-Wert fest, so kann Ihr Arzt eine entsprechende Behandlung frühzeitig einleiten.

Untersuchung und eine Behandlung einleiten. Durch eine vaginale Untersuchung, durch direkte Betrachtung oder mit Ultraschall wird man kontrollieren, ob der Gebärmutterhals (Zervix mit äußerem und innerem Muttermund) noch fest verschlossen und nicht verkürzt ist. Und man wird dann, wie es ohnehin bei jeder Schwangerschaftskontrolle getan wird, besonders Urin und die Scheidenflora auf pathologische Keime untersuchen, die wehenauslösend sein können. Manche Ärzte kontrollieren auch den pH-Wert der Scheide, der bei ausreichend vorhandenen Milchsäurebakterien, der normalen Scheidenflora, stark im sauren Bereich liegen muss.

Wenn vorzeitige Wehen auftreten, stehen körperliche Schonung oder Bettruhe sowie wehenhemmende Medikamente (Tokolytika) im Vordergrund der Therapie, auch wenn diese Medikamente mitunter für die Mutter unangenehme Nebenwirkungen (Herzrasen, Zittern, Atemnot) haben. Auch die Behandlung einer Infektion gehört heute zur Therapie.

Wie früh ist zu früh?

Als Frühgeburt wird die Geburt eines Kindes vor der beendeten 37. Woche bezeichnet. Bis zu 10 Prozent aller Kinder kommen so zur Welt, ungefähr 10 bis 20 Prozent davon vor der 30. Woche.

25.–28. Woche

7. MONAT

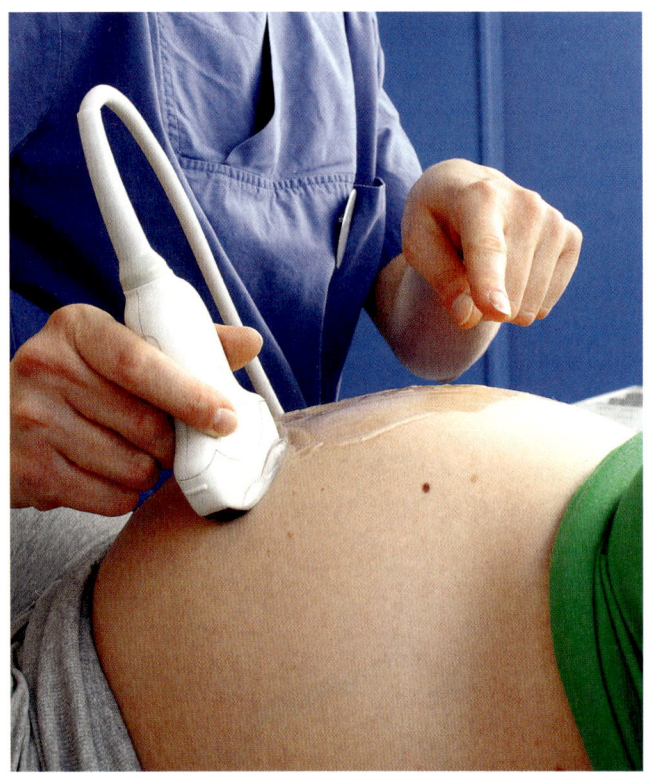

Wenn Sie vorzeitig Wehen haben, wird Ihr Arzt Sie gründlich untersuchen.

keit der Eltern reichen, die anfänglichen Entwicklungsverzögerungen auszugleichen. Einen ganz entscheidenden Einfluss hat die Reife des Kindes. Die Prognose ist daher individuell unterschiedlich. Die große Mehrheit der Frühgeborenen hat heute bei Geburt ab beendeter 30. Woche (etwa 1500 g Gewicht) dank der großen Fortschritte der Geburtshilfe und der Neugeborenen-Intensivmedizin gute Chancen für eine normale körperliche und geistige Entwicklung. Die besten Chancen haben Kinder, die in einem Perinatalzentrum geboren werden. Droht eine Frühgeburt, wird die Schwangere idealerweise in ein solches Zentrum verlegt. Damit erspart man dem Kind einen strapaziösen Auto- oder Helikoptertransport – „der beste Transportinkubator ist die eigene Mutter" – und der Mutter die Trennung von ihrem Kind. Vor der 34. Woche hilft eine zweimalige Verabreichung eines kortisonhaltigen Medikaments an die Mutter im Abstand von 24 Stunden, die Lungenreifung des Kindes deutlich zu verbessern. Oft werden wehenhemmende Mittel auch eingesetzt, um die Geburt um diesen Zeitraum hinauszuschieben.

Etwa die Hälfte der Kinder sind Frühgeborene, weil die Ärzte die Schwangerschaft wegen mütterlicher oder kindlicher Probleme – z. B. bei einem Wachstumsstillstand – aktiv beenden müssen. Bei der anderen Hälfte sind vorzeitige Wehen und/oder vorzeitiger Blasensprung Auslöser für die Frühgeburt.

Die für die Eltern entscheidende Frage, wie die Chancen für die spätere Entwicklung sind, ist nicht einfach zu beantworten. Es hängt von sehr vielen Faktoren ab, die von der medizinischen Situation in der Schwangerschaft, der Erstversorgung bei und nach der Geburt bis zum Familienklima und der Fähig-

Größere und kleinere Beschwerden

Ihr Bauch wird größer und damit nehmen leider auch manche Beschwerden zu. Sicherlich werden Sie jetzt mit guten Ratschlägen überhäuft. Doch nicht alles, was Ihrer besten Freundin geholfen hat, tut auch Ihnen gut. Beobachten Sie sich selber und finden Sie heraus, was Ihnen gut tut.

Auch Schmerzen, die gut erklärbar sind, können zur großen Belastung werden. Mehr oder minder starke Rückenschmerzen oder Seitenstiche haben viele Frauen während der Schwangerschaft.

Rückenschmerzen lindern

Verantwortlich für diese Beschwerden ist unter anderem die hormonbedingte Lockerung der Verbindungen des knöchernen Beckenringes, die für die Geburt sinnvoll ist. Diese Schmerzen sind oft im unteren Bereich der Wirbelsäule, im Kreuzbein, lokalisiert. Auch vorne im Schambeinbereich können die Schmerzen so stark werden, dass das Gehen schwer fällt und Bettruhe notwendig wird. Die Dehnung der Rückenmuskeln durch den Zug des Bauches nach vorne und ein Hohlkreuz sind weitere Ursachen von Rückenschmerzen. Einschießende und in die hinteren Oberschenkel ausstrahlende reißende Schmerzen entstehen,

wenn der Babykopf auf den Ischiasnerv drückt. Auch Seitenstiche, vom Rippenbogen bis in den Unterbauch ziehende Schmerzen, entstehen vermutlich durch den Zug an den Bändern, die die Gebärmutter im Bauchraum fixieren.

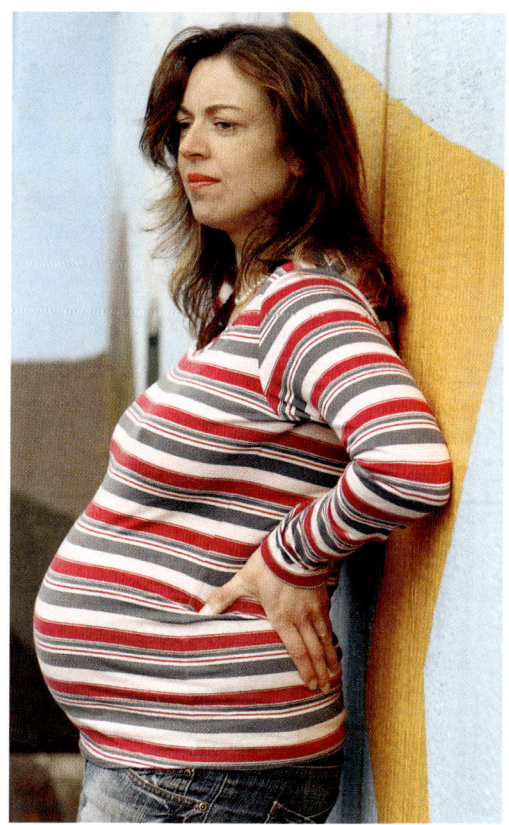

In den kommenden Wochen leiden Sie möglicherweise unter Rückenschmerzen. Wohltuend können jetzt Yoga, Dehnübungen und lokale Wärmebehandlungen mit Kompressen oder Wärmflaschen sein.

25.–28. Woche

So können Sie in den kommenden Wochen die Schmerzen mildern oder vermeiden:

▌ Vermeiden Sie das Tragen schwerer Gegenstände. Haben Sie noch ein Kleinkind, so setzen Sie es möglichst seitlich mit gespreizten Beinen auf eine Hüfte.

▌ Vermeiden Sie langes Stehen oder Stehen und Gehen auf sehr hohen Absätzen.

▌ Sitzen Sie richtig auf einem Stuhl mit Arm- und Rücklehnen, überkreuzen Sie die Beine nicht und nehmen Sie einen kleinen Hocker zur Unterstützung der Füße.

▌ Machen Sie Übungen gegen das Hohlkreuz

▌ Versuchen Sie lokale Anwendung von Wärme (Wärmflasche) und Kälte (eingepackte Eiswürfel) im Wechsel.

▌ Suchen Sie Entspannung im Wasser, durch Yogaübungen (siehe S. 148) oder andere Hilfen durch Beratung durch eine erfahrene Hebamme.

Dehnungsstreifen

Dehnungs- oder Schwangerschaftsstreifen entstehen, wenn sich in der elastischen Faserschicht direkt unter der obersten intakt bleibenden Hautschicht Spalten bilden. Sie verlaufen senkrecht an den Oberschenkeln, am Po, Bauch und an den Brüsten. Die darunterliegenden Blutkapillaren schimmern bläulich-rötlich hindurch. Neben der reinen mechanischen Dehnung sind auch Hormone der Nebennierenrinde (Kortikoide) und eine Neigung zur Bindegewebsschwäche mitverantwortlich. Nach Geburt bleiben weißlich schimmernde Streifen zurück. Etwa 50% aller Schwangeren sind von diesen oft unschönen Hautveränderungen betroffen.

Gegen diese Dehnungsstreifen kann man kaum etwas tun. Sind sie erst einmal da, bringt kein Cremen und Massieren sie weg. Sie können aber der Entstehung bis zu einem gewissen Grad vorbeugen. Tägliches Einfetten der Bauchhaut, kreisförmiges Einreiben und ganz vorsichtiges Hochziehen der Bauchhaut zwischen Daumen und Zeigefinger (Zupfen) kann vielleicht die Elastizität der Haut verbessern. Aber sparen Sie Ihr Geld für angeblich wirksame Spezialcremes, ein mildes Babyöl erfüllt seinen Zweck.

So schlafen Sie gut

Erinnern sie sich noch? Vor ein paar Monaten gehörte die Müdigkeit zu den ersten Hinweisen auf eine Schwangerschaft. Diese früh eintretende Müdigkeit schreibt man den Hormonen, insbesondere dem Progesteron zu, das ruhigstellt. Jetzt, schon im siebten Monat, wird die Liste der Dinge immer länger, die Ihnen nachts den Schlaf rauben können und zur Müdigkeit beitragen:

▌ Vor allen Dingen der Bauch, der häufige Positionswechsel erfordert, stört Ihre Nachtruhe. Helfen wird Ihnen herauszufinden, wie Sie Bauch und Beine durch Kissen entlasten können, sodass Sie beschwerdefrei liegen. Auf Ihre gewohnte Lieblingsposition in Bauchlage müssen Sie verzichten, aber vor der Rückenlage wird unnötig oft gewarnt (siehe S. 153). Gut liegt

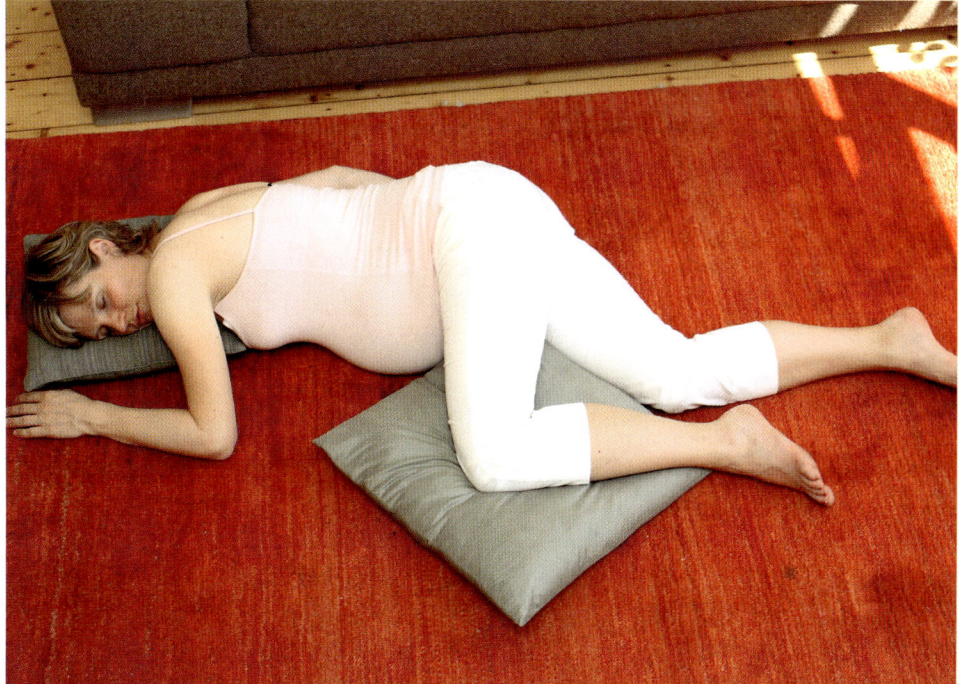

es sich auf einer Seite, das Bein der anderen Seite mit einem Kissen erhöht.

▌ In der Nacht können Sie etwaige Ängste um das Kind, vor der Geburt oder Aufgaben in der Zukunft nicht gut verdrängen. Das Hineinsteigern in diese Gedanken kann das Wiedereinschlafen ganz zunichte machen. Sprechen Sie mit Ihrem Partner über Ihre nachts wiederkehrenden Sorgen oder Albträume. Auch Ihr Arzt, eine Hebamme oder eine psychotherapeutisch geschulte Person können helfen, unnötige Ängste abzubauen.

▌ Sie werden geweckt von den Kindsbewegungen, vielleicht von Wadenkrämpfen, unruhigen Beinen (restless legs) und häufigem Toilettengang. Tragen Sie am Tag Kompressions-

So wird das Liegen und Schlafen mit dem großen Bauch einfacher.

strümpfe (Klasse 2). So sammelt sich weniger Gewebewasser in den Beinen an, das nachts nicht im ruhigen Liegen in die Venen und in die Nieren zurückkehrt und die Blase füllt. Verzichten Sie auf spätes Abendessen mit reichlich Getränken.

▌ Etwas Baldrian und Hopfen können das Ein- und Durchschlafen erleichtern. Fragen Sie Ihren Arzt oder Ihre Hebamme nach einem geeigneten Präparat. Gut geeignet ist z. B. das pflanzliche Präparat Hova® (Filmtabletten mit 200 mg Trockenextrakt aus der Baldrianwurzel und 46 mg Hopfenzapfen, bis zu drei täglich).

7. MONAT

Yoga in der Schwangerschaft

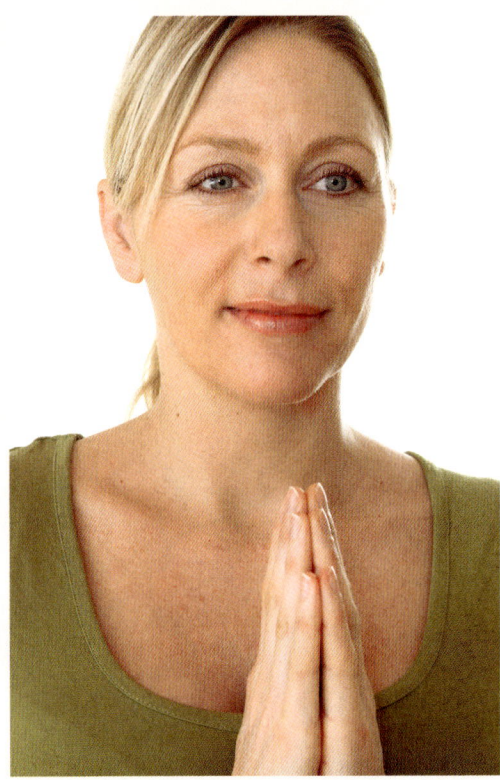

Viele Frauen haben in der Schwangerschaft gute Erfahrungen mit Yogaübungen
gemacht, die helfen, mit den körperlichen
Veränderungen besser zurechtzukommen, Verspannungen abzubauen und das
körperliche Wohlbefinden zu stärken. Yoga
hilft Ihnen, sich dem Wunder in Ihrem
Bauch bewusst zu werden und der neuen
Rolle als Mutter ausgeglichen und freudig
entgegenzublicken. Das Erlernen und
Beherrschen der verschiedenen Körperhaltungen und Atemübungen unterstützt Sie
darin, auch schwierige Phasen unter der
Geburt besser zu bewältigen.

Die drei Elemente des Yoga sind:
- Pranayama (Reinigung durch bewusste
  Atmung; hilft, Angst und Schmerzen zu
  vermeiden)
- Asana (Körperhaltungen, die Geist und
  Körper unterstützen)
- Entspannung (Regeneration; hilft, neue
  Kraft zu schöpfen)

Gönnen Sie sich mehrmals in der Woche
die Zeit, alle drei Phasen zu üben. Atmen
Sie dabei immer durch die Nase und über-
anstrengen Sie sich nicht (Asanas sollten
Sie höchstens 2 Minuten halten).

Das sollten Sie beachten

Sind sie mit Yoga-Übungen bereits vertraut, so können Sie auch mit Beginn der
Schwangerschaft diese fortsetzen. Ansonsten ist es sinnvoll, mit den Übungen ab
dem vierten Monat zu beginnen, wenn die
Beschwerden der Anfangszeit nachgelas-
sen haben. Natürlich sollte man Übungen,
bei denen der Bauch gequetscht wird
vermeiden und auch extreme Bewegungen
(egal ob zur Seite, nach unten oder nach
hinten) unterlassen. Im Falle von Blutungen oder anderen Problemen fragen
Sie Ihren Arzt, ob Sie Yoga machen dürfen.
Sind Sie beschwerdefrei, so dürfen Sie bis
zur Geburt Yoga üben.

Übung 1:
Pranayama (Bauchatmung im Sitzen)
Nehmen Sie eine bequeme Sitzhaltung
ein, entspannen Sie bewusst Gesicht und
Schultern und legen Sie die Hände auf
Ihren Bauch. Atmen Sie in Ihrem Tempo

ruhig durch die Nase ein und aus und spüren Sie mit den Händen der natürlichen Auf- und Abwärtsbewegung des Atems in Bauch und Brustkasten nach.

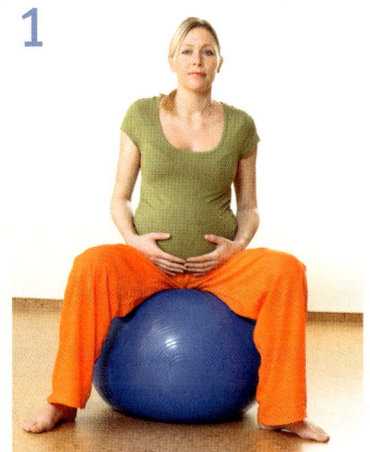

Übung 2: Tadasana (der Berg)

Tadasana (der Berg): Stehen Sie aufrecht mit parallelen Füßen und belasten Sie beide Fußsohlen gleichmäßig. Ihre Knie zeigen nach vorne und sind leicht angewinkelt. Richten Sie Ihr Becken auf, um ein Hohlkreuz zu vermeiden. Wenn Füße, Knie und Becken im Lot sind, richtet sich die Wirbelsäule von den Lenden bis zu den Halswirbeln auf. Da der Bauch mit den Monaten wächst und die Körpermitte sich verlagert, hilft eine bewusste Übung dieser Asana gut, Rückenbeschwerden vorzubeugen.

Übung 3: Baddha Konasana (der gebundene Winkel)

Setzen Sie sich auf den Boden oder ein Kissen mit aufrechtem Rumpf. Legen Sie die Fußsohlen aneinander und bringen Sie die Fersen so nah wir möglich in Richtung Damm. Legen Sie dir Handrücken locker auf die Knie. Atmen Sie bewusst durch die Nase ein und aus und entspannen Sie mit jeder Ausatmung die Leisten mehr, sodass Oberschenkel und Knie zum Boden sinken. Diese Übung weitet den Beckenbereich und bereitet den Geburtskanal auf die Entbindung vor. Sie fördert die Durchblutung und die Entspannung der Beckenbodenmuskulatur.

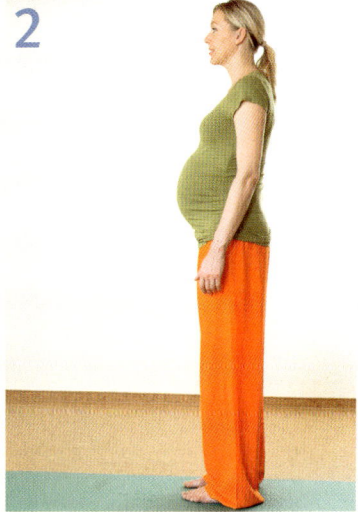

Entspannung

Übung 4: Shavasana (Entspannungshaltung)

Die Shavasana (Entspannungshaltung) hilft Ihnen, sich zu entspannen. Liegen Sie bequem auf dem Rücken, die Hande mit geöffneten Handflächen neben dem Körper. Die Beine liegen hüftbreit am Boden, die Füße sind locker auswärts gerichtet. Wenn Sie Rückenschmerzen haben, können Sie auch die Füße vor dem Gesäß aufstellen oder sich in die Seitlage legen. Folgen Sie gedanklich dem Fluss Ihrer Atmung. Beenden Sie die Entspannungsphase langsam, indem Sie sich sanft dehnen und strecken. Richten Sie sich über den Vierfüßlerstand wieder auf.

Viel Erfolg wünscht Andrea Eschenbach (Yogalehrerin)

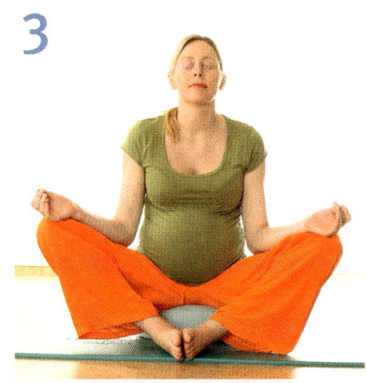

Die Familie wächst

Die Geburt eines Kindes bedeutet für alle Beteiligten eine große Veränderung: auch die Mutter, der Vater, die neue oder eine größere Familie werden neu geboren. Die Zeit der Schwangerschaft gibt Ihnen Gelegenheit, sich auf diese Situation einzustellen.

Versuchen Sie, sich auch in den anderen hineinzuversetzen. Sie als Schwangere erwarten mit Recht Verständnis für Ihre jetzige besondere körperliche und emotionale Belastung, aber für Ihren Partner ist Vaterwerden heute auch eine große Herausforderung. Während die Mutter durch ihre körperlichen Veränderungen sich der Schwangerschaft ständig bewusst ist, ist es für den Vater viel schwieriger, sich auf das Kommende vorzubereiten. Denn für ihn läuft ja zunächst alles weiter wie bisher. Der Aufbau einer intensiven Beziehung zum Kind gelingt auch dem Vater viel leichter, wenn er die Schwangerschaft, Geburt und Babyzeit eng begleitet und miterlebt – Lebensbereiche, die bis vor nicht allzu langer Zeit gänzlich Frauensache waren.

Leider nehmen immer noch nur die wenigsten Arbeitgeber auf die Bedürfnisse der Väter Rücksicht und stellen sie für die Geburt ihres Kindes nicht ausreichend frei. Eins ist aber sicher: eine stabile Kind-Vater-Beziehung ist eine unschätzbare Mitgift für das ganze Leben. Mit viel Verständnis füreinander müssen Sie ausloten, welche Aufgaben für wen besser passen und erfüllbar sind.

Und vielleicht müssen Sie als Frau auch lernen loszulassen, um ihn für „Ihre" Aufgaben geeignet zu halten. Versuchen Sie nicht, Ihren Partner zu einem Vater zu formen, wie Sie ihn sich vorstellen, sondern geben Sie ihm viele Informationen, die ihm helfen zu erkennen, wie er Ihnen praktische Hilfe leisten und seine Rolle in der neuen Familie finden kann. Erfahrungsgemäß gelingt das partnerschaftliche Teilen der Babybetreuung besonders gut, wenn beide berufstätig und sehr aufeinander angewiesen sind.

Haben sie bereits Kinder, so ist Ihr psychologisches Geschick gefragt, Ihr Kind, das sich bisher als einziger Mittelpunkt erlebt hat, auf das neue Baby vorzubereiten und dem Entstehen von Eifersucht vorzubeugen. Etwa zwischen ein und fünf Jahren leiden Kinder oft richtig, wenn sie die Zuneigung der Eltern teilen müssen, obwohl am Anfang die Freude über den Familienzuwachs groß ist. Je älter Ihr Kind ist, umso früher sollten Sie es informieren, über seine eigene Babyzeit erzählen und in alle Vorbereitungen und Planungen einbeziehen.

»Die zweite Schwangerschaft erlebe ich viel entspannter«

Brittas Tochter ist noch nicht ganz zwei Jahre alt, wenn das Geschwisterchen kommt. Ihr gehen viele Gedanken durch den Kopf:

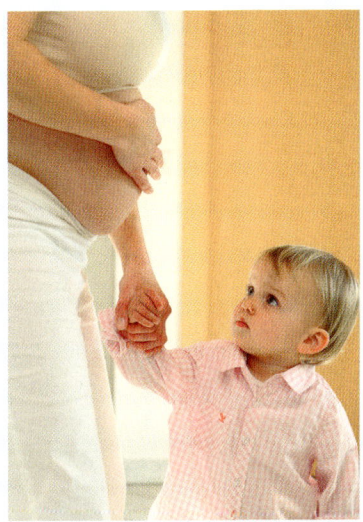

„Ich erinnere mich noch gut an die erste Schwangerschaft. Alles dreht sich ums Kind. In endlosen Gesprächen und Überlegungen dachten wir darüber nach, ob ich das Kind stillen möchte, wo es schlafen sollte, ob wir spezielle Untersuchungen vornehmen oder Nabelschnurblut entnehmen lassen wollen. Auf einmal waren Themen wichtig, mit denen wir uns vorher noch nie beschäftigt hatten. Die zweite Schwangerschaft erlebe ich nun viel entspannter, da viele Fragen schon geklärt sind. Bisher verläuft die Schwangerschaft problemlos. Unsere kleine Tochter hat mit ihren knapp zwei Jahren mittlerweile gemerkt, dass ich einen dicken Bauch bekommen habe. Ich habe ihr natürlich erzählt, dass da ein Baby drin ist. Nun heißen alle Puppen ‚Baby‘, sie werden aufmerksam gestreichelt und gefüttert.“

„Vielleicht wird alles anders.“

„Wie wird es sein, wenn das zweite Kind da ist? Momentan, während der Schwangerschaft, habe ich das Gefühl, das Kind in meinem Bauch kommt zu kurz. Ich kann mich kaum mit ihm beschäftigen, so wie ich es in der ersten Schwangerschaft getan habe. Deshalb habe ich mich auch für eine Entbindung in der Klinik entschieden. Dann kann ich mich die ersten Tage ganz dem Neugeborenen widmen. Wenn wir dann erstmal zu Hause sind, wäre es natürlich schön, wenn der Kleine mich in der Nacht auch mal schlafen lässt, damit ich am Tag Kraft für meine Tochter habe. Umgekehrt wird meine Tochter auch mal Geduld aufbringen müssen, wenn ich den Kleinen gerade stille. Ich mache mir viele Gedanken, aber wer weiß, vielleicht wird alles ganz anders.“

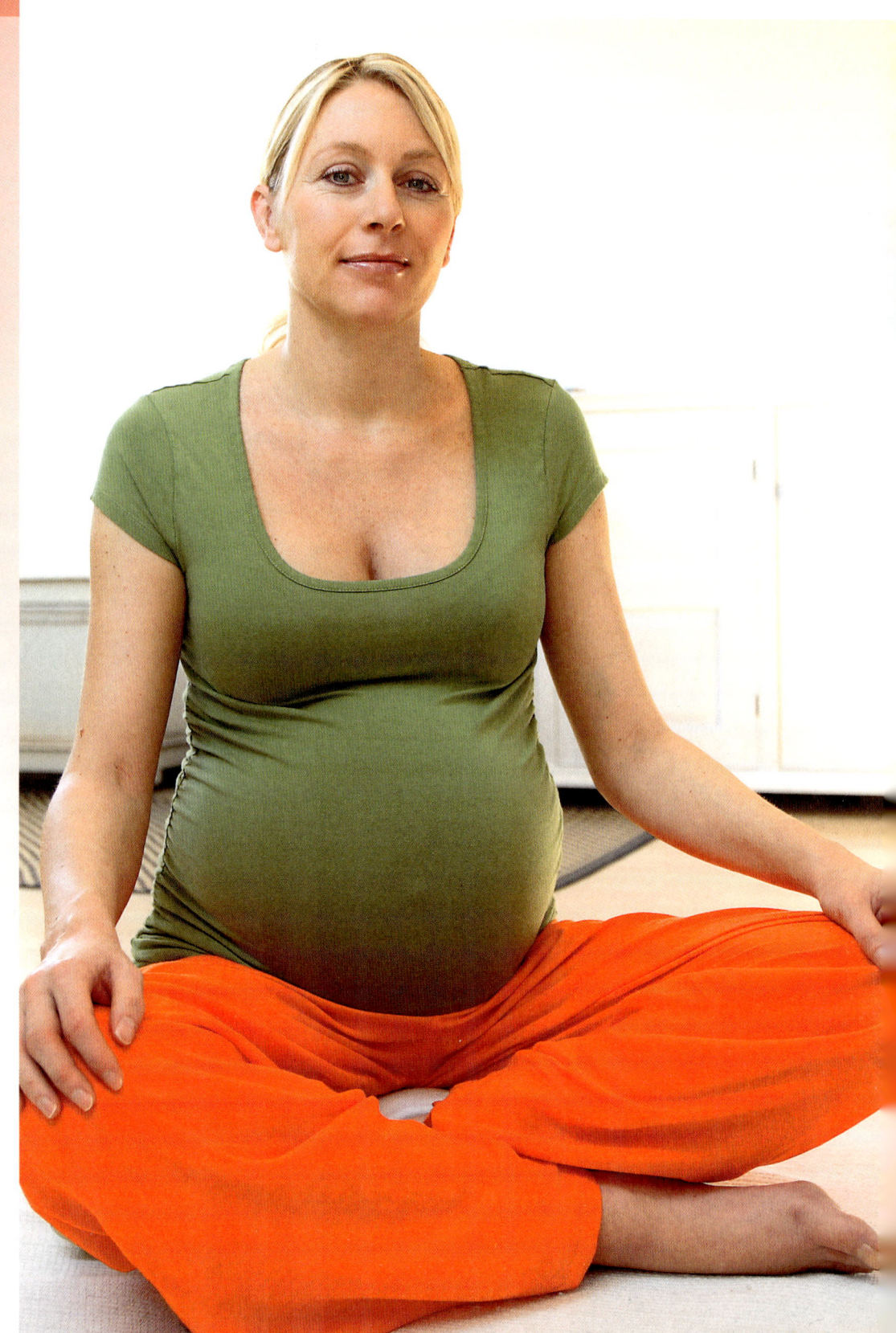

29.–32. Woche
Die Geburt vorbereiten

In den folgenden Wochen werden Sie sich in Gedanken immer mehr mit der Geburt beschäftigen. Im Mittelpunkt stehen dabei Ihre Fragen zur Entbindung: Wo möchte ich entbinden? Wie wird die Geburt verlaufen? Wie kann ich mit den Schmerzen umgehen? In einem Geburtsvorbereitungskurs finden Sie viele Antworten auf wichtige Fragen.

Der Bauch ist im Weg

Ihre Gebärmutter wächst immer weiter, besonders nach oben. Am Ende dieser Wochen tasten Sie den höchsten Punkt etwa genau zwischen Nabel und dem unteren knöchernen Ende des Brustbeins. Die immer größer werdende Gebärmutter behindert nun auch den Blutfluss durch die Venen, die das Blut zum Herzen zurücktransportieren – Hamorrhoiden, Krampfadern und ein Schwindelgefühl im Stehen können die Folge sein. Durch den größer werdenden Bauch nimmt Ihre Bewegungsfreiheit ab. Auch Ihr Baby hat immer weniger Platz. Sie spüren die stärker gewordenen Bewegungen immer deutlicher. Es hat kaum noch Platz, Purzelbäume zu schlagen. Aber es wird immer kräftiger. Die Tritte und Hiebe in Ihrem Bauch zeigen das deutlich. Vielleicht spüren Sie jetzt auch deutlich den Schluckauf Ihres Kindes. Spätestens jetzt sollten Sie sich für den Geburtsort entscheiden und sich dort anmelden, auch für den Geburtsvorbereitungskurs wird es höchste Zeit.

Im Blickpunkt:
Die große Hohlvene

Es ist fast normal, wenn Sie jetzt in strenger Rückenlage, z. B. bei der zahnärztlichen Behandlung, ein eigenartiges Unwohlsein mit Herzrasen, Angstgefühl, Schwitzen und Schwindel spüren.

Die Ursache dafür ist die bereits mehrere Kilo schwere Gebärmutter, die die große Hohlvene (Vena cava) gegen die knöcherne Wirbelsäule drückt und den Blutfluss unterbricht. Dann fließt weniger Blut zum Herzen, und die Herzkammern werden nicht ausreichend gefüllt. Auch die Plazenta und damit Ihr Kind erhalten zu wenig Blut. Das Herz versucht nun, die mangelnde Füllung durch häufigeres Auswerfen wettzumachen. Auf bis zu 180 Schläge pro Minute kann die Herzfrequenz ansteigen. Aber keine Sorge, bereits auf die ersten Anzeichen hin tun Sie intuitiv das Richtige: Sie nehmen die Seitenlage ein und beenden so die Einengung der Hohlvene.

Woche
1
2
3
4
5
6
7
8
9
10
11
12
13
14
15
16
17
18
19
20
21
22
23
24
25
26
27
28
29
30
31
32
33
34
35
36
37
38
39
40

29.–32. Woche

Dieses häufige Kreislaufphänomen in der Spätschwangerschaft in Rückenlage wird medizinisch Vena-cava-Kompressionssyndrom oder noch anschaulicher Rückenlage-Schocksyndrom genannt. Möglicherweise erleben Sie es besonders auf dem gynäkologischen Stuhl bei der Untersuchung.

Es kann allerdings auch in den letzten Wochen der Schwangerschaft im ruhigen Stehen auftreten. Wenn der kindliche Kopf tief im knöchernen Becken ist, geschieht das Gleiche wie in Rückenlage. Durch seinen Druck auf die Hohlvene und die Beckenvenen versackt mehr Blut in den Beinen, und das Herz wirft weniger Blut aus. Kurzfristig fällt Ihr Blutdruck ab, und damit entsteht für einen Moment eine Blutleere in Ihrem Kopf. Erschrecken Sie also nicht, wenn Sie z. B. wartend in einer Schlange ruhig auf einer Stelle stehen und Ihnen schwindlig und schwarz vor Augen wird. Ein paar Schritte und Bewegung helfen sofort, den Kreislauf wieder anzukurbeln und das schwindlige Gefühl zu beseitigen. Wenn Ihnen das häufiger passiert, sind Kompressionsstrumpfhosen (Klasse 2) eine wirksame Hilfe. Sie sollten sie dann unbedingt tragen, da sie das Blutversacken in den Beinen nicht zulassen.

Das Mutterschutzgesetz verbietet die Berufsausübung in der zweiten Schwangerschaftshälfte im Stehen, wenn es mehr als fünf Stunden täglich ausmacht. Die Erfahrungen haben gezeigt, wie nachteilig dies für die kindliche Entwicklung und das mütterliche Wohlbefinden ist.

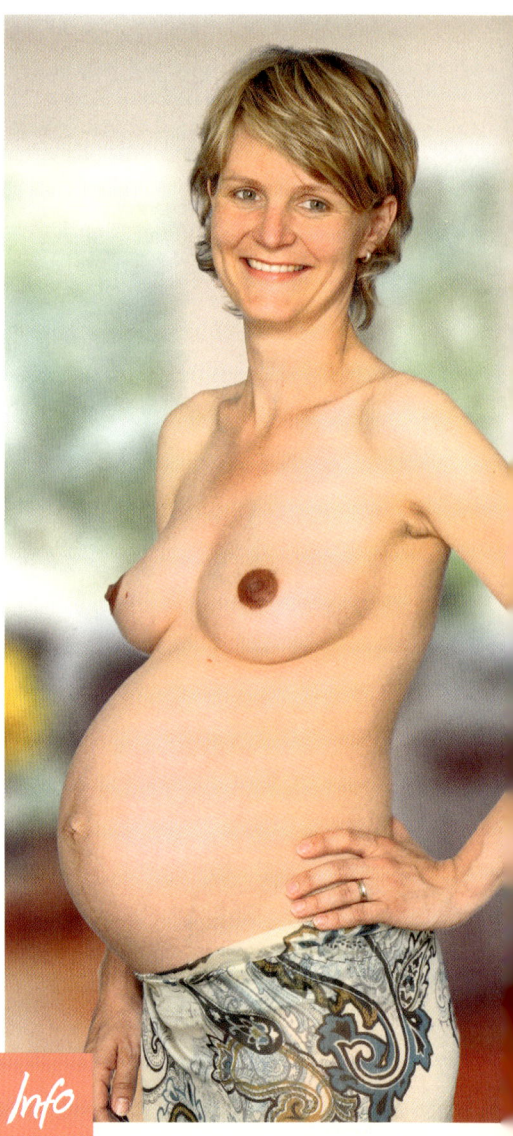

Info

Im achten Monat

Auch Frauen, die sich immer um Ihre Figur gesorgt haben, genießen auf einmal ihren Bauch. Im Geburtsvorbereitungskurs gibt Ihnen Ihre Hebamme Antworten auf viele Fragen und hilft Ihnen bei der Kliniksuche. Entspannen und schlafen können Sie nun am besten in Seitlage.

Der kindliche Blutkreislauf

Ihr Kind nimmt nun rasch an Gewicht zu. Es wird rundlicher und babyähnlicher, weil durch die Fettauspolsterung der Haut die Runzeln verschwinden. Wichtige Entwicklungsfortschritte sind äußerlich schwer zu erkennen. Das Gefäßsystem Ihres Kindes bereitet sich auf die Stunden der eingeschränkten Sauerstoffzufuhr bei der Passage durch den Geburtskanal vor. Etwa um die Woche 30 herum wirft das kleine Herz knapp einen halben Liter Blut pro Minute in seinen Kreislauf und die Plazenta aus. Zum Geburtstermin werden es noch einmal 300 ml mehr sein. Ihr Gefäßsystem passt sich der zunehmenden Blutmenge an, indem sich der Gesamtquerschnitt der Gefäße vergrößert und der Widerstand der Gefäßwände abnimmt. Der kindliche Organismus lernt jetzt, das Blut gezielt in die Regionen umzuleiten, die in Situationen von erschwerter Durchblutung und Sauerstoffmangel – z. B. bei Wehentätigkeit und Einengen der Nabelschnur während der Geburt – besonders kritisch reagieren. Besonders wichtig ist die Versorgung von Herz, Hirn und Nieren. Diese Organe werden bevorzugt mit Blut versorgt, während die Zufuhr in Haut, Arme und Beine gedros-

Zwei Nabelschnurarterien mit sauerstoffarmem Blut ringeln sich um eine Vene, die das sauerstoffreichere Blut wieder zum Kind zurückbringt.

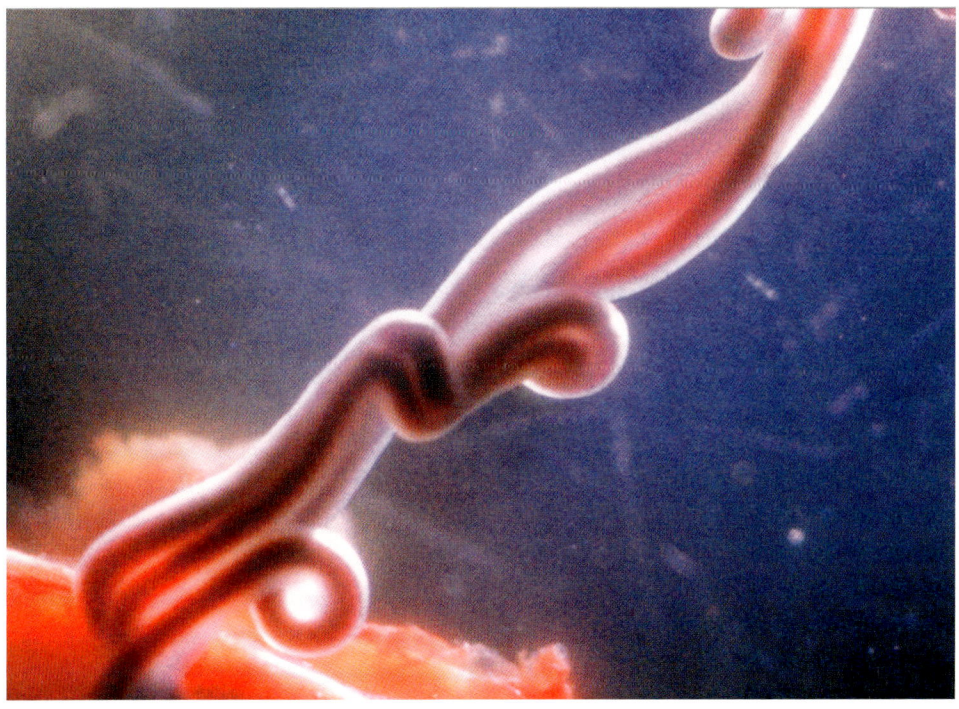

29.–32. Woche

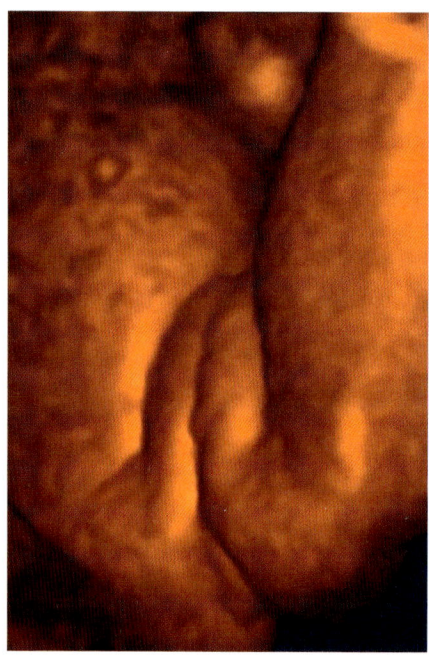

Gut getroffen bei der 3D-Ultraschallaufnahme – ein Mädchen.

selt wird. Ihr Arzt kann heute mit dem Doppler-Ultraschall das Gefäßsystem Ihres Kindes begutachten. Auch die Durchblutung der Nabelschnur und der mütterlichen Gefäße, die die Plazenta versorgen, sind darstellbar.

Der Kreislauf des Ungeborenen ist ein kompliziertes Wunderwerk. Die Nabelschnur transportiert in der Vene sauerstoffangereichertes Blut aus der Plazenta zum kindlichen Herzen. Beide Herzkammern werfen ihr Blut in die große Hauptschlagader (Aorta) aus, die linke in die obere und die rechte in die untere Körperhälfte. Die Durchblutung der Lunge ist im vorgeburtlichen Leben stark gedrosselt. Weil die linke Herzkammer durch Kreislaufkurzschlüs-

se mehr Sauerstoff als die rechte Seite erhält, wachsen im Fetalleben Kopf und Oberkörper mehr als die untere Körperregion. Das verbrauchte Blut wird in zwei Arterien, die sich in der Nabelschnur um die Vene ringeln, zur neuen Sauerstoffbeladung in die Plazenta zurückgebracht.

Das Geschlecht – bestimmt durch Gene und Hormone

Sie wissen es ja schon: Ob es ein Junge oder ein Mädchen wird, bestimmt der Vater, je nachdem ob bei der Befruchtung des Eies ein X- oder ein Y-Spermium das Rennen macht. Das genetische Geschlecht des Kindes wird im Moment der Befruchtung festgelegt. Auch für die weitere Entwicklung stellt die Gegenwart oder das Fehlen des Y-Chromosoms den entscheidenden Faktor dar, d. h. ob sich beim Embryo Hoden oder Eierstöcke bilden. Und Hoden bzw. Eierstöcke, die Keimdrüsen, führen zusammen mit den Hormonen der Nebenniere zur Ausbildung der äußerlichen Geschlechtsorgane, dem Penis bzw. den Schamlippen, die wie hier in der Abbildung oben etwa in der Mitte der Schwangerschaft Knaben und Mädchen gut unterscheiden lassen. Bis zur 7. Embryonalwoche allerdings verläuft die Entwicklung der Geschlechtsorgane völlig identisch. Beim männlichen Embryo beginnt zu diesem Zeitpunkt die Hodendiffenzierung, in dem sehr bald das Hormon Testosteron und ein Hormon, das die weibliche Anlage verhindert (Anti-Müller-Hormon), gebildet werden. Dieses Testosteron aus den Hoden und das, was auch in der Neben-

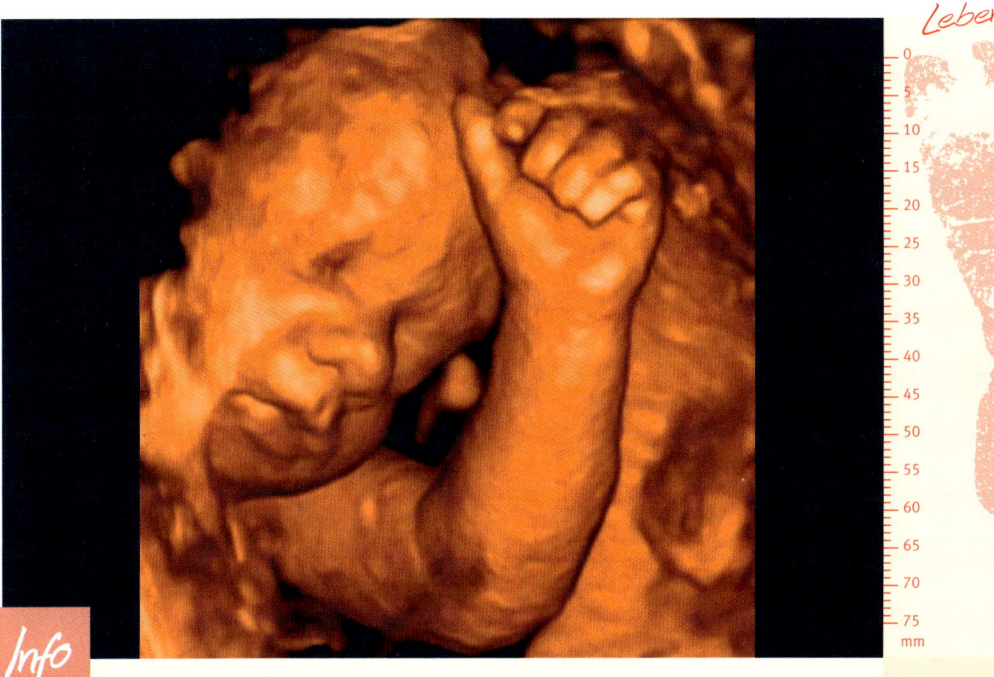

Lebensgröße

Info

Ihr Kind wird rundlicher

Am Ende der 32. Woche misst es jetzt vom Kopf bis zum Steiß 29 cm (Kopfdurchmesser 82–85 mm), das Gewicht liegt bei 1700–1900 g. Die Lunge reift jetzt so schnell, dass jeder Tag im Mutterleib die Fähigkeit, selbstständig zu atmen verbessert. Die Fettpolster lassen Ihr Kind nun weicher wirken.

niere gebildet wird, prägen auch entscheidend die Gehirnentwicklung des männlichen Fetus und sind dafür verantwortlich, dass von Geburt an Knaben und Mädchen ein unterschiedliches Verhalten zeigen. Beim weiblichen Embryo beginnt der Prozess der Eierstockausbildung erst etwa in der 10. Woche. Etwa jetzt, im 5. Monat, besitzt das ungeborene Mädchen eine riesige Zahl an Eizellen, etwa 7 Millionen, mehr als je im folgenden Leben. Bis zur Geburt nimmt die Zahl der Eizellen wieder ab. Nach der Geburt werden keine neuen mehr gebildet.

Zusätzlich zu den selbst gebildeten (endogenen) Hormonen ist das Ungeborene einem Feuerwerk mütterlicher und plazentarer Hormone ausgesetzt. Die hohen Östrogenkonzentrationen können dazu führen, dass die äußeren Geschlechtsteile bei Geburt besonders groß sind und bei beiden Geschlechtern kleine Brüste da sind, aus denen sich nach der Geburt einige Tropfen Flüssigkeit absondern, die sogenannte Hexenmilch. Nach Fortfall der Hormonzufuhr aus der Plazenta durch die Nabelschnur bildet sich diese Erscheinung schnell zurück.

Ein wichtiger Termin: die dritte Ultraschalluntersuchung

Ihr Arzt wird Sie nun in kürzeren, meist zunächst zweiwöchigen Abständen zur Kontrolluntersuchung bitten. Besonders wichtig wird, dass Sie die Dinge berichten, die Ihnen aufgefallen sind, z. B. bereits am Morgen geschwollene Füße, den Ehering, den Sie nicht mehr vom Finger bekommen, eine sehr rasche Gewichtszunahme oder besondere Beschwerden. Ihr Arzt wird feststellen, ob es eher harmlose Begleiterscheinungen oder ernst zu nehmende erste Zeichen eines Problems sind.

Jetzt findet auch die dritte Ultraschalluntersuchung (in der Schweiz keine Kassenleistung) statt. Sie dient vor allem der Wachstumskontrolle des Kindes. Mit der Messung von Durchmesser und Umfang vom kindlichen Kopf und Bauch wird das Gewicht geschätzt und mit Normkurven verglichen. Bei Verdacht auf ein verlangsamtes Wachstum oder bei großer Abweichung nach oben wird die Untersuchung in einer Woche wiederholt, um das Wachstum gut zu beobachten. Die Herzfunktion wird beurteilt, ebenso der Sitz der Plazenta. Zu diesem Zeitpunkt verändert ihre Lage sich nicht mehr. Der Sitz der Plazenta vor dem inneren Muttermund,

teilweise oder ganz (Placenta praevia partialis oder totalis) kann beim Eröffnen des Muttermundes während der Geburt zu starken Blutungen führen und erfordert immer einen Kaiserschnitt.

Neben den Routinekontrollen Gewicht, Blutdruck, Fundusstand, Urin und Hämoglobin wird auch untersucht, ob Sie Virusträgerin für Hepatitis B sind. Hepatitis B kann zur chronischen Leberentzündung führen. Während der Geburt könnte sich das Kind dann anstecken, was man aber sehr gut gleich nach der Geburt durch eine Impfung des Kindes verhindern kann.

Größere und kleinere Beschwerden

Krampfadern und Hämorrhoiden

In der fortgeschrittenen Schwangerschaft ist die Neigung zur Ausbildung von Krampfadern (Varizen) besonders groß. Dies hat mehrere Ursachen:

▌ Das große Blutvolumen ist größer als die Aufnahmekapazität der Venen im

Sitzen und Stehen, die sich dadurch ausweiten.
▌ Der durch das Progesteron geringere Spannungszustand (Tonus) der Venenwand begünstigt die Ausweitung.
▌ Die sich ausdehnende Gebärmutter im kleinen Becken wird ein Hinder-

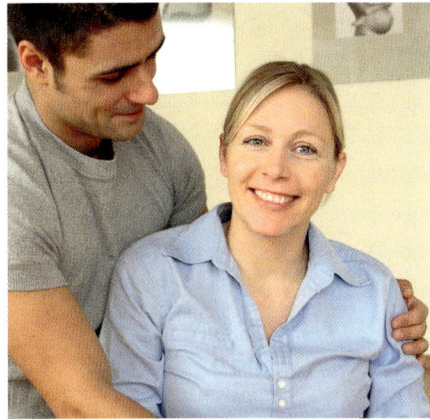

nis für den Blutfluss zum Herzen, die zum Stau in den Venen führt.

- Eine Veranlagung zur Bindegewebs-schwäche verstärkt die Problematik.

Krampfadern finden sich an den Rück-seiten der Ober- und Unterschenkel, im Bereich der Schamlippen und am Darmausgang (Hämorrhoiden). Sie sind nicht nur kosmetisch unschön, sondern unangenehm, weil sie jucken und blu-ten können. Krankheitswert bekommen diese oberflächlichen Krampfadern, wenn sich durch Rückstau in tieferen Venen Entzündungen und Blutgerinnsel (Thrombosen) bilden.

Bei den Krampfadern in den Beinen und im Schambereich ist die Vorbeugung das A und O. Mit folgenden Maßnah-men können sie vermieden werden:

- konsequent tagsüber Kompressions-strümpfe (Klasse 2) tragen
- viel ruhiges Stehen vermeiden, Beine auch am Tag oft hoch lagern
- Beine bewegen, z. B. durch Radfahren, Schwimmen, Spazierengehen
- starke Gewichtszunahme vermeiden

- Beine wechselnd warm und kalt ab-duschen

Bei den Hämorrhoiden handelt es sich um Ausbuchtungen von Verbindungs-netzen zwischen Arterien und Venen, die dadurch hellrot bluten. Bei hartem Stuhlgang können sie extrem schmerz-haft sein. Fragen Sie Ihre Hebamme, sie kann Ihnen sicherlich weiterhelfen. Er-leichterungen bringen hier:

- Kamillensitzbäder
- Stuhlgangregulierung durch viel Bal-laststoffe in der Nahung
- Magnesium
- reichlich trinken

Das Karpaltunnelsyndrom

Die vermehrte Wassereinlagerung in die Bindegewebe führt noch zu einem weiteren Problem: Durch das Aufquellen des Sehnenhaltebandes am Handgelenk und der Sehnen der Un-terarm- und Handmuskeln wird der Karpaltunnel eingengt. Dadurch wird der hier verlaufende Handnerv (Ner-vus medianus) komprimiert. Als Folge treten Kribbeln, Taubheitsgefühl oder Schmerzen an einer oder beiden Hän-den auf. Besonders nachts können die Beschwerden sehr unangenehm sein. Mit einer operativen Erweiterung des Tunnels ist man zurückhaltend, da sich das Problem nach der Schwangerschaft meist spontan zurückbildet. Wenn die Schmerzen unerträglich werden, kann man einen Eingriff mit lokaler Betäu-bung vornehmen. In der Regel wird ver-sucht, mit einer gepolsterten Schiene, die die Hand streckt, die Beschwerden zu mildern.

8. MONAT

Wo möchten Sie entbinden?

Für welchen Geburtsort Sie sich entscheiden, hängt ganz von Ihren persönlichen Vorstellungen und Erfahrungen, aber auch von den örtlichen Möglichkeiten ab. Die allermeisten Frauen entscheiden sich für eine Geburt in einer Klinik oder einem Geburtshaus. Für Hausgeburten entscheiden sich sehr wenige, nur ungefähr 1% der Paare.

Etwa 97–98% der Kinder werden in einem Krankenhaus geboren, weil für die werdenden Eltern die medizinische Sicherheit in einer Klinik sehr wichtig ist. Die Kliniken haben sich in den zurückliegenden Jahren sehr den Wünschen der Frauen und Paare nach einer Geburt in familienorientierter Atmosphäre angepasst. Bei diesem Prozess haben Hebammen einen großen Beitrag geleistet, die in vielen Kliniken eine komplikationslose Geburt bis zur Phase der Austreibung des Kindes leiten und für die sehr individuelle Betreuung des Paares sorgen. Eine Überbewertung der Technik, Hektik und der Verlust der Privatsphäre in den Kreißsälen gehören Gott sei Dank mehr und mehr der Vergangenheit an. Auch in einer Klinik ist es möglich geworden, dieses für Paare so herausragende Ereignis in geschützter, intimer Atmosphäre zu erleben.

Der Kreißsaal in der Klinik

Lassen Sie sich von der alten Bezeichnung „Kreißsaal" nicht verwirren. Heute sind überall Geburtszimmer vorhanden, in denen Sie Ihr Kind in privater Atmosphäre zur Welt bringen können. Diese Zimmer sind gut eingerichtet mit Sesseln, Matten, Hockern, großen Bällen, Badewannen und vielem mehr.

Im Kreißsaal stehen Ihnen heute viele Hilfsmittel zur Verfügung. Ihre Hebamme wird Ihnen alles erklären.

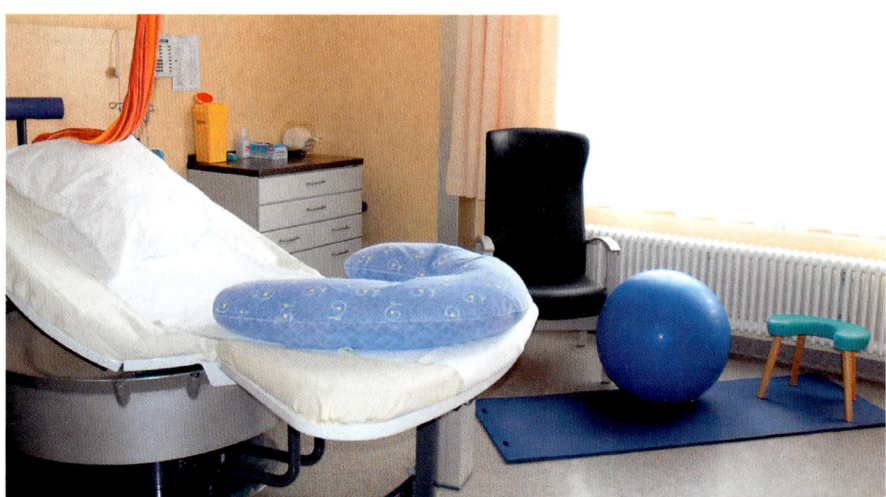

Welche Klinik ist für uns geeignet?

Es gibt viele Dinge, die Sie in Ihre Entscheidung einbeziehen werden, sofern Sie die Wahl zwischen mehreren Kliniken haben. Bei einem Informationsabend für werdende Eltern oder bei der Klinikbesichtigung im Rahmen Ihrer Geburtsvorbereitung können folgende Fragen Ihnen bei der Entscheidung helfen:

Allgemeine Fragen:

▋ Wie gefällt uns die Atmosphäre in der Klinik? Reagiert das Personal freundlich auf unsere Fragen?
▋ Kann ich mit meiner Hebamme oder meinem Arzt zur Geburt kommen?
▋ Entspricht der Kreißsaal unseren Vorstellungen?
▋ Wie viele Personen dürfen bei der Geburt anwesend sein?
▋ Gibt es besondere Angebote bzw. Geburtsarten, z. B. gibt es ausreichend Badewannen? Nur zum Entspannen oder auch für die Geburt?
▋ Darf der Partner im Fall eines Kaiserschnitts dabei bleiben?
▋ Gibt es eine Liste, was man außer den üblichen persönlichen Dingen mitbringen muss (z. B. Still-BH, Windeln)?
▋ Wie lange dauert die Schicht einer Hebamme (Hintergrund der Frage: Wenn die Schichtwechsel häufig sind, müssen Sie sich immer wieder auf eine neue Hebamme einstellen)?
▋ Wie viele Betten haben die Wochenbettzimmer?
▋ Ist ständiges Zusammensein mit dem Kind möglich (Rooming in)?
▋ Gibt es Einschränkungen bei den Besuchszeiten?

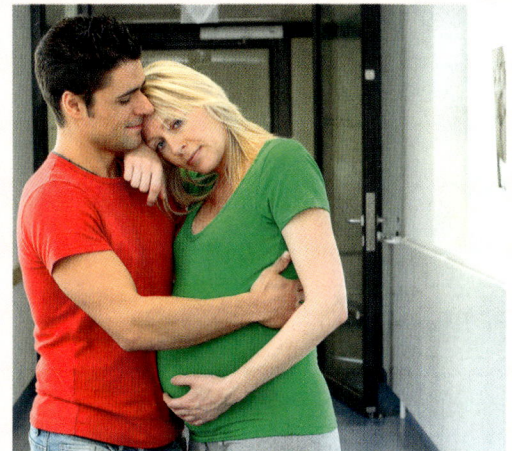

▋ Gibt es ein Familienwochenbett, d. h. gibt es eine Möglichkeit, dass die ganze Familie die ersten Tage gemeinsam verbringt? Wenn ja, welche Kosten entstehen für Verpflegung und Übernachten?

Medizinische Fragen:

▋ Ist jederzeit ein Narkosearzt greifbar?
▋ Welche Formen der Schmerzlinderung kommen zur Anwendung?
▋ Ist die Periduralanästhesie (PDA, siehe S. 210) üblich?
▋ Wie häufig werden Kaiserschnitte, Saugglockengeburten und Dammschnitte („Epi", siehe S. 208) durchgeführt?
▋ Ist schnell ein Kinderarzt da, wenn es bei der Geburt notwendig wird?
▋ Gibt es eine Intensivstation für Neugeborene?
▋ Ist erstes Stillen bereits im Kreißsaal selbstverständlich?
▋ Gibt es in der Klinik eine Stillberaterin?

8. MONAT

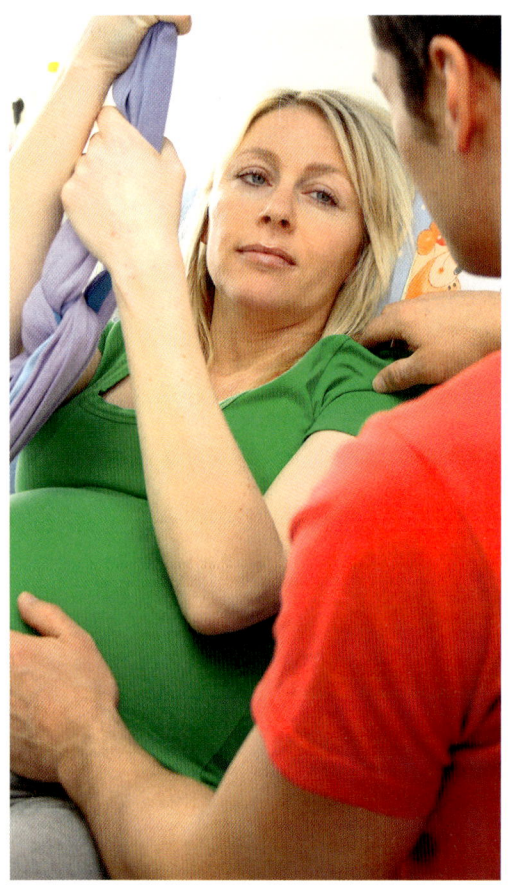

Ihr Partner ist Ihnen eine wichtige Hilfe.

In großen Universitäts-, städtischen oder Landeskrankenhäusern sind zwar oft noch weiße, sterile Kacheln an den Wänden vorhanden, aber überall ist das Bemühen zu erkennen, die Räume wohnlicher zu gestalten, z. B. mit Gardinen in freundlichen Farben und warmer Beleuchtung. Private Kliniken sind den großen Kliniken hier oft einen Schritt voraus. Der unschätzbare Vorteil von Kliniken mit großen Geburtenzahlen ist aber, dass in solchen Einrichtungen meist eine Abteilung für zu früh gebo-

rene und kranke Kinder unter einem Dach existiert (Perinatalzentren).

In den meisten Kliniken können Sie auch ambulant entbinden, d. h. Sie können einige Stunden nach der Geburt die Klinik verlassen. Hebammen werden Sie dann zu Hause weiter betreuen. Manche Hebammen und Ärzte haben Belegbetten in Kliniken. Dann ist es möglich, dass die Hebamme oder der Arzt, der Sie in der Schwangerschaft betreut hat, Sie auch bei der Geburt in der Klinik begleitet. Auch davon wird die Wahl des Geburtsortes abhängen.

Die Geburt zu Hause

Wenn Sie zu den Frauen gehören, die von vorneherein eine Hausgeburt als erste Wahl anstreben, werden Sie ein großes Selbstvertrauen haben, sich mit Ihrem Partner einig sein und Vertrauen zu der Hebamme Ihrer Wahl haben, die Sie von der Betreuung in der Schwangerschaft gut kennen. Das intime Erleben der Geburt in den vertrauten vier Wänden und die Gegenwart der Familie wird für Sie an erster Stelle stehen. Zu Hause wie auch in der Klinik kann es Komplikationen geben, die beim besten Willen nicht voraussehbar sind. Ein Kaiserschnitt in Minutenschnelle z. B. ist nicht möglich. Das sollten Sie bedenken und verantwortlich Vor- und Nachteile abwägen. Die Kosten für die Geburt und die Betreuung im Wochenbett zu Hause werden von den Krankenkassen übernommen. Eine erfahrene und verantwortliche Hebamme wird eine Hausgeburt nur unter folgenden Voraussetzungen übernehmen:

Gut zu wissen

Wie erleben die Eltern die Geburt?

Sie als werdende Mutter machen sich sicherlich vor der Geburt Gedanken um die Entbindung. Doch werden diese Erwartungen auch erfüllt? Oder läuft vieles doch ganz anders ab, als Sie es sich gewünscht haben? Aus vielen Gesprächen mit frischgebackenen Eltern ergibt sich folgendes Bild:
Viele Paare wünschen sich vor der Entbindung eine natürliche Geburt, können sich aber den Einsatz von Schmerzmitteln durchaus vorstellen. Einen Kaiserschnitt auf Wunsch oder eine Hausgeburt ziehen nur wenige Paare in Erwägung. Bei der Auswahl der Klinik achten die Paare besonders auf die schnelle Erreichbarkeit, den guten Ruf und die beste medizinische Versorgung. Das gemeinsame Erleben der Geburt ist den meisten Paaren sehr wichtig. Mehr als die Hälfte der Paare berichtet allerdings nach der Geburt, dass das Geburtserlebnis doch anders war, als Sie es sich vorgestellt oder gewünscht hatten.

- Es gab keine Komplikationen in der Schwangerschaft.
- Es ist eine Einlingsschwangerschaft, das Kind liegt in Schädellage.
- Es gab keine Probleme oder keinen Kaiserschnitt bei früheren Geburten.
- Ein ggf. notwendiger Transport in eine Klinik kann schnell organisiert werden.
- Die Bereitschaft zum Verzicht auf starke Schmerzmittel ist da.
- Die Wohnung ist groß genug und nicht zu hellhörig für eine Hausgeburt.

Die Geburt im Geburtshaus

Die Geburt in einem Geburtshaus, das an eine Klinik oder eine Frauenarztpraxis angeschlossen ist, ist ein idealer Kompromiss zwischen Klinik und zu Hause. Nur wenige Geburtshäuser haben räumliche Möglichkeiten für eine stationäre Betreuung, so dass nur ambulante Geburten durchgeführt werden, d.h. Sie gehen nach der Geburt nach Hause. Mit der Klinik oder der Praxis und den Ärzten in Rufbereitschaft „als Rückendeckung" ist aber sonst eine häusliche Geburtsatmosphäre ohne Klinik-Routine mit fast allen technischen und medikamentösen Hilfen einer Klinik gewährleistet. Schichtwechsel sind selten, für einen etwaigen Notfall ist man gut gerüstet. Erkundigen Sie sich bei Ihrem Arzt nach einem Geburtshaus in Ihrer Umgebung.

Eine ähnliche Zielsetzung, nämlich eine durch Hebammen verantwortlich geleitete Betreuung der Frau während Geburt und Wochenbett in einer eigenständigen Organisationseinheit innerhalb eines Krankenhauses, hat das Konzept des sogenannten Hebammenkreißsaales, das bisher in Deutschland nur an wenigen Orten realisiert ist.

163

8. MONAT

Die Geburt rückt näher

Drei Viertel der Schwangerschaft haben Sie nun schon geschafft, die Gedanken um die Vorbereitung der Geburt und der Zeit danach rücken in den Mittelpunkt des Interesses. Nutzen Sie die Zeit und machen Sie sich darüber Gedanken, ob Sie stillen möchten. Informieren Sie sich über die Schmerzmittel, die bei der Entbindung eingesetzt werden können. Besuchen Sie einen Geburtsvorbereitungskurs.

Das Stillen – schon jetzt darüber nachdenken

Parallel zum Wachstum Ihres Kindes in Ihrer Gebärmutter wachsen auch die Milchdrüsen in der Brust unter dem Einfluss von Östrogenen und Progesteron. Die Hormone (siehe S. 26 ff.) Prolaktin und HPL bereiten die Drüsenzellen auf die Milchbildung vor. Käme es allerdings in diesen Wochen bereits zur Geburt, würde die Milchbildung innerhalb von 2 Tagen beginnen, da die bremsenden Hormone aus der Plazenta wegfallen. Vor der Geburt bilden sich manchmal erste Tropfen einer wässrigen Vormilch.

Ihre Brust – zum Stillen gemacht
97 % der Mütter sind in der Lage, ein oder mehrere Kinder ausreichend zu stillen. Während der Schwangerschaft sind kaum Vorbereitungen dafür notwendig. Von den früher empfohlenen Abhärtungen der Brustwarzen hält man schon lange nichts mehr. Hilfreich kann es sein, die Durchblutung der Brustwarzen mit kalten Duschen zu fördern. Sicherlich machen Sie sich Gedanken, ob Sie stillen möchten. In den letzten Jahren hat sich des Stillen als natürliche Methode der Kinderernährung nach und nach wieder durchgesetzt, auch dank der Bemühungen der WHO (Weltgesundheitsorganisation) und von UNICEF (Kinderhilfswerk der Vereinten Nationen), die Vorteile des Stillens herauszustellen. Mehr als 90 % der Frauen stillen ihre Kinder in den ersten Wochen und Monaten, sechs Monate oder länger etwa 15–20 % der Frauen.

Die Schmerzlinderung unter der Geburt

Die meisten Frauen beschäftigt in den Wochen vor der Entbindung die Angst vor den Schmerzen. Der Geburtsschmerz entsteht durch die Dehnung und kleine Einreißungen von Geweben bei Eröffnung des Gebärmutterhalses und Passage des Kindes durch den Geburtskanal.

Gut zu wissen

Stillen: ja oder nein?

Überlegen Sie sorgfältig, ob Sie stillen möchten mit Kenntnis der großen Vorteile des Stillens, aber auch vorhandener Nachteile.

Die Vorteile des Stillens:

▮ Bei der Ernährung können Sie in den ersten 6 Monaten praktisch nichts falsch machen, wenn das Kind ausschließlich Muttermilch bekommt. Sie passt sich den Bedürfnissen des Kindes in der Zusammensetzung an, schützt vor Infektionen, ist immer und überall in der richtigen Temperatur verfügbar und stillt das Verlangen des Kindes nach Wärme und Nähe zur Mutter.

▮ Der Mutter hilft der hohe Energiebedarf für die Milchbildung beim Abnehmen.

▮ Das beim Saugen an der Brustwarze ausgeschüttete Oxytozin führt an der Gebärmutter zur rascheren Blutstillung und Rückbildung.

Aber Stillen hat auch Nachteile:

▮ Das Stillen ist nicht delegierbar. Die Hauptlast, am Anfang Tag und Nacht, tragen Sie alleine. Nächtliches Teilen der Aufgaben mit Ihrem Partner scheidet aus.

▮ Mancher Partner reagiert fast eifersüchtig auf die Zeit, die Sie nicht mehr für ihn haben.

▮ Stillen und Berufstätigkeit sind zwar möglich, aber erschwert. Diskutieren Sie mit Ihrem Partner in diesen Wochen, ob Sie beide voll hinter dem Stillen stehen und vermitteln Sie Ärzten oder Hebamme ohne schlechtes Gewissen, wenn Sie sich dagegen entscheiden. Erfahrene Stillberaterinnen sind der Meinung, dass vor allem die Uneinigkeit der Eltern eine schlechte Ausgangslage ist.

Entscheiden Sie spontan

Legen Sie sich vor der Entbindung nicht fest, wie Sie mit dem Schmerz umgehen wollen. Als Erstgebärende haben Sie möglicherweise eine lange Geburt mit intensiven Schmerzen vor sich und noch gar keine Erfahrung, welche Fähigkeit Sie haben, solche Schmerzen zu tolerieren. Auch Frauen, die schon Kinder geboren haben, können nicht wissen, wie sie die Schmerzen dieses Mal bewältigen werden. Zu starke Schmerzen können in einen wahren Teufelskreis von Angst und Panik, Verspannung und unwirksamen Wehen wieder zu einer Verstärkung der Schmerzen führen. Und diese Schmerzen können auch dem Kind schaden, denn starke Schmerzen führen zur exzessiven Atemsteigerung der Mutter während der Wehen und zu Atemstillständen in der Wehenpause, zu Blutdrucksteigerungen, zur Abnahme der Plazentadurchblutung und zum Sauerstoffmangel beim Kind.

Heute gibt es ein breites Spektrum wirksamer Hilfen (siehe S. 209 ff.), um Schmerzen besser zu ertragen, sie abzuschwächen und gar auszuschalten. Dabei müssen Sie heute nicht mehr fürch-

8. MONAT

Frei werden für Ihr Kind

Im letzten Drittel der Schwangerschaft stellen sich neben der Vorfreude auf die nahende Geburt bei der Mutter oftmals auch Ängste ein: Wie wird die Geburt sein? Werde ich die Schmerzen ertragen? Wird das Kind gesund sein und sich normal entwickeln? Werden wir gute Eltern sein? Lassen Sie sich von diesen Ängsten nicht verunsichern. Sie gehören zum normalen Prozess der Mutterwerdung. In den letzten Wochen vor der Geburt löst sich das innere Bild des Kindes auf, das sich die Mutter während der Schwangerschaft von ihm gemacht hat. Nun ist sie innerlich bereit, ihr Kind als das wirkliche Wesen zu empfangen.
Auch auf den Vater kommen wichtige Aufgaben zu. Er wird die Mutter durch die verschiedenen Phasen der Umstel-

lung und in ihrer Vorbereitung auf die Mutterrolle unterstützen. Er setzt sich mit den Bedürfnissen der jungen Familie auseinander und beginnt seinen Lebensstil an die zukünftige Familie anzupassen.
Neben der psychischen Unterstützung tragen auch gemeinsame praktische Vorbereitungen im Alltag zum Gelingen der Umstellung bei: Zusammen das Kinderzimmer einrichten, die Kleidchen bereitlegen, vielleicht auch das traditionelle Köfferchen packen und sich schließlich in Säuglingskursen gemeinsam das praktische Know-how im liebevollen Umgang mit den Kind anzueignen.
Das Wichtigste in der Vorbereitung aber ist: Den Tagen und Wochen nach der Geburt für das Kind, die Mutter und sich selbst genügend Zeit einzuräumen.

ten, Ihrem Kind damit zu schaden. Die Zeiten, in denen die Kinder aufgrund der eingenommenen Schmerzmittel nach der Geburt Probleme hatten, sind dank der Weiterentwicklung der Medi-

zin vorbei. Seien Sie sicher, wenn Sie ein Kind zur Welt gebracht haben, müssen Sie nicht das Gefühl haben, versagt zu haben, nur weil Sie sich ein Schmerzmittel geben ließen.

Der Geburtsvorbereitungskurs

Heute ist es zur Regel geworden, dass vor allen Dingen Frauen beim ersten Kind an einem Kurs teilnehmen. Die Krankenkassen übernehmen die Kosten fachkundig geleiteter Kurse, was ihren Nutzen deutlich unterstreicht.
Je besser Sie auf die Geburt vorbereitet sind, umso leichter haben Sie es

bei der Geburt. Die Auswahl an sehr unterschiedlichen Kursen ist groß. Sie haben aber mehr oder weniger alle eine zentrale Zielsetzung mit drei wichtigen Schwerpunkten:

▮ Die Kurse bieten Ihnen ausführliche Informationen über die noch vor Ihnen liegenden Wochen der Schwan-

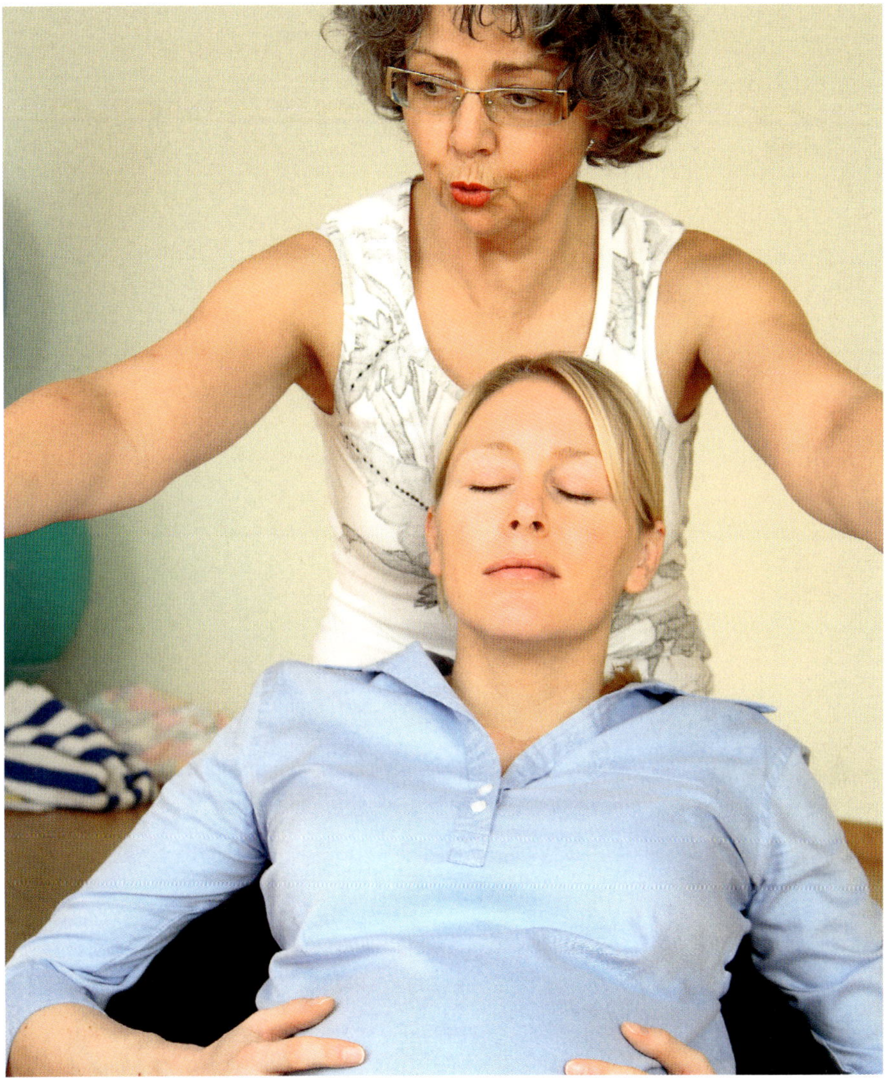

Die richtige Atemtechnik kann helfen, die Wehen besser zu verarbeiten.

gerschaft, den Beginn und den Ablauf der Geburt, die Vorbereitungen im Kreißsaal, Maßnahmen, Aufgaben der Hebammen und Ärzte, die Rolle Ihres Partners, Ihre Aufgaben und über die ersten Stunden mit dem Neugeborenen.

▌ Sie schärfen die Sinne für Ihren eigenen Körper. Sie lernen Körperarbeit und Entspannung, erfahren und üben, welche Positionen der Schmerzerleichterung nützlich sind, welche Übungen Gelenke und das Becken lockern und wie man in den Wehenpausen wieder Kraft schöpft.

29.–32. Woche

8. MONAT

▌ Sie lernen richtiges Atmen, wie
Sie den schmerzhaften Wehen mit
gleichmäßig tiefen Atemzügen begegnen können (ohne Luftanhalten oder
hektische Hyperventilierung). Genauso wichtig ist es zu entspannen und
in den Wehenpausen ruhig weiterzu-
atmen.

Diese Kurse sind in der Regel Gruppen-
erlebnisse, man lernt sich und andere
Erfahrungen und Sorgen kennen, kann
eigene Fragen diskutieren lassen und
Kontakte knüpfen. Sie tauschen sich
über aktuelle Beschwerden aus und
erhalten wertvolle Tipps, wie Sie sich
helfen können. Nicht selten entstehen
daraus, auch bedingt durch die gleich
alten Kinder, gute Freundschaften.

Welcher Kurs passt zu mir?

Geburtsvorbereitungskurse werden
von Kliniken, Volkshochschulen, von
Hebammen, Physiotherapeuten und
Geburtsvorbereiterinnen durchgeführt.
Es gibt Kurse über meist 8–10 Wochen
oder Wochenendseminare, mehr theoretisch (Informationen über Schwangerschaft und Geburt) oder mehr praktisch (Schwangerschaftsgymnastik,
Entspannungstechniken, Atemtechniken) orientierte Kurse, in großen oder
kleinen Gruppen bis zum Einzelunter-
richt zu Hause, mit und ohne Partner.
Dazu kommen noch die Kurse für den
Umgang mit dem Säugling oder die Zeit
nach der Geburt. Das inhaltliche Spektrum kann die Wahl zur Qual machen.
Versuchen Sie sich zu erkundigen, um
den passenden Kurs für sich herauszufinden.

Brauche ich auch beim zweiten oder dritten Kind einen Geburtsvorberei-tungskurs?

Diese Frage wird häufig gestellt. Man
hat doch alles bereits erlebt und wird es
instinktiv oder angeleitet schon richtig
machen? Erfahrene Kursleiterinnen widersprechen. Es geht auch in den Kurs-
stunden um die innerliche Vorbereitung
auf das neue Kind, das Sich-Zeit-Neh-
men und das Abschalten. Gerade wenn
man schon ein oder mehrere Kinder
hat, fällt es zu Hause oft sehr schwer,
dem Ungeborenen und sich selbst die
notwendige Aufmerksamkeit in Ruhe
zu widmen. Liegen die erste oder weitere Geburten auch bereits einige Jahre
zurück, kann es auch viele neue Informationen geben.

Was mache ich, wenn mein Partner kein Interesse am Kurs hat?

Nicht immer fühlen sich die Partner im
Schwangerschaftskurs wohl. Und auch
viele Schwangere gehen zunächst lieber ohne den Partner. Über viele Dinge
diskutiert man unter Frauen anders
und offener. Es hat sich bewährt, nur
einen kleinen Teil des Kurses, z. B. einen Abend für Paare einzuplanen. Aber
auch dann fühlen sich noch viele Männer deplatziert, haben Mühe mit den
„Trockenübungen" im „Hechelkurs"
und müssen zudem noch feststellen,
dass der eigene Arbeitgeber wenig Verständnis für die entsprechende Abwesenheit hat. Vielleicht gelingt es Ihnen,
Ihren Partner zu einer mehr theore-
tischen Stunde oder einen Kurs für die
Betreuung des Neugeborenen zu motivieren?

168

»Schauen Sie nicht zu viel im Internet«

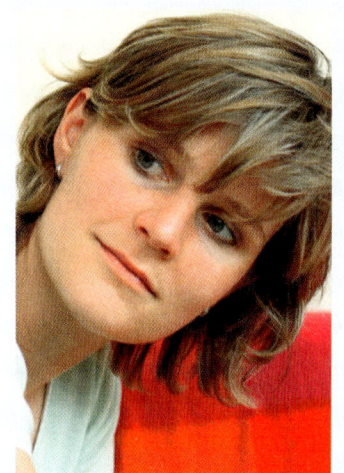

Christiane erzählt von ihrem Schwangerschaftskurs:

„Für mich ist der Besuch des Geburtsvorbereitungs-kurses hilfreich. Wir treffen uns einmal in der Woche mit einer Hebamme. Zu Beginn des Treffens fragt sie jede, wie es geht und beantwortet konkrete Fragen. Ein wichtiger Tipp von ihr ist, nicht zu viel im Internet nachzulesen. Das kann ich nur bestätigen. Wenn man nach einer Information zu einer Beschwerde sucht, landet man in unzähligen Gesprächsforen, wo viele Computernutzer ihre Meinung schreiben, egal ob sie von der Sache wirklich etwas verstehen oder nicht. Ich frage lieber meinen Arzt oder meine Hebamme.

In jeder Stunde bespricht die Hebamme ausführlich ein Thema mit uns, z. B. das Krankenhaus, die Geburt oder was mit dem Baby direkt nach der Entbindung passiert. Dabei berät sie uns umfassend, z. B. über die Mög-lichkeiten der Schmerzstillung. Letzte Stunde hat sie uns alle gefragt, ob wir stillen möchten. Als eine Schwangere etwas zögerlich antwortete ‚Ich möchte es versuchen‘, entgegnete die Hebamme ‚Sagen Sie doch lieber: Ich stille‘. Sie macht uns bei Unsicherheiten Mut und gibt uns das Selbstvertrauen, an unsere eigenen Fähigkeiten zu glauben, das gefällt mir gut. Lustig war übrigens auch die Partnerstunde, wo wirklich alle Väter dazuka-men. Besonders bei den Atemübungen haben wir viel gelacht.

Besonders wertvoll finde ich aber den Kontakt mit den anderen Schwangeren. Wir sind alle in einer ähnlichen Situation und verstehen uns gut. Mit einer anderen Frau hat sich eine schöne Freundschaft entwickelt. Wir haben uns schon fest vorgenom-men, uns nach der Geburt unserer Kinder wieder zu sehen. Wer weiß, vielleicht werden unsere Kinder Freunde. Das wäre schön.“

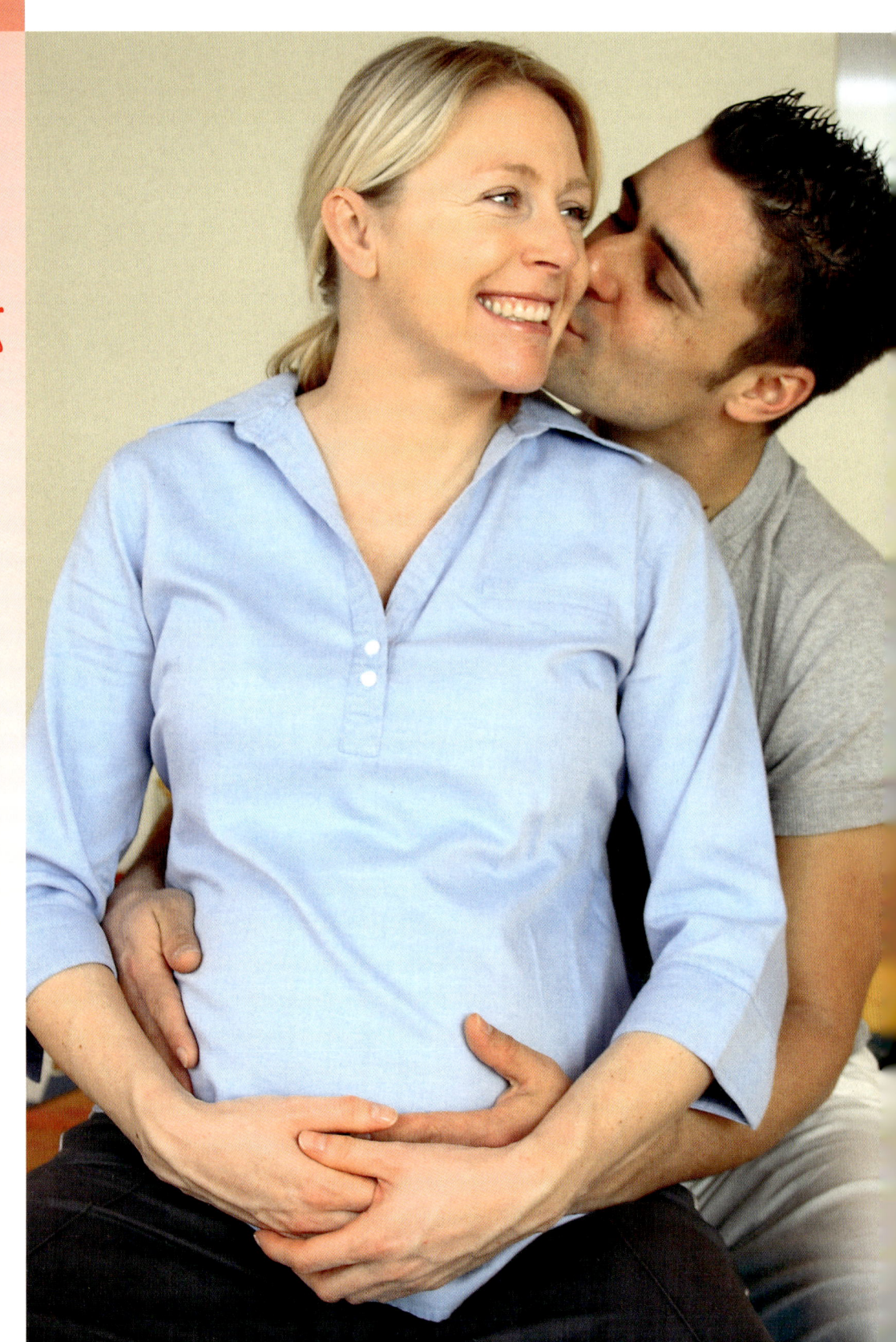

33.–36. Woche
Bedenken und entspannen

In aller Regel wird Ihr Kind sich jetzt in eine günstige Ausgangslage für die Entbindung drehen. Sie machen sich Gedanken darüber, wie die Entbindung wohl ablaufen wird und wer Sie dabei begleiten wird. Mit den Yoga-Übungen, die Sie schon kennen gelernt haben, können Sie sich entspannen und gut auf die Entbindung vorbereiten.

Es wird beschwerlich für Sie

Nun beginnt der Mutterschutz, der Ihnen mehr Zeit zum Ausruhen lässt. Sie können in Ruhe zu Hause die letzten Vorbereitungen treffen, vielleicht ein Gespräch mit einer Stillberaterin vereinbaren und mit Ihrem Partner die letzten Vorbereitungen treffen. Etwa in der 36. Woche misst der Abstand vom mittleren Rand des Schambeins bis zum höchsten Punkt der Gebärmutter 36 cm. Diesen Zeitpunkt hat man früher genutzt, um den Geburtstermin „genauer" vorhersagen zu können. Sie spüren die Veränderungen:

▮ Immer öfter wird Ihnen nun „die Puste" ausgehen. Die wachsende Gebärmutter ist am Ende der 36. Woche hoch oben unter den Rippenbögen angekommen. Ihre Lungenlappen werden eingeengt, sodass Ihnen nicht genug Luft bleibt.
▮ Auch tagsüber beginnt es lästig zu werden, ständig auf die Toilette zum Wasserlassen zu müssen. Der Platz für Ihre Blase wird immer kleiner, weil das wachsende Baby ihn ihr streitig macht. Kurz nach einer Lee-

rung ist sie bereits wieder gefüllt, und erneuter Harndrang entsteht. Auch macht Ihnen vielleicht Sorgen, dass beim Niesen, Husten oder Bergabgehen Sie manchmal einige Tropfen Urin verlieren. Nach der Geburt wird sich das durch konsequente Beckenbodengymnastik wieder normalisieren (siehe S. 237 ff. und 266).
▮ Ihr Baby hat nun auch weniger Platz und bewegt sich nicht mehr so häufig. Es schläft viel.

Im Blickpunkt: Wassereinlagerungen
Eine leidige Last können in den letzten Wochen, besonders an heißen Sommertagen, die Beine und Füße werden, die im Sitzen und im Stehen am Abend anschwellen. Schuld ist die für die Schwangerschaft typische vermehrte Wassereinlagerung in die Gewebe. Das Problem verstärkt sich zum Ende der Schwangerschaft, da die Muskelbewegungen der Beine (Muskelpumpe) und die Venenklappen es nicht mehr richtig schaffen, das Blut zum Herzen zurück-

9. MONAT

zupumpen. Im mütterlichen kleinen Becken engt jetzt der Kopf des Kindes in körperlicher Ruhe im Stehen und im Sitzen auch den Durchmesser der Beckenvenen ein. Das Blut in den Venen wird gestaut und der Venendruck erhöht sich unterhalb der Einengung durch den kindlichen Kopf in den Beinen. So tritt vermehrt Flüssigkeit ins Gewebe aus. Denken Sie nicht, dass Sie das Problem mit einer geringeren Flüssigkeitsaufnahme in den Griff bekommen. Sie müssen weiterhin viel trinken. Was hilft also?

▌ Vermeiden Sie langes Stehen und Sitzen in unveränderter Position, treten Sie auf der Stelle oder lassen Sie im Sitzen die Füße kreisen.

▌ Ziehen Sie bereits morgens gut angepasste Kompressionsstrumpfhosen an. Sie pressen quasi das Blut zum Herzen zurück. Sie sind ein Segen, den man nicht mehr missen möchte, wenn man sich an das etwas komplizierte Anziehen (mit Gummihandschuhen viel leichter) gewöhnt hat.

▌ Bewegen Sie sich viel (wandern, Rad fahren, schwimmen). Möglichst die Treppe anstelle eines Liftes nehmen.

▌ Legen Sie, so oft wie möglich, die Beine hoch.

▌ Helfen Sie Ihren Beinen mit einer improvisierten Kneipp-Kur, indem Sie zu Hause mit zwei kleinen Wannen wechselnd warm und kalt Wassertreten, oder halten Sie die Füße unter einen Duschkopf.

▌ Kaufen Sie ein Paar Schuhe eine Schuhnummer größer.

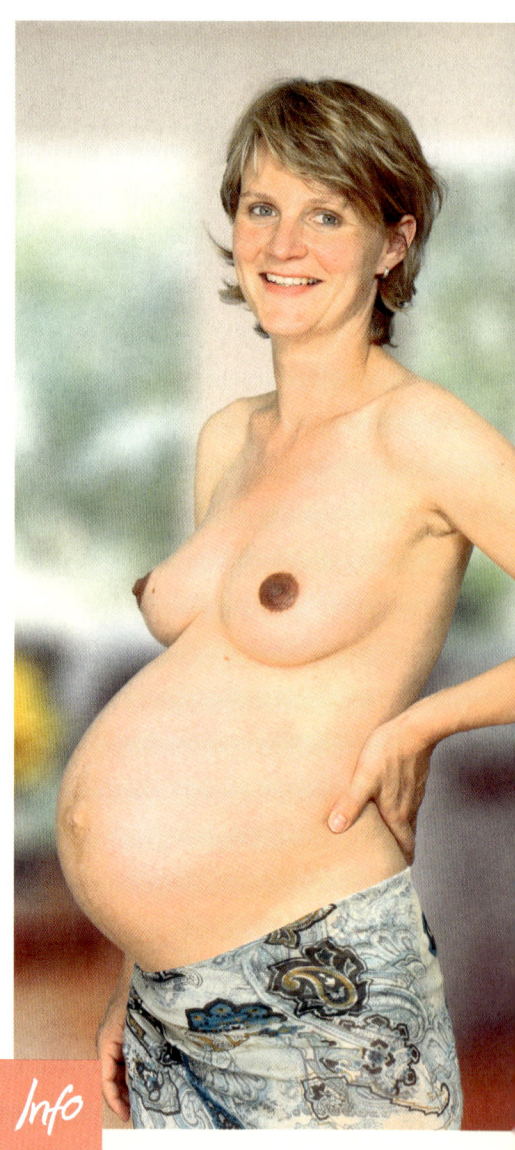

Info

Im neunten Monat

Sie haben schon einige Kilogramm zugenommen, aber Sie werden staunen, wie viel Sie in den letzten Wochen noch zulegen werden. In den allermeisten Fällen wird Ihr Kind sich jetzt mit dem Kopf nach unten ausrichten. Tragen Sie bequeme Schuhe.

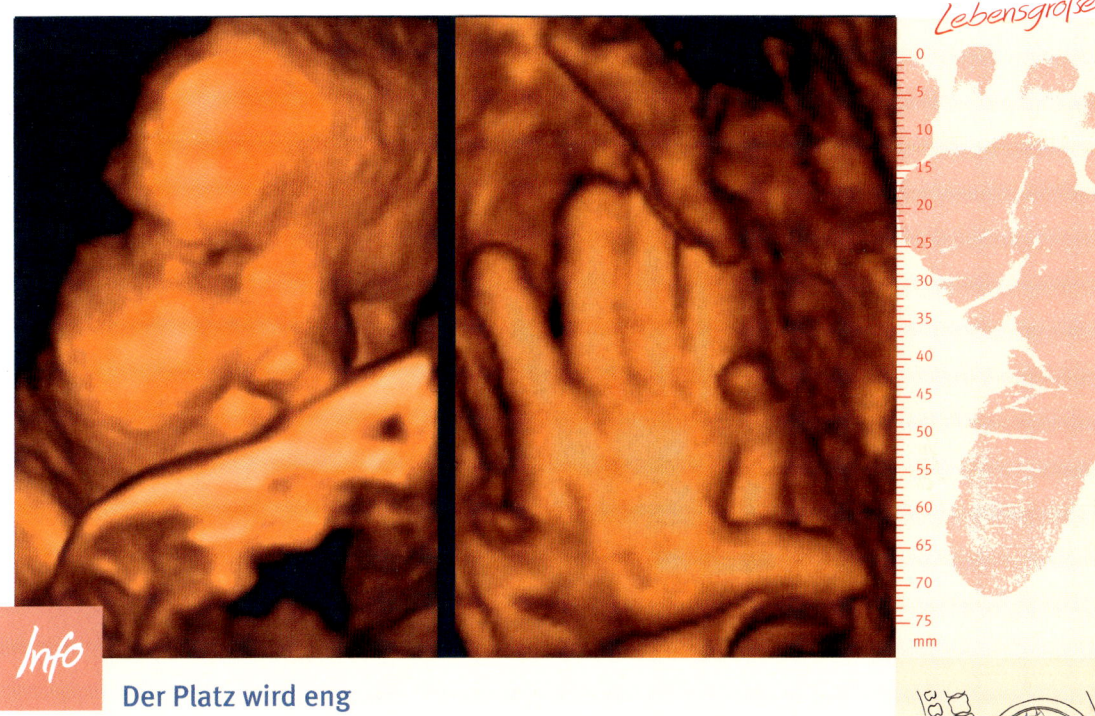

Lebensgröße

Der Platz wird eng

Ihr Kind hat jetzt eine Länge von 32 cm (Kopfdurchmesser 90–92 mm) und wiegt 2 400–2 600 g. In den folgenden Wochen wird es noch einmal kräftig zunehmen. Es verschränkt Arme und Beine vor dem Körper und dreht sich mit dem Kopf nach unten. Für Purzelbäume ist nun kein Platz mehr.

Die Lungenreife Ihres Kindes

Mit regelmäßigen Atembewegungen trainiert Ihr Kind die Atemmuskulatur. Durch die Dehnung werden das Wachstum und eine weitere Verzweigung der Luftwege (Bronchien) angeregt.

Eine weitere Voraussetzung für eine funktionierende Lunge bei Geburt ist die Auskleidung der kleinen Lungenbläschen (Alveolen) mit einem Film, der die Oberflächenspannung herabsetzt (Surfactant) . Ohne diesen Surfactant-film, den die Alveolarzellen abgeben, würden die Lungenbläschen nach jeder Ausatmung zusammenfallen, und bei jedem Atemzug wäre übermäßig viel Kraft notwendig, um die Bläschen wieder mit der Einatemluft zu füllen.

Erst in diesen Wochen wird genug Surfactant produziert, sodass eine spontane Atmung ohne Atemhilfen möglich wäre, wenn Ihr Kind jetzt auf die Welt käme.

Die Kindslage

Vielleicht haben Sie es ganz abrupt oder gar nicht gespürt: das Drehen Ihres Kindes in die erwünschte Position – Kopf voran? Ohne Ihr Zutun nimmt Ihr Kind in diesen Wochen die Position ein, die sich bis zur Geburt meist nicht mehr ändert. Für die natürliche Geburt, d. h. die Geburt durch die Scheide, sollte sich das Kind in einer Längslage befinden. Bei der Längslage verlaufen die mütterliche und kindliche Wirbelsäule parallel. Dabei werden unterschieden:

Schädellage (etwa 95 % am Termin): Wenn der Kopf vorangeht, wie das bei den meisten Geburten der Fall ist, ist der Geburtsverlauf meist problemlos. Um mit seinem länglichen Kopf in den querovalen knöchernen Beckeneingang zu passen, liegt meist der Rücken des Kindes an der mütterlichen linken Seite, wahrscheinlich weil das Kind im Mutterleib links mehr Platz hat als rechts unter der mütterlichen Leber. Der Kopf des Kindes ist der größte, knöcherne Teil des Körpers. Nur indem das Kind seinen Kopf beugt und Kopf und Körper dreht, kann es sich durch das Becken hindurchzwängen. Durch die sehr langsame Passage des vorangehenden Kopfes durch das Becken und die Scheide wird der Geburtsweg maximal gedehnt und geweitet. Der schmalere Schultergürtel, als nächst größerer Teil des Körpers, folgt dann leichter.

Beckenend- oder Steißlage (3–5 %): Hier geht der Po des Kindes voran. Bei dieser Lage ist die ausreichende Ausweitung des Geburtskanals erschwert. Folgen nach der Geburt des Steißes

dann der Kopf und Körper nicht schnell nach oder wird die Nabelschnur zwischen Kopf und Becken abgeklemmt, droht dem Kind Sauerstoffmangel. Nur jedes 10. Kind in dieser Lage dreht sich nach der 36. Woche noch spontan. Viele Ärzte und Frauen ziehen bei einer Steißlage einen Kaiserschnitt vor. Nicht immer stellt ein Kind sich in der Nähe

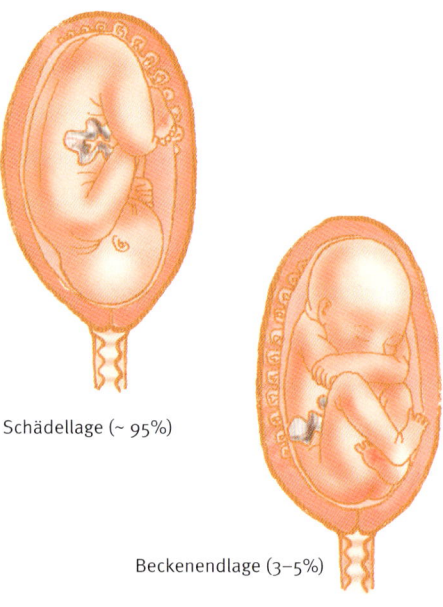

Schädellage (~ 95 %)

Beckenendlage (3–5 %)

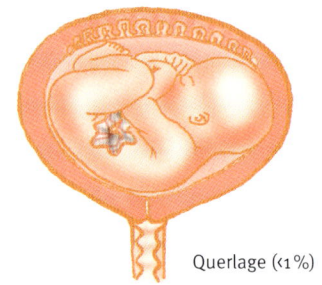

Querlage (<1 %)

Die Häufigkeit der Positionen des Kindes bei Geburtsbeginn.

9. MONAT

Gut zu wissen

Ihr Baby muss sich noch drehen

Manche Ärzte sind überzeugt, dass man unter Ultraschallsicht und in Kaiserschnitt-Bereitschaft, falls es ein Problem mit der Nabelschnur gibt, die Chance nutzen sollte, eine äußere, sanfte Drehung des Kindes in die Schädellage zu versuchen. Das wird man dann nach Beginn der 38. Woche, also beim reifen Kind tun. Eventuell auftretende Wehen werden medikamentös unterdrückt. Diese Drehung des Kindes gelingt in etwa der Hälfte der Fälle und sollte für Sie schmerzlos sein. Möglicherweise kann man durch eine bestimmte Körperposition einem Baby die Steißlage so ungemütlich machen, dass es sich in die gewünschte Lage mit dem Kopf nach unten dreht. Ganz abwegig sind diese Vorstellungen mancher Ärzte und Hebammen nicht, aber da sich das Baby ja ab und zu auch

ohne diese Manöver drehen würde, kann letztendlich der klare Beweis nicht erbracht werden. Da die Übungen Ihnen und Ihrem Kind nicht schaden, können Sie Folgendes versuchen:

▎ Nehmen Sie eine recht breitbeinige und weit nach vorne gebeugte Knieposition ein (mehrmals täglich für 20 Minuten). Arme, Brüste und Bauch berühren den Boden.
▎ Weniger anstrengend ist die sogenannte „indische Brücke". Dabei liegt die Schwangere auf dem Rücken, ihr Becken zur Hochlagerung auf einem dicken Kissen oder den Oberschenkeln ihres Partners, der vor ihr hockend kniet. Die Beine kann sie auf seine Schultern legen.
▎ Befürworter der Traditionellen Chinesischen Medizin glauben darüber hinaus noch an die Wirkung einer Wärmebehandlung eines Akupunkturpunktes am kleinen Zeh (Moxibustion).

des Geburtstermins in Schädellage ein. Einige Faktoren, die eine Steißlage begünstigen sind:

▎ zu viel oder zu wenig Fruchtwasser,
▎ eine Plazenta vor dem Muttermund (Placenta praevia) oder
▎ eine Formanomalie der Gebärmutter.

Querlage: Noch seltener sind Querlagen am Termin (< 0,5 %), bei denen die Hauptachse des Körpers des Kindes im rechten Winkeln zur Körperachse der Mutter liegt. Diese werden durch einen Kaiserschnitt entbunden werden müssen.

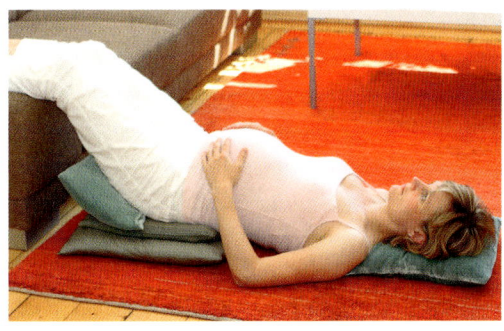

Die Lage des Kindes in Ihrer Gebärmutter hat entscheidenden Einfluss auf den Geburtsverlauf. Es gibt verschiedenen Möglichkeiten, Ihr Kind noch zu einer späten Drehung zu motivieren, z. B. mit der „indischen Brücke" (siehe Kasten)

Die Geburt rückt näher

Der Geburtstermin rückt näher und Ihnen scheint die Zeit manchmal stillzustehen. Diese Wochen kurz vor der Geburt sind der richtige Zeitpunkt, mit Ihrem Arzt über die evtl. Besonderheiten Ihrer Geburt zu sprechen.

Ihre Wünsche und Vorstellungen dürfen in diesem Gespräch nicht zu kurz kommen, z.B.:

▮ Die wichtigste Frage: Geht es dem Kind und Ihnen gut?
▮ Denken Sie über einen Wunsch-Kaiserschnitt nach?
▮ Nehmen Sorgen und Ängste zu?
▮ Wer soll bei der Geburt dabei sein?
▮ Wollen Sie Nabelschnurblut einfrieren lassen?

Wie geht es Ihnen und Ihrem Kind?

Bei den Untersuchungen in diesen Wochen wird durch äußere Ertastung (Wo befindet sich der Kopf, wo der Rücken?) oder eine kurze Ultraschalluntersuchung die Lage des Kindes festgestellt. Ist auch beim nächsten Untersuchungstermin das Kind nicht in Schädellage, wird Ihr Arzt oder Ihre Hebamme das weitere Vorgehen, also den evtl. Versuch einer äußerlichen Drehung oder die Möglichkeiten einer spontanen oder Kaiserschnittentbindung mit Ihnen besprechen.

Ganz wichtig ist jetzt auch die Feststellung, ob ein Eisenmangel vorliegt, weil bis zur Geburt noch Zeit zur Behandlung bleibt. Neuerdings kann Eisen-

mangel sehr gut mit einer einmaligen venösen Injektion behandelt werden. Gefüllte Eisenspeicher sind ein großer Vorteil, weil bei dem mehr oder minder normalen Blutverlust bei Geburt auch Eisen (siehe S. 52) verloren geht. Viele Probleme im Wochenbett, besonders die ohnehin große Müdigkeit nach der Geburt bei der Tag- und Nachtbetreuung des Babys, können durch Eisenmangel verschlimmert werden.

Ein wichtiges Thema: Kaiserschnitt auf Wunsch?

Bei rund 30 % der Frauen erfolgt die Entbindung heute durch einen Kaiserschnitt. Dafür kann es vor und während der Entbindung eine Reihe medizinischer Gründe geben. Die Einstellung zum Kaiserschnitt hat sich in den letzten Jahren sehr verändert. Durch neue Operationstechniken und eine risikoarme Schmerzbekämpfung sind die mütterlichen Risiken bei einem geplanten Kaiserschnitt sehr gering geworden und unterscheiden sich kaum von denen einer natürlichen Geburt. Bei Mehrlingsschwangerschaften, Beckenendlagen oder z.B. bei älteren Gebärenden (40 Jahre und älter) geht die ärztliche Empfehlung klar in Richtung Kaiserschnitt. Ärzte sind auch zuneh-

Pro und Kontra: Kaiserschnitt – die medizinischen Argumente

Ihr Arzt wird Ihnen eine Reihe von Argumenten ausführlich erläutern, sodass Sie voll informiert Ihre Entscheidung treffen, die dann auch schriftlich festgehalten wird.

Pro – Für einen Kaiserschnitt spricht:

- Geburtstermin für einen Wochentag planbar, komplettes Ärzteteam in der Klinik
- keine Schädigung des Beckenbodens durch Dehnung oder Einreißen, kein Dammschnitt
- keine Spätschäden des Beckenbodens (besonders Urinverlust)
- weniger Schmerzen beim Geschlechtsverkehr in den ersten 4–6 Wochen
- durch heute übliche lokale Anästhesie schmerzfreies Miterleben der Geburt möglich
- Säuglingssterblichkeit etwa 10-mal niedriger als bei natürlicher Geburt (aber ohnehin sehr niedrig, heute etwa 0,6–0,8 %)
- Risiko für Geburtsschäden des Kindes vernachlässigbar (bei natürlicher Geburt Risiko 1:1500)

Kontra – Gegen einen Kaiserschnitt spricht:

- anfängliche leichte Atemprobleme des Neugeborenen häufiger als bei natürlicher Geburt
- mütterliche Sterblichkeit wahrscheinlich gering höher (Müttersterblichkeit heute in Deutschland für alle Entbindungen 10–8/100 000)
- Risiko für eine tiefsitzende Plazenta bei nachfolgender Schwangerschaft höher als bei natürlicher Geburt
- Komplikationen bei der Narbenheilung
- folgende Entbindung ist meist wieder ein Kaiserschnitt
- in der Regel 1–2 Tage längerer Klinikaufenthalt

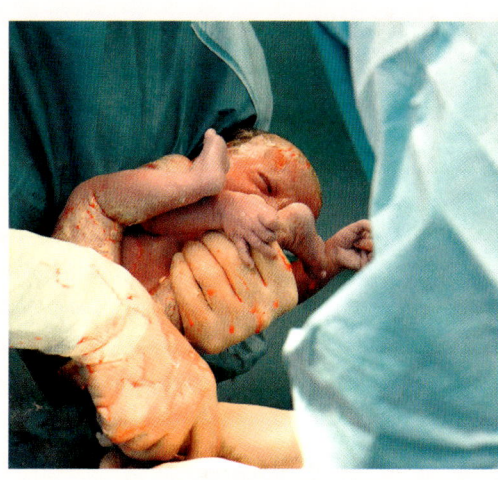

mend bereit, den Wunsch der Frau bzw. des Paares für eine Entbindung durch einen Kaiserschnitt ohne eine strenge medizinische Notwendigkeit zu akzeptieren, aber nur schätzungsweise 3 % der Frauen kommen heute zu dieser Entscheidung.

Sprechen Sie Sorgen und Ängste an

Mit dem Näherrücken des Geburtstermins ist es ganz normal, dass Ihre Gedanken immer häufiger um das Kind, die Geburt und die Zeit danach kreisen. Wie am Anfang der Schwangerschaft wechseln sich jetzt Vorfreude und Spannung mit Sorgen und Ängsten ab. Ihre seelische Balance kann ins Wanken geraten. Sie haben jetzt mehr Zeit, sind vielleicht alleine zu Hause, und die Gedanken werden grundlos schwer. „Werde ich mich bei der Geburt ausgeliefert fühlen? Was wird, wenn unser Kind nicht gesund geboren wird? Werde ich eine gute Mutter sein? Kann ich alles so schaffen wie bisher?" Auch in der Nacht lassen diese Ängste Sie nicht los, ängstigende Träume kommen hinzu. Die Schlafforschung hat ergeben, dass sehr viele Frauen in den letzten Wochen der Schwangerschaft intensiv und teilweise sehr beunruhigend träumen. Da hilft nur, die Nähe Ihres Partners oder eines anderen Menschen zu suchen, dem Sie sich anvertrauen können und der es versteht, Sie zu überzeugen, wie wenig real Ihre Sorgen sind. Ihre Hebamme und Ihr Arzt haben auch immer ein offenes Ohr für Ihre Sorgen. Durch die heutigen Schwangerschaftskontrollen mit fachgerechten Ultraschalluntersu-

chungen und Infektionsabklärungen ist es extrem unwahrscheinlich, dass Sie bei der Geburt eine schlimme Überraschung erleben.

Wen möchten Sie bei der Geburt dabei haben?

Möchten oder brauchen Sie außer der vertrauten Hebamme jemanden, der Sie die vielen Stunden ganz nah begleitet? Wenn ja, wen hätten Sie am liebsten dabei, eine Freundin, Ihre Mutter oder Ihren Partner? In über 90 Prozent der Geburten begleitet heute der Partner die Gebärende. Und die meisten Paare betrachten das gemeinsame Erleben der Geburt ihres Kindes als ein einmaliges, unvergessliches Ereignis. Für die Frau ist es hilfreich, einen Partner zu haben, der die Zusammenarbeit mit den Geburtshelfern vereinfacht. Dennoch entscheiden sich manche Frauen dagegen (auch das dürfen Sie laut aussprechen), und manche Männer haben große Bedenken davor. Sie zögern, da sie Angst vor ihrer eventuellen Untätigkeit bei der Geburt haben. Viele fürchten auch, Blut, Fruchtwasser und das Leiden ihrer Partnerin nicht ertragen zu können, manche gar, das Bild von der Partnerin zu verlieren, das bis dahin mit erotischer Intimität und Sexualität assoziiert war.

Eine Begleitung zu einer Kontrolluntersuchung, eine gemeinsame Kreißsaalbesichtigung oder ein Gespräch mit einer Hebamme oder Paaren, die es gemeinsam sehr schön erlebt haben, können helfen, die Entscheidung zu überdenken.

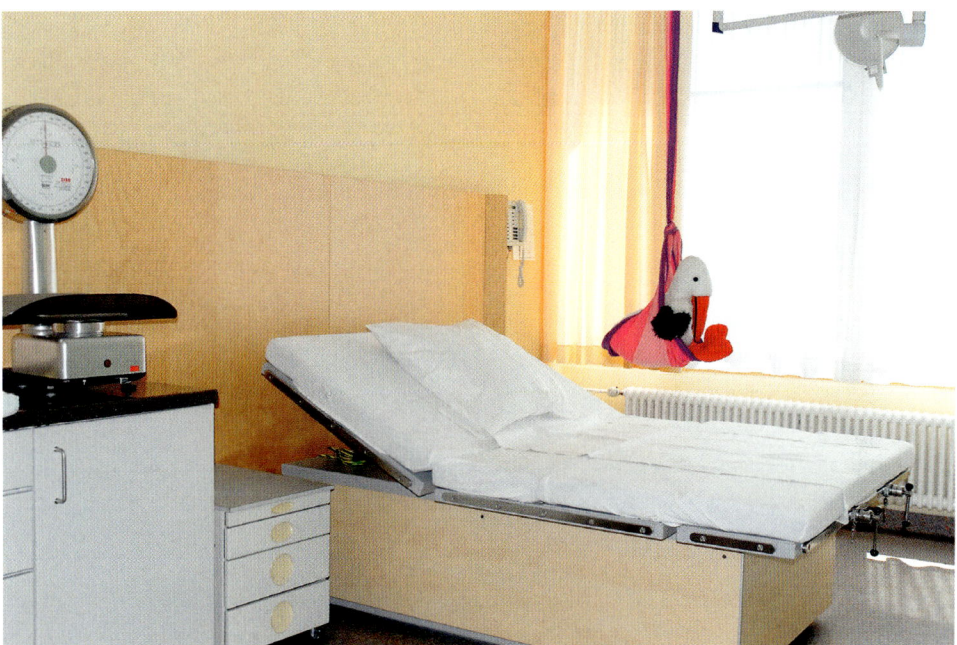

Welche Bedeutung hat das Nabelschnurblut?

Heute besteht die Möglichkeit, Stammzellen des Kindes aus dem Nabelschnurblut zu gewinnen. Dazu wird nach Abnabeln des Kindes das Blut, das noch in der Plazenta und in der Nabelschnur ist, steril in einen dafür bestimmten Beutel gefüllt, tiefgefroren und zur späteren Verwendung aufbewahrt. Dazu braucht es Ihre ausdrückliche Zustimmung.

Was sind Stammzellen und wo liegt der heutige Nutzen?

Stammzellen sind Zellen, die noch in der Lage sind, andere Zellen wie z.B. Blutzellen neu zu bilden. Sie werden heute bei Leukämien oder Erkrankungen der Immunabwehr transplantiert. Noch Zukunftsmusik, aber nicht ganz unrealistisch, dass künftig noch andere Krankheiten mit Stammzellen geheilt werden können. Einige wichtige Zelleigenschaften müssen beim erkrankten Empfänger und dem Spender identisch sein. Bei Geschwistern liegt die Wahrscheinlichkeit für eine solche Übereinstimmung bei 25 %. Dann werden die Stammzellen nicht abgestoßen und können die erkrankten Zellen ersetzen. Es gibt drei mögliche Formen der Nabelschnurblutspende:

- öffentliche Nabelschnurblutspende (wie eine Blutspende). Sie tun etwas Gutes für die Allgemeinheit. Plazenta und Blut würden ohnehin weggeworfen
- gezielte oder gerichtete familiäre Nabelschnurblutspende für ein bereits erkranktes Geschwisterkind, sofern passend

179

❚ private Nabelschnurblutspende gegen Bezahlung (bis 2500 Euro bzw. bis 5000 Franken) bei einer privaten Organisation, die das Blut für 20 Jahre fachgerecht für Ihr eigenes Kind im Fall einer Erkrankung aufzubewahren verspricht. Fachleute raten von dieser elterlichen Investition in die Zukunft sehr ab, weil es als ungünstig angesehen wird, ein z. B. an Leukämie erkranktes Kind mit seinen eigenen Stammzellen, mit denen es ja auch krank geworden ist, zu behandeln. Auch ist heute noch nicht erwiesen, ob die Stammzellen nach jahrelanger Lagerung noch funktionstüchtig sind. Sie als Eltern, die natürlich alles für Ihr Kind tun wollen, haben bei dem Angebot zur privaten Nabelschnurblutspende die schwere Aufgabe, mit Kenntnis der jetzigen medizinischen Fakten, nicht mit emotionellen Argumenten zu entscheiden, ob Sie einer Spende zustimmen.

Alles gut vorbereitet?

Die letzten Wochen vor der Entbindung sind von den Vorbereitungen für das Baby geprägt. Legen Sie sich in Ruhe Checklisten an, damit Sie nichts vergessen. Spätestens jetzt sollte Ihre Tasche für die Mitnahme in die Klinik fertig gepackt sein, denn es könnte ja überraschend losgehen. Denken Sie daran, dass Sie das sogenannte Wochenbett durchaus nicht nur im Bett verbringen, und vergessen Sie auch Ihren Partner nicht!

Der Klinikkoffer – Was sollte nicht fehlen?

❚ Dokumente: Mutterpass oder sonstige Unterlagen Ihres Arztes, Personalausweis, Familienstammbuch, Kostenübernahmebescheinigung Ihrer Krankenkasse
❚ Toilettenartikel (Slip-Einlagen), Föhn, Handspiegel
❚ Lippenpflegestift gegen trockene Lippen
❚ Ohrstöpsel und Augenmaske
❚ Brille, wenn Sie sonst Kontaktlinsen tragen
❚ Morgenmantel, Jogging-Anzug, bequeme Schuhe, Pantoffeln oder Rutschsocken
❚ Leggins, Hausanzug, T-Shirts oder Blusen
❚ Nachthemden, für das Stillen vorne zu öffnen
❚ Still-BH und -einlagen
❚ Laptop, IPod o.ä., Fotoapparat und Videokamera, Mobiltelefon mit Ladegerät oder Telefonkarte, wenn die Klinik eigene Telefone nicht gestattet
❚ Lesestoff, Schreibzeug, evtl. Tagebuch, Wecker
❚ Liste mit Telefonnummern der Personen, die nach der Geburt angerufen werden sollen
❚ Für Ihr Baby: Kleidung für den Nachhauseweg
❚ Für Ihren Partner: T-Shirts oder Hemden zum Wechseln (z. B. bei Wassergeburt), bequeme Schuhe, Erfrischungen, Snacks, Zahnbürste

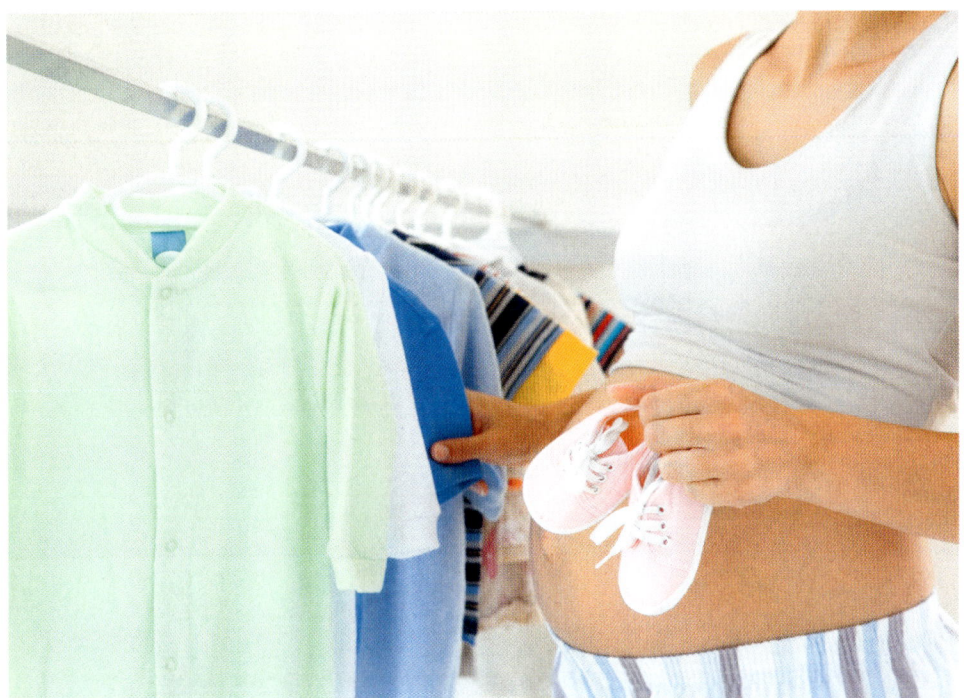

Fürs Kind zu Hause

Es macht großen Spaß, die Ankunft des Babys vorzubereiten. Ein eigenes Zimmer für das neue Baby ist schön, aber gar nicht unbedingt in den ersten Monaten notwendig. Sie werden ohnehin das Kind sicher gerne nachts bei Ihnen im Schlafzimmer haben.

Einige wenige Dinge sind aber ein Muss zur Anschaffung, sofern nicht vorhanden:

▌ Eine Wiege oder ein Stubenwagen, die in Ihrem Schlafzimmer noch Platz haben, ist für die ersten Monate sehr praktisch. Das erspart Ihnen nachts die langen Wege.

▌ Sie können sich auch ein Beistellbettchen (Stillbett, Balkonbett) anschaffen, das am Elternbett auf gleicher

Jetzt wird es Zeit, für den Klinikaufenthalt und das Baby alles vorzubereiten.

Höhe befestigt wird. Das Kind ist in den ersten Monaten bis zum Durchschlafen sicher in Ihrer Nähe quasi im eigenen Bett und erspart Ihnen das anfangs so häufige Aufstehen.

▌ Eine andere Alternative ist ein höhenverstellbares, an den Seiten ausgepolstertes Gitterbettchen auf Rollen. Auch dann können Sie das Bettchen nachts an Ihr Bett heranrollen. Anstelle der Zudecke empfiehlt sich die Anschaffung eines kleinen Schlafsackes.

▌ Ein großer Wickeltisch mit einer waschbaren Auflage oder ideal eine Wickelkommode zum griffbereiten Verstauen von Windeln und Babykleidung ist unverzichtbar. Lassen Sie sich in einem Fachgeschäft oder von Ihrer Hebamme bezüglich der Erstausstattung für die Babykleidung beraten.

▌ Ein atmungsaktives, waschbares, sehr langes Stillkissen mit feinkörniger Füllung kann Ihnen bereits in der Schwangerschaft für eine gute Schlafposition sehr nützlich sein. Beim Stillen im Liegen ist es ideal zum erhöhten Heranlegen des Kindes.

▌ Schon für die Fahrt von der Klinik nach Hause brauchen Sie einen Kindersitz im Auto (Vorschrift!).

Das sind bereits die wichtigsten größeren Anschaffungen, die man sich auch von den Großeltern oder Freunden als Geschenk zur Geburt wünschen kann. Andere größere Anschaffungen können Sie in Ruhe überlegen. Zum Baden tut es am Anfang noch das Waschbecken im Bad.

Mit dem Kind unterwegs

Für den Transport Ihres Kindes im Auto haben Sie ja schon einen Kindersitz angeschafft. Auch für die Anschaffung eines Kinderwagens ist jetzt in Ruhe Zeit. Dies kann eine kostspielige Anschaffung sein, besonders wenn Sie eine flexible Kombi-Umbaulösung von der Geburt bis zum Kleinkindalter wünschen. Probieren Sie, ob dieser Umbau oder das Zusammenklappen zum Verstauen im Auto unkompliziert zu bewerkstelligen ist im Fachgeschäft. Bei der Wahlmöglichkeit zwischen zahlreichen Modellen wird Ihnen vielleicht zum ersten Mal klar, welchen Anfor-

derungen er alles genügen kann oder muss. In Second-Hand-Läden finden sie eine große Auswahl gebrauchter Modelle, die meist in einem guten Zustand sind und Ihren Geldbeutel schonen. Bei der Auswahl des Modells gilt es einiges zu bedenken:

▌ Wohnen Sie im Erdgeschoss? Wenn nicht, dann empfiehlt sich eine abnehmbare Tragetasche zum Hochtragen des Babys in die Wohnung.

▌ Haben Sie bereits ein Kleinkind? Dann brauchen Sie ein Trittbrett zum Mitfahren.

▌ Wie groß ist Ihr Auto bzw. der Kofferraum?

▌ Soll Ihr Kind zu Ihnen gucken und möchten Sie die Fahrtrichtung ändern können?

▌ Benutzen Sie mit dem Kinderwagen öffentliche Verkehrsmittel? Dann darf er nicht zu breit sein.

▌ Wo werden Sie ihn am meisten nutzen, auf ebenen Straßen oder Wald- oder Feldwegen?

Machen Sie sich vor dem Kauf am besten eine kleine Checkliste mit Ihren Notwendigkeiten. Einige Dinge sind aber unverzichtbar:

▌ Die Liegefläche muss verstellbar sein. Ein junges Baby muss flach liegen können.

▌ Griffe oder Lenkstange müssen in der Höhe verstellbar sein.

▌ Ganz wichtig sind sehr gute Bremsen, die Sie beim Bergabfahren mit einem Fuß bedienen können.

▌ Auch Einkäufe oder Kleidungsstücke sollten einen Platz in einem Netz o.ä. finden können.

»Wie wird die zweite Entbindung?«

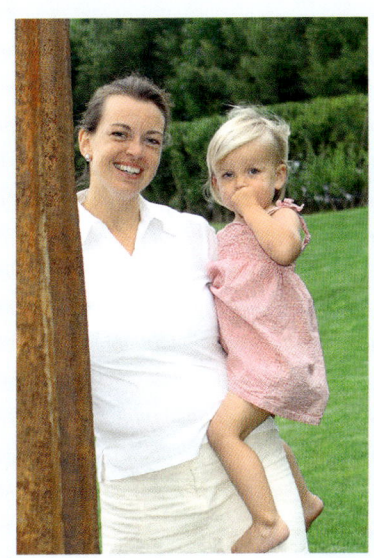

Britta versucht, sich an ihre erste Entbindung zu erinnern:

„Bis vor ein paar Wochen war die erste Geburt in meinen Erinnerungen eine ‚Bilderbuchgeburt‘, und ich hatte wenig Bedenken vor der zweiten Entbindung. Doch je näher der Termin rückt, desto unsicherer werde ich. War das wirklich alles so problemlos, oder habe ich einfach viel vergessen? Im Geburtsvorbereitungskurs kam ich weiter ins Grübeln. Die Hebamme sprach vor Kurzem über die Geburtspositionen und verunsicherte mich sehr, als sie die Entbindung in Rückenlage als veraltet und völlig aus der Mode darstellte. Aber ich habe mein erstes Kind in Rückenlage geboren und ich wollte auch gar nichts anderes. War das denn nun schlecht? Diese Gedanken brachten mich auf die Idee, die Akte meiner ersten Entbindung einzusehen. Und ich war sehr erstaunt, was ich da las. Ich hatte ein Schmerzmittel bekommen und sogar kurzzeitig mal eine Sauerstoffmaske? Ich konnte mich gar nicht mehr daran erinnern, obwohl es doch noch gar nicht so lange her ist. Anscheinend sorgt die Natur vor, ich habe die Geburt in ihren Einzelheiten wirklich vergessen. Das überwältigende Erlebnis, das Neugeborene im Arm zu halten, lässt alles was davor war, wie in einem tranceähnlichen Zustand in Vergessenheit geraten. Nun vertraue ich auf meine eigenen Kräfte und hoffe auf eine problemlose zweite Entbindung, was ja wohl so kurz nach einer ersten Entbindung auch eher der Regelfall ist.“

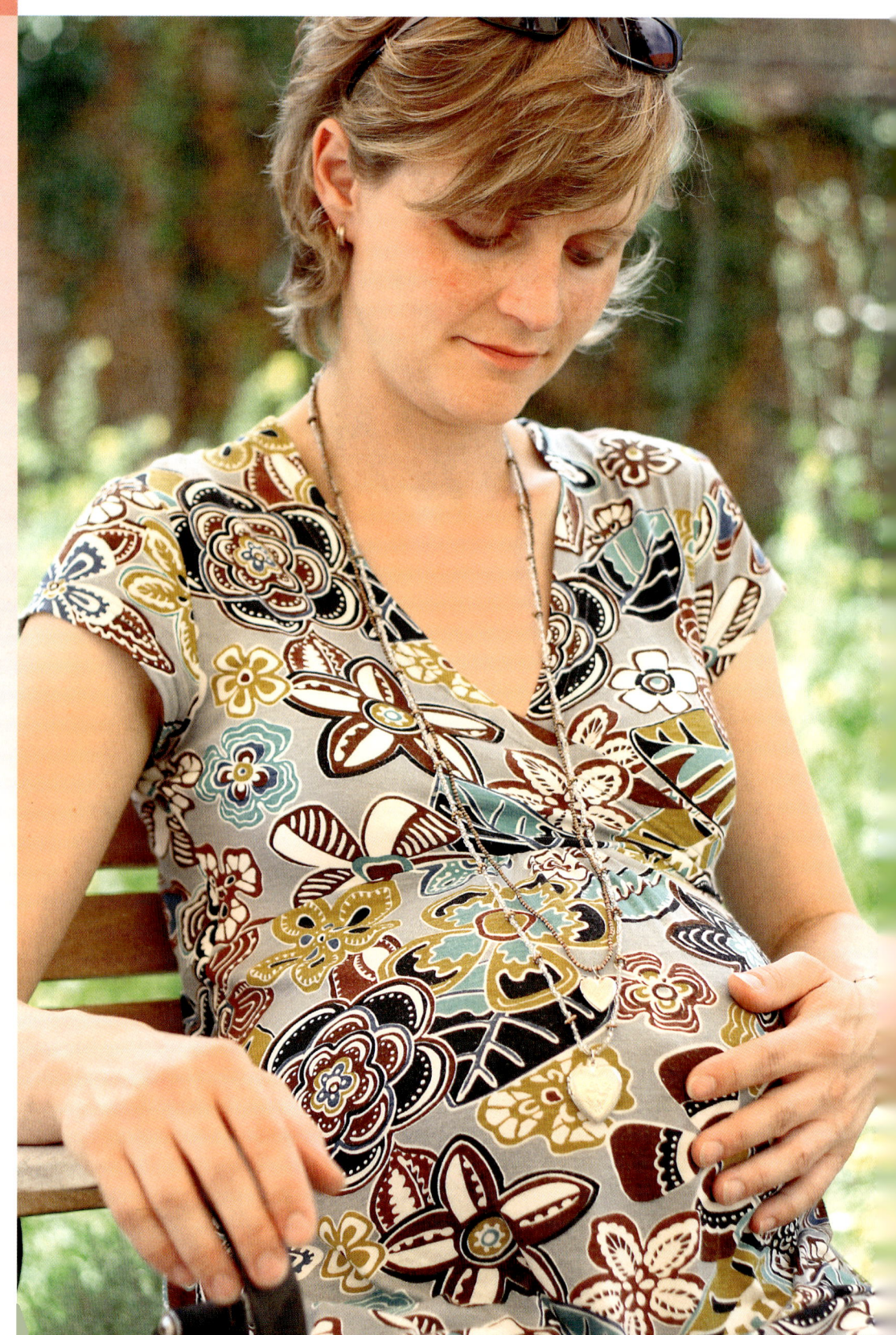

37.–40. Woche
Kurz vor dem Termin

Ihr Kind rutscht nun in Ihrem Bauch einige Zentimeter nach unten. So können Sie am Ende der Schwangerschaft wieder besser atmen. Aufmerksam beobachten Sie Ihren Körper und warten gespannt auf die ersten Zeichen der beginnenden Geburt.

Letzte Veränderungen

Mit dem Beginn der 38. Woche sind Sie – so der Fachausdruck – „am Termin". Eine Geburt ist jetzt keine Frühgeburt mehr. Sie werden nun häufiger zu den Kontrolluntersuchungen bestellt. Schreiben Sie sich Ihre drängenden Fragen auf, die Sie unbedingt mit Arzt oder Hebamme besprechen möchten. Legen Sie sich nicht auf zu feste Vorstellungen oder gar Pläne für den Ablauf Ihrer Geburt fest, sondern bleiben Sie offen für alles, was auf Sie zukommt. Betonen Sie Ihrem Arzt und Ihrer Hebamme gegenüber die Erwartung, dass Sie und Ihr Partner in alle Entscheidungen einbezogen werden möchten. In den letzten Wochen spüren Sie noch einmal deutliche Veränderungen:

In den letzten Wochen tritt der Kopf des Kindes ins Becken ein.

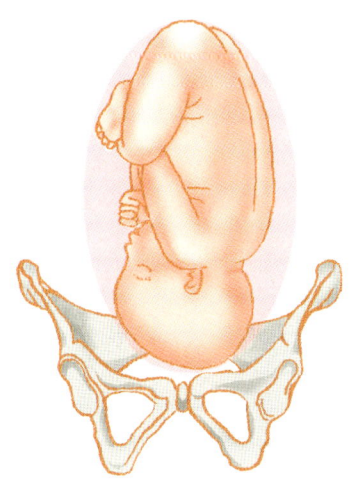

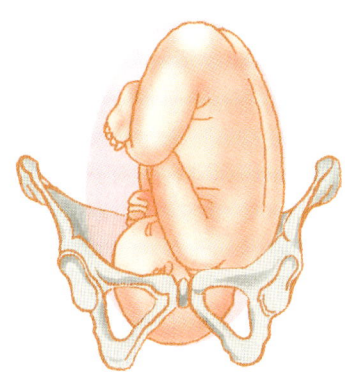

Der Kopf des Babys liegt noch über dem Beckenrand, die Gebärmutter hat ihren höchsten Stand.

Das Baby ist ins Becken eingetreten. Ihr Bauch hat sich verändert, Sie atmen leichter.

37.–40. Woche

Wichtig für Sie

Trotz aller Emotionen: einen ruhigen Kopf behalten

Viele Frauen spüren in dieser Zeit eine gewisse Ruhelosigkeit, verbunden mit einem Zwang, eher Unwichtiges noch zu erledigen. Lieber Vater in spe: Übernehmen Sie die wichtige Aufgabe, Ihre Frau vor Überforderungen zu schützen. Wichtig kann jetzt z. B. sein:

▌ Regeln Sie mit Ihrem Arbeitgeber und Ihren Kollegen rechtzeitig, dass Sie Ihren bereits angekündigten Urlaub ganz kurzfristig antreten können. Unternehmen Sie möglichst keine weiten Dienstreisen mehr und seien Sie jederzeit für Ihre Frau erreichbar.

▌ Prägen Sie sich die Fahrtroute zur Klinik (auch im Dunkeln), die Lage der Parkplätze und den Weg in der Klinik zum Kreißsaal genau ein.

▌ Auch wenn das Herz überfließt, halten Sie am Plan fest, direkt nach Geburt nur wenige und enge Verwandte und Freunde von der Geburt zu informieren. Sie und Ihre Frau brauchen Zeit, ohne Besucher auszuruhen und mit dem Baby alleine sein zu können.

▌ Schicken Sie die Geburtsanzeigen nicht zu früh weg, um Ihre Frau und Ihr Kind vor zu vielen Besuchern zu schützen. Lassen Sie das Schild „Nicht stören" öfter mal von den Schwestern an die Tür hängen.

▌ Entlasten Sie zu Hause Ihre Frau vom Kochen, Wäschewaschen und Putzen und organisieren Sie Hilfe.

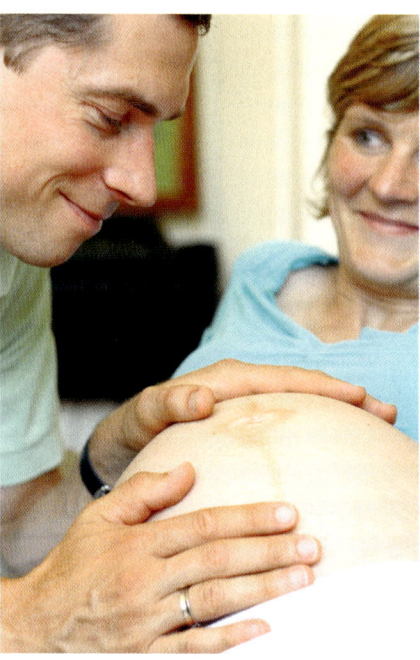

▌ Der kindliche Kopf tritt in diesen Wochen in das knöcherne Becken ein und rutscht dadurch um mehrere Zentimeter tiefer. Ihr Zwerchfell wird etwas vom Druck nach oben entlastet, und Ihre Lunge kann sich wieder mehr entfalten. Das Atmen wird leichter.

▌ Es kann sein, dass das Tiefertreten des Kopfes zur auffallenden Veränderung Ihrer Bauchform und Ihres Schwerpunktes führt. Sie haben vielleicht das Gefühl, breitbeiniger gehen zu müssen.

▌ Sie verspüren seltener Kindsbewegungen, das Hartwerden des Bauches aber nimmt in der Häufigkeit zu.

Gespannt warten Sie, bis es losgeht.

Im Blickpunkt: das Ende der Schwangerschaft

Aufregend ist das komplexe Zusammenspiel der Vorgänge in der Gebärmutter, in Ihrem und im Körper Ihres Kindes, das die Geburt beginnen lässt. Während der Schwangerschaft sorgen Zellen und Botenstoffe zusammen mit den Schwangerschaftshormonen im gesamten Organismus für den Ruhezustand der Gebärmuttermuskulatur, für die Reißfestigkeit der Eihäute und den festen Verschluss des Gebärmutterhalses. Diese Vorgänge spielen sich vor allem an der Kontaktstelle in der Gebärmutter zwischen dem mütterlichen und kindlichen Organismus, Gebärmutterhals und Dezidua einerseits und kindlichem Teil der Plazenta und Eihäuten andererseits ab. Genau dort kommt es gegen Ende der Schwangerschaft zu einem veränderten Aktivitätszustand. Welche Faktoren die entscheidenden Veränderungen an der mütterlich-fetalen Kontaktstelle in der Gebärmutter in Gang setzen, weiß man trotz intensiver Forschung nicht. Das auslösende Signal kommt vom Kind. Nach den heutigen Erkenntnissen ist es ein noch nicht eindeutig charakterisierter Stoff aus den kindlichen Nieren, der über den Urin und die kindliche Blase ins Fruchtwasser gelangt, der diese hormonelle Kaskade auslöst, die die regelmäßige Wehentätigkeit beginnen lässt.

Leider kennt man bisher beim Menschen kein Signal oder eine Veränderung im Blut, die man im Labor bestimmen könnte, die die beginnende Geburt sicher voraussagen könnte.

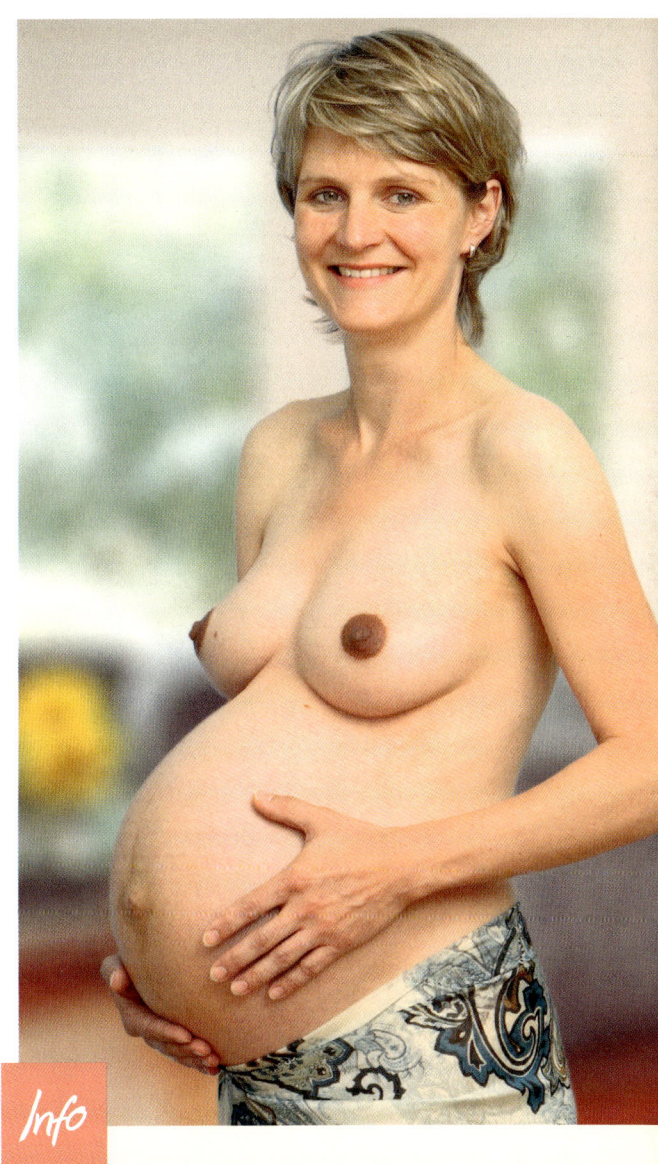

Info

Im zehnten Monat

Hätten Sie gedacht, dass Ihr Bauch so groß wird? Sicherlich ist es jetzt Ihr Wunsch, dass das Kind bald kommt, denn die letzten Wochen sind beschwerlich. Ganz plötzlich wird das Atmen leichter, denn Ihr Kind rutscht kurz vor dem Termin ein Stückchen nach unten. Und wenn es losgeht – vertrauen Sie Ihrer Hebamme, die Sie durch die Geburt begleiten wird.

Ihr Baby kurz vor der Geburt

Ihr Kind nimmt jetzt wöchentlich 100–200 g zu. Die Fettdepots werden aufgefüllt, wobei ein großer Teil als Unterhautfett angelegt wird. Das lässt das Kind rundlicher und babyhafter aussehen. Ohnehin gilt es jetzt, nämlich mit Beginn der 38. Woche, als ein fertiges, ausgereiftes Baby, als ein Termingeborenes, das bei der Geburt keine Anpassungsprobleme mehr haben dürfte, wenn es jetzt auf die Welt käme.

Da das Fruchtwasser jetzt nicht mehr zu-, sondern eher abnimmt, wird der Bewegungsspielraum immer enger. Die Bewegungen verlieren so ihren boxenden Charakter. Der feine Haarflaum (Lanugobehaarung) verliert sich in diesen Wochen, und auch die Schicht aus Käseschmiere auf der Haut wird dünner. Bei Knaben wandern in diesen Wochen die Hoden in die Hodensäckchen, damit nach der Geburt ihre weitere Entwicklung bei niedrigerer als der Körperkerntemperatur (37 °C) erfolgen kann.

Die Därme sind jetzt mit einer dicken, dunkelgrünen Masse, dem Mekonium oder auch Kindspech, gefüllt. Dabei handelt es sich um eine Mischung aus abgeschilferten Darmepithelien, eingedickter Gallenflüssigkeit und Resten aus dem geschluckten Fruchtwasser wie Haare und Hautzellen. Grünes Fruchtwasser entsteht, wenn durch Darmtätigkeit – z. B. durch kurzfristigen Sauerstoffmangel – dieses Mekonium ins Fruchtwasser entleert wird.

Die Plazenta altert

Die Plazenta erreicht nun ihre endgültige Größe mit einem Durchmesser von etwa 20 cm und einem Gewicht von etwa ⅕ bis ⅙ des Kindsgewichtes. Auch die Nabelschnur ist nun bezüglich Durchmesser und Länge ausgewachsen. Die normale Länge beträgt etwa 50 bis 55 cm. Sie liegt in der Regel als lose Schlinge um den Körper, in etwa 20 Prozent findet man die Nabelschnur einmal um den Hals gewunden, was nur bei sehr kurzer Nabelschnur eine Bedeutung hat. Unglaubliche 1500 Liter Blut pumpt der mütterliche Kreislauf in diesen letzten Wochen pro Tag in die Plazenta, um die Bedürfnisse des Kindes zu befriedigen. Auch viele Antikörper (Immunglobuline der Klasse IgG) werden so zum Kind transferiert, die es in der Gebärmutter und nach der Geburt gegen Infektionen schützen. Sie finden sich auch in der Muttermilch.

Die Stoffwechselleistungen der Plazenta geraten mehr und mehr an ihre Grenzen, je näher der Termin kommt. Der genetisch vorbestimmte Alterungsprozess trägt zum komplexen Vorgang des Geburtsbeginns bei. Dieser Alterungsprozess kann beschleunigt sein, wenn die Plazenta zwei Kinder versorgen muss, wenn geraucht wird oder wenn die Mutter bereits über 40 ist.

Das Baby wird ruhiger

Wie Sie bereits wissen, trainiert das Ungeborene sein Atemsystem durch Perioden regelmäßiger Atembewegungen,

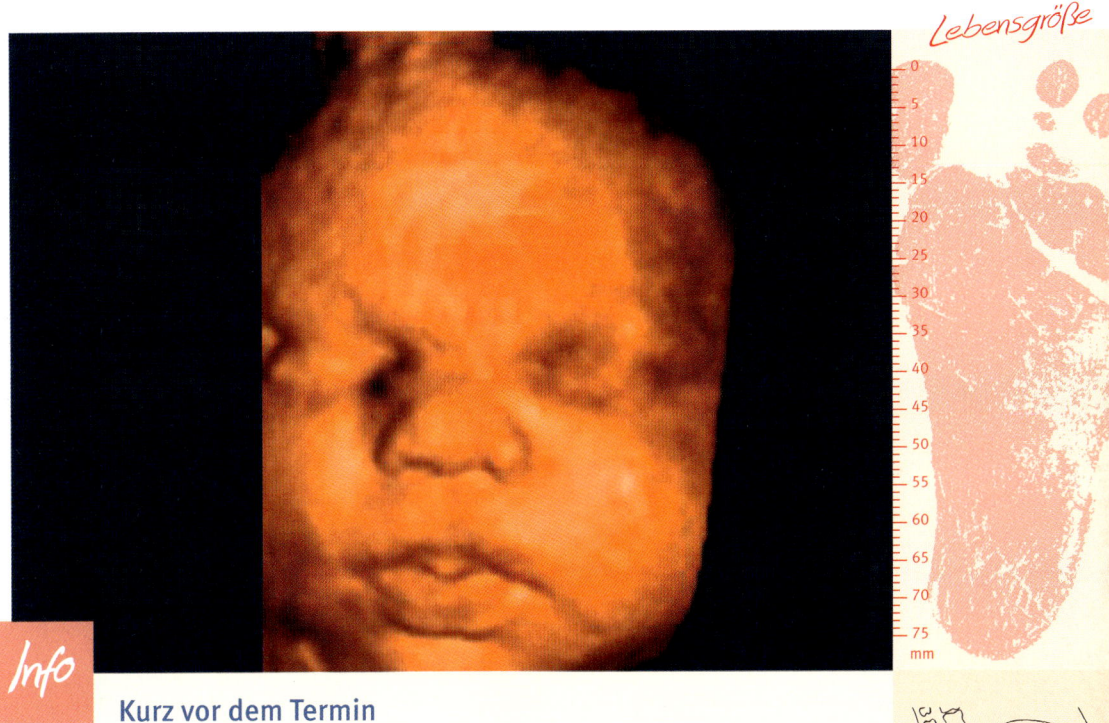

Lebensgröße

Info

Kurz vor dem Termin

Ihr Baby ist bereit, auf die Welt zu kommen. Seine Organe sind nun voll ausgereift. Auch die Lunge ist bereit für den ersten Atemzug. Maße Ihres Kindes: Länge ca. 50 cm, Gewicht etwa 3400–3500 g, Kopfdurchmesser rund 100 mm. Regelmäßige Wehen signalisieren Ihnen: die Schwangerschaft geht zu Ende.

gefolgt von mehr oder minder langen Pausen. Kleine Mengen Flüssigkeit werden dabei hin und her bewegt, was die Verbindung zwischen Lunge und Fruchtwasser herstellt, eine der Voraussetzungen, dass man im Fruchtwasser durch eine Punktion feststellen kann, ob bereits Lungenreife vorliegt (siehe S. 175).

Der die kleinen Lungenbläschen auskleidende Film (Surfactant) lässt sich in seiner Konzentration im Fruchtwasser bestimmen. Jetzt in diesen Wochen wäre diese Lungenreife zu messen. Mit dem Ultraschall hat man bezüglich der Atmung erstaunliche Beobachtungen gemacht. Nach einer mütterlichen Mahlzeit werden die Atembewegungen schneller, nach dem Rauchen einer Zigarette z. B. werden sie langsamer und sind meist nicht vorhanden im Tiefschlaf. Je näher die Geburt, um so länger werden die Atempausen. Sie können bis zu 120 Minuten dauern. In den Stunden der Geburt kann man sie gar nicht beobachten. Das Kind bereitet sich also irgendwie auf das Kommende vor, obwohl die Wissenschaft es noch nicht deuten, nur beschreiben kann.

10. MONAT

Geht es Ihnen beiden gut?

Die jetzt oft häufigeren, zum Teil wöchentlichen Untersuchungen haben neben den wiederkehrenden Routineabklärungen vor allen Dingen das Ziel, bei Ihnen und Ihrem Baby erste Anzeichen für Probleme rechtzeitig zu bemerken.

Jetzt könnte man problemlos die Schwangerschaft beenden, indem man die Geburt aktiv mithilfe von synthetischen Hormonen (ähnlich den Gewebehormonen Prostaglandin und Oxytozin) einleitet oder einen Kaiserschnitt durchführt. Mögliche Probleme können bei Ihnen stärkere Ödeme, eine starke Gewichtszunahme und evtl. Kopfschmerzen sein. Einen elektiven, also geplanten Kaiserschnitt, z.B. bei einer Beckenendlage, führt man in der Regel in der 38. Schwangerschaftswoche durch. Das Baby ist ausgereift, und man riskiert nichts Unvorhergesehenes durch weiteres Zuwarten.

Zeigen sich bei Ihrem Kind Bewegungsarmut, ein Wachstumsrückstand, eine zu starke Abnahme des Fruchtwassers oder Hinweise auf eine Abnahme der Plazentafunktion, so wird man die Schwangerschaft ebenfalls beenden. Es gibt eine Reihe von Untersuchungen, mit denen man das Wohlbefinden des Kindes in kurzen Abständen gut beurteilen kann. Dabei handelt es sich um risikolose und schmerzlose Untersuchungen, bei denen kein Eindringen in den Körper erforderlich ist, sie sind also nichtinvasiv:

- Normales CTG: Beurteilung des Herzfrequenzniveaus und der Fluktuationen
- Non-Stress-Test: CTG und Beurteilung der Herzfrequenzbeschleunigung bei kindlichen Bewegungen, die als kurze Spikes auf dem Wehenkanal zu erkennen sind, oder nach akustischer Stimulierung des Kindes (Wecken des Kindes)
- Stress-Test: CTG-Beurteilung bei spontanen oder durch Oxytozin ausgelösten Wehen (= Stress für das Kind) bzw. bei mütterlichen körperlichen Belastungen (Stehen, Kniebeugen, Treppensteigen), die zu einer Einschränkung der Plazenta-Durchblutung führen können
- Registrierung und Beurteilung der kindlichen Körper- und Atembewegungen durch Ultraschall
- Schätzung der Fruchtwassermenge
- Doppler-Ultraschall und Beurteilung der Menge und Art der Blutströmung in den Gefäßen (Nabelschnur, große Arterien, Hirnarterien beim Kind und auf der mütterlichen Seite Plazentagefäße)
- Schätzung der Fruchtwassermenge durch Ausmessen größerer Fruchtwasser„taschen" um den Fetus herum.

Was sind Anzeichen für die beginnende Geburt?

Den Tag der Geburt kann man nicht genau vorhersagen. Es gibt keine Substanz, deren Konzentrationsbestimmung im Labor eine genaue Vorhersage zulassen würde. Es hilft Ihnen auch nicht, sich auf den errechneten Termin zu fixieren. Nur etwa 4 % der Kinder werden tatsächlich an dem vorher berechneten Termin geboren, 25 % sind es innerhalb einer Woche und 65 % innerhalb drei Wochen um diesen Termin. Eine große Zahl der Kinder kommt also in den Tagen rund um den Termin herum auf die Welt. Seelische und körperliche Zeichen, dass die Geburt bald losgehen könnte, gestatten keine sichere zeitliche Voraussage. Dass äußere Einflüsse, wie der Mond, Einfluss auf den Geburtsbeginn haben, scheint wohl eher ein Mythos zu sein. Sicher ist aber, dass eine Art innerer Uhr, die viele unserer Körperfunktionen und -leistungen in einem Tagesrhythmus steuert, dafür verantwortlich ist, dass die Wehentätigkeit sehr oft in der Nacht beginnt.

Erste Anzeichen

Einige Veränderungen deuten darauf hin, dass nun bald mit dem richtigen Beginn zu rechnen ist:

- das Eintreten des Kopfes in das mütterliche knöcherne Becken
- veränderter Ausfluss, flüssiger oder leicht blutig, oder sogenanntes Zeichnen, Abgang eines weiß-glasigen Schleimpfropfes, der in der Schwangerschaft den Gebärmutterhals verschließt und eine Barriere für Keime zum Schutz des Kindes vor Infektionen darstellt. Dieser 2–4 cm große Schleimpropf kann auch blutige Auflagerungen haben, weil bei der Dehnung des Gebärmutterhalses kleinste Gefäße einreißen
- zunehmendes Hartwerden des Bauches, im warmen Badewasser nimmt die Häufigkeit zu
- oft nahe beim Beginn dünnflüssiger Stuhl oder Durchfall
- zunehmende ziehende Schmerzen im Kreuz oder im Schambeinbereich, oft periodenähnlich, die in die echten Wehen übergehen

Die Geburt beginnt

Folgende Anzeichen zeigen Ihnen deutlich, dass es losgeht. Die Geburt beginnt

- mit regelmäßigen, wiederkehrenden Wehen, deren Abstände kürzer (weniger als 15 Minuten) und deren Dauer länger (mehr als 40–50 Sekunden) werden. Das krampfartige Zusammenziehen der Gebärmutter wird von zunehmenden Schmerzen begleitet, die unterschiedlich vom Rücken, vom Bauch oder tiefer unten vom Schambein ausgehen.
- bei etwa jeder 10. Geburt mit einem Blasensprung. Wehen setzen dann in der Regel nach einigen Stunden ein. Wenn man bei Ihnen einen Kaiserschnitt geplant hat, wartet man die Wehentätigkeit nicht ab, sondern wird den Kaiserschnitt nach Ihrem Eintreffen in der Klinik durchführen. Geht das Fruchtwasser in größerer Menge schwallartig ab, ist es sehr eindeutig, dass ein Blasensprung

10. MONAT

Wichtig für Sie

Blasensprung: Wie werde ich in die Klinik transportiert?

Im Fall eines Blasensprunges werden Sie von Ihrer letzten Kontrolluntersuchung wissen, ob der Kopf bereits fest in Ihrem kleinen Becken liegt. Dann können Sie mit Zeit und Ruhe die Fahrt in die Klinik antreten. Bei noch hoch stehendem Kopf oder wenn Ihr Kind sich in Steißlage befindet, besteht ein kleines Risiko, dass die Nabelschnur nach unten vorfällt und die Durchblutung eingeengt wird. In diesem Fall sollten Sie sich mit leicht erhöhtem Becken liegend in die Klinik fahren lassen.

erfolgt ist. Unsicherheit bleibt, wenn die Fruchtblase sich relativ hoch öffnet und der Kopf des Kindes nach unten den Abfluss behindert. Dann fließt das Fruchtwasser nur tröpfchenweise ab und kann vom Gefühl der Feuchtigkeit von Ausfluss oder Urin schlecht unterschieden werden. Eine pH-Messung, wie so oft empfohlen, hilft dem Laien wenig zur Unterscheidung. Beides, Scheidenmilieu und Urin, können ähnliche Werte wie das Fruchtwasser (pH 7,0 bis 7,5) annehmen. Ihr Arzt hat im Zweifelsfall eine sichere Diagnostik.

Wann in die Klinik? Wenn die Wehen alle 5–7 Minuten kommen, sollten Sie als Erstgebärende in die Klinik fahren. Bis zur eigentlichen Geburt kann es zwar noch Stunden dauern, aber richtig wohl wird Ihnen zu Hause auch nicht mehr sein. Niemand im Spital wird sich gestört fühlen, wenn Sie tatsächlich zu früh kommen.

Die Terminüberschreitung

Auch wenn es dramatisch klingt, eine Terminüberschreitung ist zunächst etwas ganz Normales: Nur etwa 4 % aller Kinder kommen genau am errechneten Termin ohne Zutun auf die Welt. Eine überlange oder übertragene Schwangerschaft beginnt aber erst mit dem ersten Tag der 43. Woche. Die 41. oder gar die 42. Woche abwarten zu müssen, ist für viele Frauen eine große Belastung und oft eine körperliche Strapaze. Für alle Beteiligten sind es Tage angespannten, ungeduldigen Wartens. Ob die Schwangerschaft durch eine Einleitung mit Medikamenten oder durch einen jetzt geplanten Kaiserschnitt beendet wird, hängt sehr von Ihnen und Ihrem Partner ab, von Ihrer Geduld und Ihrem Selbstvertrauen. Am Wichtigsten ist natürlich die Einschätzung Ihrer Hebamme oder Ihres Arztes, wie es Ihnen und vor allem Ihrem Kind geht. Eine echte Übertragung ist eine absolute Indikation zur Beendigung der Schwangerschaft. Der Grund dafür ist das mit jedem Tag dann zunehmende Risiko für das Kind:

▌ Das immer mehr abnehmende Fruchtwasser kann zu Zwangshaltungen und Fehlstellungen an den Gliedmaßen führen.

▌ Die Alterung und die Abnahme der Funktionen der Plazenta gefährden die ausreichende Sauerstoffversorgung. Ein sichtbarer Hinweis auf Sauerstoffmangel ist grünes Fruchtwasser.

»Richtig vorstellen können wir es uns nicht«

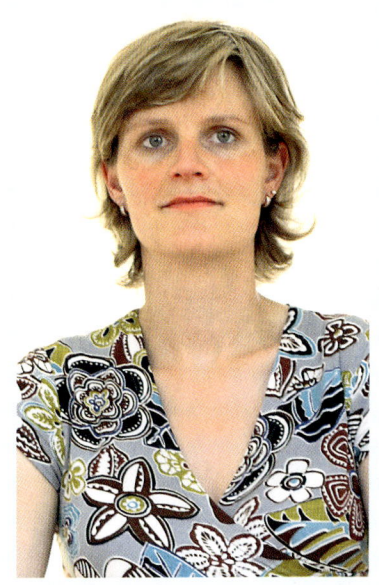

Christiane hat nun nur noch 10 Tage bis zum errechneten Geburtstermin. Sie erzählt:

„Ich habe das Gefühl, so langsam könnte es losgehen. Meine Tasche ist gepackt und alles ist gut vorbereitet. Mein Mann hat mir versprochen, sein Handy nun immer angeschaltet zu lassen. Ich fühle mich körperlich noch sehr wohl. Größere Ausflüge unternehme ich dennoch nicht mehr. Ich genieße noch die Zweisamkeit mit meinem Mann, wir gehen Essen und Spazieren und reden viel über das, was vor uns liegt. Eine spannende Zeit. Aber so richtig vorstellen können wir uns das alles noch nicht. Ich glaube, das kommt erst, wenn es losgeht.

Natürlich mache ich mir Gedanken über die Geburt, über die Schmerzen und über die Geburtspositionen. Aber ich fühle mich von meiner Hebamme gut informiert und lasse alles auf mich zukommen. Ich möchte in einer großen Klinik entbinden, in der jährlich 2000 Kinder auf die Welt kommen. Das gibt mir eine große Sicherheit.

Wenn ich mit dem Baby nach Hause komme, wird mein Mann erst mal zwei Wochen Urlaub nehmen. Und dann steht meine Mutter bereit, um mir zu helfen. Auch eine gute Freundin hat schon angeboten, mich zu unterstützen. Ob ich das brauchen werde? Ich weiß es nicht. Gut, solche Hilfen im Hintergrund zu haben."

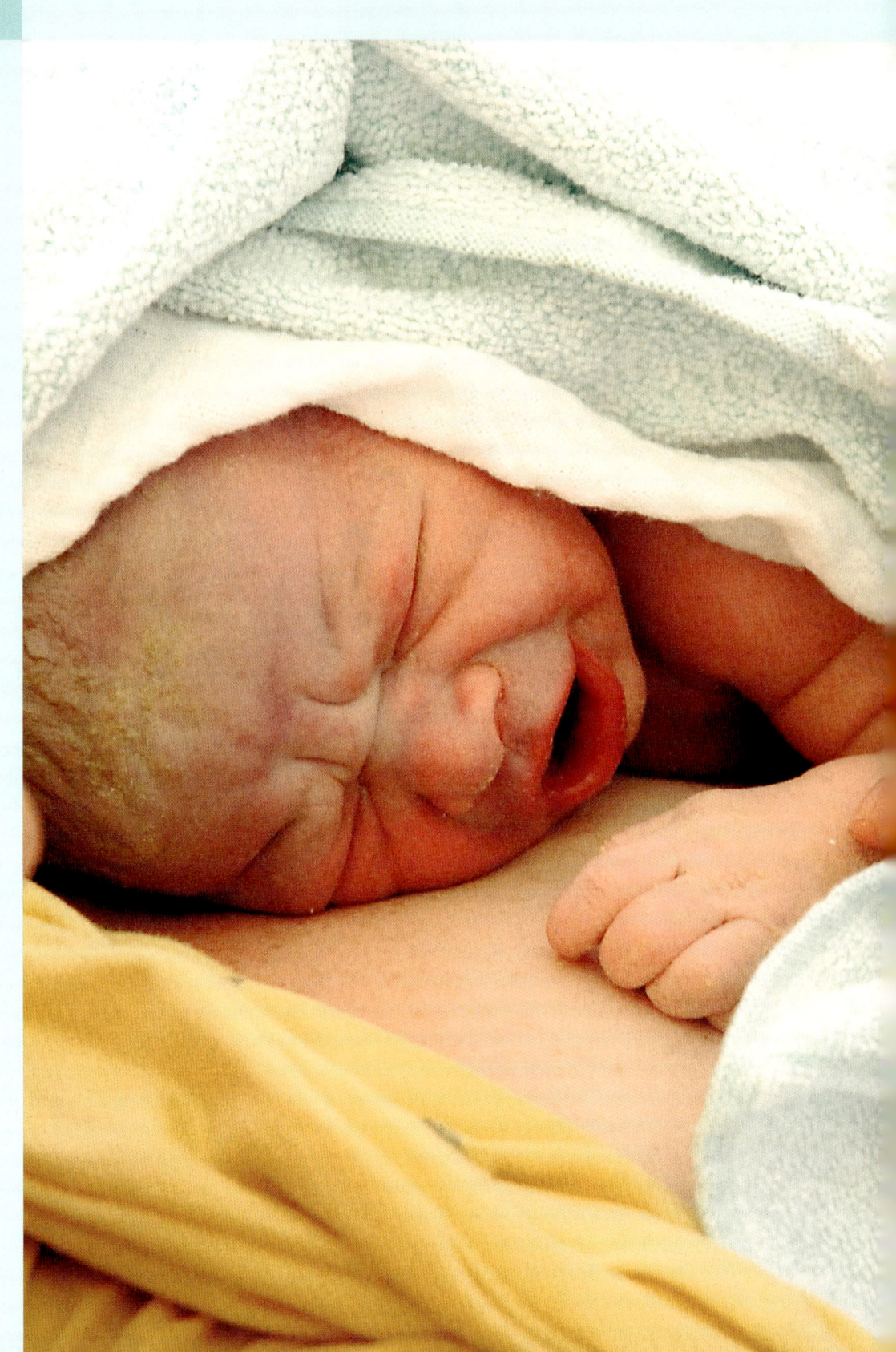

Die Geburt und die ersten Tage

W as ist das für ein Erlebnis: Viele Wochen haben Sie Ihr Kind in sich getragen – seine Knuffe und seinen Schluckauf gespürt, und nun gibt es unmissverständliche Signale, dass die Geburt losgeht. In einem Wechselbad der Gefühle sind Sie zwischen Sorgen und der Vorfreude hin- und hergerissen. Die Geburt bedeutet für Sie und Ihr Kind ein hartes Stück Arbeit, aber dank der medizinischen Hilfen sind heute die meisten Frauen und Kinder nach der Geburt wohlauf. Nach den aufregenden Stunden der Schmerzen und der Geburt halten Sie nun Ihr Kind in den Händen. Begrüßen Sie es, gemeinsam mit Ihrem Partner, und genießen Sie das Zusammensein.

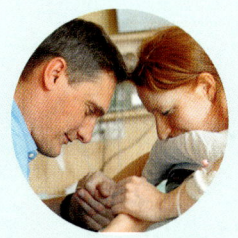
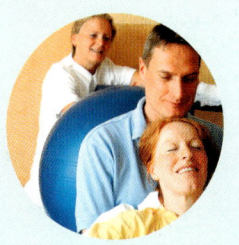
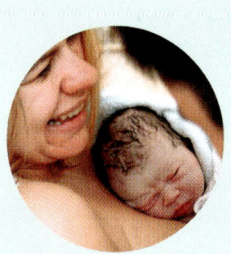

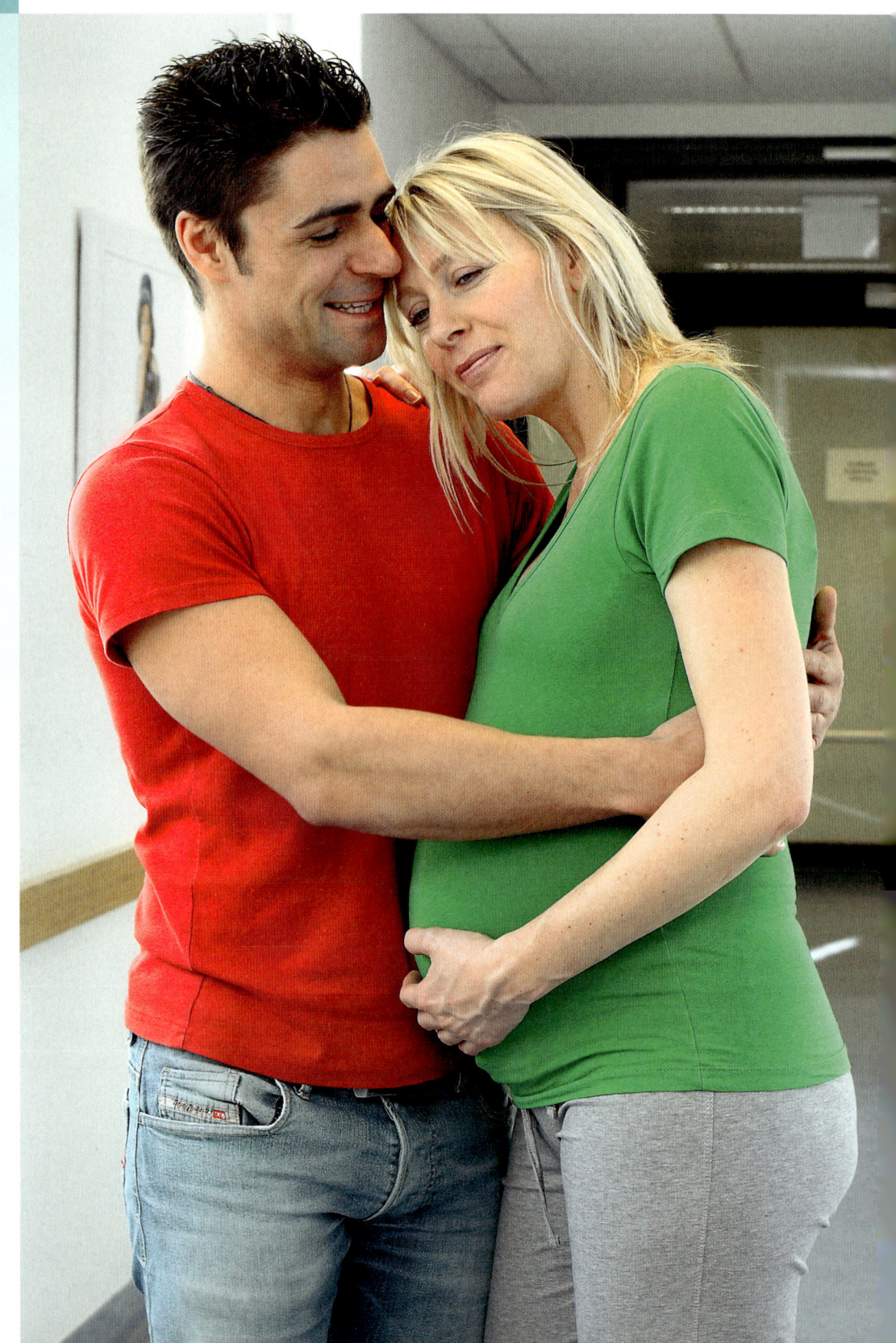

In der Klinik

Die Geburt Ihres Kindes, das Ziel und der Höhepunkt der Schwangerschaft, ist ein überwältigendes Erlebnis. Sie haben sich zehn Monate auf Ihr Kind gefreut, in wenigen Stunden werden Sie es endlich in den Armen halten. Vertrauen Sie auf die Fähigkeiten Ihres Körpers. Sie sind von Menschen umgeben, die Sie unterstützen und darüber wachen, dass Ihr Kind gesund das Licht der Welt erblickt. Freuen Sie sich darauf, Ihr Neugeborenes zu erleben und genießen Sie die Momente des ersten Kennenlernens.

Es geht los – in der Klinik ankommen

Wann geht es los? Wenn Sie regelmäßige Wehen spüren oder gar einen Blasensprung haben, sollten Sie sich auf den Weg in die Klinik machen. Rufen Sie kurz vor der Abfahrt auf der Entbindungsstation an, dann werden Sie dort schon erwartet.

Möglicherweise liegen Ihre Unterlagen nun schon bereit, andernfalls wird die Hebamme Ihrem Mutterpass alle Informationen über Ihre bisherige Schwangerschaft und das Kind entnehmen. Bei einem geplanten Kaiserschnitt (siehe S. 215) kommen Sie natürlich zur vereinbarten Zeit (ohne Wehen) in die Klinik und werden von Ihrer Hebamme aufgenommen.

Geht es wirklich los?

Ihre betreuende Hebamme wird zunächst feststellen, ob Ihre Einschätzung zutrifft. Dazu wird sie
- prüfen wie häufig und wie regelmäßig die Wehen sind,
- erfragen, wie schmerzhaft sie sind,
- die Lage des Kindes und den Höhenstand des Kopfes ertasten und
- von der Scheide her untersuchen, wie weit der Muttermund gereift oder bereits eröffnet ist und ob die Fruchtblase noch intakt ist.

Vom Befund abhängig, wird sie mit Ihnen die jetzt folgenden Vorbereitungen besprechen und ggf. Ihren Arzt von Ihrer Ankunft informieren.

Notwendige Vorbereitungen

Hat die Aufnahmeuntersuchung durch die Hebamme ergeben, dass alles regelrecht verläuft und noch ausreichend Zeit vorhanden ist, werden in Ruhe noch einige Vorbereitungen durchgeführt, wobei sich die Kliniken in manchen Dingen geringfügig unterscheiden:
- Möglicherweise dürfen Sie noch baden oder duschen (je nach Situation zur Entspannung, zur Schmerzer-

Im Kreißsaal

leichterung oder zur Förderung der Wehentätigkeit).
▯ Sie werden gebeten, die Blase zu entleeren, da eine volle Blase den Geburtsfortschritt behindert (ein Einlauf wird heute meistens nicht mehr durchgeführt).
▯ Die Hebamme wird bei Ihnen Puls, Blutdruck, Temperatur und Gewicht kontrollieren.
▯ Dann erfolgt eine Blutabnahme zur Bestimmung der Blutgruppe (sofern noch nicht erfolgt) sowie von Hämoglobin und Hämatokrit. Außerdem wird eine Venenverweilkanüle gelegt. Diese erleichtert im späteren Verlauf der Geburt die Zufuhr von Schmerzmitteln oder – bei langen Geburten – eine Zufuhr von Kalorien oder Flüssigkeit.

▯ Schließlich wird etwa 30 Minuten ein CTG (in Seitenlage) abgeleitet, um sicherzugehen, dass es Ihrem Kind gut geht.

In den Stunden der Geburt dürfen Sie ohne Bedenken Getränke wie Wasser, Fruchtsaft, Tee, Kaffee oder Sportgetränke zu sich nehmen. Feste Nahrung dürfen Sie allerdings nicht mehr zu sich nehmen. Das ist eine reine Vorsichtsmaßnahme. Für den Fall, dass eine Vollnarkose notwendig wird, bestünde die Gefahr der Einatmung von Nahrungsbestandteilen in die Lunge.

Die Dauer der Geburt

Sicherlich spüren Sie eine gewisse Ungeduld. Einerseits haben Sie den Moment, in dem es „losgeht" herbeigesehnt, andererseits wünschen Sie sich

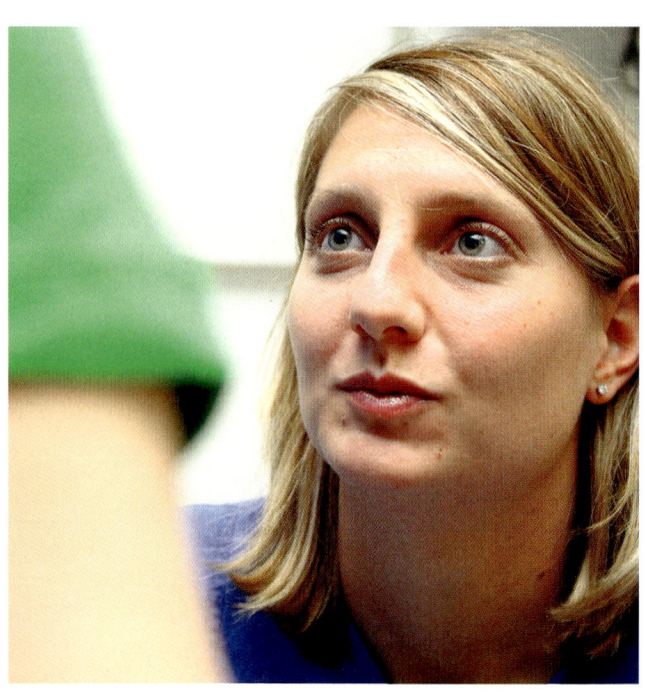

ungeduldig, dass alles bald vorbei ist So ist die Frage „Wie lange wird es wohl dauern?" eine sehr häufig gestellte Frage.

Die Geburtsdauer ist definiert als die Zeit zwischen Beginn der Eröffnungswehen (nicht genau festzuhalten) bis zur Geburt des Kindes. Die Dauer der Geburt ist individuell sehr unterschiedlich. Sie wird entscheidend von dem Verhältnis Größe des kindlichen Kopfes zum

Vertrauen Sie Ihrer Hebamme.

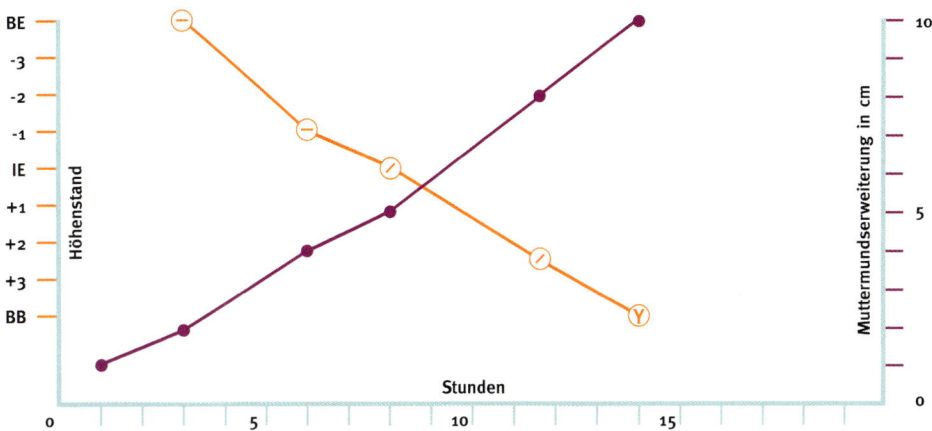

BE = Beckeneingang   BB = Beckenboden

Das Partogramm einer Erstgebärenden zeigt den Höhenstand des kindlichen Kopfes (○) und die Eröffnung des Muttermundes (●) im Verlauf der Geburt (siehe Text).

Geburtsweg (knöchernes Becken, Gebärmutterhals, Scheide und Beckenbodenmuskulatur) und von den Geburtskräften (Wehen) bestimmt. Die Dauer der Geburt beträgt im Durchschnitt für

▌ die erstgebärende Frau etwa 12 Stunden (davon Austreibungsperiode bis zu 2 Stunden)

▌ die zweit- oder mehrgebärende Frau etwa 8 Stunden (davon Austreibungsperiode 30–60 Minuten)

Der Geburtsfortschritt wird allerdings als viel aussagekräftiger angesehen als die absolute Dauer der Geburt in Stunden. Dabei betrachtet man

▌ die Bewegung des Kindes (Höhenstand des vorangehenden Teiles, meist Kopf) vom Beckeneingang (BE in Grafik) bis zum Beckenboden (BB) sowie

▌ die Eröffnung des Muttermundes auf volle 10–12 cm.

Das wird im sogenannten Partogramm festgehalten. Als guter Geburtsfortschritt wird die Muttermundseröffnung etwa um 1–1,2 cm pro Stunde bei Erstgebärenden und um 1,5 cm pro Stunde bei Mehrgebärenden angesehen.

Gut zu wissen

Wenn die Geburt zu lange dauert

Zu lange Geburten bergen Risiken wie Infektionen für Mutter und Kind und Sauerstoffmangel für das Kind. Da eine Geburt eine große körperliche Arbeit ist, führen überlange Geburten zwangsläufig zur Erschöpfung der Frau. Es gibt verschiedene Möglichkeiten, eine Geburt zu beschleunigen. Nicht immer ist ein Kaiserschnitt notwendig. Man kann zunächst versuchen, die Wehentätigkeit anzuregen, beispielsweise durch

▌ einen Aufenthalt im warmen Wasser,

▌ eine Öffnung der Fruchtblase (bewirkt ein Tiefertreten des Kopfes) oder

▌ durch Medikamente (allen voran Oxytozin).

Im Kreißsaal – so angenehm wie möglich

Den Kreißsaal haben Sie schon bei der Klinikbesichtigung kennengelernt (siehe S. 161). Es gibt für die oft langen Stunden der Eröffnungswehen Möglichkeiten des Wechselns zwischen Ruhen auf einem breiten Bett (das später für die eigentliche Geburt des Kindes verkürzt oder für eine Zangen- oder Vakuumentbindung mit Beinhaltern umfunktioniert werden kann), Lagern auf Matten oder Knautschsäcken oder auch zum Entspannen in einer großen Badewanne. In jedem Raum findet man natürlich auch die medizinisch notwendigen Dinge wie ein CTG, ein Blutdruck-messgerät, Ständer für Infusionen und Anschlüsse für Sauerstoff und Lachgas (wirkt schmerzlindernd).

Auch für Ihr Baby ist bestens gesorgt: ein gut beheizter Platz für die erste Untersuchung, das Messen und Wiegen des Kindes befindet sich im Raum oder im Nachbarzimmer. Bei Anpassungsproblemen Ihres Kindes oder (vorsorglich) bei Risikogeburten wird ein Kinderarzt hinzugezogen, der alles Notwendige für eine Reanimation und Beatmung des Kindes vorfindet.

Sanfte Geburt für Ihr Kind

In den letzten Jahren gab es viele

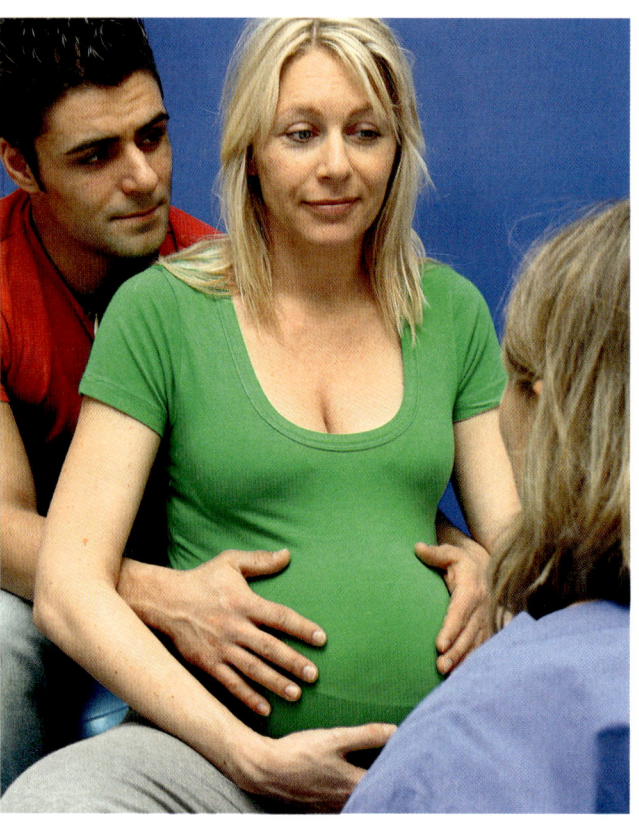

Veränderungen in den Kreißsälen mit dem Ziel, dem Kind einen sanften Übergang in das Leben zu ermöglichen, im engen Körperkontakt mit der Mutter, vom Vater sanft gestreichelt, gewärmt und vor grellem Licht geschützt. Hektik, grelles Licht, lautes Reden und schlagende Türen gehören heute der Vergangenheit an. So kann Ihr Kind in dieser sensiblen Phase ungestört Kontakt zu Ihnen aufnehmen, eine wichtige Grundlage für emotionale Stabilität und Vertrauen im späteren Leben.

Vielen Frauen bedeutet die Anwesenheit des Partners eine wichtige Unterstützung.

Gut zu wissen

Im Wasser entbinden?

Eine Wanne im Kreißsaal gibt es heute fast überall, in den Kliniken, im Geburtshaus und mit etwas Improvisation auch zu Hause. Es wird von den Frauen sehr geschätzt, weil sie im warmen Wasser besser entspannen und die Schmerzen besser verarbeiten können. Der Schmerzmittelbedarf wird geringer, Dammschnitte und Kaiserschnitte nehmen ab.

Der Aufenthalt in der Wanne ist z. B. nur für die Zeit der Eröffnung des Muttermundes oder bis zur Geburt des Kindes während der sogenannten Austreibungsphase möglich. Das Kind wird dann unter Wasser geboren, aber vor dem ersten Atemzug rasch aus dem Wasser gehoben und der Mutter oberhalb des Wasserspiegels auf den Körper gelegt. Diese Möglichkeit wählen allerdings nur wenige Frauen (< 2 %).

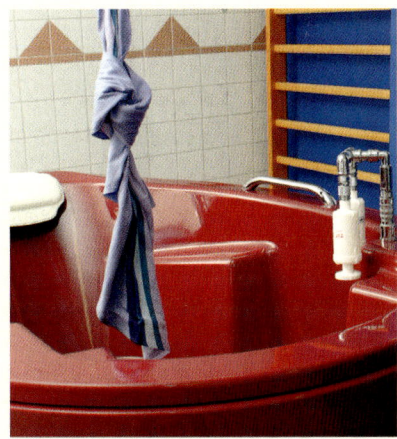

Die Geburtswannen sind größer als normale Badewannen, damit Ausstrecken und verschiedene Positionen möglich werden. Die Wassertemperatur liegt zwischen 34 und 36 Grad Celsius. Die Überwachung des Kindes mit dem CTG ist mit wasserdichten Aufnehmern auf dem Bauch der Mutter möglich.

Die wichtige Rolle des Vaters

Wenn Sie als werdender Vater vielleicht bisher noch Zweifel über Ihre mögliche Rolle bei der Geburt hatten, jetzt im Kreißsaal können Sie sehr schnell Ihre wichtigsten Aufgaben für die kommenden Stunden erspüren: Vermitteln Sie Ihrer Partnerin Geborgenheit und das Gefühl, dass Sie gemeinsam alles viel leichter schaffen werden. Es ist erwiesen – und deshalb von Hebammen auch sehr geschätzt –, dass Geburten in harmonischer und verständnisvoller Zweisamkeit schneller und leichter verlaufen können. Helfen Sie mit herauszufinden, in welcher Position die Wehen am leichtesten zu ertragen sind. Seien Sie geduldig und nehmen Sie Ihre eigene Person zurück. Vielleicht haben Sie mit dieser eher passiven Rolle Probleme, zumal eigene Blutdruckschwankungen, Schwindel oder Schweißausbrüche auch das eigene körperliche Wohlbefinden infrage stellen können. Manche Väter leiden auch darunter, in ihren Augen hilflos ihrer Frau bei den Schmerzen zusehen zu müssen. Aber durch ihre Anwesenheit und Zusprache unterstützen sie ihre Frau so gut, dass 90 % der Frauen angeben, bei ihrer nächsten Geburt ihren Partner genauso in gleicher Weise gerne dabei haben zu wollen.

GEBURT

Die Phasen der Geburt

Das Einsetzen der Wehen zeigt Ihnen unmissverständlich, dass Ihr Kind auf dem Weg ist. Bis es so weit ist, gilt es noch einige Stunden harte Arbeit zu verrichten.

Bereits während den letzten Wochen der Schwangerschaft haben Sie einige Formen der Wehen kennengelernt. Ihre Gebärmutter hat sich ja schon vorbereitet. Unter der Geburt werden dann noch einmal verschiedene Wehentypen unterschieden:

▌ Geburtswehen sind rhythmisch wiederkehrende, 30–60 Sekunden lange, zunehmend schmerzhafte Wehen, die zur Geburt des Kindes führen. Man unterscheidet bei den Geburtswehen
  – **Eröffnungswehen** (führen zur vollständigen Eröffnung des Gebärmutterhalses und des Muttermundes)

Die ersten Wehen können Sie gut aushalten. Die Pausen sind sehr willkommen.

  – **Austreibungswehen** (verstärkte, rhythmische Wehen zur Austreibung des Kindes) und
  – **Presswehen** (verstärkte Austreibungswehen durch aktives Mitpressen durch die Bauchdecken).
▌ **Nachgeburtswehen** setzen einige Minuten nach Geburt des Kindes ein und führen zur Lösung der Plazenta.
▌ **Nachwehen** sind in den ersten Wochenbetttagen häufig. Sie dienen der Blutstillung und fördern die Rückbildung der Gebärmutter. Sie sind bei Frauen, die bereits mehrere Kinder geboren haben, oft schmerzhaft.

Wenn die Wehen schmerzhaft werden, kann Ihr Partner Sie gut unterstützen.

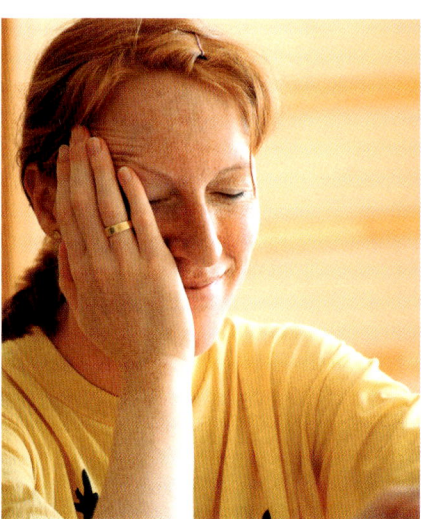

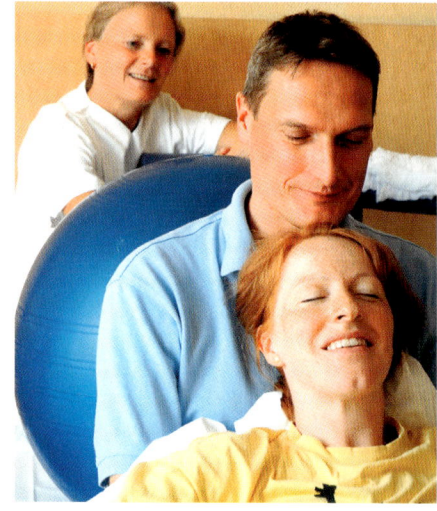

Der Ablauf der Geburt

Die Geburt wird durch die natürlichen Vorgänge in folgende drei Hauptphasen eingeteilt:

- **erste Geburtsphase:** Eröffnungsperiode (mit Latenzphase und Aktivphase mit Übergangsphase)
- **zweite Geburtsphase:** Austreibungsperiode (mit früher Austreibungsperiode und Pressperiode)
- **dritte Geburtsphase:** Plazentar- oder Nachgeburtsperiode

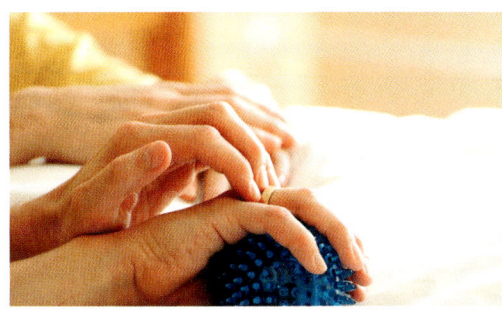

Die Eröffnungsperiode

Die Eröffnungsperiode ist die Zeit vom Geburtsbeginn bis zur vollständigen Eröffnung des Gebärmutterhalses und des Muttermundes. In dieser Zeit tritt der Kopf (oder der Steiß) des Kindes

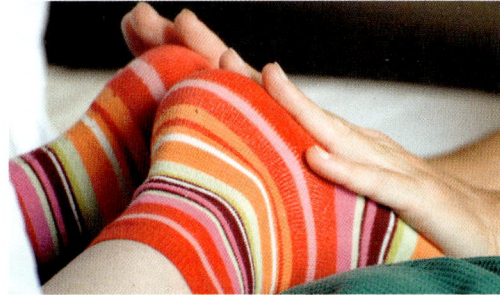

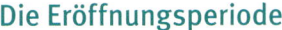

Gut zu wissen

Geht es unserem Kind gut?

Die Geburt bedeutet auch für Ihr Kind eine große Anstrengung. Deshalb ist es wichtig, immer zu kontrollieren, ob das Kind auch genügend Sauerstoff erhält. Dies erfolgt durch Kontrolle der Aufzeichnung der kindlichen Herzaktion und der Wehentätigkeit. In der Regel wird zu Beginn der Geburt ein Eintritts-CTG gemacht. Im Verlauf der Eröffnungsphase benutzt die Hebamme zur Kontrolle ein kleines tragbares Ultraschall-Doppler-Gerät (Doptone), in der Übergangsphase und Austreibungsperiode wird ein stationäres CTG angelegt.

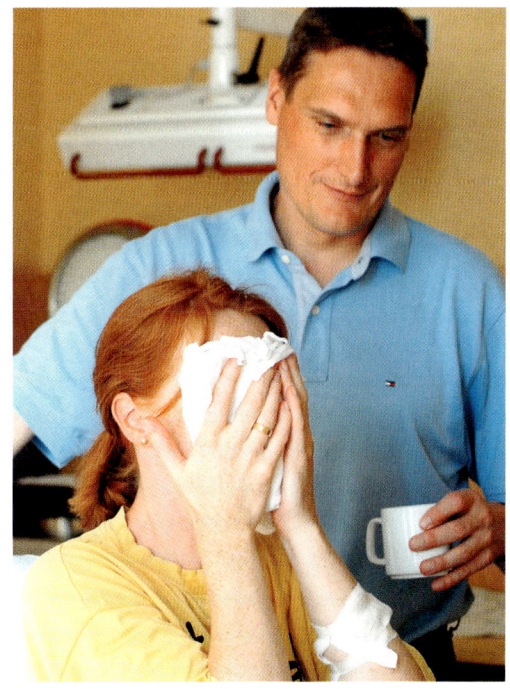

GEBURT

Gut zu wissen

Hilfen in der Eröffnungsphase

Oft platzt die Fruchtblase in der Eröffnungsphase von selbst, was zu einer Geburtsbeschleunigung führt, da die so freigesetzten Prostaglandine die Wehen intensivieren und der Kopf tiefer tritt und mithilft, den Muttermund zu weiten. Wenn die Fruchtblase noch nicht geplatzt ist und die Wehen nicht häufig oder stark genug sind, kann der Arzt oder die Hebamme mit einer Eröffnung der Fruchtblase bei etwa 4–5 cm Muttermunderweiterung diese Mechanismen ausnutzen und die Geburt vorantreiben. Es gibt allerdings auch Situationen, so z. B. bei der Steißlage, wo man mit der Eröffnung zurückhaltend ist, weil man für das Kind die schützende und die den Geburtskanal weitende Hülle der Fruchtblase so lange wie möglich erhalten will. Auch eine für die Blutzirkulation gefährliche Einengung der Nabelschnur zwischen kindlichem Körper und mütterlicher Beckenwand tritt bei intakter Fruchtblase kaum auf. Mit verschiedenen Medikamenten kann man die Wehen verstärken (Oxytozin) oder hemmen (Tokolytika).

kontinuierlich tiefer. In der Latenzphase steht die Verkürzung des Gebärmutterhalses mit geringerer Eröffnung des Muttermundes im Vordergrund. Das ist die Phase, die bei Erstgebärenden besonders lange dauert. Dann führen kräftige Wehen in der Aktivphase zur raschen Eröffnung des äußeren Muttermundes. Die Wehen werden schmerzhafter, der Anästhesiearzt kann aber zu Beginn der Aktivphase eine PDA/EDA (siehe S. 211) zur Schmerzlinderung legen. In der Übergangsphase fehlen meist nur ein oder zwei Zentimeter oder sogar nur wenige Millimeter bis zur vollständigen Eröffnung des Muttermundes. Diese vollständige Eröffnung, das Tieferschieben des Kindes in den Geburtskanal und der Druck des vorangehenden Kindsteiles auf den unteren Teil der Gebärmutter führen zu meist extrem schmerzhaften Wehen.

Sie kommen jetzt alle 2–3 Minuten und können bis zu 90 Sekunden dauern, oft ist ein zweiter Wehengipfel spürbar. Bereits jetzt können Sie einen zwanghaften Drang zum Mitpressen spüren. Dem dürfen Sie aber erst nachgeben, wenn die Hebamme durch eine Untersuchung feststellt, dass der Muttermund vollständig aufgeweitet ist und der vorangehende Teil des Kindes auf dem Beckenboden angekommen ist.

Wenn Sie noch nicht pressen dürfen …
… wird Ihre Hebamme Sie anleiten, nicht in den Bauch zu atmen, sondern ganz flach zu atmen („hecheln") oder zu pusten. Manchmal hilft auch ein Positionswechsel, z. B. in die Vierfüßlerposition oder eine Beckenhochlagerung, um den Druck des Kindskopfes wegzunehmen und dem frühen Pressdrang entgegenzuwirken.

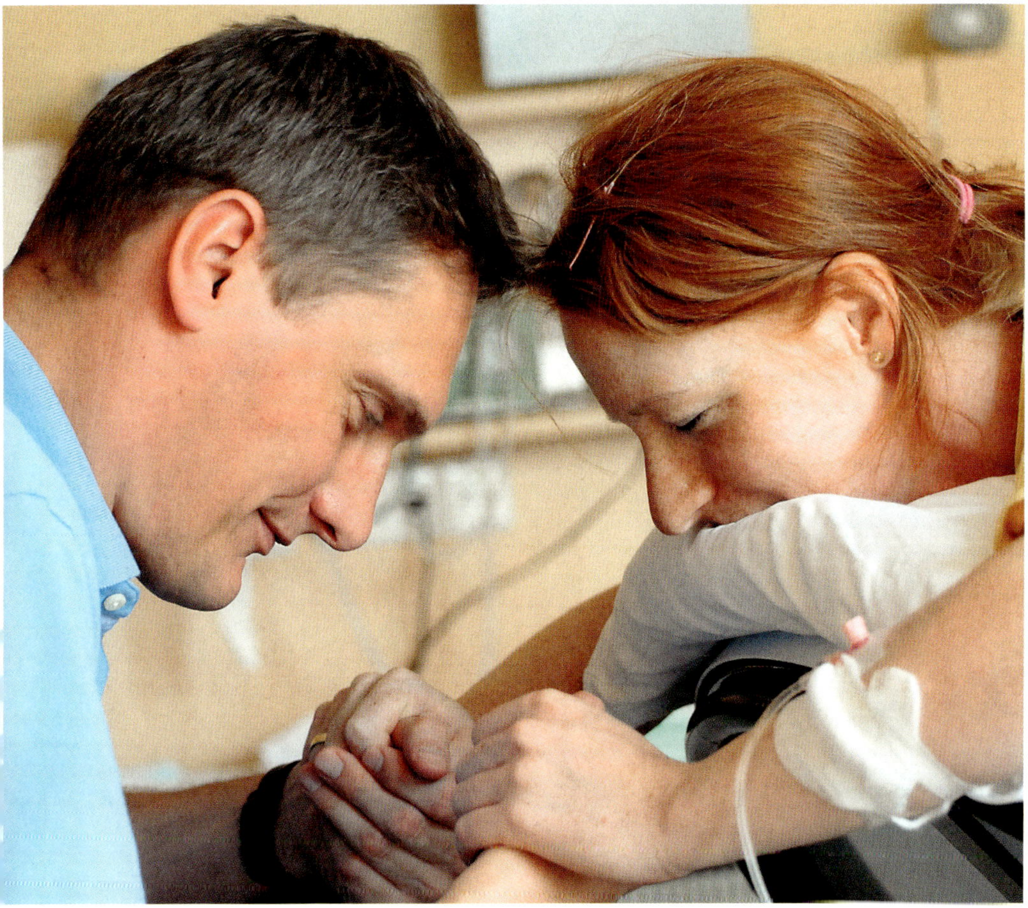

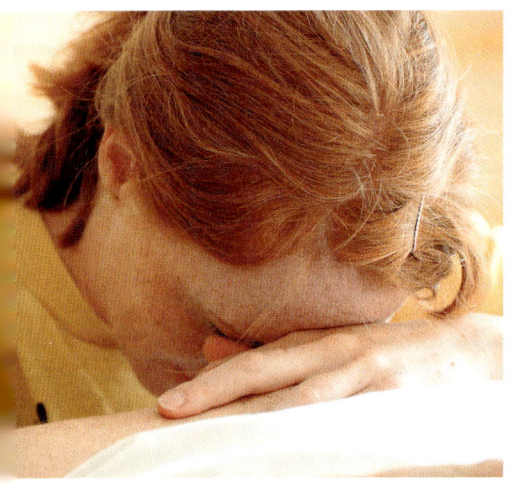

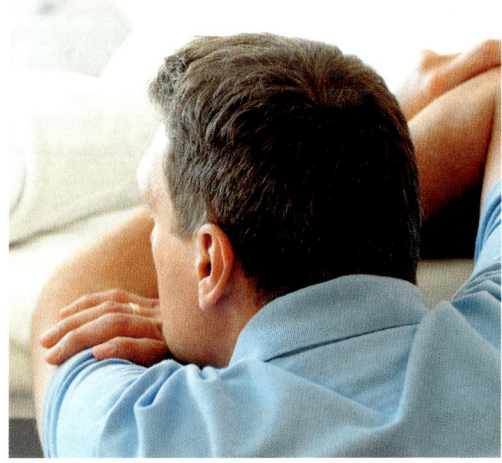

Die Phasen der Geburt

Die Austreibungsperiode

Die Austreibungsperiode beginnt mit der vollständigen Muttermunderöffnung und endet mit der Geburt des Kindes. Sehr druckstarke, lang anhaltende Wehen treiben das Kind durch den verbleibenden Geburtskanal in Richtung Beckenboden. Möglicherweise müssen Sie auch jetzt noch mal hecheln oder pusten, damit der Druck nicht zu groß wird und kein Gewebe einreißt. Erst wenn das Kind auf dem Beckenboden angekommen ist und sich Kopf und Körper richtig gedreht haben, was die Hebamme ertasten kann, dürfen Sie dem immer stärker werdenden Drang zum Mitpressen nachgeben.

Durch das sehr intensive Einsetzen der Bauchpresse mit starkem Druck auf das Kind in Richtung Scheidenausgang und die Einnahme von Positionen wie Hocken, Vierfüßlerstand oder im Liegen mit weitgeöffneten und nach oben gezogenen Beinen (Erweiterung des

Gut zu wissen

Hilfen in der Austreibungsperiode

Geht die Geburt in dieser Phase trotz Lagerungsänderungen nicht vorwärts, so kann man mithilfe der Zange oder der Saugglocke (siehe S. 214) den Durchtritt des Kindskopfes erleichtern oder einen Kaiserschnitt (siehe S. 214) durchführen. Mit dem Einsatz dieser operativen Verfahren ist man zurückhaltend, so lange es Mutter und Kind (CTG-Beurteilung) gut geht. Ist die Mutter erschöpft oder zeigt das CTG Warnsignale für Sauerstoffmangel, muss gehandelt werden. Bei der Zange oder der Saugglocke erfolgt ein Dammschnitt.

Beckens) reichen oft wenige Wehen in dieser Pressphase, bis Ihr Kind auf der Welt ist.

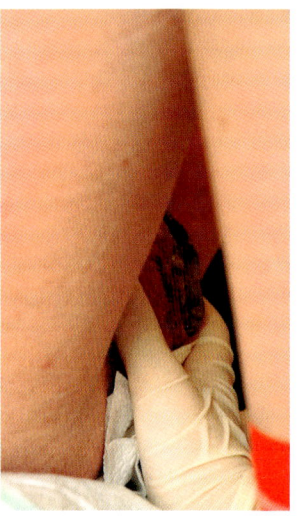 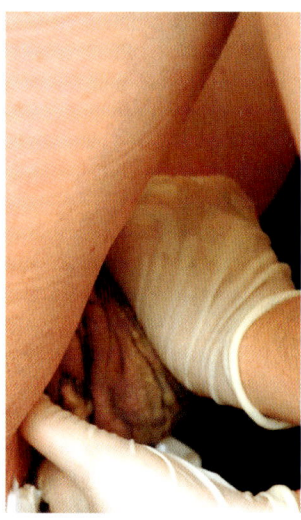 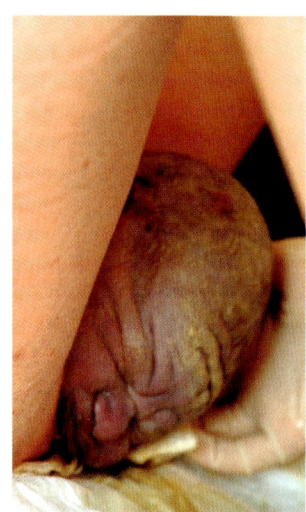

Die Plazentar- oder Nachgeburtsperiode

Diese Phase dauert von der Geburt des Kindes bis zur Ausstoßung der Plazenta mit Nabelschnur und Eihäuten. Nachdem Ihr Kind geboren ist, löst sich nach einer 5–15 Minuten langen Wehenpause die Plazenta in der Regel spontan mit ein oder zwei kräftigen Nachgeburtswehen. Die Kontrolle, dass keine Plazenta- und Eihautreste zurückgeblieben sind, erfolgt durch sehr sorgfältige Betrachtung der Plazenta. Zurückgebliebene Stücke erschweren das Zusammenziehen der Gebärmutter und führen zu stärkeren Blutungen. Sie müssen sehr rasch mit einer Austastung entfernt werden. Anschließend werden Sie noch etwa für zwei Stunden beobachtet, um einen möglichen Blutverlust frühzeitig zu bemerken.

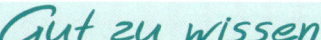

Gut zu wissen

Hilfen in der Nachgeburtsperiode

Es gibt verschiedene Möglichkeiten, die Ablösung der Plazenta zu unterstützen, die Nachgeburtsperiode zu verkürzen und die Nachblutung zu verringern:

- Unterstützung der Ablösung durch Druck auf den Bauch
- Saugen des Babys an der Brust
- ein leichter Zug an der Nabelschnur
- das Leeren der Harnblase oder
- eine intravenöse Injektion eines synthetischen Oxytozins

Der normale Blutverlust liegt zwischen 200–400 ml.

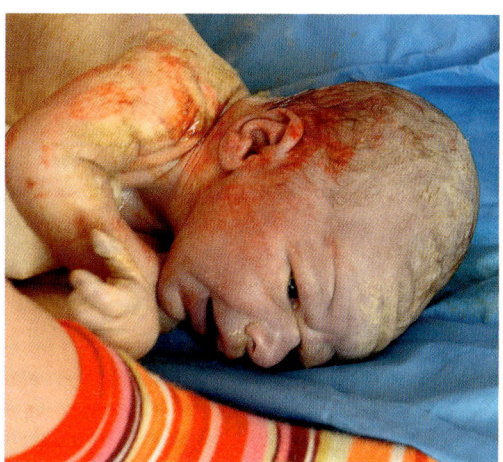

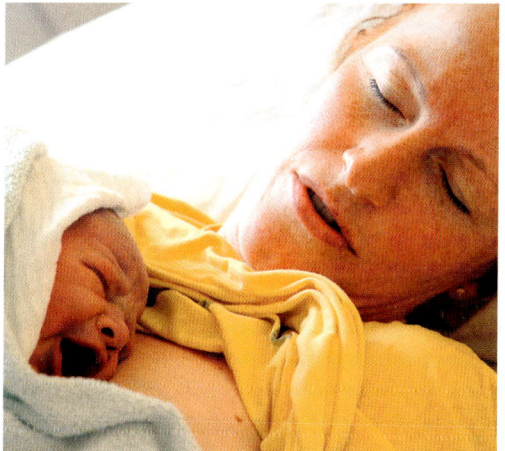

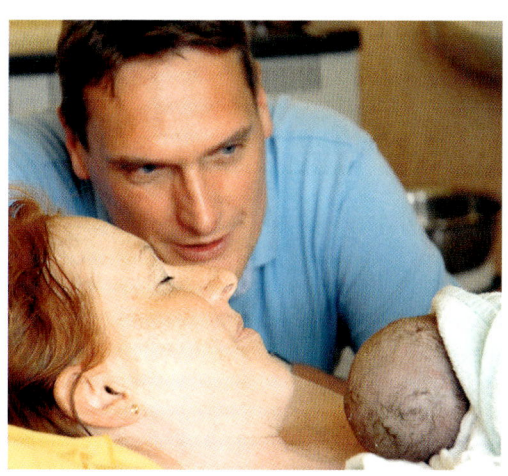

Die Phasen der Geburt

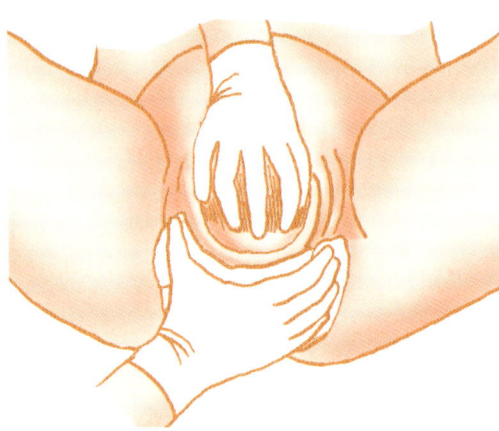

Ein sanfter Druck auf den Damm lässt den Kopf langsam herausgleiten.

Was bewirkt der Dammschutz?

Beim Durchtritt des Kopfes und auch der Schultern aus der Scheide wird der Damm (Gewebe zwischen After und Scheide) maximal gedehnt und ist gefährdet, einzureißen. Vor allem das Einreißen des Schließmuskels am After wird gefürchtet. Die Hebamme wird den Damm schützen, indem sie Kopf und Schultern durch sanften Gegendruck auf den Kopf und mit einem sterilen Tuch auf den Damm- und Afterbereich langsam herausgleiten lässt und dafür sorgt, dass sich der Kopf nicht zu früh streckt. Während früher fast routinemäßig bei jeder Geburt ein Dammschnitt erfolgte, weiß man heute, dass dies bei guter Vorbereitung durch regelmäßige Dammdehnung durch Massage und Einreiben von Ölen und einem guten Dammschutz in den meisten Fällen unnötig ist. Sollte doch ein Schnitt erforderlich sein, so wird dieser direkt nach der Entbindung in Lokalanästhesie genäht.

Positionen während der Geburtsphasen

Heute können Sie Ihr Kind in der Position entbinden, die Ihnen am angenehmsten ist. Im Geburtsvorbereitungskurs lernen Sie die verschiedenen Möglichkeiten kennen:

▌ **Bewegung:** In der Eröffnungsperiode haben Sie vielleicht am wenigsten mit den Schmerzen zu kämpfen, wenn Sie herumlaufen oder im warmen Bad liegen. Auch häufiger Wechsel mag Ihnen gut tun. Später, wenn die Austreibungsphase begonnen hat, wird die Hebamme Ihnen helfen, die Position zu finden, die für die Passage des Kindes am günstigsten ist.

▌ **Hocke:** Ein runder Rücken erweitert die Geburtswege ebenso wie eine Hockstellung. Beim Beckenausgang kann das bis zu 1,5 cm Durchmesser ausmachen, und jeder Zentimeter ist für den Geburtsfortschritt entscheidend.

▌ **Aufrechte Position:** In einer aufrechten Position werden die Wehen kräftiger und die Schwerkraft wird genutzt. Der tiefertretende Kopf trägt durch den Druck auf den Muttermund auch in der Wehenpause – mehr als im Liegen – zur Eröffnung bei. Auch das Mitpressen am Schluss ist viel effektiver in aufrechter Position, z. B. sitzend, an Ihren Partner angelehnt, als in der früher so üblichen Rückenlage.

So bewältigen Sie die Schmerzen

Starke Schmerzen können nicht nur Ihr Erleben der Geburt und die spätere Erinnerung daran trüben, sondern für Sie und Ihr Kind auch große körperliche Nachteile haben. Es hilft Ihnen sicher zu wissen, dass es ein großes Spektrum der Hilfen bei der Schmerzverarbeitung und eine wirksame Schmerzbehandlung gibt, für die Sie sich entscheiden können.

Sanfte Hilfen

Frauen, die über den Geburtsvorgang gut informiert sind und bei der Geburtsvorbereitung gelernt haben, wie mit Atemtechnik, Positionswechseln, körperlicher Bewegung oder Entspannungsbädern im warmen Wasser schmerzhaften Wehen begegnet werden kann, können starke Schmerzen viel leichter ertragen. Eine gelungene körperliche und psychische Entspannung führt zur Freisetzung körpereigener Substanzen (Beta-Endorphine) mit Anhebung der Schmerzschwelle.
Für manche Frauen bedeuten Akupunktur, Aromatherapie, Stimulation von Hautnerven im Bereich der unteren Rückenpartie (TENS) oder Massagen durch den Partner, die auch Nähe und Beistand vermitteln, weitere Hilfen.

▌ Durch Akupunktur werden bestimmte Hautbezirke mechanisch oder elektrisch gereizt. Man nimmt an, dass auch hierdurch Endorphine freigesetzt werden, die die Schmerzübertragung unterdrücken. Es gibt Hebammen, die sich hier spezialisiert haben.
▌ Bei der Aromatherapie wird die Beeinflussung des Riechzentrums im Gehirn durch konzentrierte ätherische Öle genutzt. Auf den Reiz hin werden

Botenstoffe freigesetzt, die die Schmerzempfindung verändern. Zum Einsatz kommen beispielsweise Bergamotte (krampflösend) oder Lavendel (krampflösend, schmerzstillend).
▌ Die transkutane elektrische Nervenstimulation (TENS) blockiert mit Elektroden mit geringen Stromimpulsen die Nervenweiterleitung über das Rückenmark und mildert so die Schmerzen. Die Elektroden werden auf den Hautsegmenten neben der Wirbelsäule, die beim Geburtsschmerz eine Rolle spielen, fixiert.

Schmerzlinderung durch Medikamente

Bei intensiven Geburtsschmerzen sind nur morphinähnliche Schmerzmittel (Opioide) wirksam. Sie werden entweder in einen Muskel (intramuskulär, i.m.) oder eine Vene (intravenös, i.v.) gespritzt. Sie haben leider Nebenwirkungen wie Schläfrigkeit, Übelkeit und dämpfen das Atemzentrum (Atemdepression). Da alle Substanzen auch gut durch die Plazenta gehen, hat die Dosierung schnell Grenzen, da alle Nebenwirkungen dann auch beim Kind auftreten. Atemprobleme am Lebensbeginn und Schläfrigkeit beim Stillbeginn können die Folge sein. Krampflösende Mittel (Spasmolytika) und das lange verwandte Lachgas kommen immer weniger zum Einsatz.
In der Austreibungsphase kann eine örtliche Betäubung im Dammbereich (Blockade des Pudendusnervs) mithilfe einer Injektion von der Scheide aus erreicht werden und so eine Schmerzstillung bewirken, insbesondere wenn die Saugglocke zum Einsatz kommt.

GEBURT

Gut zu wissen

Was Sie selbst zur veränderten Wahrnehmung beitragen können

Schon oft sind Überlegungen angestellt worden, warum die Geburt überhaupt als einziges biologisches Ereignis in unserem Leben, das keinen eigentlichen Krankheitswert hat, von Schmerzen begleitet wird. Erklärungen wie Schmerzen als eine Folge der Zivilisation, als ein wichtiger Hinweis auf die bevorstehende Geburt oder als ein Signal zum korrekten Verhalten während der langen Geburtsstunden

überzeugen nicht richtig, denn eine kurze Schmerzepisode würde diesen Zweck auch erfüllen, und ohne Frage ist der Geburtsschmerz in der Regel ein sehr starker Schmerz.

Die Schmerzintensität ist etwas sehr Subjektives, davon abhängig, in welcher Situation und unter welchen Umständen Sie den Schmerz wahrnehmen. Bis zu einem gewissen Grad haben Sie mit guter Vorbereitung einige der Faktoren, die Ihre Schmerzwahrnehmung erhöhen oder erniedrigen, in der Hand:

Die Schmerzwahrnehmung ist erhöht:	Die Schmerzwahrnehmung ist niedriger:
wenn Sie sich allein und verlassen fühlen	wenn Sie von jemandem bei der Geburt begleitet werden, den Sie gerne haben, und in die Fähigkeiten Ihres Arztes und Ihrer Hebamme vertrauen können
wenn Sie müde sind	wenn Sie die Geburt ausgeschlafen und ausgeruht beginnen
wenn Sie unruhig sind, ob zu Hause ohne Sie alles gut geht	wenn Sie frei von diesen Sorgen sind, weil Sie und Ihr Partner exakt geplant und organisiert haben, wer Kind(er) und Haustiere versorgt
wenn Sie hungrig oder durstig sind	wenn Sie Hunger und Durst durch flüssige Nahrung stillen (Tee, Säfte, Eiscreme, Energydrinks)
wenn Sie verspannt das Kommende fürchten	wenn Sie durch einen Geburtsvorbereitungskurs über die Vorgänge und den Ablauf der Geburt gut informiert sind und wenn Sie wissen, wie Sie durch Konzentration auf die Atmung vom Schmerz ablenken können
wenn Sie sich voller Mitleid selbst bedauern	wenn Sie das Baby als Belohnung für Ihr Aushalten verstehen und wissen, dass die Schmerzen nicht ewig dauern

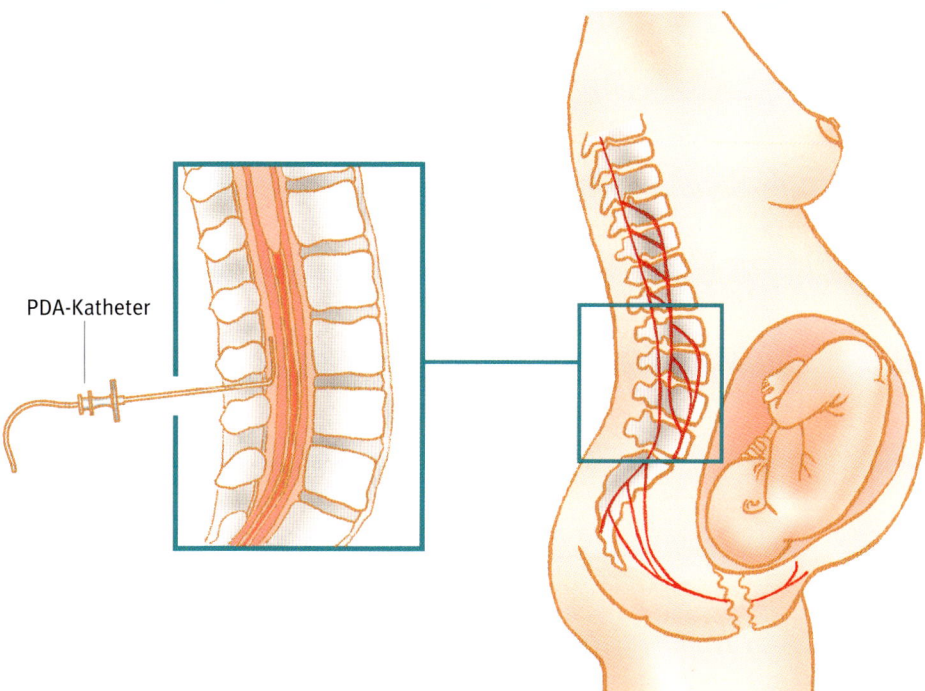

PDA-Katheter

Die Periduralanästhesie (PDA)

Die rückenmarksnahe Anästhesie – so der Fachausdruck – ist heute die wirksamste Methode zur Schmerzlinderung. Bei der Periduralanästhesie (PDA) – auch Epiduralanästhesie (EDA) genannt – wird nach einer örtlichen Betäubung im Rücken ein Schmerzmittel und ein Betäubungsmittel mit einem Katheter in den sogenannten Epiduralraum eingebracht, sodass die aus dem Wirbelkanal austretenden Nerven in der Schmerzweiterleitung blockiert werden. Bei der Spinalanästhesie erfolgt die Injektion am unteren Ende des Wirbelkanals direkt in den Spinalraum. Die Wirkung beginnt hier bereits nach 20 bis 30 Sekunden, ist in wenigen Minuten voll ausgeprägt, hält aber mit 1–2 Stunden weniger lange an im Vergleich zur PDA. Die Spinalanästhesie wird heute überwie-

Das Legen der PDA wird heute in der Regel von Fachärzten für Anästhesie durchgeführt.

gend für den Kaiserschnitt eingesetzt. Ein großer Vorteil der PDA ist, dass man die Schmerzen lindern oder ausschalten kann und dabei die Möglichkeit zum Mitpressen erhalten kann. Der Anästhesist kann die Medikamente entsprechend mischen und dosieren. Auch für den Kaiserschnitt, beim Einsatz der Zange oder der Saugglocke und beim Nähen des Dammschnitts ist diese Form der regionalen Schmerzausschaltung ausreichend.
Seien Sie beruhigt: Bei erfahrenen Anästhesisten sind die Nebenwirkungen wie Zittern, Kribbeln, Juckreiz, Muskelschwäche und Komplikationen wie kurzer Blutdruckabfall und Kopfschmerzen sehr selten.

GEBURT

Der Weg des Kindes

Die menschliche Geburt ist deutlich länger und schmerzhafter als die vieler Tierarten. Dies liegt vermutlich an dem festen Beckenboden (notwendig für den aufrechten Gang) und der äußerst knappen Übereinstimmung des Kindskopfes und des mütterlichen Beckens. Das menschliche Kind kann den Geburtskanal nur durch ganz be-

stimmte Bewegungen und Drehungen passieren. Besonders wichtig ist dabei, dass der Kopf sich der Beckenform anpasst.

Steißlage
Bei der Steißlage laufen dieselben Bewegungen in umgekehrter Reihenfolge ab. Der Kopf muss sich als letzter Teil

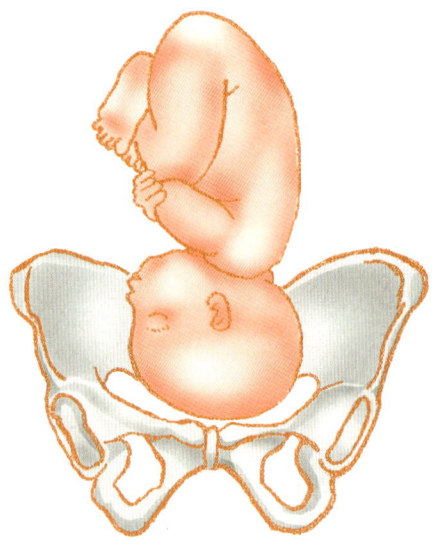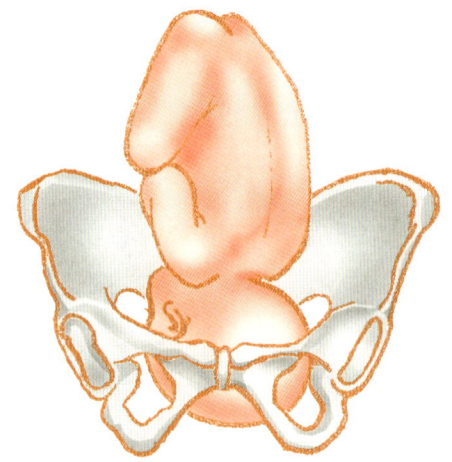

In den querovalen Eingang des mütterlichen knöchernen Beckens passt der längsovale Kopf des Kindes nur hinein, wenn diese beiden ovalen Formen durch eine Drehung des Kindes in Deckung gebracht werden. Dazu muss der kindliche Rücken von der Mutter aus gesehen links (sogenannte linke Längslage oder I. Lage) oder rechts (sogenannte rechte Längslage oder II. Lage) sein. Bei Kopflagen ist die I. Lage doppelt so häufig wie die II. Lage.

Durch die runde Beckenmitte passt der Kopf am besten, wenn er sich auf die Brust beugt. Die hintere, die kleine Fontanelle wird zum tiefsten Punkt des vorangehenden Teiles. Während er tiefer tritt, versucht sich der ovale Kopf dem längsovalen Beckenausgang anzupassen, was eine 90°-Drehung erfordert. Der Rücken des Kindes gelangt dadurch – in der Regel – auf die Bauchseite der Mutter. Das Kind guckt quasi auf die Wirbelsäule der Mutter.

im Geburtskanal an das Becken anpassen und Drehungen und Beugungen ausführen, wenn der Steiß bereits am Scheidenausgang ist. Die Leitung einer Steißgeburt auf dem natürlichen Weg erfordert sehr viel Erfahrung. Da die notwendige Aufdehnung des Geburtsweges anstelle des großen Kopfes durch das schmale und verformbare Becken schlecht erfolgt, muss gut abgeschätzt werden können, ob der Kopf

rasch nachfolgen kann. Dies ist unbedingt notwendig, da die Nabelschnur zwischen Kopf und Beckenwand nicht lange komprimiert werden darf. Sonst besteht die Gefahr, dass die Blutzufuhr zum Kind unterbrochen wird. Bei Frauen, die noch nicht geboren haben, führen die Ärzte zur Vermeidung dieser Komplikationen immer häufiger vorsorglich eine Kaiserschnittentbindung durch.

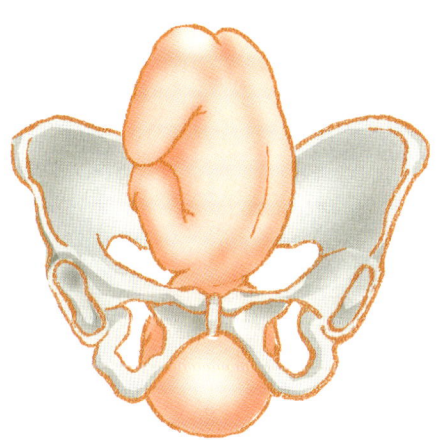

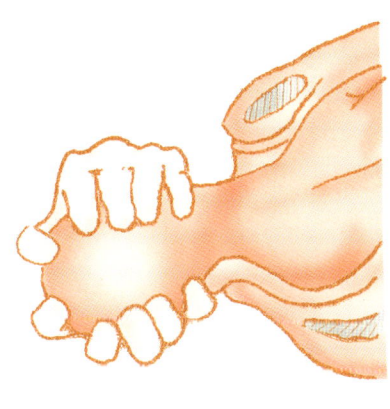

Um aus dem Geburtskanal herauszutreten, muss der gebeugte Kopf mit dem Hinterhaupt als tiefstem Punkt sich im Bogen um das Schambein bewegen. Das ist nur mit einer Streckung möglich. Mit seinem Nacken „stemmt" sich das Kind gegen das Schambein und streckt den Kopf, dann die Stirn und das Gesicht und schließlich das Kinn aus der Scheide.

Damit die nachfolgenden Schultern (queroval) jetzt durch den längsovalen Ausgang passen, ist nochmals eine 90° Drehung notwendig. Der bereits geborene Kopf dreht sich zur Seite. Die Hebamme umfasst den Kopf mit beiden Händen, entwickelt durch sanftes Herunterdrücken des Kopfes zunächst die obere oder vordere Schulter unter dem Schambein, dann durch sehr vorsichtiges Heben die untere oder hintere Schulter. Der Körper folgt dann ohne Probleme.

Operative Entbindungen

Wenn bei einer normal begonnenen Vaginalgeburt während der Entbindung die Gesundheit des Kindes oder die der Mutter gefährdet ist oder wenn bei einer sehr langen Geburt die Kräfte der Mutter nachlassen oder sich die Sauerstoffversorgung verschlechtert (erkennbar im CTG am Abfall der Herztöne), muss der Arzt entscheiden, die Geburt rasch zu beenden. Vom Geburtsfortschritt hängt ab, ob die Geburtsbeendigung vaginal-operativ oder durch Kaiserschnitt durchgeführt wird. Dieser Kaiserschnitt unterscheidet sich vom primären (oder elektiven oder geplanten) Kaiserschnitt.

Unterstützung mit der Zange oder der Saugglocke

Für die vaginale operative Entbindung wird die Zange (Forzeps) oder die Saugglocke verwendet. In beiden Fällen sollte eine PDA oder zumindest eine örtliche Betäubung erfolgen, ein großer Dammschnitt wird ebenfalls gemacht werden. Die aus zwei Löffeln bestehende Zange wird sanft in die Scheide und an die Seiten des Kopfes geschoben und verschlossen, die Saugglocke saugt sich mit leichtem Unterdruck (Vakuum) an dem kindlichen Kopf fest. Durch Zug an den Zangengriffen bzw. an der Kette der Saugglocke wird die Passage des Kopfes unterstützt.

Beide Methoden werden eingesetzt, wenn,
▪ der Muttermund vollständig geöffnet ist,
▪ die Fruchtblase gesprungen ist und
▪ der Kopf mindestens in Beckenmitte ist.

Manchmal lässt sich durch den Einsatz dieser Hilfsmittel ein Kaiserschnitt vermeiden, allerdings sollten sie nur in Kaiserschnittbereitschaft durchgeführt werden. Beide Verfahren werden immer seltener eingesetzt.

Der Kaiserschnitt

Beinahe jedes dritte Kind kommt heute durch einen Kaiserschnitt auf die Welt. Der Kaiserschnitt hat seinen Schrecken als großer Eingriff mit Risiken für Blutungen, Infektionen und Thrombosen verloren. Früher konnte er nur eingesetzt werden, um eine akute Gefahr von Mutter und/oder Kind abzuwenden und nicht – wie heute mehrheitlich – vorsorglich, um eine Gefährdung gar nicht erst entstehen zu lassen. Manche Paare entscheiden sich heute auch selbst für den Kaiserschnitt (Wunschkaiserschnitt) anstelle einer Spontangeburt, nachdem sie die Vor- und Nachteile beider Entbindungsformen für sich abgewogen haben. Befürworter der Spontangeburt lehnen diese Tendenzen in Richtung Kaiserschnitt mitunter vehement ab und betonen die Vorzüge der Spontangeburt und des Erlebens auch dramatischer Geburtsstunden. Versorgt mit den richtigen Informationen und in Absprache mit Ihrem Arzt oder Ihrer Hebamme sollten Sie sich im Vorfeld der Geburt darüber Gedanken machen, ohne sich endgültig festzule-

Gut zu wissen

Wann ist ein Kaiserschnitt notwendig?

Der primäre (geplante, elektive) Kaiserschnitt wird ohne oder kurz nach Beginn der Wehentätigkeit oder einem Blasensprung durchgeführt. Gründe sind medizinische Indikationen verschiedener Dringlichkeit (absolut bzw. relativ), in selteneren Fällen auch der Wunschkaiserschnitt.

Gründe für eine absolute Notwendigkeit können sein:

▮ Quer- und Schräglage
▮ Missverhältnis Kopf/Becken, z. B. geschätztes Kindsgewicht über 4000 g
▮ Plazenta vor dem Muttermund (Placenta praevia)
▮ vorzeitige Plazentalösung
▮ mütterliche Erkrankungen, u.a. Präeklampsie (siehe Seite 333), HIV, Hepatitis B (siehe S. 328)

Gründe für eine relative Notwendigkeit können sein:

▮ Zwillinge, höhergradige Mehrlinge
▮ Beckenendlage bei einer Erstgebärenden
▮ Alter etwa ab 40 Jahren
▮ untergewichtige Kinder, Frühgeburten

Der sekundäre Kaiserschnitt wird bei Komplikationen unter der Geburt durchgeführt. Gründe können sein:

▮ verdächtige Veränderungen der kindlichen Herzfrequenz
▮ fehlender Geburtsfortschritt, zu lange und erschöpfende Geburt
▮ Notfall, z. B. bei Nabelschnurvorfall oder Plazentalösung
▮ Kopfeinstellung (z. B. Gesichtslage), die eine weitere vaginale Geburt unmöglich macht

gen. Manchmal kommt es dann doch ganz anders, als Sie es sich vorgestellt haben – und dann hören Sie am besten auf Ihre Hebamme oder Ihren Arzt.

Die Vorbereitungen für einen Kaiserschnitt

Im Falle eines primären Kaiserschnitts kommen Sie nüchtern am Morgen von zu Hause oder von der Wochenbettstation, wo Sie die Nacht verbracht haben. Anästhesieärzte haben bereits mit Ihnen über die Form der Anästhesie (Voll- oder Teilnarkose, meist Spinalanästhesie) gesprochen. Die Hebammen haben die üblichen Aufnahmeuntersuchungen

und eine vorsorgliche Blutabnahme durchgeführt.

▮ Eine Verweilkanüle wird in eine Vene eingelegt. Zum Schutz vor einem heftigen Blutdruckabfall wird eine größere Flüssigkeitsmenge infundiert.
▮ Die Schamhaare werden ein wenig rasiert.
▮ Ein Blasenkatheter wird eingelegt, damit sich die Blase nicht füllt und hochsteigt.
▮ Feste Strümpfe als Thromboseschutz und eine OP-Haube werden angezogen.
▮ Das CTG wird abgeleitet.

Die Phasen der Geburt

▎ Ihr Partner erhält grüne OP-Kleidung, -schuhe, Haar- und Mundschutz und zieht sich um.
▎ Die Hebamme bringt Sie in den OP und hilft beim Umlagern auf den OP-Tisch und anschließend – jetzt selbst in steriler OP-Kleidung – dem Anästhesisten beim Legen der Anästhesie.
▎ Ihr Partner ist jetzt bei Ihnen.
▎ Ihre Bauchhaut wird desinfiziert und mit sterilen Tüchern abgedeckt.

Gibt es Gründe für einen notfallmäßigen Kaiserschnitt, gelingt es den

Schützende Hände helfen: Ihr Kind ist angekommen!

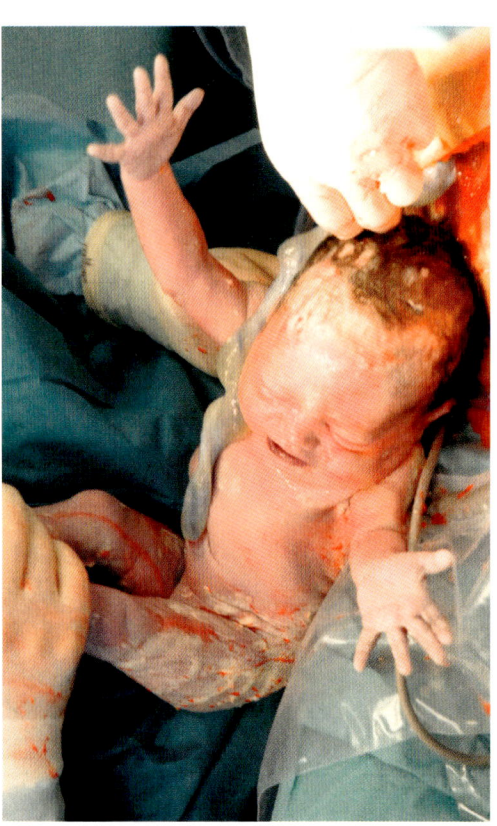

meisten Kliniken, durch ein ausgeklügeltes Alarmsystem Ihr Kind innerhalb 10 bis15 Minuten ab Feststellung eines Problems auf die Welt zu bringen. Wurden schon Zange oder Saugglocke angewendet und ist alles zum Kaiserschnitt vorbereitet, kann das Kind innerhalb von 1–2 Minuten auf die Welt geholt werden. Auf zahlreiche der obigen Vorbereitungen wird zwangsläufig verzichtet.

Wie wird der Kaiserschnitt durchgeführt?
Heute wird fast überall ein sogenannter „sanfter Kaiserschnitt" durchgeführt. „Sanfter" und schonender als früher erfolgen das Durchtrennen der verschiedenen mütterlichen Gewebeschichten, bis man zum Baby gelangt, und das anschließende Wiederzusammenfügen. Im Gegensatz zu früheren Zeiten wird heute weniger geschnitten und genäht, dadurch entfallen viele Schmerzen durch Spannungen der Nähte. Weniger Gefäße und Nerven werden durchtrennt, sie werden nur zur Seite geschoben. Nach nur 10 bis 15 Minuten ist das Kind auf der Welt, oft noch bevor das Narkosemittel in voller Konzentration die Gebärmutter erreicht hat. Das Kind wird abgenabelt, den Eltern gezeigt und nach dem Abtrocknen und der 1-Minuten-Apgar Beurteilung (siehe S. 223) zugedeckt mit einem warmen Tuch der Mutter auf die Brust gelegt. Die Mutter erhält oft als Infektionsprophylaxe ein Antibiotikum. Die Plazenta wird herausgenommen und auf Vollständigkeit überprüft, bevor die Gebärmutter wieder verschlossen wird.

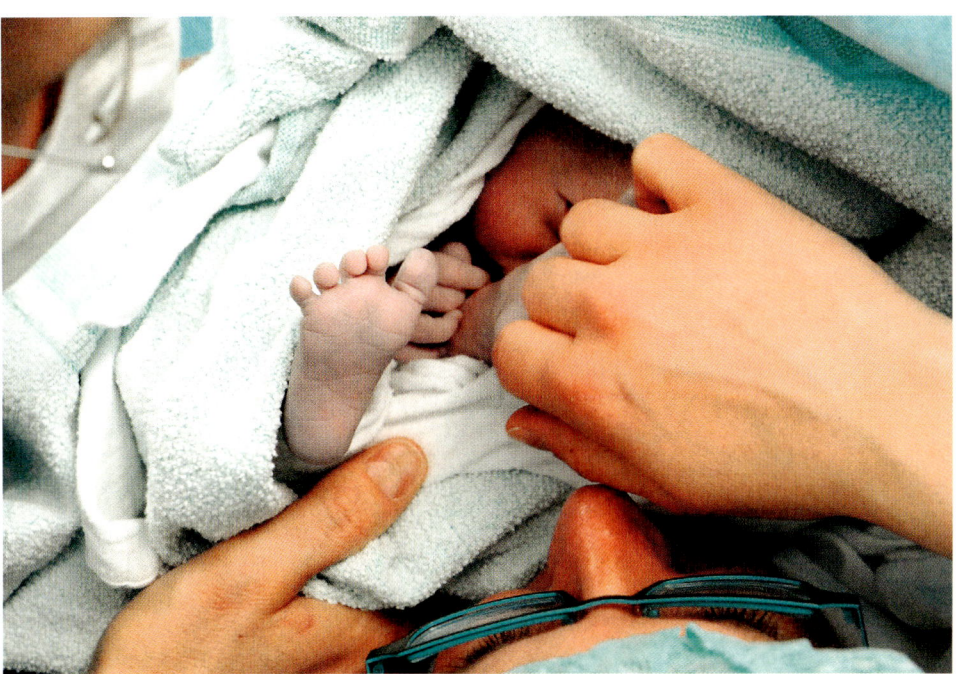

Direkt nach dem Kaiserschnitt bekommen Sie Ihr Baby in den Arm.
Ihr Baby schreit, es ist alles in Ordnung.

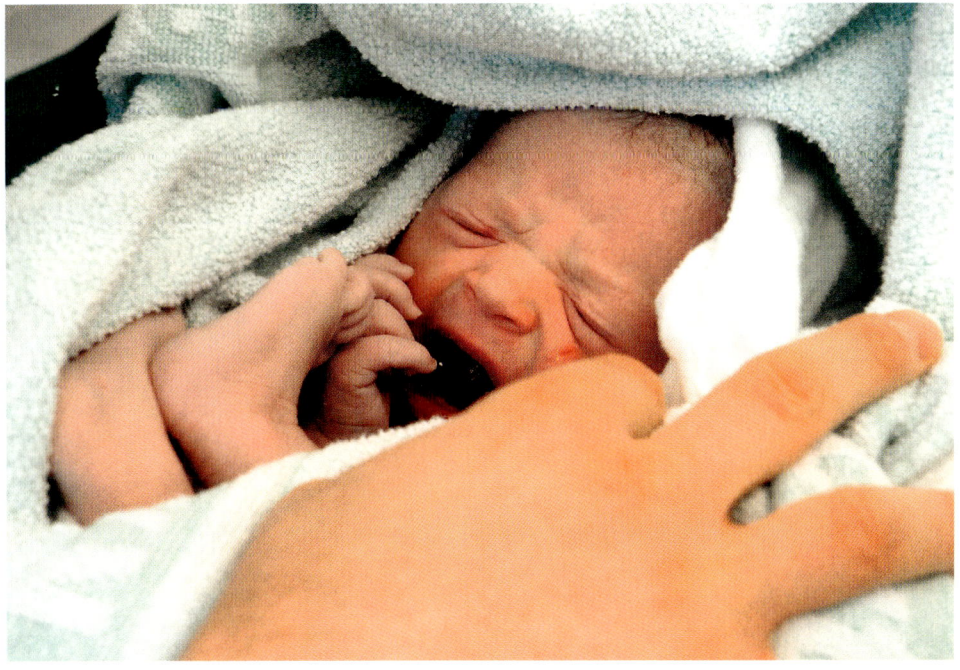

Die Phasen der Geburt

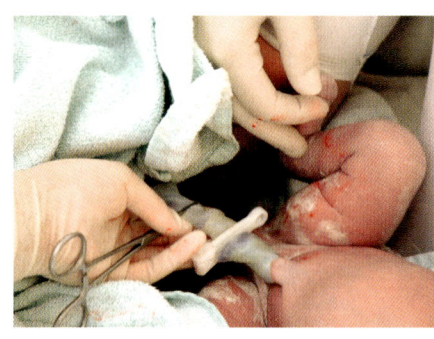
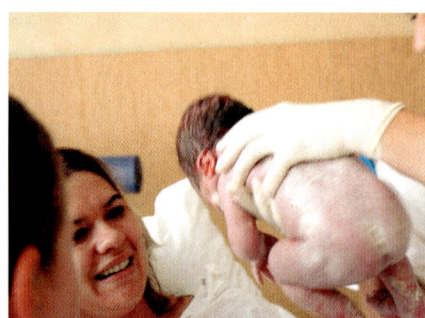
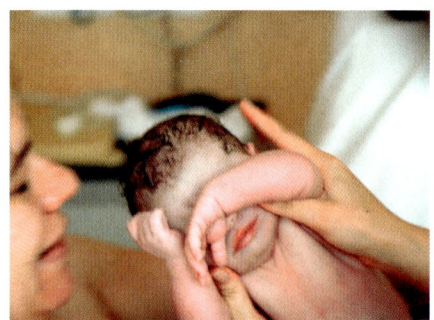
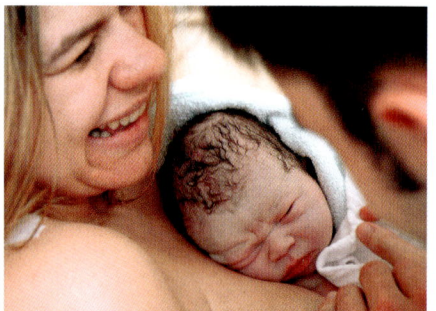
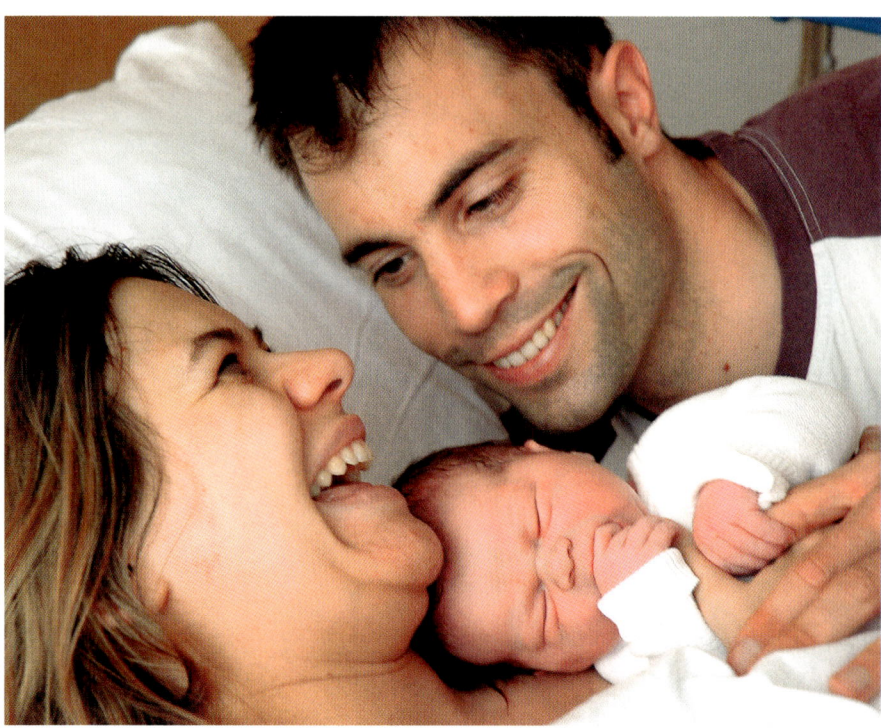

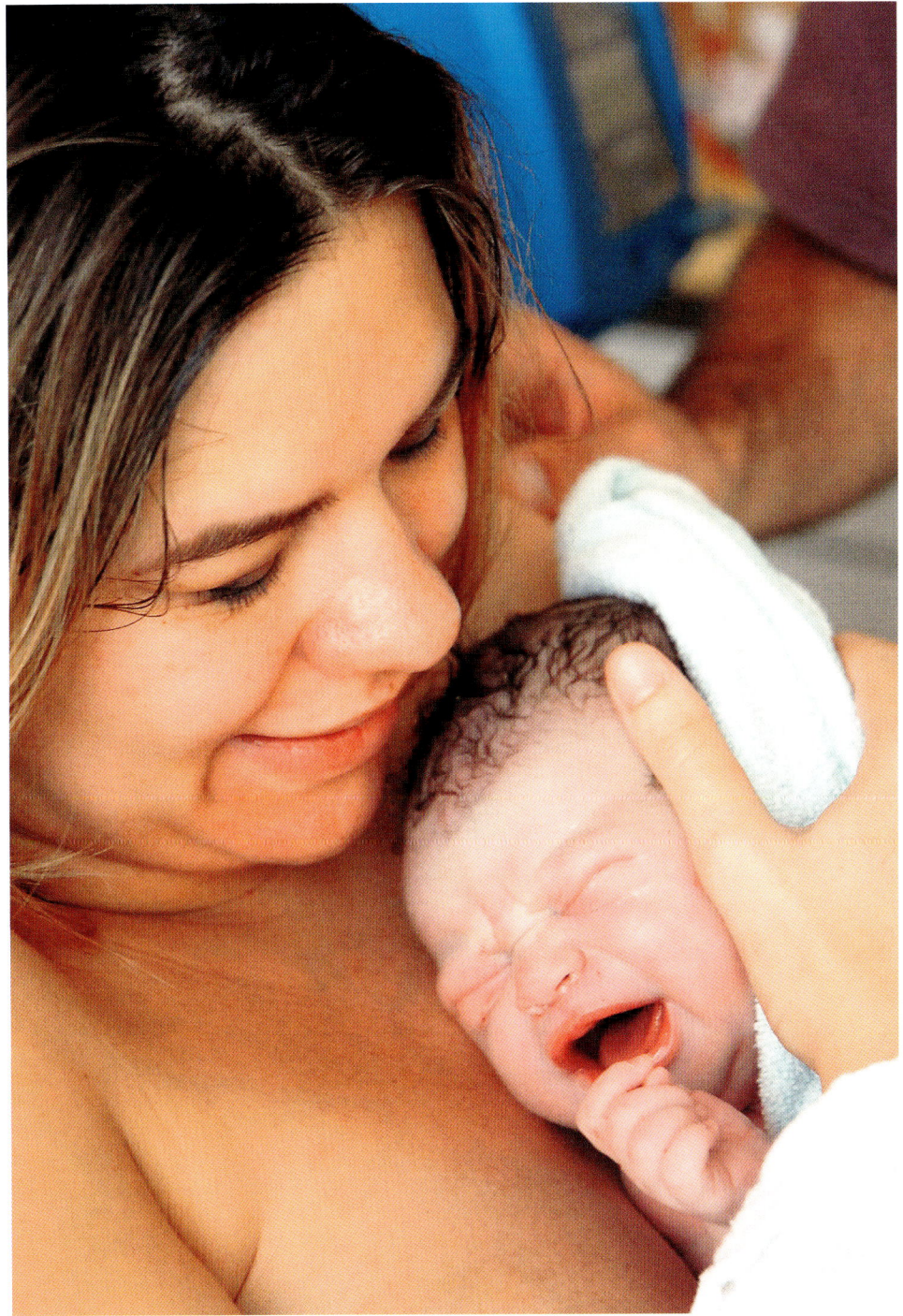

Sehnlichst erwartet: Ihr Kind ist da!

Für viele Paare zählt dieser Moment zu den unvergesslichen Momenten im Leben. Der Augenblick, in dem Ihnen Ihr Kind auf Ihren Körper gelegt wird, wird Sie für alles entschädigen und Sie alles vergessen lassen. Sie haben es geschafft – Sie sind Mutter bzw. Eltern geworden!

Sie haben beim Kopfdurchtritt vielleicht bereits erste helle „Eh, Eh" – Laute Ihres Kindes vernehmen können und dann das kräftige Schreien. Alle Beteiligten im Raum hören dieses kräftige Schreien mit Freude, zeigt es doch, dass die Umstellung des Kindes auf die selbstständige Lungenatmung geglückt ist. Sie selbst, vielleicht zitternd mit der nachlassenden Anspannung, werden mit Ihrem Partner gemeinsam voller Glück weinend und lachend zugleich Ihr neugeborenes Kind umfassen. Ihr Partner oder die Hebamme wird die Nabelschnur zwischen zwei Klemmen durchtrennen, was weder Sie noch das Kind spüren, denn es hat keine sensiblen Nerven in der Nabelschnur. Diese enge Verbindung zwischen Ihnen und dem Kind hat jetzt seine Bedeutung verloren – neue, aber ganz andere Beziehungen werden sie ersetzen.

Das erste Kennenlernen

Diese ersten Minuten und Stunden nach der Geburt sind für Sie und Ihr Kind eine beglückende Erfahrung. Sie haben ein intensives Bedürfnis, Ihr Kind kennenzulernen. Sie streicheln und betasten das Neugeborene, und Sie betrachten es ausgiebig von Kopf bis Fuß. Sie erforschen seine Mimik und seine Körperbewegungen. Jede Regung des Kindes nehmen Sie wahr und machen

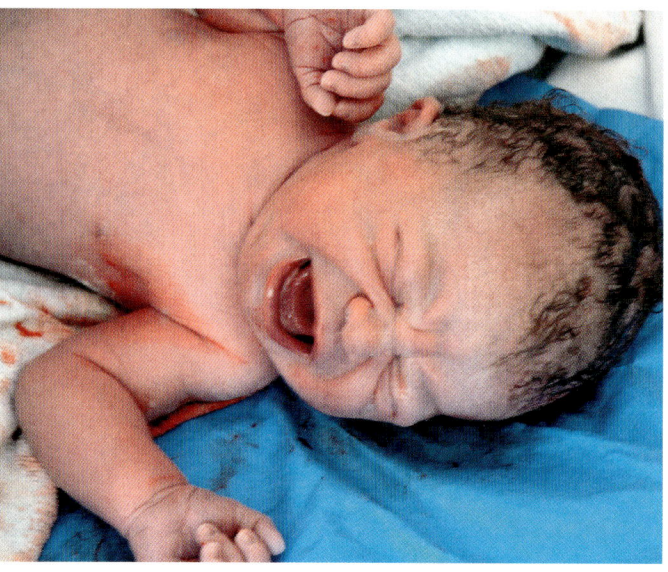

Freude bereitet das erste kräftige Schreien, weil es zeigt, dass Ihr Kind hellwach die wichtigen ersten Lebensminuten erlebt.

Gut zu wissen

Trennung in den ersten Stunden

Es geschieht leider immer wieder, dass den Eltern und ihrem Kind ein erstes Kennenlernen nach der Geburt verwehrt ist. Eine solche Situation kann eintreten, wenn Ihr Kind beispielsweise zu früh oder krank auf die Welt kommt und unmittelbar nach der Entbindung auf eine Kinderstation oder sogar in eine andere Klinik verlegt werden muss. Keine Sorge, Sie müssen keine bleibende Beeinträchtigung der Eltern-Kind-Beziehung befürchten. Die Beziehung zwischen Ihnen und Ihrem Kind wird durch die gemeinsamen Erfahrungen, die Sie in den kommenden Wochen und Monaten machen werden, bestimmt.

Das erste Kennenlernen nach der Geburt ist für Ihre Beziehung eine wichtige und emotional ergreifende, aber keine „alles entscheidende" Erfahrung.

Was kann ich tun?

Wenn Ihr Kind direkt nach der Geburt verlegt wird, sollten Sie, sobald Sie sich von der Entbindung genügend erholt haben, möglichst viel Zeit bei Ihrem Neugeborenen verbringen. Lassen Sie sich vom Pflegepersonal auf der Säuglingsstation in die Handgriffe der täglichen Pflege Ihres Kindes einführen, wenn es sein Gesundheitszustand erlaubt. Immer mehr Kliniken integrieren heute die Angehörigen in die Pflege ihres Kindes. Begleiten Sie Ihr Kind in der Zeit in der Klinik.

einander darauf aufmerksam. Ihr Neugeborenes ist in den ersten Lebensstunden ungewöhnlich lange wach und aufmerksam, besonders empfänglich für Berührungen, Stimmen und Gerüche.

Mit seinem Verhalten gibt Ihr Kind Ihnen zu verstehen, dass es eine Beziehung zu Ihnen aufnehmen will. Die Pupillen sind ganz weit geöffnet, sodass die bei Geburt noch blauen Augen groß und dunkel wirken. Die weiten Pupillen sind Folge der bei Ihrem Kind während der Geburt stark angestiegenen Stresshormone (Katecholamine), so hoch, wie wahrscheinlich niemals mehr in seinem Leben. Sie werden als ein Schutz vor Sauerstoffmangel in den Stunden der Geburt und eine Hilfe beim Einsetzen der Atmung verstanden.

Ihr Kind, jetzt nackt auf Ihrem Körper, macht erste robbende Bewegungen, indem es die Beine unter den Körper zieht, von Ihnen oder der Hebamme sanft unterstützt in der Bewegung Richtung Brust – sofern Sie stillen mochten.

Wenn Wange oder Lippen Ihres Neugeborenen Ihre Brust berühren, beginnt das Kind nach der Brustwarze zu suchen. Allein die Körperwärme oder der Geruch der Brustwarze kann diesen Suchreflex auslösen. Wenn der Säugling die Wärmeausstrahlung der Brust auf der Wange spürt, dreht er ihr den Kopf zu. Suchen, Saugen und Schlucken sind Verhaltensweisen, die Ihr Kind vor der Geburt monatelang eingeübt hat. In der 34. Schwangerschaftswoche sind die Reflexmechanismen so weit entwi-

Die ersten Stunden

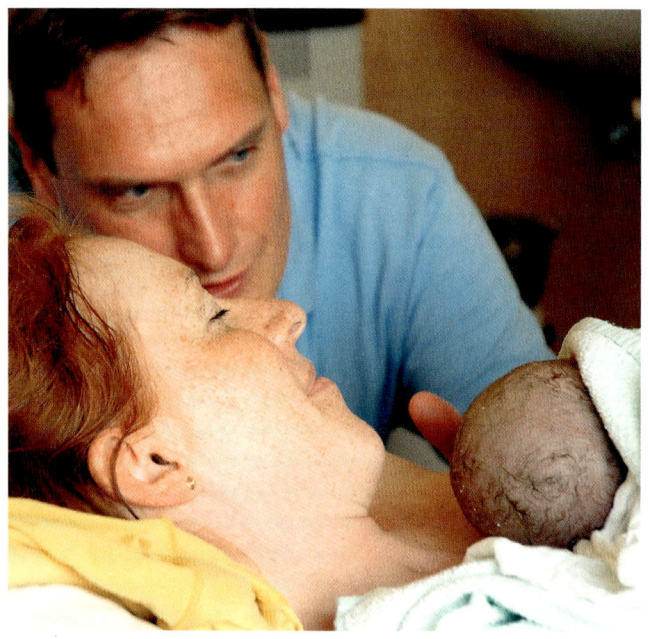

Der lang ersehnte Moment

nicht zu übersehen. Väter sind manchmal leicht enttäuscht, nicht gleich ein kleines Fotomodell zu sehen. Der Kopf mit den noch übereinander schiebbaren Schädelknochen kann durch ein enges Becken ganz spitz oder asymmetrisch verformt sein. Dunkle Druckstellen bis in die Stirn hinein und eine völlig platt gedrückte kleine Nase lassen kaum ahnen, dass das Baby bereits einige Tage später ganz anders aussehen wird.

ckelt, dass ein Kind, welches zu früh auf die Welt kommt, Nahrung aufnehmen kann. Jetzt, mit den ersten Saugversuchen kurz nach Geburt, sind es nur wenige Tropfen einer eiweißreichen Vormilch (Kolostrum), die aufgenommen werden. Sie sind aber wichtig für die Infektionsabwehr und die Anregung der Verdauungsvorgänge. Das Saugen selbst hat auch große Bedeutung. Es setzt die vermehrte Freisetzung des Hormons Oxytozin und die Milchbildung in Gang. Oxytozin unterstützt bereits während dieses ersten Saugens das Zusammenziehen der Gebärmutter und verringert die Nachblutung.

Wie sieht unser Kind aus?

Die Spuren der letzten Wochen in der Gebärmutter mit relativ wenig Fruchtwasser oder einer langen Geburt sind in den ersten Stunden und Tagen oft

Ein richtiges blutunterlaufenes Häubchen auf dem Kopf entsteht oft bei der Entbindung mit der Saugglocke. Auch die Zange hinterlässt Druckspuren und Hautquetschungen. Stellenweise oder ganz ist die Haut noch mit der weißlichen Käseschmiere bedeckt, und manchmal dauert es, bis alle Hautbezirke rosig werden. Wem Ihr Baby ähnelt, ist daher oft erst in einigen Tagen festzustellen. Sowohl bei Mädchen wie Knaben können die Brüste als Folge der hohen Östrogenspiegel aus der Plazenta geschwollen sein (siehe S. 157).

Übrigens: alle Babyaugen sind am Anfang blau oder richtiger, sie erscheinen blau, weil sich die Farbpigmente (braun, grün, grau oder „echt" blau) erst später bilden.

Was passiert mit dem Baby im Kreißsaal?

Bei aller Bedeutung der innigen ersten Kontakte darf die wichtige Beurteilung des Gesundheitszustandes Ihres gerade geborenen Kindes nicht versäumt werden. Denn falls die Anpassung bei Atmung und Kreislauf nicht innerhalb einer Minute funktioniert, muss sehr rasch Hilfe geleistet werden. Auf Grund der großen Erfahrung der Hebammen und Ärzte reicht im ersten Moment meist eine Blickdiagnose beim kräftig schreienden Kind aus, sodass die detaillierteren Untersuchungen zunächst in den Hintergrund treten können.

pH-Wert von 7,25 oder höher gilt als normal. Niedrigere Werte sprechen für kurz- oder langfristigen Sauerstoffmangel während der Geburt. Bei Werten unter 7,15 werden die Ärzte Kreislauf und Atmung besonders engmaschig beobachten.

Der Apgar-Test

Der Arzt oder die Hebamme beurteilen direkt nach der Geburt und noch mal nach 5 bzw. 10 Minuten den allgemeinen Gesundheitszustand Ihres Kindes. Sie benutzen dazu den Apgar-Test

Die Untersuchung des Nabelschnur-Blutes ist heute Routine in jedem Kreißsaal. Sie erlaubt eine objektive Beurteilung des Zustandes Ihres Babys. Gemessen wird der pH-Wert, der Säuregrad des Blutes, und die Blutgaswerte werden bestimmt. Ein

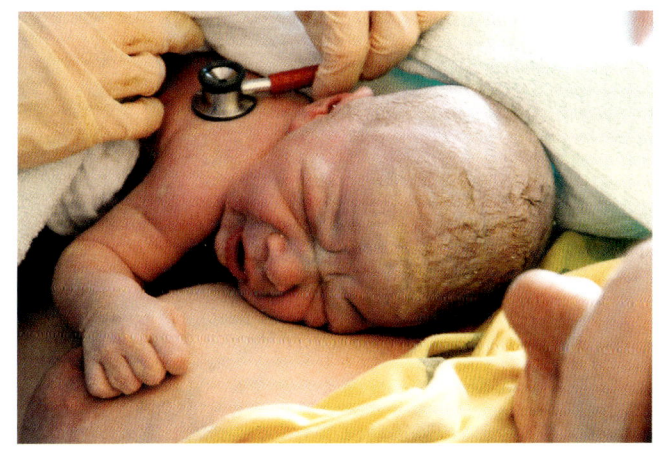

Ist alles in Ordnung? Nur eine Kontrolle.

Apgar-Test

	2 Punkte	1 Punkt	0 Punkte
Herzschlag	> 100/Minute	< 100/Minute	fehlt
Atmung	regelmäßig, schreit	unregelmäßig, unzureichend	fehlt
Hautfarbe	ganzer Körper rosig	rosig, bläuliche Extremitäten	Körper blass, bläulich
Reflexe, Reaktionen	Schreien, Grimassen	wenig ausgeprägt	fehlt
Muskeltonus	kräftig	reduziert	schlaff

Die ersten Stunden

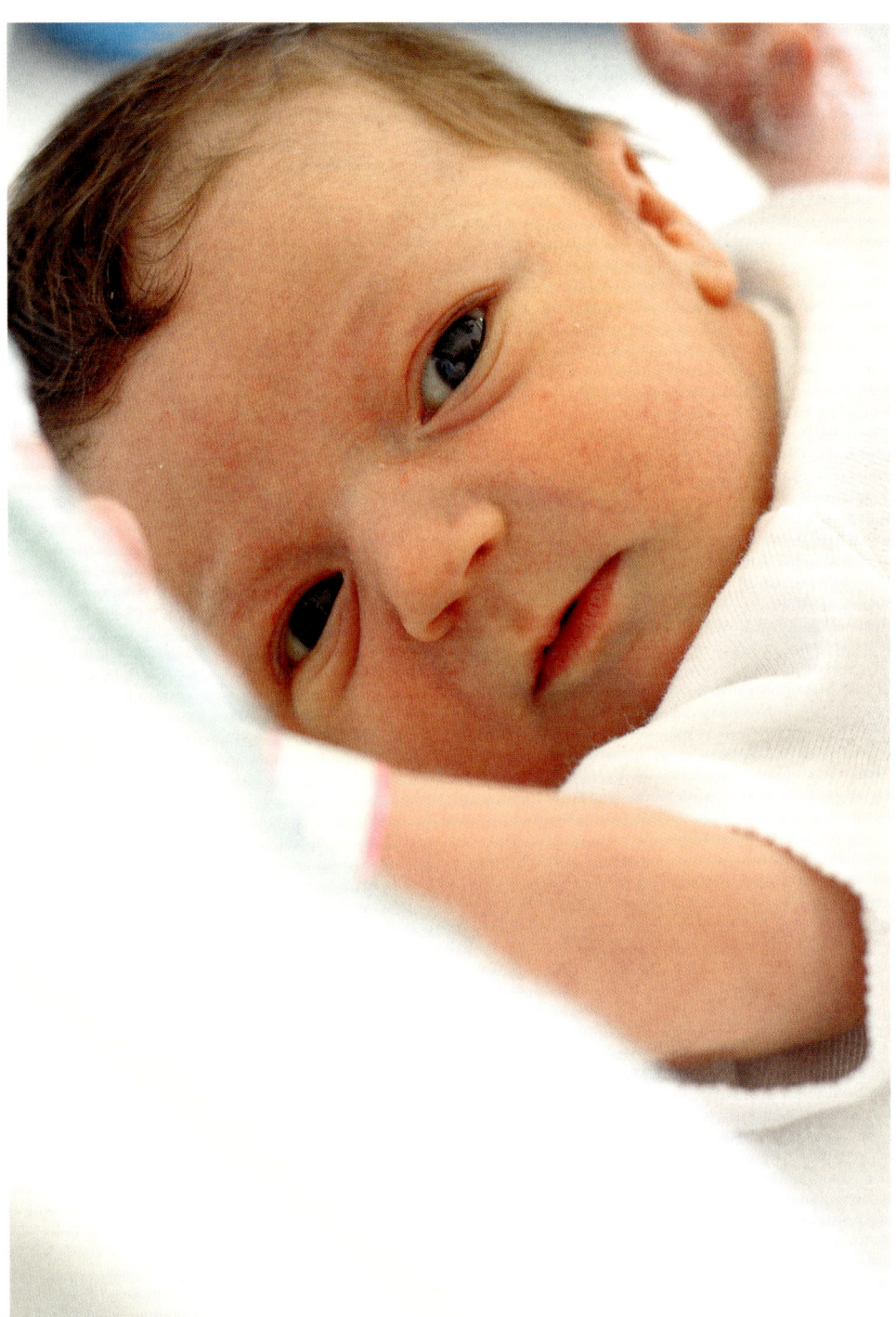

(benannt nach einer amerikanischen Ärztin Virginia Apgar). Der Apgar in der 5. und 10. Minute kann leicht ermittelt werden, wenn das Kind auf Ihrem Körper liegt. Für jeden Untersuchungsbereich gibt es maximal zwei Punkte, sodass insgesamt 10 Punkte erreicht werden können. Ein Punktewert von 8 oder mehr zeigt, dass es Ihrem Baby gut geht. Teilt Ihnen die Hebamme z. B. mit, dass Ihr Kind die Apgar-Werte 8/9/10 (direkt nach der Geburt, nach 5 und 10 Minuten) hat, so zeigt das, dass es Ihrem Kind von Beginn an gut ging und seine Funktionen sich in den ersten 10 Minuten stabilisiert haben.

Die 1. Vorsorgeuntersuchung (U1)

Kurze Zeit nach der Geburt wird Ihr Kind zum ersten Mal untersucht. Dieser 1. Untersuchung (in Deutschland U1 genannt) folgen weitere Untersuchungen (U2 bis U9 und J1) während der Babyzeit, Kindheit und einmal in der Jugend zwischen 12 und 14 Jahren. Die Ergebnisse dieser Untersuchungen werden in einem gelben Vorsorgeheft notiert (siehe S. 240). Dies sollten Sie von nun an zu jedem Besuch beim Kinderarzt mitnehmen.

Die Bestimmung des pH-Wertes im Nabelschnurblut sowie die Apgarbenotung sind bereits Teile der ersten Früherkennungsuntersuchung (U1). Für die weiteren Untersuchungen müssen Sie sich nach einiger Zeit kurz von Ihrem Kind trennen. Ihr Baby wird gewogen, Körperlänge und Kopfumfang werden gemessen und notiert. Der Frauenarzt untersucht das Kind auf Auffälligkeiten und äußerlich erkennbare Fehlbildungen, kontrolliert die Körperöffnungen, ertastet die Intaktheit des Gaumens in der Mundhöhle, der Wirbelsäule und die korrekte Größe der sogenannten kleinen und großen

Fontanelle (Lücken zwischen den knöchernen Schädelknochen). 1–2 Tropfen Vitamin K werden dem Kind in den Mund geträufelt zur Unterstützung der Blutgerinnung und Vorbeugung gefährlicher innerer Blutungen. Auf die früher gesetzlich vorgeschriebene Prophylaxe einer eitrigen Augenentzündung (Ansteckung bei der Mutter mit Gonorrhö) mit Augentropfen in den ersten Lebensminuten wird heute oft verzichtet. Vor

Ihr Baby wird kurz nach der Geburt zum ersten Mal gründlich untersucht.

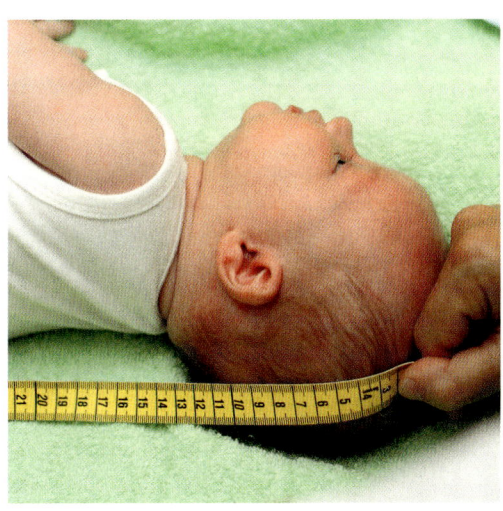

Die ersten Stunden

der Verlegung auf die Säuglings- oder Wochenbettstation wird beim Kind der Nabel versorgt. Der Nabelschnurrest wird auf 1–2 cm gekürzt, mit einer Klemme versorgt und verbunden. Die Temperatur wird gemessen. Restliche Blut- und Mekoniumspuren werden abgewaschen und das Kind angezogen.

Die Betreuung der Mutter

Nach der Geburt des Kindes und der Plazenta bleiben Sie noch etwa zwei Stunden im Kreißsaal und werden in dieser Zeit von Hebammen sorgfältig betreut. Die Hebamme kontrolliert:

- den Höhenstand
- das gute Zusammenziehen der Gebärmutter
- die Pulsfrequenz
- den Blutdruck und
- den Blutverlust.

Der Venenverweilkatheter wird gezogen, und es wird kontrolliert, ob Sie die Blase entleeren können. Dann dürfen Sie mit Ihrem Baby auf die Station.

Gut zu wissen

Der erste Atemzug – was löst ihn aus?

Eigentlich ist es ja gar nicht der erste, denn sonst könnte der erste Atemzug, mit dem sich die Lungen mit Luft zu füllen beginnen, gar nicht so vollendet gelingen. Sie haben vielleicht schon im Ultraschall gesehen, wie Ihr Kind schon im Mutterleib viele Wochen lang das Atmen durch regelmäßige Zwerchfell- und Lungenbewegungen trainiert. Ohne dies würde die Lunge sich gar nicht entwickeln und wachsen. Neu ist nur nach Geburt, dass die eingeatmete Luft die Flüssigkeit in der Lunge verdrängt und dass die Atmung ununterbrochen und regelmäßig wird.
Ab jetzt kommt der lebenswichtige Sauerstoff (O_2) aus der Luft und nicht mehr via Nabelschnur von der Mutter. Dazu trägt im Moment der Geburt ein richtiges Bombardement an Reizen bei: Kälte, Licht, Geräusche, die hohen Katecholaminwerte, die nachlassende Versorgung über die Nabelschnur und

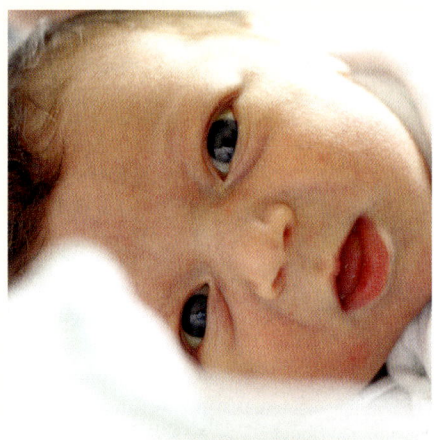

damit steigende CO_2- und fallende O_2-Werte. Die Belüftung der Lunge führt zur Eröffnung der Blutgefäße, die die Alveolen, die Lungenbläschen, wie ein Netz umspülen. Anders als vor Geburt wirft jetzt die rechte Herzkammer ihr Blut in die geöffneten Gefäße der Lunge aus, das nach Beladung mit Sauerstoff zum Herzen zurückkehrt und dann von der linken Herzkammer in den Körperkreislauf geschickt wird.

»Paul war mir eine wichtige Hilfe«

Christianes Tochter ist auf der Welt.
Sie erzählt:

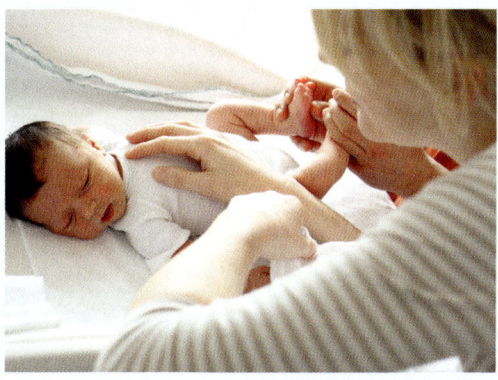

„Am Mittwoch, 4 Tage vor dem errechneten Termin, bemerkte ich abends beim Toilettengang, dass ein Schleimpfropf abgegangen war. Eine Freundin war gerade zu Besuch und wir lasen gemeinsam in einem Buch nach, was das zu bedeuten hatte. Eine Stunde später setzten harmlose Wehen ein, ganz regelmäßig, wie im Buch beschrieben. Paul, mein Mann, war inzwischen nach Hause gekommen. Wir warteten noch eine Weile ab, nachts um zwei sind wir dann aber doch in die Klinik gefahren. ‚Lieber zu früh als zu spät‘ dachten wir uns. Die Hebamme machte ein CTG und stellte fest, dass der Muttermund erst sehr wenig geöffnet war. Sie schickte uns noch mal nach Hause. Mein Mann hat dann wirklich noch zwei Stunden geschlafen, und ich bin nach einem langen Spaziergang in der Wohnung wohl auch eingenickt.

Um halb 10 am Vormittag sind wir schließlich wieder in die Klinik gefahren. Die Hebamme nahm uns freundlich in Empfang. Wieder wurde ein CTG geschrieben, der Muttermund hatte sich kaum weiter geöffnet. Die Wehen wurden nun immer heftiger. Paul hat mir unheimlich geholfen. Er hockte sich auf den Boden, sodass ich mich bei den starken Eröffnungswehen gut auf seinem Rücken abstützen konnte. Nach unendlich langen zwei Stunden dieser sehr heftigen Wehen platzte um 11 Uhr endlich die Fruchtblase und der Muttermund hatte sich 8 cm geöffnet. Die Hebamme bot mir nun an, mich in der Badewanne zu entspannen. Das tat gut! Aber nun

zog sich doch alles etwas in die Länge. Ich konnte im warmen Wasser die Wehen ganz gut weghecheln, sie erschienen mir auch nicht mehr so heftig, wie die eigentlichen Eröffnungswehen. Paul war mir eine wichtige Hilfe. Er hat immer genau gespürt, was ich gerade brauchte. Die Hebamme forderte mich auch auf, mich hinzuhocken und an einem Seil, was von der Decke hing, zu halten, vermutlich um die Schwerkraft auszunutzen. Ich bekam dann auch noch ein wehenförderndes Mittel, um die Wehen zu verlängern.

Aber schließlich musste ich doch aus der Wanne noch mal raus und auf den Stuhl. Meine Hebamme gab mir den Tipp, die Unterarme unter die Oberschenkel zu legen und kräftig zu pressen (man macht in dieser Situation wirklich alles mit!). Ich merkte, dass der Arzt irgendetwas hinter seinem Rücken verbarg. Erst später habe ich verstanden, dass das wohl die Schere für den Dammschnitt war, den er während der nächsten Wehe machte. Und plötzlich, nach einer sehr heftigen Wehe, war meine Tochter da und lag sofort auf meinem Bauch – ein unbeschreibliches Glück.

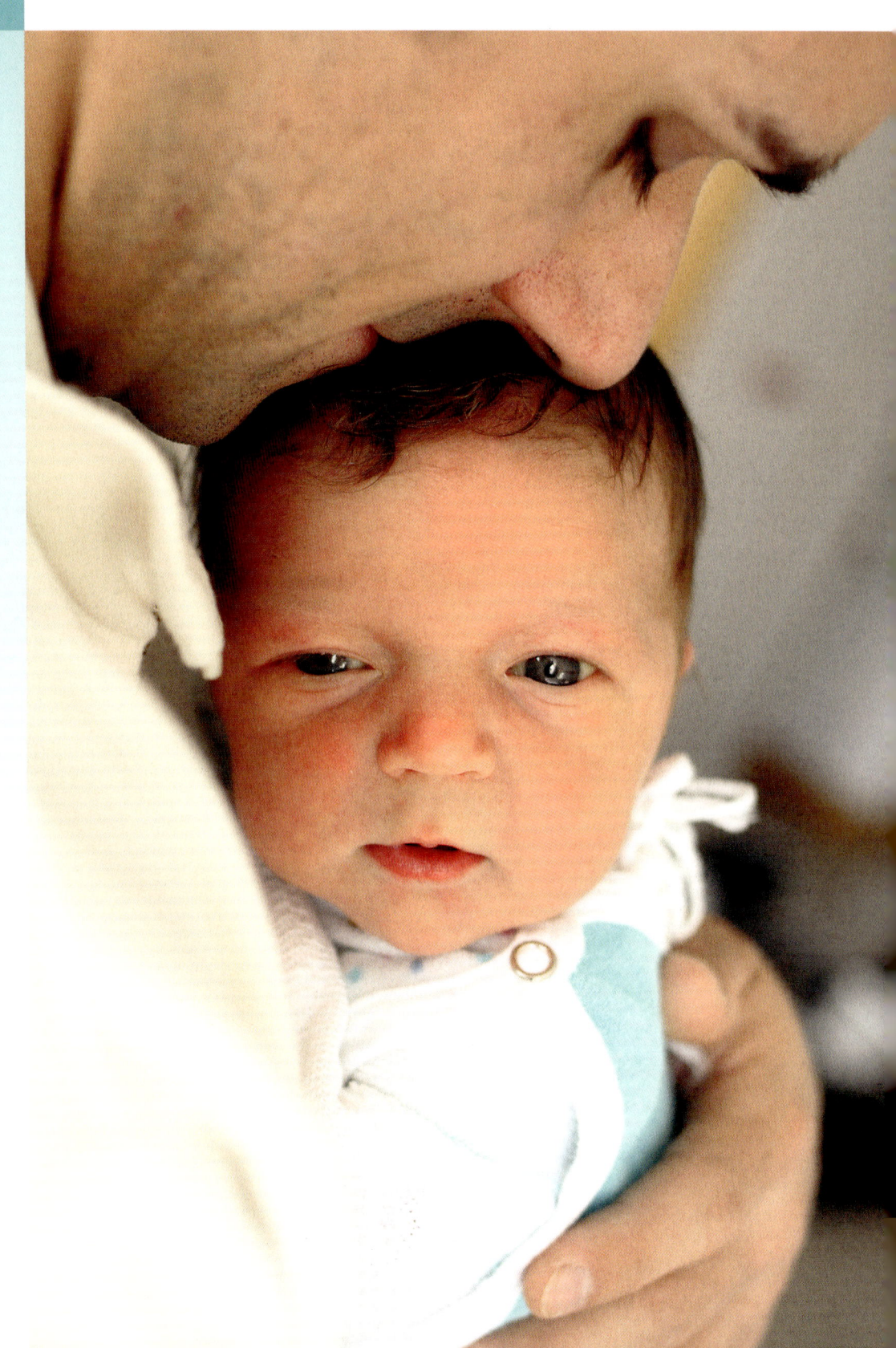

Das Leben mit dem Baby beginnt

Nach der langen Zeit der Schwangerschaft in froher, vielleicht manchmal auch ungeduldiger Erwartung und den Anstrengungen der Geburt beginnt nun ein neuer Lebensabschnitt. Sie sind nun Eltern und müssen sich selber in dieser Rolle und Ihr Kind erst einmal kennenlernen. Das Wochenbett – die ersten acht Wochen nach der Geburt – ist eine Zeit der Umstellungen in vielerlei Hinsicht. In Ihrem Körper bilden sich die großen schwangerschaftsbedingten Veränderungen langsam wieder zurück und das Stillen kommt in Gang.

Die ersten Tage in der Klinik oder zu Hause

Nach den aufregenden Stunden und der körperlichen Höchstleistung der Geburt wird jetzt die Anspannung nachlassen. Sie und Ihr Partner werden erschöpft und müde sein, aber sicher sehr glücklich. Unterschätzen Sie nicht, wie viel Ruhe Sie jetzt brauchen. Manchmal stellt sich der Schlaf trotz Müdigkeit in den ersten 24 Stunden gar nicht ein. Versuchen Sie gemeinsam mit Ihrem Partner, Ihr Alleinsein zu dritt zu schützen, egal ob in der Klinik oder schon zu Hause. Bitten Sie Ihre Verwandten und Freunde, den Besuch noch ein bisschen zu verschieben. Wenn Ihr Baby schläft, sollten Sie unbedingt auch Ruhe finden.

Die Betreuung in der Klinik

In der Klinik werden Sie auch in diesen Tagen die Erfahrungen der erfahrenen Betreuerinnen sehr schätzen lernen. Diese übernehmen die tägliche Kontrolle von Puls, Temperatur, Höhenstand der Gebärmutter, des Wochenflusses und der Heilungsvorgänge. Sie helfen Ihnen beim Frühaufstehen und der Körper- und Intimpflege. Sie haben permanent Ansprechpartnerinnen und Hilfen, wenn Sie bei noch nie erlebten körperlichen Veränderungen und Beschwerden unsicher oder in Sorge sind. Recht häufig sind Probleme beim ersten Entleeren der Blase, da Blasenmuskel und Harnröhre bei der Passage des Kindes mit belastet wurden. Unterstützung brauchen Sie vielleicht auch beim ersten Stuhlgang, wenn Sie ihn mit großen Hemmungen wegen Schmerzen im Damm unterdrücken.

Säuglingsschwestern zeigen Ihnen und auf Wunsch auch Ihrem Partner, wie Sie mit Ihrem Baby richtig umgehen. Sie erhalten professionelle Hilfe beim Stillen. Wenn Sie wünschen, kann Ihr Kind Tag und Nacht bei Ihnen sein (Rooming-in). In manchen Kliniken können Sie ein Familienzimmer nutzen, sodass auch Ihr Partner in den ersten Tagen bei Ihnen sein kann. Die erfahrenen Schwestern

Gut zu wissen

Auch zu Hause gut betreut

Egal, ob Sie direkt nach der Entbindung oder erst nach einigen Tagen in der Klinik nach Hause gehen, Sie und Ihr Kind können auch dort die Betreuung durch eine Hebamme in Anspruch nehmen. Tägliche Hausbesuche übernehmen die Krankenkassen in den ersten 10 Tagen ohne Begründung, danach beim Vorliegen von besonderen Problemen.
Ihre Hebamme wird auch zu Hause täglich Ihren Puls, Ihre Temperatur, den Höhenstand der Gebärmutter, den Wochenfluss und die Heilungsvorgänge kontrollieren. Sie wird Ihnen bei Ihrer Körperpflege helfen, Sie beim Stillen beraten und Ihr Kind betreuen.

und Hebammen sind auch für Gespräche die richtigen Ansprechpartner, wenn Ihnen mal so richtig zum Heulen zumute ist.

Möglicherweise erfolgen jetzt noch spezielle Behandlungen: Wenn Sie rhesusnegativ sind, wird jetzt nach der Geburt die Rhesusprophylaxe mit einer intravenösen Immunglobulingabe noch einmal wiederholt. Und hatte sich am Anfang Ihrer Schwangerschaft herausgestellt, dass Sie ohne Rötelnimmunität sind, erfolgt jetzt eine Impfung.

Wie lange wollen Sie in der Klink bleiben?

Fast alle Kliniken gestatten es Ihnen heute, jederzeit nach Hause zu gehen, wenn es Ihnen und dem Baby gut geht.

Nach einer ambulanten Geburt verlassen Sie die Klinik direkt aus dem Kreißsaal. Aber bedenken Sie, dass Sie nach der Entbindung auch eine Zeit der Erholung brauchen, und manchen Frauen gelingt die Erholung besser in der Klinik, vor allem, wenn zu Hause schon Geschwister warten. Regulär erfolgt die Entlassung
- nach einer normalen Spontangeburt etwa nach 4–5 Tagen und
- nach einem Kaiserschnitt etwa nach 5–6 Tagen.

Die Abschlussuntersuchung

Bevor Sie nach Hause gehen, wird auf jeden Fall eine ausführliche Abschlussuntersuchung durch den Arzt erfolgen. Er wird nachschauen, ob die Rückbildungs- und Heilungsvorgänge normal verlaufen und Sie sich wohl genug und gewappnet fühlen, den neuen Alltag mit dem Baby zu Hause zu beginnen. Die wichtigsten Termine in den nächsten Wochen, nach 4 Wochen die Vorstellung Ihres Babys bei Ihrem Kinderarzt und in 6-8 Wochen die Nachuntersuchung bei Ihrem Frauenarzt, werden ebenso besprochen wie Ihre vielleicht lange Liste mit Fragen „Was darf ich jetzt schon wieder und was noch nicht tun?".

Vermeiden Sie Überforderung – nicht zu viel Besuch!

Für Großeltern, Freunde und Arbeitskollegen gibt es nichts Schöneres als den neuen Erdenbürger bei einem Besuch auf der Wochenbettstation oder direkt in den ersten Tagen zu Hause zu bestaunen. Jetzt ist es Ihre Aufgabe als

Gut zu wissen

Ihr wichtigster erster Besuch: das Geschwisterchen

Gehütet von den Großeltern oder Freunden während der Stunden der Geburt gibt es endlich grünes Licht: das neue Baby darf besucht werden. Widmen Sie sich ganz speziell Ihrem großen (Klein) Kind, wenn es Sie und das Baby das erste Mal in der Klinik (oder zu Hause) besucht. Die Trennung von Ihnen, das Gespür, dass etwas Aufregendes geschehen ist, der ungewohnte Raum in der Klinik und die so vermisste Mami im Bett liegend zu finden, sind für ein Kind in den ersten 4–5 Lebensjahren sehr starke emotionelle Erlebnisse. Und dann noch das Baby zum ersten

Mal sehen, das bisher nur am Bauch gefühlt werden konnte! Wichtig ist, dass Sie jetzt nur für Ihr großes Kind da sind. Zeigen Sie ihm, wie sehr Sie es vermisst haben und wie sehr Sie sich freuen, wenn es jetzt zu Ihnen an Ihre Seite kommt.

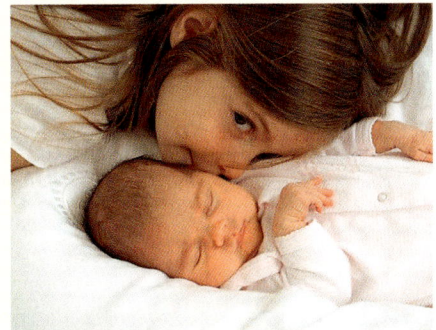

Vater, dafür zu sorgen, dass Mutter und Kind – obwohl wohlauf, wie es so schön heißt, nicht mit zu viel gut gemeintem Besuch überfallen werden. Jetzt stehen das Ausruhen und das Stillen oder Babyfüttern im Mittelpunkt, und dafür brauchen Sie ungestörte Mußestunden, die zwischen den Besuchern kaum erkämpft werden können. Nächtlicher Schlafmangel, Erschöpfung, große hormonelle Veränderungen und zu häufige und lange Besuche bringen eine frischgebackene Mutter leicht an ihre Grenzen.

Am besten bitten Sie schon, wenn Sie die freudige Nachricht verkünden darum, mit dem Besuch noch etwas zu

Auch nach der Geburt bleibt die Hebamme eine wichtige Ansprechpartnerin.

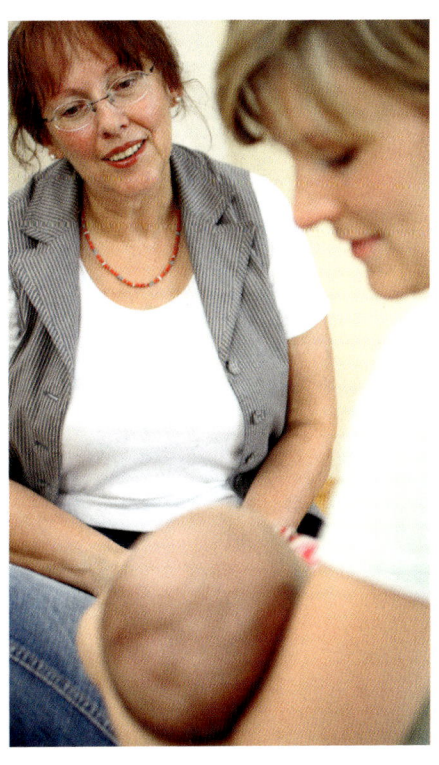

warten und einen Besuchtermin anzukündigen. In der Klinik können Sie auch mit der Zimmernachbarin ein paar feste Ruhestunden am Tag absprechen, in denen nicht ständig die Tür aufgeht. Ein Schild „Nicht stören" an der Tür und ein abgestelltes Telefon wirken Wunder.

Den Tränen nahe – der „Baby-Blues"

Fast jede zweite Frau, nach anderen Schätzungen sogar 80 % der Frauen, erleben kurz nach der Geburt ein Stimmungstief, den sogenannten Baby-Blues. Meist beginnt er um den dritten oder vierten Tag herum und hält einige Tage an. Sie werden sich wundern:

Wichtig für Sie

Was hilft gegen den Baby-Blues?

Versuchen Sie nicht, Ihre Niedergeschlagenheit zu verbergen. Sprechen Sie mit Ihrer Hebamme, dem Pflegepersonal, Ihrem Arzt und Ihrem Partner über Ihre Empfindungen und lassen Sie sich trösten.

▌ Bekämpfen Sie Gefühle der Schuld und der Undankbarkeit mit dem Wissen, dass Sie in gewisser Weise gegen die Auswirkungen der körperlichen Veränderungen machtlos sind.

▌ Lassen Sie zu, dass Ihr Partner für die Faktoren „Müdigkeit" und „Überforderung" Abhilfe sucht.

▌ Geben Sie ohne schlechtes Gewissen ihr Baby einige Stunden ins Kinderzimmer schlafen Sie selbst!

▌ Lassen Sie Ihren Gefühlen freien Lauf. Wie am Anfang der Schwangerschaft liegen jetzt Lachen und Weinen ganz nahe beieinander.

statt nach vollbrachter Geburt und mit gesundem Baby im Glück zu schwelgen, bemerken Sie eine ungewöhnliche Ruhelosigkeit und Gereiztheit an sich, die sich bis zum Heulen steigern kann. „Heultage" ist deshalb auch die treffende Bezeichnung für dieses Stimmungschaos nach einem der schönsten Momente im Leben.

Was sind die Ursachen des Baby-Blues?

Auch wenn man nicht so ganz genau weiß, was die Heultage hervorruft, so gibt es doch eine Reihe von möglichen Ursachen. Im Vordergrund stehen die intensiven körperlichen Veränderungen, nämlich der drastische Hormonentzug (nachdem die Plazenta mit ihrer großen Hormonproduktion weggefallen ist) und die anderen körperlichen Einflüsse, wie die Umstellung zum Stillen, die erlebten Schmerzen, die Müdigkeit und die Schlaflosigkeit. Hinzukommende psychische Belastungen, etwa ein Gefühl der Leere nach dem Höhepunkt der Geburt, die Ängste, mit dem Baby nicht zurechtzukommen und keine gute Mutter zu werden oder die Überforderung durch eine nicht abreißende Besucherinvasion, können dann wahre Tränenströme auslösen.

Das Beste, was man vom Baby-Blues berichten kann, ist, dass er meist nur ein paar Tage dauert. Dieser Baby-Blues hat dann nichts mit der viel selteneren und länger anhaltenden echten Wochenbettdepression (siehe S. 264) zu tun, für die man ärztliche Hilfen in Anspruch nehmen soll.

Ihr Körper: noch verändert

Zehn Monate war Ihr Körper für die Versorgung Ihres Kindes zuständig. Viele Ihrer körperlichen Funktionen haben sich in dieser Zeit verändert. Nun braucht Ihr Körper auch eine gewisse Zeit, diese Veränderungen zurückzubilden und sich auf das Stillen vorzubereiten.

In den vergangenen Monaten konnten Ihre Arme ohne große Verschränkungen Ihren großen Babybauch umfassen. Dieses fast symbolische Umarmen des Kindes hat auch Ihrem Partner Freude gemacht. Im Kreißsaal haben Sie nun gleich nach der Geburt zum ersten Mal dieses sehr eigenartige Gefühl erlebt, an der Stelle des prallen Bauches eine tiefe Kuhle zu tasten.

Im Blickpunkt: ein eigenartiges Gefühl – der Bauch ist „weg"

Wie fremd fühlen Sie sich in Ihrer eigenen Haut. Noch sind die monatelang überdehnten Bauchmuskeln schlaff, und es wird einige Tage dauern, dass sie Ihrem Willen zur Anspannung wieder gehorchen können. Das ist die erste Voraussetzung, dass sich die Bauchmuskeln langsam wieder verkürzen können und die Bauchdecke wieder die alte Form bekommen kann. Seien Sie nicht zu ungeduldig, dieser Prozess kann Wochen, wenn nicht Monate dauern.

Die Rückbildungsvorgänge an der Gebärmutter

Die Gebärmutter bildet sich nach der Geburt viel schneller als der Bauch zu ihrer früheren Größe zurück und Gebärmutterhals und Muttermund verschließen sich. Unmittelbar nach der Geburt wiegt die Gebärmutter noch etwa 1000 g. Bereits nach ca. 6 Wochen sind es nur noch rund 60 g. Nach ungefähr 10 Tagen sind Gebärmutterhals und Muttermund nur noch für den Wochenfluss durchlässig.

Am ersten Tag tastet man den höchsten Punkt der Gebärmutter, den Fundus, etwa in Nabelhöhe. Nach einer Spontangeburt bewegt sich der Fundus, und damit die gesamte Gebärmutter, täglich etwa um einen Querfinger in Richtung Schambein. Diese Vorgänge laufen nach einem Kaiserschnitt etwas verzögert ab.

Die Nachwehen

Die Rückbildung der Gebärmutter erfolgt durch Zusammenziehen der Gebärmuttermuskulatur. Zunächst ist diese dauernd kontrahiert, dies lässt etwa am 4. bis 5. Tag nach. Diese Kontraktion kann man gut tasten. Wenige Stunden nach Geburt treten rhythmische Kontraktionen, die Nachwehen, auf, die sich quasi auf die Dauerkontraktion der Gebärmutter aufpfropfen. Sie halten 2 bis 3 Tage an. Diese Nachwehen verkürzen die Muskelfasen und tragen zur Blutstil-

Erste Tage

lung bei, indem sie die Durchblutung der Gebärmutter drosseln. Bei einer Erstgeburt empfindet man die Nachwehen kaum. Bei Mehrgebärenden, deren Gebärmutter überdehnt ist, können diese Nachwehen mit unangenehmen Schmerzen, die vom Rücken ausstrahlen, verbunden sein. Für die Rückbildung der Gebärmutter ist es hilfreich, wenn Sie

▌ stillen, weil das beim Saugen des Kindes ausgeschüttete Oxytozin gleichzeitig zu Nachwehen führt,

▌ Blase und Darm entleeren (Darm spätestens am 3. Tag nach der Geburt), weil das der Gebärmutter Platz verschafft und

▌ wenn Sie durch sanfte Gymnastik, Bauchmassage und durch möglichst häufiges Liegen auf dem Bauch die Bauchmuskulatur trainieren und die Bauchpresse kräftigen.

Die Wunden heilen

Ihr Körper weist einige Wunden auf, sichtbare und unsichtbare, die erstaunlich schnell heilen:

▌ oberflächliche kleine Einrisse, Abschürfungen oder Quetschungen am äußeren Muttermund, an der Scheide und am Damm, wie sie bei jeder Spontangeburt vorkommen

▌ die durch Naht versorgten Dammriss- und Dammschnittwunden

▌ die Gewebedurchtrennungen und der Bauchschnitt beim Kaiserschnitt

▌ die großen Wundflächen im Inneren der Gebärmutter, die durch Ablösung der Plazenta und der Eihäute entstehen

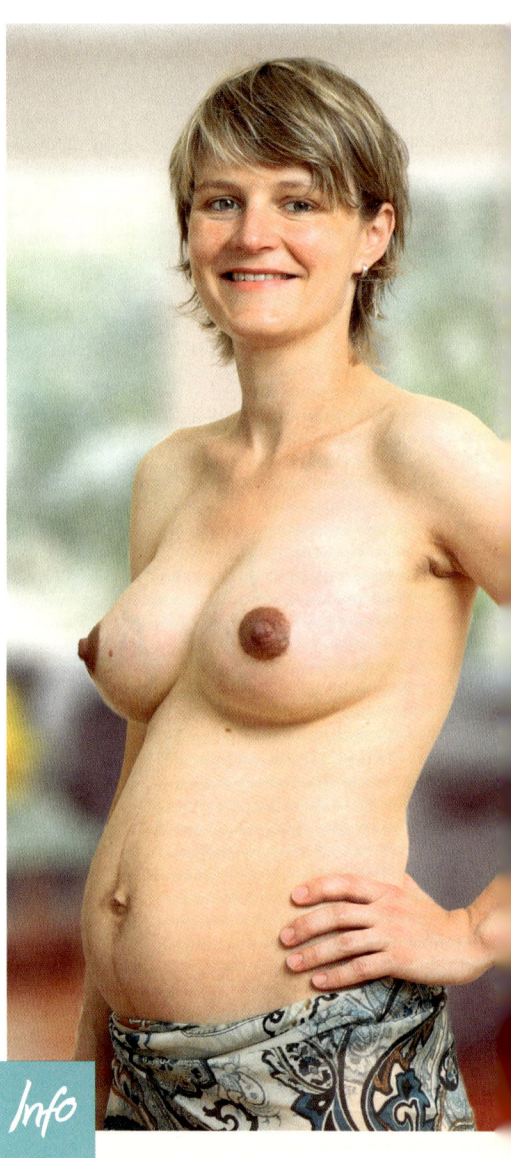

Info

Kurz nach der Geburt

Ein paar Tage nach der Geburt fühlen Sie sich schon wieder sehr wohl in Ihrer Haut. Ihre Brüste sind nun durch den Milcheinschuss noch etwas größer geworden. Genießen Sie die Nähe zu Ihrem Kind beim Stillen.

Die oberflächlichen Verletzungen verheilen durch Verklebungen und Haut- und Schleimhautneubildung schnell. Das gilt in der Regel auch für die mit Naht versorgten Gebiete im Damm. Das Nahtmaterial löst sich selbst auf und muss nicht entfernt werden.

Die Kaiserschnittbauchwunde ist bereits nach wenigen Stunden verklebt, so dass Sie bereits am nächsten Tag duschen dürfen. Wenn die Narkose nachlässt und in den ersten zwei Tagen noch Schmerzen auftreten, so fragen Sie nach einem Schmerzmittel. Meist werden am 5. Tag nach dem Eingriff Klammern oder Nähte entfernt.

Im Innern der Gebärmutter bewirken mehrere natürliche Prozesse die Heilung:
- die Muskulatur zieht sich zusammen (Drosselung der Blutzufuhr)
- die vielen Gefäße, die nach Ablösung der Plazenta in die Gebärmutter ragen, werden durch Blutplättchen (Thrombozyten) verschlossen
- Zellen, die die verbliebenen Gewebstrümmer verdauen, wandern ein

Die Wundheilung im Inneren der Gebärmutter ist beendet, wenn eine neue Schleimhaut die Gebärmutter wieder auskleidet. Das ist nach ca. 4–6 Wochen der Fall.

Der Wochenfluss

Der Wochenfluss (Lochien) ist zunächst überwiegend blutig und periodenstark, weil bis etwa zum 6. Tag nach der Geburt die Blutstillung noch unvollkom-

Gut zu wissen

Tipps bei Beschwerden an der Dammnaht

Der Damm kann noch einige Tage spannen und besonders beim Sitzen, Stehen und Beinespreizen auch unangenehme Beschwerden machen. Quälen Sie sich nicht, nach dem Motto „Das gehört dazu". Das hilft:
- Sitzen Sie auf Sitzringen (oft im Krankenhaus zu erwerben, ein Kinderschwimmring geht auch) oder kühlenden Eisbeuteln.
- Vermeiden Sie möglichst für einige Tage das Sitzen auf Ihrer gesamten Sitzfläche, sondern verlagern Sie das Gewicht wechselnd auf den einen oder anderen Sitzbeinhöcker, indem Sie am Bett-, Stuhl- oder Sesselrand sitzen.
- Nehmen sie lauwarme Sitzbäder mit entzündungshemmenden Substanzen, z. B. Kamille, oder benutzen Sie entsprechende Salben.
- Verhindern Sie Entzündungen durch sorgfältige Intimpflege, z. B. durch morgendliches und abendliches Abspülen des Scham und Dammbereiches mit dem Duschschlauch mit lauwarmem Wasser. Bei der Blasenentleerung auf der Toilette können Sie leicht nach hinten gelegt gleichzeitig mit einem Kamillenaufguss aus einer Kanne verhindern, dass der konzentrierte Harn das Brennen verstärkt. Danach sollten sie den Dammbereich vorsichtig durch Abtupfen mit einem Tuch oder gegebenenfalls mit einem Föhn trocknen, da Feuchtigkeit die Heilung behindert.
- Lassen sie sich von Ihrer Hebamme Beckenbodenübungen zeigen, die die Durchblutung verbessern und zur Heilung beitragen.

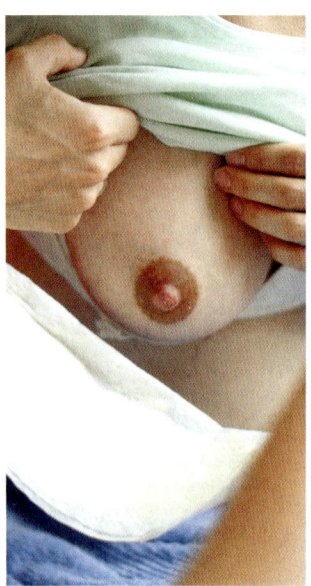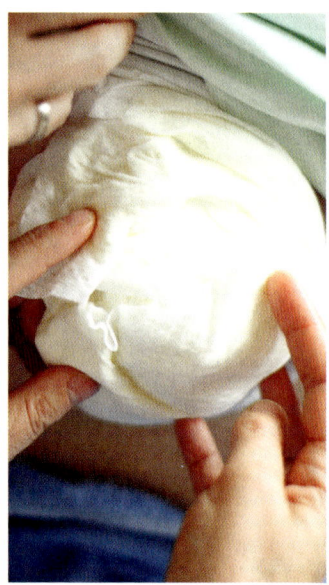

Kühlende Quarkwickel lindern die Beschwerden.

men ist. Er besteht aus dem Blut und Wundsekreten, die bei der Abheilung der Gebärmutter anfallen. Er wird dann laufend dünnflüssiger, bräunlicher und geringer in der Menge. Ende der 3. Woche versiegt der blutige Anteil ganz. Der Wochenfluss ist dann wässrig, grauweiß und hat einen leicht faden Geruch. Zwischen der 4. und 6. Woche hört er ganz auf. Nach einem Kaiserschnitt ist die Menge des Wochenflusses meist geringer und die Dauer kürzer, weil nach der Lösung der Plazenta das Gebärmutterinnere ausgetastet wird, um sicherzugehen, dass keine Gewebereste zurückbleiben.

Während dieser Zeit ist eine ganz besondere Intimpflege erforderlich, weil der Wochenfluss leicht mit Keimen besiedelt werden kann. Benutzen Sie zunächst sehr saugfähige Vorlagen, die Sie häufig wechseln. Verwenden Sie keine Tampons, damit kein Flüssigkeitsstau entsteht. Geben Sie dem Pflegepersonal oder Ihrer Hebamme Bescheid, wenn Sie den Eindruck haben, dass der Wochenfluss einen für Sie auffallenden Geruch annimmt.

Der Milcheinschuss
In der Regel erfolgt 2 bis 3 Tage nach der Geburt der Milcheinschuss. Die Brüste fühlen sich prall und hart an und können sich rasch bis unter die Achselhöhlen vergrößern. Eher knabenhafte Frauen erleben mit Freude zum ersten Mal große, schöne Brüste. Die Milchfülle kann aber auch schmerzen. Wenn Sie Ihr Kind nach der Geburt regelmäßig angelegt haben und Ihr Kind jetzt durch hungriges Trinken die Brüste entleert, sind die Beschwerden in ein oder zwei Tagen vorbei. Warme Umschläge und eine leichte Massage mit ausstreichenden Bewegungen in Richtung Brustwarzen erleichtern den Milchfluss. Mit kühlenden Kompressen (Quark oder zerhackte Eiswürfel) kann die Milchbildung kurzzeitig verringert werden. Nach einigen wenigen Tagen hat sich bei regelmäßigem Stillen die richtige Milchmenge entsprechend dem Bedarf eingependelt. Ein gut sitzender Still-BH mit saugfähigen Stilleinlagen ist für viele Frauen eine angenehme Hilfe.

So kommen Sie wieder in Form (Teil 1)

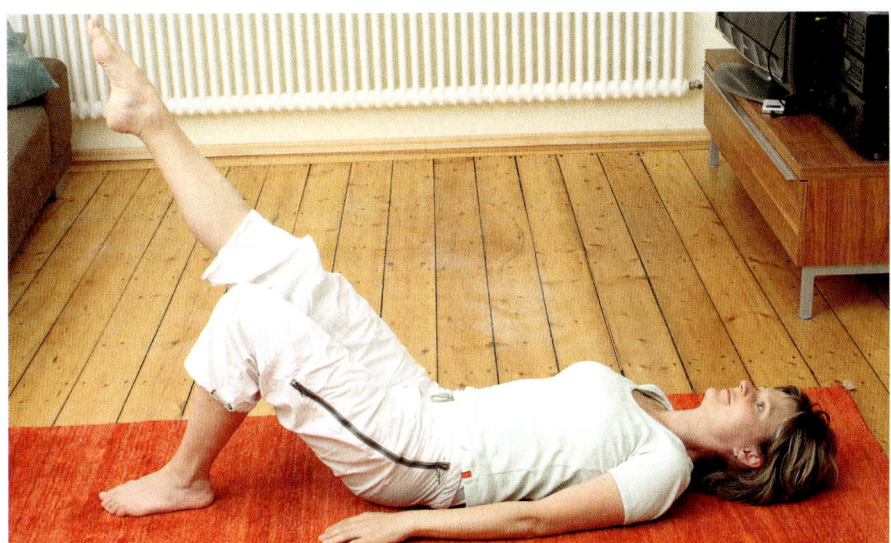

Das hilft: Die Rückbildungs-gymnastik

Sie können und sollen sehr bald nach der Entbindung mit einer behutsamen Gymnastik beginnen. In der Klinik werden Sie durch eine geschulte Physiotherapeutin zu speziellen Übungen angeleitet. Ganz sanft wird zunächst im Bett liegend begonnen, mit Atemübungen und kreisenden Fuß- und Armbewegungen den Kreislauf wieder zu kräftigen. Schon bald können Sie mehr machen. Zu Hause übernimmt dann die Hebamme diese Übungsanleitung. Besondere Aufmerksamkeit gilt dabei der weiteren Kräftigung

- der Beckenbodenmuskulatur,
- der Bauchmuskulatur und
- der Rückenmuskulatur.

Die körperliche Belastung wird von Tag zu Tag gesteigert. Versuchen Sie unbedingt,

Noch ganz schön anstrengend gleich nach Geburt, aber gut für die Venenentleerung.

auch zu Hause diese täglichen Übungen zu einer Art „Ritual" zu machen und sie fest in Ihren Alltag zu integrieren. Mit allen hier aufgeführten Übungen können Sie in den ersten Tagen nach der Geburt beginnen.

Gut für Ihre Venen

Wichtig sind auch gleich nach der Geburt Übungen, die den Blutfluss in den Beinvenen zurück zum Herzen fördern und so einem Blutstau und einer im Wochenbett gefürchteten Venenthrombose vorbeugen. Dazu stellen Sie in Rückenlage beide Beine nebeneinander an. Dann heben Sie ein Bein hoch und bewegen den Fuß im Fußgelenk kräftig auf und ab (Dauer: 3 × 10 Mal, dazwischen je eine kurze Pause). Wechseln Sie dann die Seite.

Gut für Ihre Beckenboden- und Tiefenmuskulatur

Erstes Zurücklocken: Hier lernen Sie Ihre Bauch- und Beckenbodenmuskeln über die Atmung zu aktivieren. Legen Sie sich auf den Rücken und winkeln Sie die Beine an.

1 Legen Sie Ihre Hände auf den Unterbauch. Atmen Sie durch die Nase ein und durch den Mund („haa") aus. Falls Sie ungestört sind, atmen sie hörbar auf „sch", „ch" oder „pf" aus, dann wird Ihr Zwerchfell schön aktiviert. Fühlen Sie nach wie sich Ihr Unterbauch durch das Atmen hebt und senkt. Dann verstärken Sie diese Bewegung, indem Sie beim nächsten Ausatmen Ihr Schambein zum Bauchnabel ziehen. Stellen Sie sich vor, wie Ihr sicher noch großer Bauch dabei unter Ihren Händen in sich zusammenschrumpft, um dann beim Einatmen wieder Platz zu geben.

2 Stellen Sie sich die Beckenbodenmuskeln vor, die rund um Ihre Harnröhre, ihre Scheide und Ihren After liegen. Konzentrieren Sie sich zunächst auf die Muskulatur am Eingang Ihrer Scheide. Beim nächsten Ausatmen stellen Sie sich vor, wie Sie diese Muskeln zuschnüren können, beim Einatmen lösen Sie die Spannung wieder. 10 × vorstellen, 10 × sanft probieren. Das Gleiche machen Sie mit den Schnürmuskeln um die Harnröhre und um den After: 10 × vorstellen, 10 × wirklich probieren. Am Anfang wird sich der ganze Beckenboden eher als eine einzige gedehnte Masse anfühlen, wenn Sie schon etwas häufiger geübt haben, werden Sie klitzekleine Bewegungen in der Muskulatur fühlen – ein schönes Gefühl, wenn diese Muskeln sich wieder zurückmelden. Diese Übung können Sie auch sehr schön auf der Seite liegend ausführen, wenn Ihr Baby z. B. im Bett neben Ihnen liegt.

Die Beckenboden-Reha

Da Ihr Beckenboden und Ihre Gebärmutter in den letzten Monaten und während der Geburt extrem belastet worden sind, ist es jetzt wichtig, so oft es geht für eine Entlastung zu sorgen!

1 Legen Sie sich auf den Bauch, der Unterbauch liegt dabei auf einem großen Kissen (so, dass auch die Brust nicht gedrückt wird). Beim nächsten Ausatmen drücken Sie das Schambein in das Kissen, sodass Sie Ihre Unterbauchmuskulatur aktivieren. Versuchen Sie Ihren Unterbauch mithilfe Ihrer Bauchmuskulatur langsam ein ganz kleines bisschen vom Kissen zu heben und beim Einatmen wieder zu entspannen.

2 Gehen Sie auf die Knie und stützen Sie den Oberkörper mit den Ellenbogen ab. Der Kopf ruht auf den Händen oder auf einem kleinen Kissen. Die Knie sind beckenbreit auseinander, den Bauch und den Rücken dürfen Sie etwas hängen lassen. Diese Lage ist schon ohne Üben Balsam für den Beckenboden! Bleiben Sie nach Möglichkeit einige Minuten in dieser Position!
Zusätzlich können Sie auch noch üben: Fühlen Sie nach wie Ihr Bauch herunterhängt. (Ja, das ist am Anfang nicht schön, aber gleich kommt die Abhilfe!) Beim nächsten Ausatmen beginnen Sie, vom Schambein beginnend, Ihren Bauch nach oben zu heben und dort über die nächsten 3 ruhigen Atemzüge zu halten. Dann dürfen Sie die Spannung langsam wieder lösen.
Achten Sie bei dieser Übung darauf, dass sich Ihr Rücken beim Heben des Bauches überhaupt nicht mitbewegt!

Warum ist die Rückbildungs- gymnastik so wichtig?

Während der Schwangerschaft und bei einer Spontangeburt (kaum bei einem Kaiserschnitt), wird der Beckenboden massiv überdehnt. Diese Muskelplatte besteht aus mehreren Schichten und liegt zwischen dem Schambein und dem untersten Ende der Wirbelsäule (Kreuzbein). Nach der Geburt müssen Sie wieder lernen, diese Muskelverbände durch Übungen so zu trainieren, dass sie ihre Aufgaben wieder voll erfüllen. Andernfalls können später Probleme beim dichten Verschluss der Blase und des Darmes (Inkontinenz), bei der

Körperhaltung (nur ein fester Beckenboden kann das während der Schwangerschaft ausgebildete Hohlkreuz wieder normalisieren) und Position der Organe (z. B. Gebärmuttersenkung) im kleinen Becken auftreten.
Das Gleiche gilt für die Bauchmuskulatur, die so überdehnt sein kann, dass sich zwischen den beiden geraden Bauchmuskeln ein spürbarer Spalt (Rektusdiastase) ausbildet. Sie werden dankbar merken, wie sich durch ganz auf die Bauchmuskeln zugeschnittene Übungen das unangenehme Gefühl der Schlaffheit und Leere des Bauches bessert.

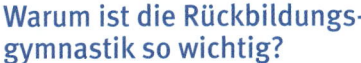

Gut zu wissen

Unterstützen Sie Ihren Beckenboden im Alltag

Im Alltag wird bei verschiedenen Tätigkeiten, z. B. beim Husten oder beim Heben Ihres Babys, der Beckenboden heftig beansprucht. Jetzt, kurz nach der Entbindung wird Ihnen das besonders auffallen. So können Sie sich helfen:

Auf dem WC: Wenn Sie beim Stuhlgang pressen, drücken Sie die inneren Organe gegen den Beckenboden und diesen damit nach unten. Sie halten den Atem an, pressen und erhöhen so den Druck auf den Beckenboden noch zusätzlich. Vermeiden Sie also beim Stuhlgang starkes Pressen. Das geht nicht? Doch, bewegen Sie das Becken und versuchen Sie beim Ausatmen zu „schieben". Und wenn es nicht klappt, versuchen Sie es nach einem Spazier-

gang noch mal. Helfen Sie Ihrer Verdauung mit ballaststoffreicher Kost.

Beim Husten: Auch jedesmal, wenn Sie husten oder niesen, üben Sie Druck auf Ihren Beckenboden aus. Wieder pressen Sie die Luft und Ihre inneren Organe nach unten – gegen den Beckenboden. Ist der Beckenboden noch geschwächt, kann er nicht mit voller Kraft dagegenhalten. Versuchen Sie, vom Beckenboden aus gegenzuhalten. Halten Sie den Oberkörper aufrecht: Bauch- und Rückenmuskeln helfen mit.

Wenn Sie Ihr Baby heben wollen: Bevor Sie Ihr Baby hochheben, sollten Sie den Beckenboden aktivieren. Achten Sie darauf, dass Ihr Beckenboden sich nicht herausdrückt. Auch hierbei sollten Sie Ihren Oberkörper aufrecht halten.

Das Neugeborene

In diesen ersten Tagen werden Sie jeden Moment nutzen, die Regungen Ihres Babys zu beobachten, beim Schlafen und Aufwachen zuzusehen, seinen Lauten zuzuhören und seine Körpernähe zu genießen.

Wenn es Ihr erstes Kind ist, wird vieles für Sie und Ihren Partner aufregend neu sein: Wie hält man ein solch kleines Wesen richtig? Wie wird es gepflegt, gebadet, gestillt oder ge-füttert? Keine Angst, nach einigen Tagen der Anleitung werden Sie sich viel sicherer fühlen, und später zu Hause kommt Ihre Hebamme und unterstützt sie.

Ihr Kind wächst heran

Wie schwer und wie groß ist Ihr Kind?

Alle Angaben zum Gewicht und zur Größe Ihres Kindes, die Sie während der Schwangerschaft erfahren haben, beruhten auf Schätzungen und Erfahrungswerten. Anhand von Daten der Ultraschalluntersuchungen lassen sich diese Werte heute ganz gut abschätzen. Nun ist Ihr Baby auf der Welt und zum ersten Mal gewogen und gemessen worden. Die Bandbreite der ermittelten Werte ist dabei enorm. Ein gesundes Neugeborenes kann 2800–4000 g wiegen und 48–54 cm lang sein. Der Kopfumfang liegt in etwa bei 34 cm. Ihr Arzt wird diese Werte im gelben Untersuchungsheft Ihres Kindes auf den letzten Seite in die Perzentilenkurven eintragen.

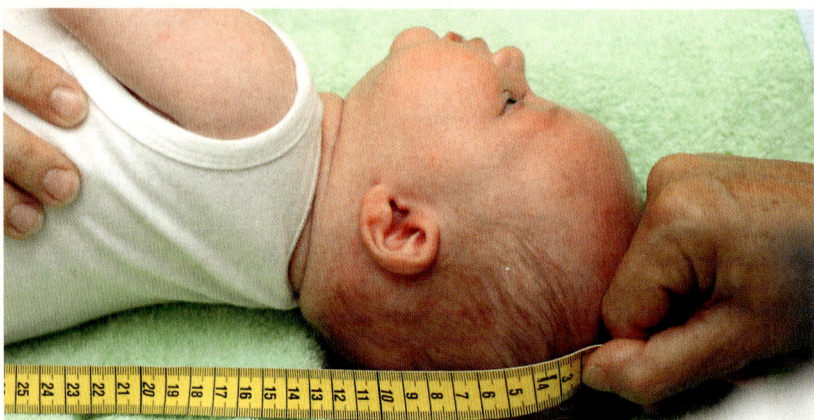

Die 2. Vorsorgeuntersuchung (U2)

Zwischen dem 3. und 10. Lebenstag (in der Regel also noch im Krankenhaus) findet eine gründliche Untersuchung des Kindes durch einen Kinderarzt statt. Diese zweite Früherkennungsuntersuchung wird wieder in das gelbe Untersuchungsheft eingetragen:

▌ Bei dieser Untersuchung werden Haut, Kopf und Sinnesorgane, die Gliedmaßen, Körperproportionen und das Genitale untersucht.

▌ Atmung, Herzfrequenz, Temperatur werden gemessen und auf Anzeichen für niedrigen Blutzucker (z. B. Zittrigkeit) geachtet.

▌ Der Bauch wird abgetastet, um zu sehen, ob Vergrößerungen von Leber und Milz vorliegen.

▌ Das Nervensystem und die Motorik werden begutachtet. Ihr Kinderarzt wird einige Bewegungen mit Ihrem Kind machen, um seine Reaktionen zu testen.

▌ Auch die Vollständigkeit der Wirbelkörper wird festgestellt. Dazu tastet der Kinderarzt den Rücken Ihres Kindes behutsam ab.

▌ Mit einem speziellen Handgriff oder mit Ultraschall wird überprüft, ob die Hüftgelenkspfannen richtig ausgebildet sind.

▌ Am 3. Tag erfolgt meist die Abnahme einer kleinen Blutmenge durch einen Stich in die Ferse zur Untersuchung (Screening bei allen Neugeborenen) auf angeborene Stoffwechsel- oder Hormonstörungen.

▌ Sie werden gefragt, ob es Trink- und Verdauungsprobleme gibt.

Gelbsucht – sehr häufig nach der Geburt

Fast die Hälfte aller Neugeborenen entwickelt in den ersten Lebenstagen eine leichte Gelbsucht. Das hat folgende Ursache: Im Blut des Neugeborenen befinden sich noch aus der Zeit vor der Geburt (mit relativ niedrigen Sauerstoffwerten) mehr rote Blutkörperchen, als nach der Geburt benötigt werden. Diese werden nun abgebaut und auch der darin enthaltene rote Farbstoff, das Hämoglobin, muss abgebaut werden. Als Abfallprodukt entsteht dabei ein neuer Farbstoff, das gelbe Bilirubin, das normalerweise in der Leber weiter abgebaut wird. Die noch unreife Leber des Neugeborenen kann die große Menge

Regelmäßiges Wiegen gehört zur Vorsorge dazu.

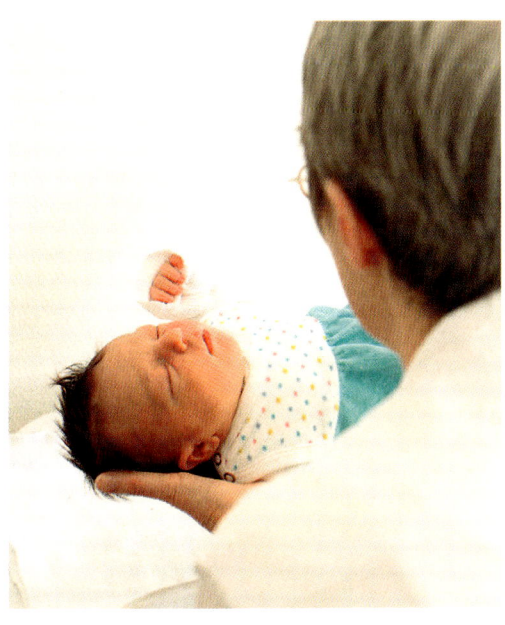

anfallendes Bilirubin noch nicht verarbeiten, der Farbstoff sammelt sich im Blut und allen anderen Körperflüssigkeiten. Haut und Schleimhäute färben sich gelb, was besonders gut im Weiß der Augen zu sehen ist.

In niedrigen Konzentrationen ist dieses Bilirubin harmlos, in hohen Konzentrationen kann es jedoch Nervenzellen im Gehirn schädigen. Diese Neugeborenen-Gelbsucht wird durch den Mangel an Flüssigkeit und Nahrung noch verstärkt,

der zu Beginn des Stillens auftreten kann. Die Therapie ist in der Regel einfach. Ihr Baby wird mit intensivem blauen Licht (Wellenlänge 460 nm) bestrahlt oder für einige Tage auf eine Lichtmatte gelegt. Durch dieses Licht wird das Bilirubin in der Haut abgebaut werden. Die Augen Ihres Kindes müssen zum Schutz gegen das Licht abgedeckt werden. Oft reichen 24 Stunden, manchmal dauert es 3 Tage, bis sich die Werte wieder normalisieren. Eine wirksame Therapie, die für Ihr Kind ein Segen ist.

Die Pflege Ihres Kindes

Wenn Sie nicht schon einen Säuglingspflegekurs besucht haben oder erfahrene Eltern sind, werden Sie nun viele Handgriffe lernen. Wichtig ist, dass Sie das Köpfchen Ihres Babys gut stützen, damit es nicht nach hinten fällt.

Das Wickeln

Wie und wo Sie künftig Ihr Kind auch wickeln werden, zu berücksichtigen ist: es darf nicht zu kalt im Raum sein und in keiner Sekunde darf Ihr Baby unbeaufsichtigt bleiben, da es bereits von Anfang an durch seine eigenen Bewegungen vom Wickeltisch fallen kann. Wenn das Kind nackt ist, fühlt es sich bei 28–29 Grad Umgebungstemperatur am wohlsten. Machen Sie es wie in der Klinik und montieren Sie über dem Wickelplatz eine Wärmelampe. Halten Sie fünf Minuten Ihren Unterarm darunter, um zu testen, ob es zu warm wird. Wenn Ihr Baby beim Wickeln schreit, hat es entweder Hunger, oder es ist ihm unangenehm kalt. Bei richtiger Temperatur lieben Babys das nackte Strampeln. Nutzen Sie diese Momente und streicheln und massieren Sie Ihr Kind.

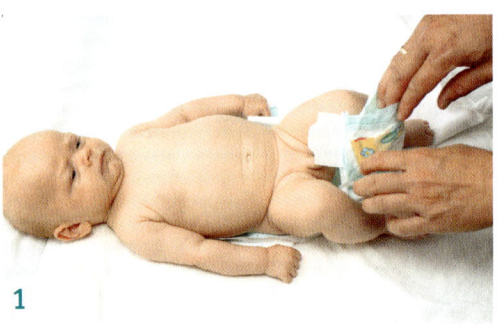

1

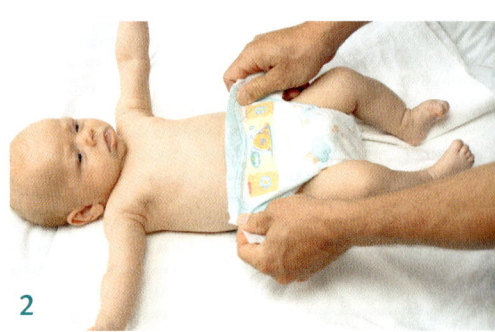

2

Welche Windeln wollen Sie benutzen?

Ob Sie künftig zu Hause waschbare Stoffwindeln oder Einmalwindeln verwenden, ist eine Frage der Einstellung, der verfügbaren Zeit und des Geldbeutels. Ein großer Vorteil der Wegwerfwindeln ist, dass sie sehr saugfähig sind und die äußerste Schicht an der Babyhaut trocken bleibt. Die Säuglingsschwester oder Ihre Hebamme zeigen Ihnen aber auch gerne, welche Falt- und Wickelmethoden es bei Stoffwindeln gibt. Egal welche Windeln Sie benutzen, Sie müssen sie häufig, möglichst alle 2–3 Stunden wechseln, damit Ihr Baby nicht wund wird.

1: Vorsicht, wenn Sie die Windel wegnehmen!. Viele Babys spüren die Kühle und reagieren prompt: sie pieseln.

2: Achten Sie beim Anlegen der neuen Windel darauf, dass Sie das Bündchen nicht ein- oder ausknicken. Es dient als Auslautschutz.

3: Fixieren Sie die Windel mit den Klettverschlüssen, und zwar so, dass die Windel nicht zu eng anliegt.

4: Frisch gewickelt fühlt sich Ihr Kind wohl und möchte sicher noch mit Ihnen spielen.

Die erste und folgende volle Windeln

Den ersten Stuhl entleert Ihr Baby einige Stunden bis spätestens 2 Tage nach der Geburt. Dieser Stuhl ist geruchlos, von dunkelgrüner bis schwärzlicher Farbe und wird deshalb auch Kindspech (Mekonium) genannt. Er enthält Verdauungssäfte, Darmzellen und feste, geschluckte Bestandteile aus dem Fruchtwasser.

Dann folgen für 1–2 Tage Mischstühle aus Mekoniumresten und erster aufgenommener Nahrung. Ab 5. Tag bestimmt die Art der Ernährung Häufigkeit, Konsistenz, Farbe und Geruch des Stuhls:

▍ **Gestillte Kinder** haben anfänglich einen weichen, gelblichen, süß bis süßsauer riechenden Stuhl. Danach wird der Stuhl gelb bis grün, bleibt weich, oft dünnflüssig. Sie haben zunächst weniger, dafür häufiger Stuhl als mit der Flasche ernährte Kinder. In der Regel können Sie am Beginn mit mindestens 6 nassen und mindestens 2 Stuhlwindeln täglich rechnen. Später, nach wenigen Wochen, wird die Muttermilch so gut verdaut, dass mehrere Tage ohne Stuhlgang vergehen können.

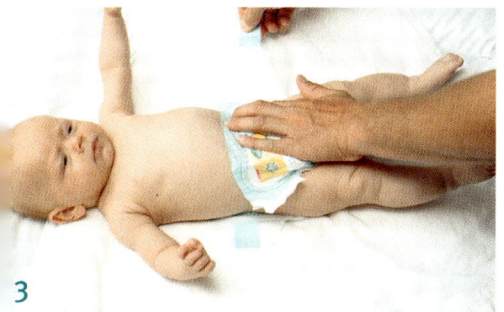

3

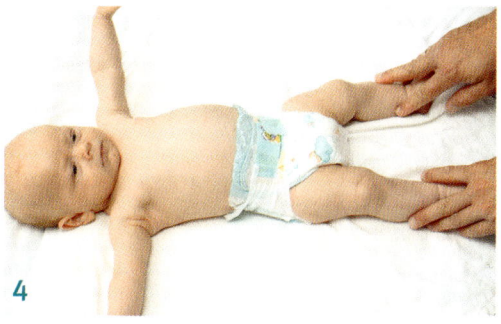

4

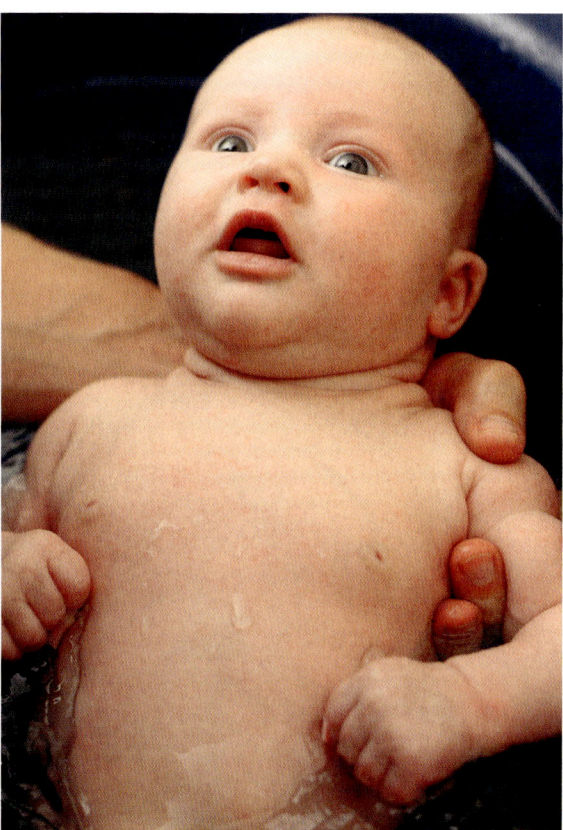

Ihr Baby fühlt sich wohl im Wasser.

Sie Ihr Kind nicht täglich baden, einmal in der Woche reicht völlig aus. Eine schöne Erfahrung ist es, wenn Sie und Ihr Partner Ihr Baby gemeinsam unter Anleitung in der Klinik oder mit der Hebamme zu Hause zum ersten Mal baden können. Wichtig hier und zu Hause ist, dass das Badegefäß sehr gut gereinigt (in der Klinik desinfiziert) wird. Das Wasser sollte möglichst keine Badezusätze enthalten und die Badetemperatur sollte relativ hoch – um 37° Celsius – sein. Sowohl in Bauch- wie in Rückenlage muss das Baby auf Ihrem Arm sicher ruhen und festgehalten werden.

Die Nabelpflege
Durch eine richtige Nabelpflege können Sie das komplikationslose Eintrocknen des Nabels unterstützen.

▮ Der zunächst noch nässende Nabel wird mit einer sterilen Mullkompresse abgedeckt.
▮ Etwa nach zwei Tagen wird die Nabelklemme entfernt.
▮ Der Nabelschnurstumpf wird bei jedem Windelwechsel mit sterilem Wasser mit einem Wattestäbchen gereinigt und unbedeckt zur Trocknung belassen.
▮ Die Wegwerfwindeln sollten den Nabel nicht bedecken, damit keine feuchte Kammer entsteht, die zu einer Infektion führen könnte.

▮ **Mit der Flasche ernährte Kinder** haben einen festeren, geformten Stuhl von weißlicher bis gelb-brauner Farbe, der häufig etwas faulig riecht. Ein Flaschenkind sollte möglichst einmal pro Tag Verdauung haben. Harter Stuhl, Schreien bei der Stuhlentleerung oder sogar Blutspuren auf dem Stuhl sind Hinweise darauf, dass die Flaschenmilch mit zu viel Milchpulver angemacht wird.

Das Baden
Das Baden Ihres Babys dient mehr dem Wohlbefinden Ihres Kindes als der notwendigen Reinigung. Daher müssen

Was Ihr Baby schon kann

Ihr Kind bringt schon einiges mit auf die Welt. Lange vor der Geburt hat Ihr Kind eine Reihe von Fähigkeiten entwickelt. Es kann hören und sich bewegen. Direkt nach der Geburt meldet es sich laut zu Wort und fordert Ihre ganze Aufmerksamkeit. Seien Sie gespannt, was Ihr Kind schon kann.

Bereits im Mutterleib konnte Ihr Kind hören, und jetzt richtet es sich nach der menschlichen Stimme. Das Neugeborene kann, wenn auch noch unscharf, sehen und hat ein besonders großes Interesse am menschlichen Gesicht. Es hat überdies einen gut entwickelten Geruchssinn.

Ihr Kind lernt Sie kennen

Einige Wochen nach der Geburt erkennt Ihr Kind Sie untrüglich an Ihrem Körpergeruch wieder. Ihr Säugling spürt schließlich mit 1–2 Monaten, ob er von der Mutter, vom Vater oder von einer fremden Person aufgenommen und gehalten wird.

Bereits neugeborene Kinder zeigen Unterschiede in ihrem Beziehungsverhalten. Das eine Kind drückt sich vor allem mit seiner Gesichtsmimik aus, ein anderes mit verschiedenen und oft geäußerten

Lauten. Manche Kinder interessieren sich vor allem für das Gesicht von Vater und Mutter, andere hören besonders aufmerksam auf die elterlichen Stimmen. Ist Ihr Kind ein Augenkind, dann werden Sie sich intuitiv darauf einstellen. Andere Eltern sprechen vermehrt mit ihrem Kind, weil sie spüren, dass es besonders an ihrer Stimme interessiert ist. Für die meisten Kinder ist es wichtig, gehalten, herumgetragen und gestreichelt zu werden.

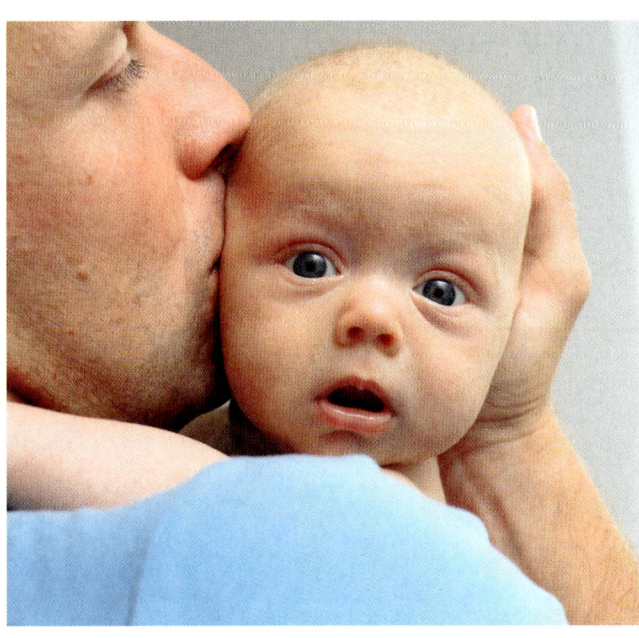

Das Köpfchen ist noch schwer und sollte immer gestützt werden.

Erste Tage

Ihr Kind teilt sich Ihnen mit

Ihr Neugeborenes verfügt nicht nur über recht gut entwickelte Wahrnehmungssinne, es kann seine Befindlichkeit auch mitteilen. Beobachten Sie Ihr Kind genau: sein Gesichtsausdruck verändert sich schon, je nachdem, ob es aufmerksam, erschreckt oder ermüdet ist. Dabei wechselt es auch seine Kopfhaltung und den Ausdruck seiner Augen. Interesse, Unbehagen, Ekel und Erschrecken sind Ausdrucksformen, die dem Säugling angeboren sind. Ihr Kind kann mit seinem Gesicht bereits verschiedene Gefühle zum Ausdruck zu bringen:

Ihr Kind greift reflexhaft mit allen Fingern zu.

▌ Es macht ein zufriedenes zugewandtes Gesicht, wenn es sich wohl fühlt.
▌ Es schaut bekümmert, wenn es an verschluckter Luft leidet.
▌ Gerät etwas Saures auf seine Zunge, drückt sein Gesicht Ekel aus.

Ihr Baby kann sich auch bereits mit einfachen Lauten ausdrücken. Die Laute können Wohlbefinden signalisieren oder Missbehagen, das schließlich in Schreien übergeht. Seine innere Verfassung und die Bereitschaft, mit der Umgebung Kontakt aufzunehmen, drückt Ihr Kind zudem mit seiner Körperhaltung sowie mit seinen Arm- und

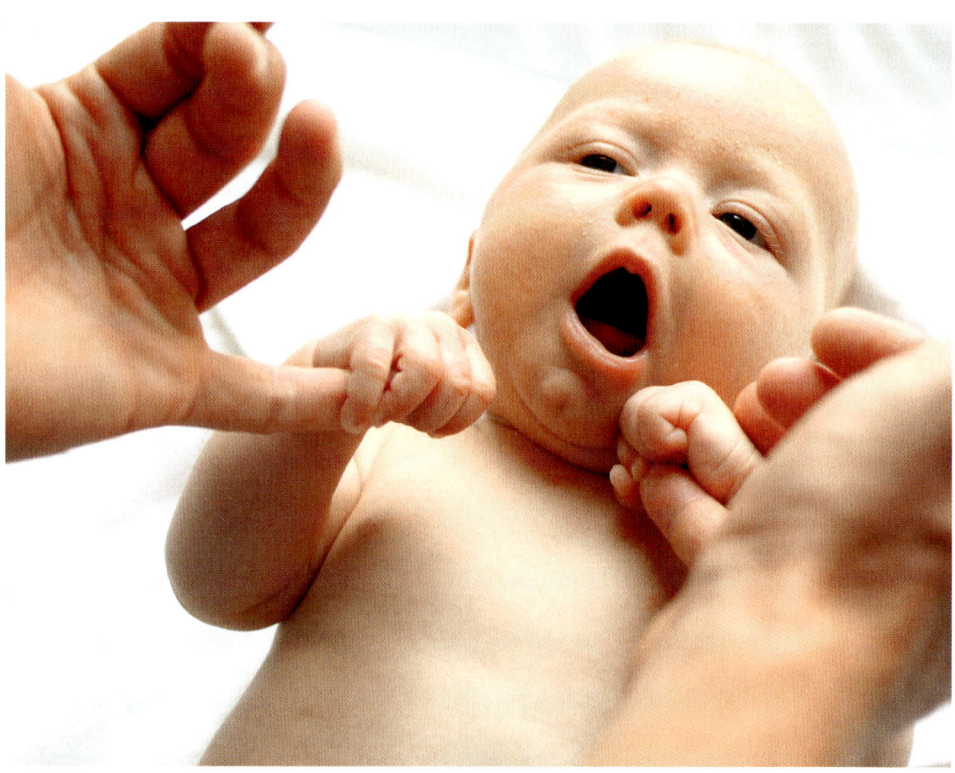

Beinbewegungen aus. Der Volksmund spricht von einem „Engelslächeln", wenn ein Kind im Schlaf beide Mundwinkel hochzieht. Das Engelslächeln ist wahrscheinlich ein Vorläufer des eigentlichen Lächelns.

Beim wachen Kind ist ein Lächeln frühestens mit 2–4 Wochen zu beobachten. Dieses erste Lächeln tritt oft spontan ohne einen äußeren Anlass auf. Man hat den Eindruck, dass das Kind lächelt, weil es sich wohl fühlt. Mit etwa 6 bis 8 Wochen reagiert ein zufriedenes Kind auf den Anblick eines menschlichen Gesichts eindeutig mit einem Lächeln.

Bereits das Neugeborene kann nachahmen. Die folgenden Mundstellungen einer anderen Person macht es mehr oder weniger zuverlässig nach: den Mund öffnen, die Zunge herausstrecken und die Lippen spitzen.

Die Reflexe

Ein Säugling weist eine Vielzahl von sogenannten Reflexreaktionen aus. Reflexreaktionen sind Verhaltensweisen, die durch einen bestimmten Reiz zuverlässig ausgelöst werden. Einige dieser Reflexreaktionen sind für den Säugling geradezu lebenswichtig:

- Wird der Säugling mit dem Gesicht nach unten abgelegt, dreht er den Kopf zur Seite. Dieser Reflex stellt sicher, dass die Nasenatmung erhalten bleibt.
- Die **Such-, Saug- und Schluckreflexe** gewährleisten die Nahrungsaufnahme.

- Der **Hustenreflex** verhindert, dass seine Atemwege durch einen Fremdkörper verlegt werden.
- Der sogenannte **Moro-Reflex** ist eher als stammesgeschichtliches Relikt anzusehen. Wird ein Neugeborenes unsanft abgelegt und fällt dabei sein Kopf nach hinten, streckt das Kind ruckartig seine Arme aus und zieht sie sogleich wieder an. Gelegentlich machen auch die Beine die Bewegung der Arme mit. Die Moro-Reaktion ist für das Neugeborene unangenehm, häufig schreit es. Die ursprüngliche Bedeutung der Moro-Reaktion lässt sich im Zoo bei neugeborenen Menschenaffen beobachten, die von ihren Müttern herumgetragen werden. Bewegt sich die Affenmutter, fällt der Kopf des Jungen etwas nach hinten und löst die Moro-Reaktion aus. Diese bewirkt, dass das Junge die Mutter verstärkt umklammert. Damit stellt die Moro-Reaktion sicher, dass das Junge nicht von der Mutter fällt. Für uns Menschen ist der Moro-Reflex ein Zeichen, mit dem Säugling, dem die Kopfkontrolle noch weitgehend fehlt, sorgsam umzugehen.
- Der **Greif-Reflex** stellt ein weiteres stammesgeschichtliches Relikt dar. Drücken wir auf die Innenfläche der Hände oder auf den vorderen Teil der Fußsohle, beugen sich die Finger bzw. die Zehen. Der Greifreflex bewahrt das Affenjunge ebenfalls davor, von der Mutter zu fallen. Beim Menschenkind wird der Greifreflex zunehmend schwächer, wenn der Säugling aktiv zu greifen beginnt.

Die Ernährung Ihres Kindes

Nach der Geburt muss sich das Neugeborene an die neuen Lebensbedingungen anpassen. Atmung und Kreislauf bewältigen die Umstellung bereits in den ersten Minuten nach der Geburt. Verdauung, Stoffwechsel und Ausscheidung brauchen dazu viele Tage und Wochen.

Nahrungsaufnahme und Verdauung funktionieren in den ersten Lebenstagen noch nicht voll. Für diese Zeit hat die Natur vorgesorgt: Das Kind kommt mit einer großen Nährstoff- und Energiereserve in Form eines Fettpolsters in der Unterhaut und eines Kohlenhydratdepots (Glykogen in der Leber) auf die Welt. Davon kann das Kind in den ersten Lebenstagen zehren. Es braucht also noch nicht sehr viel zu trinken.

Die Reflexe sichern die Ernährung

Die für die Nahrungsaufnahme notwendigen Fähigkeiten bringt Ihr Kind schon bei der Geburt mit. Verschiedene Reflexverhaltensweisen stellen die Nahrungsaufnahme sicher:

Der Suchreflex

Wenn Wange oder Lippen Ihres hungrigen Neugeborenen die Brust berühren, beginnt Ihr Kind nach der Brustwarze zu suchen. Ihr Säugling orientiert sich an der Wärme und am Geruch der mütterlichen Brust. Bereits nach wenigen Wochen kann ein Kind den Geruch seiner eigenen Mutter von demjenigen anderer Mütter zuverlässig unterscheiden.

Der Saugreflex

Berühren die Lippen des Säuglings die Brustwarze, saugt das Kind die Brustwarze und den Warzenhof tief in die Mundhöhle und hält sie mit Ober- und Unterkiefer fest. Es drückt die Brustwarze gegen den Gaumen und streicht die Milchzisternen der Brustdrüsen von hinten nach vorne aus. Der Saugreflex lässt sich auch mit einem Schnuller oder Finger auslösen. Damit der Säugling die Brustwarze oder den Sauger besser zu umfassen vermag, bildet sich an der Oberlippe ein kleines Saugpolster. Saugbewegungen sind nicht immer ein Hungersignal. Säuglinge saugen auch an ihren Händchen, wenn sie müde sind oder weil sie die Händchen kennen lernen wollen.

Der Schluckreflex

Der Schluckreflex ist bei der Geburt bestens eingeübt und mit den Saug- und Atembewegungen abgestimmt. Beim Trinken macht der Säugling 10 bis 30 Saugbewegungen und schluckt dabei 1–4 Mal. Nach 1–2 Schluckbewegungen macht er einen Atemzug. Der Säugling ist fähig, gleichzeitig zu saugen und zu schlucken sowie durch die Nase zu atmen.

Das Stillen

Nach dem Zweiten Weltkrieg waren fast überall in der westlichen Welt durch den rasch möglichen Griff zur industriell gefertigten Babynahrung die Stillkultur und die Stillbereitschaft verloren gegangen. Hierbei spielte sicherlich auch eine Rolle, dass durch den Trend zur Kleinfamilie das Erfahrungswissen und die Hilfen zum Stillen von Müttern und Großmüttern nicht mehr schnell abrufbar waren. Aber fast alle Frauen können ihr Kind oder ihre Kinder ausreichend stillen, und heute wolllen es auch immer mehr Frauen, nicht zuletzt, weil der Einsatz der La Leche Liga und später der WHO und der UNICEF-Initiative „10 Schritte zum erfolgreichen Stillen" mit der Unterstützung durch die Nationalen Stillkommissionen Früchte zu tragen

beginnen. Stillen hat für beide, Mutter und Kind, große Vorteile. Dennoch sollte die Entscheidung einer Frau oder des Paares gegen das Stillen als eine ganz persönliche Entscheidung respektiert werden.

Die Milchbildung und -freisetzung

Schon während der Schwangerschaft werden die Voraussetzungen zur Milchbildung in den Brüsten geschaffen. Säckchenförmige Ausbuchtungen, die Alveolen, die sich zu traubenförmigen Drüsenkörpern ausgebildet haben, besitzen eine innere Zellschicht, die Milch bilden kann. In der Schwangerschaft, wenn die Milch noch gar nicht gebraucht wird, verhindern die Hor-

Gut zu wissen

Muttermilch, ein Wunder der Natur

Die Natur hat es doch sehr schön eingerichtet: Der mütterliche Körper kann so viel Milch bilden, wie gebraucht wird. Auch Zwillinge, sogar Drillinge können satt werden. Die Zusammensetzung der Milch passt sich genau an, wenn Ihr Kind früher auf die Welt kommt und im Laufe der Stillzeit:

▮ Etwa 3 Tage wird die leicht verdauliche Vormilch, das Kolostrum (mit vielen Proteinen zum Infektschutz) gebildet,

▮ für die nächsten 10 Tage wird Übergangsmilch mit steigendem Fett- und Kohlenhydratanteil gebildet und

▮ schließlich die reife Frauenmilch, die ganz spezifisch auf die Bedürfnisse des menschlichen Babys abgestimmt ist.

Mindestens 100 Substanzen enthält die Muttermilch, die in der Kuhmilch nicht vorhanden sind. Und während einer Mahlzeit wird dem Baby quasi ein 3-Gang-Menü angeboten:

▮ die erste Portion, die wässrige, fettarme und durstlöschende Vordermilch,

▮ dann nach 2–3 Minuten nach dem Anlegen die energiehaltigere Hauptmilch,

▮ und schließlich beim Wechsel auf die andere Brustseite eine Mischung aus Vorder- und Hauptmilch.

mone der Plazenta aber die Milchbildung. Nur etwas Vormilch, das Kolostrum, kann sich vor der Geburt in den Milchgängen, die sternförmig zur Brustwarze ziehen, ansammeln. Die Milch wird erst durch ein einzigartiges, reflexartiges Zusammenspiel von Ihnen und Ihrem Baby nach der Geburt gebildet und für das Kind verfügbar gemacht. Das intensive Saugen des Babys an der Brustwarze

▎ bewirkt in Ihrem Körper die Ausschüttung von Prolaktin (Milchbildungsreflex). Dieses Prolaktin kann jetzt seine Wirkung an den Milchzellen entfalten. Bis die erste Milch fließt, dauert es nach dem Wegfall der Plazenta 2–3 Tage,

▎ führt gleichzeitig zur Freisetzung von Oxytozin. Dieses Hormon steuert die Kontraktion der Gebärmuttermuskulatur und sorgt beim Stillen dafür, dass die Milch über die großen Milchgänge zur Brustwarze befördert wird (Milchejektionsreflex oder Let-down-Reflex),

▎ sorgt für einen weiteren mütterlichen

Reflex, die Aufrichtung der Brustwarze (Erektionsreflex). Dieser erleichtert Ihrem Kind das Umfassen der Brustwarze.

Je länger und intensiver Ihr Baby an der Brust saugt und trinkt, umso mehr fließt die Milch und wird wieder neu gebildet. Die Nachfrage bestimmt das Angebot! Und dass Ihre eigenen Emotionen und Gefühle in diesem wunderbaren Regelkreis einen großen Anteil haben, zeigt die Tatsache, dass bereits allein das Weinen Ihres Kindes bei Ihnen zur Ausschüttung der für das Stillen so wichtigen Hormone Prolaktin und Oxytozin führt.

So gelingt das Stillen

Ein gesundes Neugeborenes braucht keinerlei Zufütterung, wenn es selbst den Zeitpunkt der Nahrungsaufnahme bestimmen kann, d. h. gestillt wird, wenn es hungrig schreit. Nach einigen Wochen stellt sich automatisch ein Stillrhythmus

Vor allem in den ersten Wochen sollten Sie es sich zum Stillen bequem machen. Mit einem Stillkissen finden Sie leicht eine Position, die für Sie und Ihr Kind geeignet ist.

Achten Sie darauf, dass Ihr Baby nicht nur die Brustwarze, sondern auch einen Teil des Vorhofs mit in den Mund nimmt.

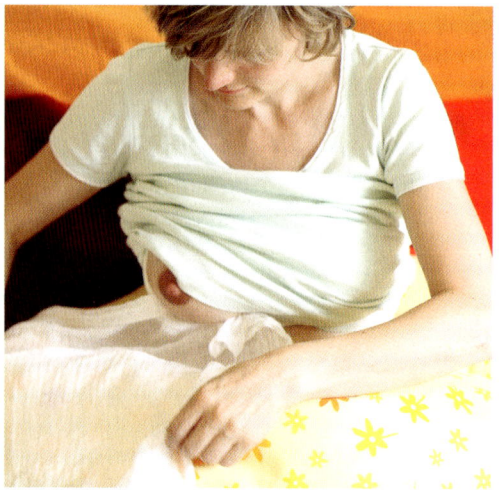
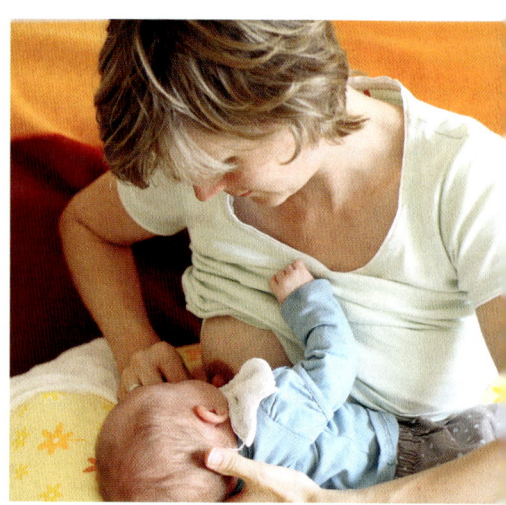

mit längeren Pausen ein. Muttermilch kann 6 Monate lang die alleinige Ernährung sein. Alles, was ein Kind in dieser Zeit zum Gedeihen und Wachstum braucht, ist in der Muttermilch enthalten. Beachten Sie Folgendes:

▌ Es ist wichtig, dass Sie Ihr Baby gleich nach Geburt und danach häufig anlegen, denn dies und später die regelmäßige und vollständige Entleerung der Brüste sind die wirksamsten Stimuli für die Milchbildung. Der Bedarf bestimmt die gebildete Menge!

▌ Legen Sie Ihr Kind in den ersten Lebenstagen immer an beiden Brüsten an. Eine 10–15-minütige Stilldauer an einer Brustseite ist zu empfehlen. Ihre Stillberaterin oder Hebamme wird Ihnen zeigen, wie Sie bequem liegen oder sitzen und wie Sie Ihr Kind richtig halten, ohne selbst zu ermüden. Am Anfang sollten es mindestens sechs Stillmahlzeiten am Tag sein. Manche Babys brauchen aber viel häufigere Mahlzeiten. Sie ermüden schnell an der Brust und hören mit dem Saugen auf. So kann es auf 8–12 Stillmahlzeiten pro Tag kommen, was sich leicht zu fünf Stunden Stillen oder mehr summieren kann. Rechnen Sie diese Zeit in Ihren Tagesablauf mit ein.

▌ Sie werden bald ein Gespür dafür bekommen, wann Ihr Kind satt ist. Wenn die Milch gut fließt und Ihr Kind kräftig saugt, werden 90 % der Milch bereits in den ersten fünf Minuten an beiden Seiten getrunken und Sie brauchen nicht in Sorge sein, wenn Ihr Kind nach weiteren fünf Minuten das Interesse am Trinken verliert. Ein nach dem Stillen ruhiges Kind und 6–8 nasse Windeln pro Tag sind ein gutes Zeichen, dass Ihr Kind genug zu sich nimmt.

▌ Nach dem Stillen sollten Sie Ihr Kind hochnehmen, damit Luft, die beim Trinken in den Magen gelangt ist, entweichen kann. Schütteln Sie Ihr Kind dabei nicht zu heftig, sonst kommt gleich noch Milch mit dem „Bäuerchen" mit.

Die Muttermilch enthält alles, was Ihr Kind braucht, genau in der richtigen Zusammensetzung und Temperatur.

Manchmal schluckt Ihr Baby beim Trinken Luft mit. Nehmen Sie Ihr Kind behutsam hoch, damit die Luft entweichen kann.

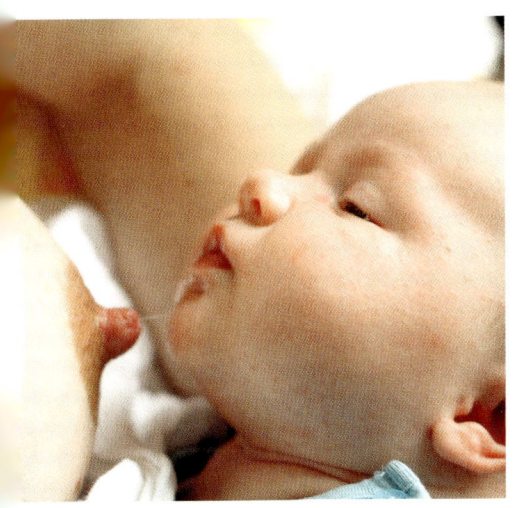

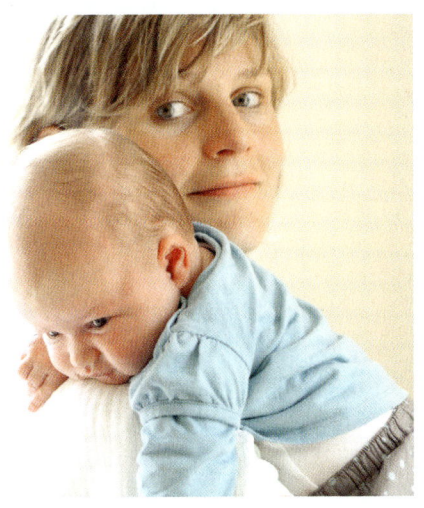

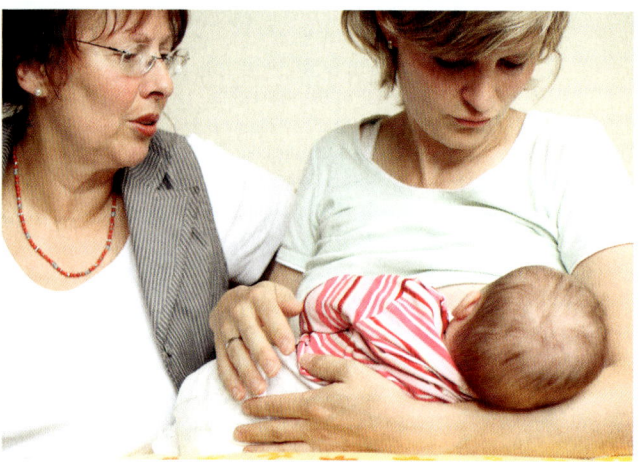

Ihre Hebamme kann Ihnen bei Stillproblemen gute Tipps geben.

Hilfe bei Stillproblemen

Richtiges Stillen muss beim ersten Kind erlernt werden. Der Teufelskreis – falsches Anlegen und Halten des Kindes, oberflächliches, ineffektives und zu langes Saugen, wunde Brustwarzen, hungriges und schreiendes Kind, mangelhafte Brustentleerung, Milchstau, Schmerzen, unglückliche und demotivierte Mutter – ist schnell entstanden. Lassen Sie sich nicht entmutigen. Mit einigen Anfangsschwierigkeiten haben viele Frauen zu kämpfen. Hebammen oder Stillberaterinnen können Ihnen zeigen

▌ wie das Kind Brustwarze und Warzenhof voll mit den Lippen umschließt,

▌ wie Sie geduldig warten sollten, bis die Milch ausreichend fließt (wenn die Brust sich entleert und weniger prall ist, kann Ihr Kind den Warzenhof viel besser umfassen),

▌ wie Sie die Brustwarze beim Stillende schonen, indem Sie den Unterdruck durch sanftes Hineinschieben eines Fingers in den Mundwinkel lösen und

▌ wie Sie nach dem Stillen etwas Milch auf der wunden Brust an der Luft trocknen lassen.

Wenn das Stillen Sorgen macht ...

Nicht immer klappt das Stillen und Abpumpen (siehe S. 313) auf Anhieb. Wenn Sie nicht wissen, was Sie tun sollen,

▌ wenn die Milch nicht richtig fließt,

▌ wenn die Brüste und entzündete Brustwarzen schmerzen,

▌ wenn Sie meinen, dass Ihr ständig schreiendes Baby nicht satt wird oder

▌ gezeigt bekommen wollen, wie man Milch abpumpt,

dann lassen Sie sich helfen! Fast jedes große Krankenhaus hat heute gut ausgebildete Stillberaterinnen, die Sie auch von zu Hause aus kontaktieren können. Die Krankenkassen übernehmen die Kosten dieser Beratung.

... und wenn ich nicht stillen kann?

Immer wieder gibt es aber Gründe, weshalb es mit dem Stillen nicht klappen will. Für manche „bricht dann eine Welt zusammen" und sie fürchten, dass ihre Beziehung zum Kind darunter leiden könnte. Auch der Einfluss der Öffentlichkeit und die Betonung der Vorteile des Stillens führen dazu, dass Frauen, die nicht stillen können, ein schlechtes Gewissen bekommen. Aber keine Sorge: Eine Mutter, die ihr Kind mit der Flasche aufzieht, kann zu ihrem Kind eine genauso tiefe Beziehung aufbauen wie eine stillende Mutter. Ein Vorteil der Ernährung mit der Flasche ist, dass nicht nur die Mutter, sondern auch der Vater und andere Bezugspersonen das Kind füttern können.

Mit der Flasche ernähren

Nicht jede Frau kann oder möchte ihr Kind stillen. Es gibt einige wenige medizinische Gründe, weshalb man vom Stillen eher abraten muss. Dazu gehören verschiedene mütterliche Erkrankungen, die Notwendigkeit, Medikamente einzunehmen, deren Wirkstoffe dem Kind schaden könnten oder ein starker Alkohol-, Drogen- oder Nikotinmissbrauch. Auch psychische Probleme der Mutter können ein Stillhindernis sein, z.B. die Angst vor der eigenen körperlichen Veränderung oder mangelndes Vertrauen in die eigene Stillfähigkeit.

Auf dem Markt findet man heute eine ganze Reihe von Milchnahrungen. Lassen Sie sich hier von Ihrer Hebamme beraten. Für Säuglinge aus Allergikerfamilien gibt es eine breite Palette von hypoallergener Säuglingsnahrung. Wenn Sie bereits in der Klinik mit der Flasche gefuttert haben, so fragen Sie nach der verwendeten Milch, damit Sie diese zu Hause weiter verwenden können.

Gelingt ein Abwechseln zwischen Brust und Flasche?

Ihr Kind trinkt an der Flasche ganz anders als an der Brust. An der Milchflasche wird der Flaschensauger von der Zunge ebenfalls ausgepresst. Zusätzlich erzeugt der Säugling in der Mundhöhle einen Unterdruck, um der Flasche die Milch zu entziehen. Weil der Trinkvorgang an der Brust und der Flasche verschieden ist, kann der Säugling nicht ohne Weiteres von der Brust zur Flasche wechseln und umgekehrt. Mit Geduld ist eine Umstellung aber bei den meisten Kindern möglich.

So bereitet man ein Fläschchen

Säuglingsmilch ist ganz einfach zuzubereiten. Halten Sie sich an die Angaben der Hersteller, die Sie auf der Packung finden. Sie können sich den Alltag etwas erleichtern, wenn Sie
- täglich eine Portion Wasser abkochen und in einer extra dafür angeschafften Thermoskanne bereithalten. So ersparen Sie sich das mehrmalige Wasserkochen.

Die Ernährung in den ersten drei Lebensmonaten

(nach Wood und Mitarbeiter 1981, Fomon und Mitarbeiter 1964, Wachtel 1990)

Alter (Monate)	1	2	3
Brustmahlzeiten	5–10	5–8	5–8
Flaschenmahlzeiten	5–6	5	4–5
Trinkmenge (ml/kg)	150–210	140–190	130–190
Trinkmenge pro Tag (ml)	400–800	600–900	600–1000
Gewichtszunahme (g/ Woche)	80–300	80–300	80–300

Erste Tage

In den ersten Tagen werden
Sie Ihr Kind oft anlegen.

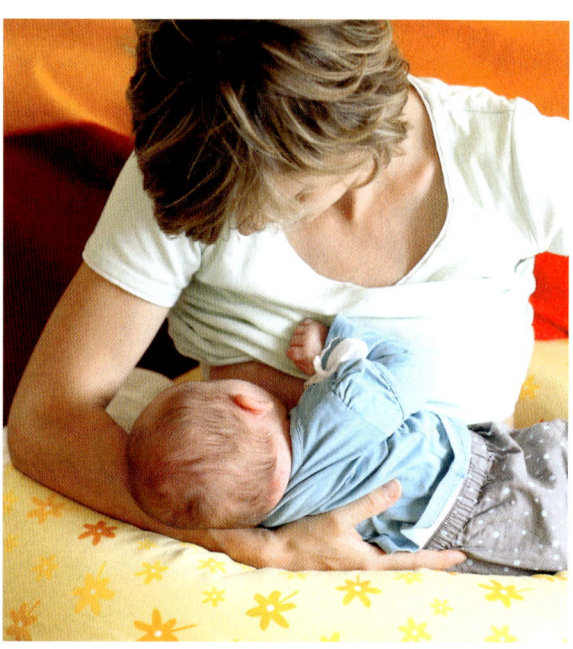

❚ die gesamte Tagesmen-
ge am Morgen zuberei-
ten und verschlossen im
Kühlschrank bis zu 24
Stunden aufbewahren.
Eine angetrunkene Fla-
sche darf aber nicht wie-
der verwendet werden.

Die Trinkmenge

Gestillte Kinder trinken
von Mahlzeit zu Mahlzeit
unterschiedlich viel. Was
ziemlich konstant bleibt
und deshalb ein recht zu-
verlässiges Maß ist, ist die
tägliche Trinkmenge (siehe S. 253). Das
Kind soll die Menge selber bestimmen
können, die es beim Stillen trinkt. Nach
jeder Mahlzeit oder auch jeden Tag das
Kind zu wiegen, ist nicht notwendig. Jedoch einmal pro Woche sollte das Kind
gewogen werden, damit Sie sicher sind,
dass es auch an Gewicht zunimmt.

Mit der Flasche ernährte Kinder trinken
je nach Tageszeit unterschiedlich viel.
Die tägliche Trinkmenge ist jedoch immer etwa gleich groß. Kinder, die mit
der Flasche ernährt werden, erhalten
im ersten Lebensmonat 5 Mahlzeiten
pro Tag. Die Milchmenge pro Tag und
nicht die einzelne Mahlzeit ist das zuverlässige Maß, um den Nahrungsbe-
darf eines Kindes richtig einzuschätzen.

Die tägliche Trinkmenge ist bei gleich-
altrigen Kindern unterschiedlich groß.

So trinken die meisten Kinder im Alter
von einem Monat zwischen 500 und
600 ml Milch pro Tag. Einige Kinder
benötigen jedoch bis zu 800 ml, andere kommen mit etwa 400 ml aus. Die
tägliche Trinkmenge hängt wenig vom
Körpergewicht ab. Schwere und große
Kinder trinken nicht notwendigerweise
mehr als leichte und kleine.

Die Trinkmengen sind von Kind zu Kind
verschieden, weil ihr Stoffwechsel und
ihre Verdauung unterschiedlich arbeiten und die Kinder ungleich schnell
wachsen. Die Kinder trinken auch unterschiedlich rasch. Während einige
Kinder innerhalb von 5 Minuten die
Flasche leer trinken, brauchen andere
wesentlich länger. Spätestens nach 20
Minuten lässt die Trinkbereitschaft so
stark nach, dass die Mahlzeit beendet
werden kann.

DIE ERSTEN TAGE

»Eine Hebamme gab mir einen guten Tipp«

Christianes erste Stunde und Tage nach der Geburt:

„Wie ist es mir weiter ergangen? Meine Tochter fing bereits nach 2–3 Minuten nach der Entbindung an, an der Brust zu saugen, die die Hebamme ihr hinhielt. Kurz nach der Entbindung hat der Arzt mit viel Ruhe den Schnitt sorgfältig genäht. Ich hatte derweil meine Tochter auf dem Bauch und habe durch die örtliche Betäubung gar nichts gemerkt. In den ersten Tagen nach der Entbindung bin ich in der Klinik geblieben. Ich sagte mir, ‚das gönne ich mir‘. Ich kann noch so viel von den Hebammen und den Säuglingsschwestern lernen. Eine Bekannte aus dem Geburtsvorbereitungskurs hatte gleichzeitig mit mir entbunden, wir lagen gemeinsam auf einem Zimmer, das war richtig schön. Mir ging es gut, allerdings hatte ich heftigen Muskelkater in den Armen und Beinen, vermutlich von den Anstrengungen während der Entbindung, und ein bisschen heiser war ich auch. Am 3. Tag kam der richtige Milcheinschuss. Die Brüste waren zwischenzeitlich ganz schön hart und haben geschmerzt. Aber das hat sich schnell einreguliert.“

„Paul ist für mich eine große Hilfe“

„Montag Mittag hat Paul uns dann nach Hause geholt. Zur Zeit ist Paul noch zu Hause, das ist für mich eine große Hilfe. Wenn er wieder arbeiten muss, wird meine Mutter für eine Weile kommen. Unsere Tochter ist bisher sehr pflegeleicht. Tagsüber trinkt sie alle 2–3 Stunden, nachts lässt sie mich auch schon mal vier Stunden schlafen. Manchmal schläft sie während des Trinkens wieder ein. Meine Hebamme gab mir einen guten Tipp: Ich lasse sie nun erst an einer Brust trinken, wenn sie dann einschläft, wickelt Paul sie, dann darf sie noch an der anderen Brust trinken. Wir sind schon ein richtig gutes Team.

In der Klinik hatten wir noch keine Rückbildungsgymnastik. Aber zu Hause hat mir meine Hebamme gleich ein paar Übungen gezeigt, die ich jetzt mehrmals am Tag mache. Manchmal lege ich mir meine Tochter auf den Bauch und wiege sie mit den Bauchmuskeln hin und her. Ihr gefällt das und mir tut es gut. Übrigens, direkt nach der Entbindung hatte ich jedem, der mich danach gefragt hätte, gesagt ‚Das mache ich nie wieder‘. Jetzt zwei Wochen später sehe ich das schon wieder ganz anders!“

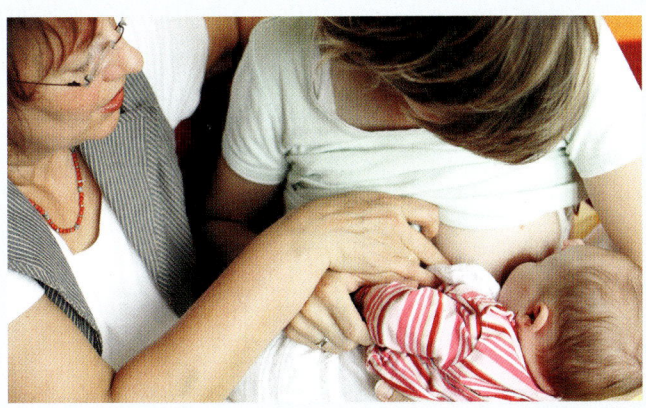

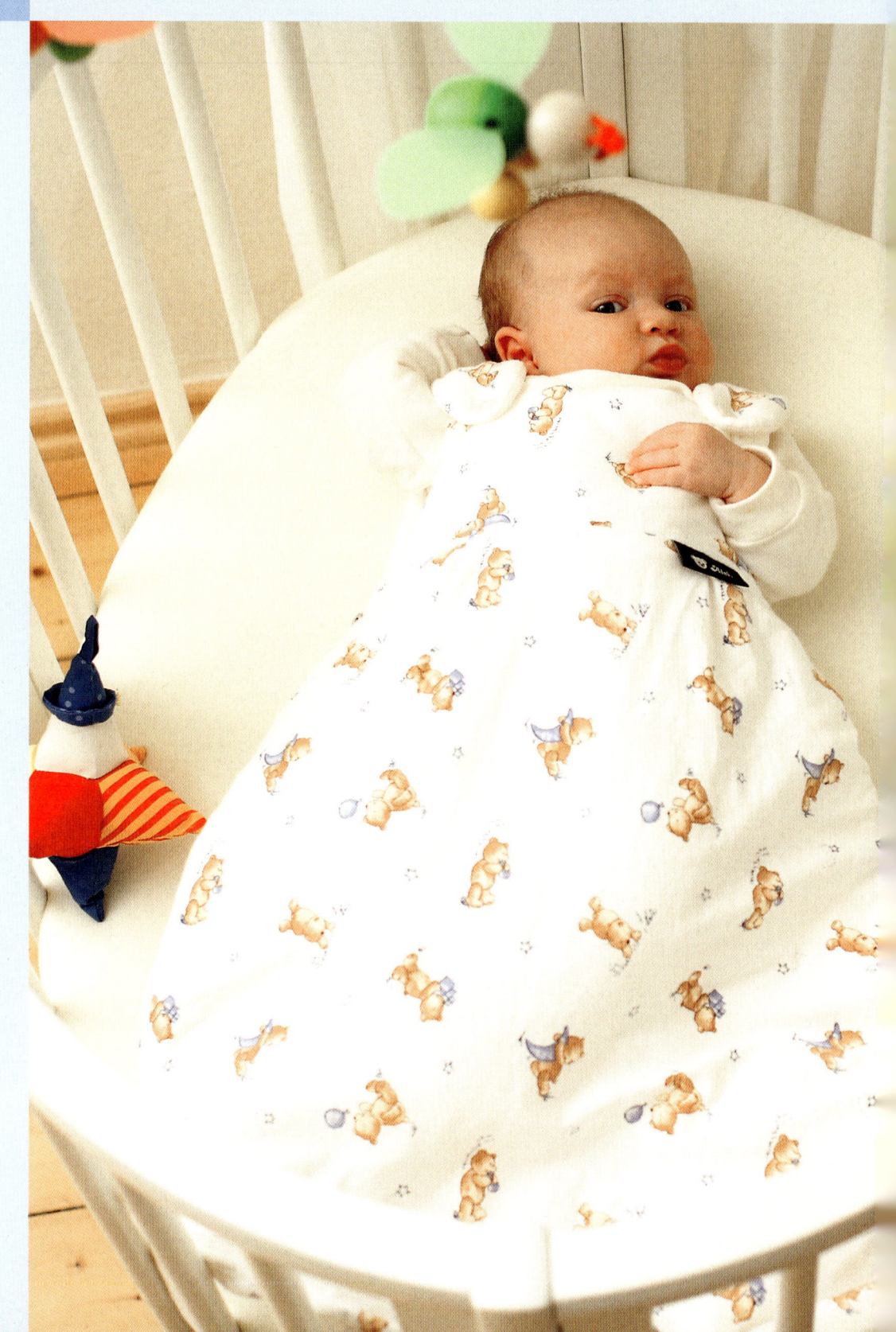

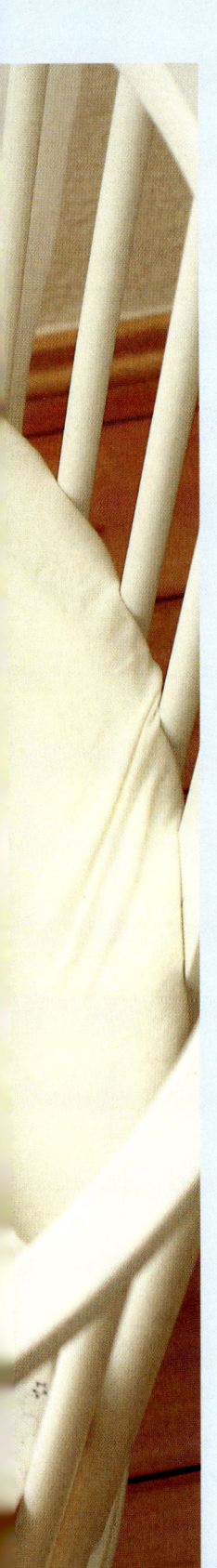

Die ersten Monate mit dem Baby

D ie ersten Babymonate in Ihren eigenen vier Wänden zu Hause und der Beginn einer neuen oder größer werdenden Familie werden für Sie vielleicht ebenso aufregend und herausfordernd wie die zurückliegende Zeit der Schwangerschaft und Geburt sein. Von Anfang an im Mittelpunkt steht jetzt Ihr kleines Baby, an dem Sie täglich Neues entdecken und das Sie alle mit jedem Tag mehr in Ihr Herz schließen. Obwohl Sie viele Monate Zeit hatten, sich gedanklich auf die großen Veränderungen nach der Geburt vorzubereiten: Wahrscheinlich werden Sie davon überrascht sein, wie sehr dieser kleine Winzling Ihr Leben umkrempeln wird.

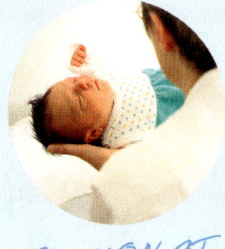

1. MONAT

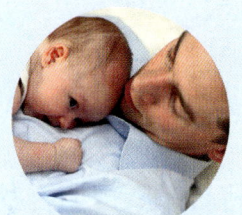

2. MONAT

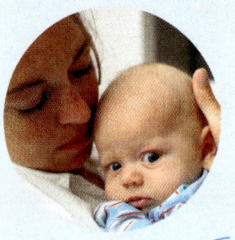

3. MONAT

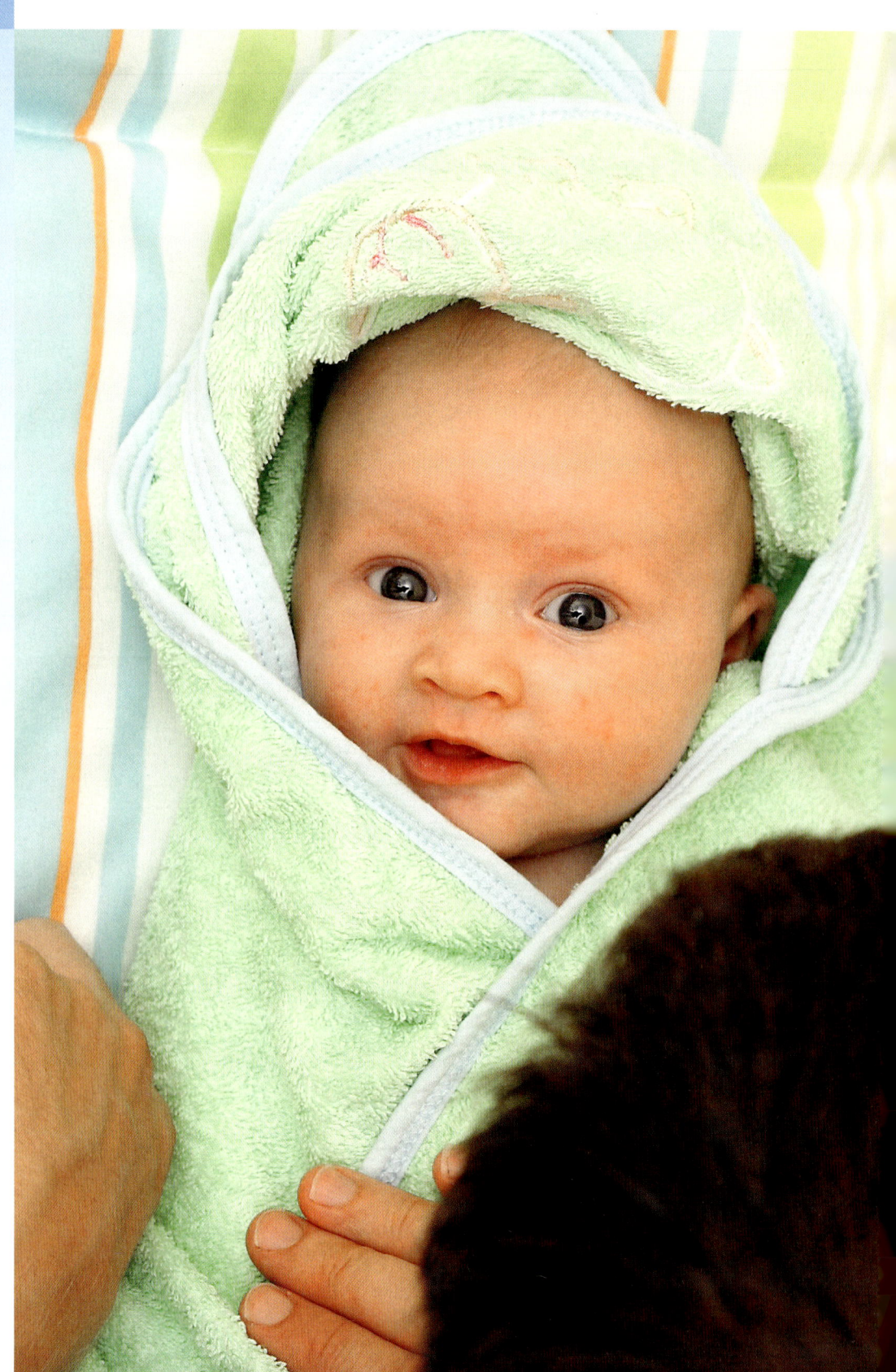

Endlich zu Hause

Nach Hause zurückgekehrt, haben Sie jetzt 7–8 Wochen vor sich, die ganz der Familie gehören sollten. Auch wenn Sie es wollten, dürfen Sie in diesen Wochen nicht arbeiten. Dieser gesetzliche Mutterschutz ist sehr sinnvoll, denn Ihr neues kleines Familienmitglied wird Sie rund um die Uhr beschäftigen. Sie brauchen Energie und ein gutes Nervenkostüm, um die körperlichen und seelischen Umstellungen nach der Geburt und die großen Anforderungen dieser kommenden Wochen durch das Baby zu verkraften.

Eine Familie werden

Wenn Sie mit Ihrem Kind nach Hause kommen, stürmt viel auf Sie ein. Ist es Ihr erstes Kind, so wartet auf Sie die große Aufgabe, Ihr Baby verantwortlich zu versorgen, noch ohne Routine und fast noch ohne Kenntnis der Gewohnheiten Ihres Babys. Eine weitere Herausforderung ist es, mit Ihrem Partner eine glückliche Dreiecksbeziehung zu entwickeln.

Ihr Baby hat mit all seinen Bedürfnissen Priorität, und Ihre und Ihres Partners Wünsche müssen erst einmal zurückstehen. Ein gutes Organisationstalent, Verständnis für die anderen und viel Kraft und Motivation, diesen ersten Anfang gut zu gestalten, sind zum Gelingen entscheidende Voraussetzungen.

Aber keine Sorge – Sie hätten es sich vorher vermutlich gar nicht vorstellen können, aber Sie können eigene Ressourcen mobilisieren, von denen Sie vielleicht gar nichts ahnten. Fähigkeiten, die Sie noch nie in diesem Ausmaß an sich kennengelernt haben, werden Ihnen helfen. Ihre Zuneigung und Bindung zum Kind werden wachsen, und ein ganz natürlicher Beschützerinstinkt wird sich herausbilden. Dies bestimmt Ihren fast selbstlosen, mütterlichen Einsatz. Das Hormon Oxytozin (wohl zu Recht auch „Glückshormon" oder „Kuschelhormon" genannt) hat nach Ansicht der Wissenschaft daran einen großen Anteil, weil es nicht nur die Muskeln in der Gebärmutter und in der Brustdrüse steuert. sondern auch Ihr Verhalten zu Ihrem Kind und Ihrem Partner. Vertrauen, Ruhe und Zuneigung sind emotionale Zustände, die offenbar durch Oxytozin verstärkt werden.

Achten Sie auf Ihre Beziehung

Die Ankunft des Kindes verändert schlagartig auch die Beziehung zwischen Mutter und Vater. Sie beide müssen ihr Leben völlig den veränderten

1. Monat

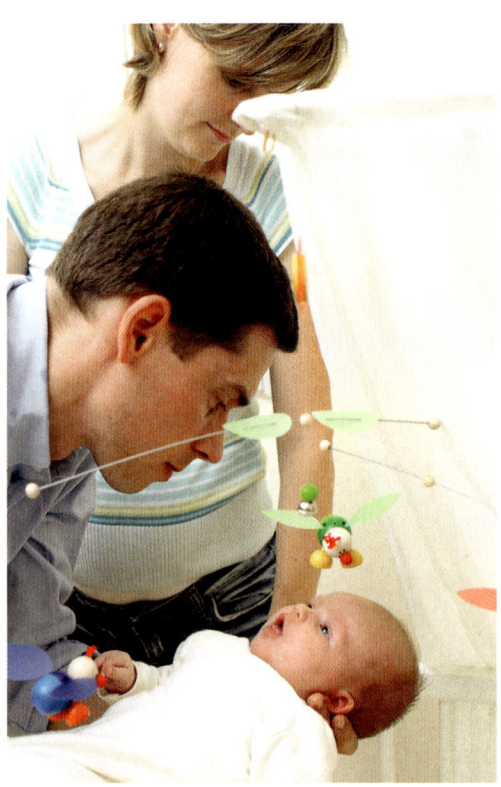

Alles dreht sich um das Kind. Denken Sie auch an sich!

Gegebenheiten anpassen, wenn auch die Veränderungen beim Vater zumeist nur in einem begrenzten Ausmaß stattfinden. Das Kind beansprucht Sie beide mit seinem Lebensrhythmus, beispielsweise wenn es in der Nacht aufwacht. Sie haben die nicht leichte Aufgabe, Ihr Familienleben so zu gestalten, dass es allen Bedürfnissen gerecht wird. Vor lauter Sorge um das Kind sollten Sie nicht versäumen, Zeit für sich selbst einzuräumen und Ruhe zu finden. Dafür sollten Sie sich frühzeitig Unterstützung bei der Betreuung des Kindes und für den Haushalt suchen (siehe S. 123).

Erfüllte Partnerschaft

Ihre und Ihres Partners Gedanken kreisen um das erste intime Zusammensein nach der Geburt unter Umständen mit sehr unterschiedlicher Intensität und Verlangen. Am einfachsten ist es natürlich, wenn Sie beide Lust verspüren und nicht Schmerzen im Scheidenbereich, Ängste um den Heilungsprozess oder übergroße Müdigkeit bei Ihnen eine Abneigung hervorrufen. Aus medizinischer Sicht gibt es kaum Argumente gegen sehr früh nach der Geburt aufgenommenen Verkehr, es sei denn, es war bei der Geburt zu umfangreichen Scheiden- und Dammverletzungen gekommen.

Beim Verkehr:
Rücksicht und Vorsicht

Nach einer Kaiserschnittentbindung gibt es diesen Vorbehalt gar nicht. Hier sollten aber die Positionen beim Verkehr kurz nach der Entbindung ähnlich wie in den letzten Wochen der Schwangerschaft gewählt werden, um die Bauchnaht zu schonen. Bei noch blutigem Wochenfluss und zu dieser Zeit noch nicht fest verschlossenem Muttermund können Sie durch die Benutzung eines Kondoms die Gebärmutter vor einer aufsteigenden Infektion schützen. Wenn Sie stillen, kann es sein, dass beim Orgasmus etwas Milch aus Ihren Brüsten tropft. Auf den Zusammenhang zwischen dem Zusammenziehen der Gebärmuttermuskulatur (hier beim Orgasmus) und der Muskulatur der Milchgänge über die Wirkung des Hormons Oxytozin wurde ja schon hingewiesen (siehe S. 26).

Gut zu wissen

So tun Sie sich etwas Gutes

So vermeiden Sie Überforderung:

- Sie können unmöglich gleichzeitig eine perfekte Mutter, gute Hausfrau, Partnerin und Gastgeberin sein. Verschieben Sie Besuche auf später, wenn Sie und Ihr Partner für alles rund um das Baby mehr Routine haben.
- Suchen Sie bald eine stundenweise Betreuungsmöglichkeit für Ihr Kind und gönnen Sie sich Pausen von der Babybetreuung. Nutzen Sie die Zeit für einen schönen Spaziergang mit Ihrem Partner, ein Spiel mit Ihrem größeren Kind, für einen Frisörbesuch oder einen Einkaufsbummel.
- Passen Sie sich dem Rhythmus des Kindes an, wenn die andere Familie das zulässt, und versuchen Sie zu ruhen oder zu schlafen, wenn das Baby schläft. Stellen Sie die Hausklingel und das Telefon dann einfach ab.
- Gehen Sie mit dem Baby an der frischen Luft spazieren. Es vertreibt Ihre Müdigkeit.
- Nehmen Sie Rat und Hilfe an, von der Mütterberatung, Ihrer Hebamme, dem Kinderarzt, anderen Müttern. Mutter oder Schwiegermutter helfen gerne einige Stunden aus, damit die Welt danach wieder besser aussieht.
- Lernen Sie loszulassen und anderen die Verantwortung zu übertragen. Ihr Partner wird nach einiger Zeit das Baby in vielen Bereichen ebenso gut versorgen wie Sie.

Der Eifersucht begegnen

Die Ankunft eines Babys ist für die Geschwister ein einschneidendes Erlebnis. Man weiß heute, dass Kinder zwischen 1,5 und 5 Jahren richtige Verlustängste erleiden, wenn ein neues Baby hinzukommt, um das sich offenbar alles dreht. Die Kinder fürchten, die Liebe der Eltern nun zu verlieren, denn sie wissen noch nicht, dass die Elternliebe mit jedem neuen Baby wächst. Wichtig ist jetzt, dass Sie die Ängste Ihres Kindes, wie auch immer sie sich ausdrücken, als solche verstehen und richtig damit umgehen. Begegnen Sie ungewohntem Trotz, Unartigkeiten, aggressivem Verhalten, gar Rückschritten mit Einnässen oder dem Begehren, auch wieder Windeln zu tragen oder einen Schnuller zu bekommen, mit viel Verständnis und Zuneigung. Beschäftigen Sie Ihr großes Kind mit vielen Aufgaben bei der Babypflege, beim Baden, Wickeln und bei der Babywäsche. Vermitteln Sie ihm, dass Sie es sonst nicht alleine schaffen würden. Unternehmen Sie mit Ihrem großen Kind von Zeit zu Zeit etwas zu zweit.

Wenn es Ihnen gelingt, Ihrem Kind in seiner besonderen Gefühlslage Sicherheit zu geben, wird sich bald eine liebevolle Beziehung zum kleinen Baby aufbauen. Bald werden Sie Beobachter heftiger Liebkosungen sein. Aber ganz wichtig: Lassen Sie ein Geschwisterkind, das jünger als etwa fünf Jahre ist, niemals mit einem Neugeborenen unbeaufsichtigt allein. Es kann diese Verantwortung noch nicht tragen.

Die körperliche Umstellung braucht Zeit

Bei der großen Freude, mit Ihrem Kind und Ihrem Partner das Familienleben zu Hause in der ersehnten Intimität zu beginnen, gibt es in diesen Wochen doch immer noch einige körperliche Belastungen. Die Umstellung Ihres Körpers und Ihrer Gefühle dauert seine Zeit.

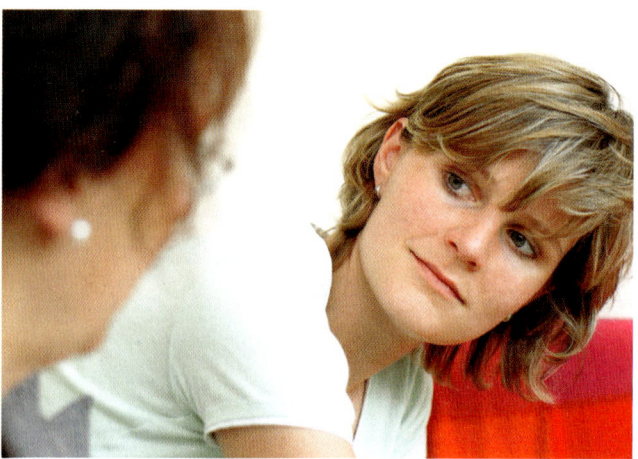

Ihre Hebamme begleitet Sie auch in den ersten Wochen zu Hause.

Im Blickpunkt: Die Umstellung, körperlich und emotional

Das Spannen oder gar Schmerzen im Dammbereich beim Sitzen und Gehen werden zwar geringer, können Sie aber noch einige Zeit begleiten. Der Wochenfluss und der häufige, notwendige Wechsel der Vorlagen können lästig werden. Die Lochien nehmen zwar in der Menge ab, werden aber frühestens nach 4 Wochen ohne Blut- und Gewebebeimengungen zu einem etwas stärkeren klaren Ausfluss. Starkes Schwitzen (auch nachts) kann Sie sehr stören. Auf diese Art und Weise wird ein Teil des vermehrt eingelagerten Körperwassers langsam ausgeschieden. Sie sind vielleicht auch mit sich selber unzufrieden, denn Ihr Anblick im Spiegel von Kopf bis Fuß enttäuscht Sie möglicherweise ebenso wie das Ergebnis auf der Waage. Sie haben kaum Taille, eine schlaffe Bauchdecke und – wenn Sie stillen – ungewohnt große Brüste. Vermutlich haben Sie seit der Geburt erst 5–6 kg abgenommen. Sie hatten sich sicherlich mehr erhofft. Etwas Geduld: Das eingelagerte Gewebewasser braucht einige Wochen zum Ausschwemmen, und einige Monate kann es dauern, bis das große Blutvolumen sich wieder normalisiert. Und die anderen Probleme bekommen Sie mit Rückbildungsgymnastik (siehe S. 237 u. 266) gut in den Griff.

Die Gefühle großer Erschöpfung und ständiger Müdigkeit können überhand nehmen, weil es Ihnen kaum gelingen kann, die noch kurzen Schlafphasen Ihres Babys jedes Mal für den eigenen

Schlaf zu nutzen. Wie schafft man es nur, zwischen Windelwechseln, Herumtragen, Füttern und anderen Haushaltsaufgaben zu sich zu finden? Auch Tränen können dann häufiger als früher fließen, obwohl Sie doch allen Grund zum Glücklichsein haben.

Die Eierstöcke pausieren

In der Regel treten in den ersten 4–5 Wochen nach der Geburt – auch wenn nicht gestillt wird – weder ein Eisprung, der zu einer neuen Schwangerschaft führen kann, noch eine Regelblutung auf. In den ersten drei Wochen besteht in den Eierstöcken sogar eine absolute Ruhepause. Auf Signale aus den mütterlichen höheren Hirnzentren und der Hypophyse wird nicht reagiert. Körpereigene Opiate (Endorphine), die durch Schmerzen oder große Emotionen rund um die Geburt gebildet wurden, blockieren die Signale. Erst nach einigen Wochen beginnen die ersten Eizellen wieder in den Eierstöcken heranzureifen. Wenn Sie stillen, wird dieser Prozess noch weiter hinausgezögert. Die bei jedem Stillgang ansteigenden Prolaktinwerte blockieren die Hormonausschüttung aus der Hypophyse und damit den Monatszyklus in den Eierstöcken und an der Gebärmutterschleimhaut. Die Periodenblutung bleibt dann wie in der Schwangerschaft über Monate aus.

Das richtige Maß für Alkohol, Medikamente und Nikotin

So wie während der Schwangerschaft alles, was Sie zu sich genommen haben, durch die Nabelschnur Ihr Kind

Gut zu wissen

„Kann ich schwanger werden, während ich stille?"

Diese Frage beschäftigt viele Frauen. Eine ausreichende Sicherheit der Verhütung während des Stillens bzw. durch das Stillen ist nur unter bestimmten Voraussetzungen gewährleistet:
- Ihr Baby erhält nur Muttermilch und keinerlei andere Nahrung und wird an der Brust gestillt (sogenanntes ausschließliches Stillen).
- Ihr Baby wird Tag und Nacht nach Bedarf gestillt.
- Die Zeitabstände zwischen den Mahlzeiten müssen gleichmäßig und dürfen nicht größer als vier Stunden sein.
- Das Baby darf nicht älter als sechs Monate sein.
- Eine Periodenblutung darf bisher nicht aufgetreten sein.

erreichte, gehen schädliche Substanzen jetzt durch die Muttermilch zu Ihrem Kind. Dennoch gelten nicht mehr die absoluten Tabus. Sie können jetzt durchaus wieder
- ein Glas Sekt oder Wein am Abend trinken. Alkohol geht zwar in die Milch über, doch durch die Magen-Darm-Passage beim Kind erreicht die kindliche Blutkonzentration nicht einmal ein Zehntel des mütterlichen Wertes.
- kurzfristig zur Schmerzstillung oder mal zum notwendigen Durchschlafen, wenn Ihr Partner das Baby hütet, zu einer Tablette greifen. Ein möglichst wenig milchgängiges Medikament

können Ihnen Ihre Hebamme oder Arzt empfehlen.

▎ wenn es denn sein „muss", einige Zigaretten pro Tag rauchen. Bitte rauchen Sie aber nie im Raum oder in der Gegenwart des Babys und halten Sie vor dem Stillen eine etwa einstündige Rauchpause ein. Dann bleibt die Nikotinkonzentration in der Milch niedrig. Ab 20–30 Zigaretten täglich wird allerdings die Milchmenge und -qualität sehr negativ beeinflusst.

Heultage oder Depression im Wochenbett?

Jede zweite Frau, wenn nicht sogar mehr, erlebt wenige Tage nach der Geburt ein vorübergehendes Stimmungstief. Die richtige Wochenbettdepression ist viel seltener, aber mit 10–15 % nicht selten genug, um nicht für viele Betroffene ein gravierendes Problem zu sein. Es ist wichtig, eine Depression zu erkennen, auch für die Angehörigen, denn die Heultage (Baby-Blues) vergehen ganz von alleine, eine richtige Wochenbettdepression aber braucht eine professionelle Behandlung.

Wie wird eine Wochenbettdepression ausgelöst?

Eine Wochenbettdepression tritt später, etwa ab der 3. Woche nach der Geburt auf und dauert viel länger als der Baby-Blues, manchmal bis zu einem halben Jahr. Die Ursache dieser schweren seelischen Erkrankung ist nach Meinung der Fachleute eine Mischung aus körperlichen, psychischen und eventuell auftretenden sozialen Faktoren. Dazu können gehören:

▎ emotionale Anspannung durch das große Lebensereignis Geburt
▎ die Auswirkungen des Hormonmangels nach Wegfall der Plazenta und durch die Ruhe in den Eierstöcken
▎ Partnerprobleme
▎ Überforderung oder Schlafmangel
▎ finanzielle Sorgen
▎ Angst vor der Verantwortung der Mutterrolle

Woran erkennt man eine Wochenbettdepression und wie behandelt man sie?

Eine Wochenbettdepression äußert sich durch eine Reihe von Symptomen, z. B.:
▎ Antriebslosigkeit

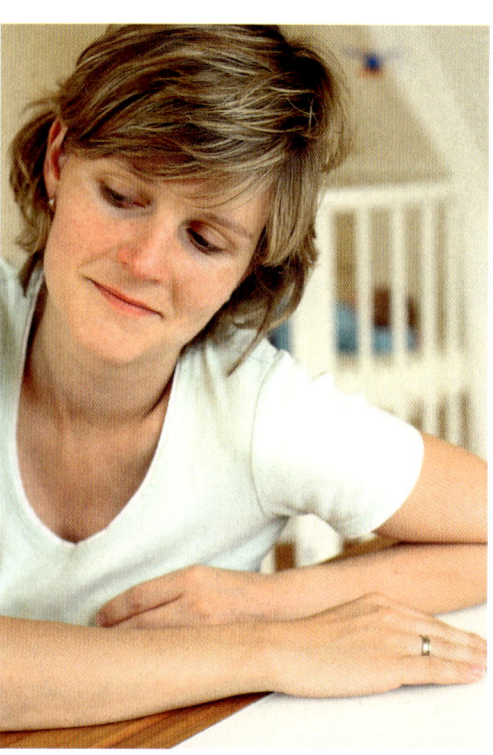

Trotz aller Freude werden Sie auch nachdenkliche Momente haben.

Gut zu wissen

Hebammen – die wichtige Unterstützung für zu Hause

Die Krankenkasse bezahlt bis zum 10. Tag nach der Geburt tägliche Hebammen-Hausbesuche, egal ob die Geburt zu Hause oder in der Klinik stattgefunden hat. Weitere 16 Beratungen – telefonisch oder als Besuch – bis zum Ende des Wochenbetts (8. Woche nach der Geburt) werden von den Kassen getragen, wenn die medizinische Notwendigkeit begründet wird. Und schließlich zahlen die Kassen danach noch zwei Beratungen, wenn es Stillprobleme gibt. Ohnehin steht es Ihnen natürlich frei, darüber hinaus ganz privat mit Ihrer Hebamme Hilfen zu vereinbaren.

Nutzen Sie die Hilfen dieser erfahrenen Fachfrauen! Sie sind mit Ihren Fragen nicht allein zu Hause! Lassen Sie sich zeigen, ob Sie richtig stillen oder wie Sie das Fläschchen zubereiten, einen wunden Po beim Baby und schmerzende Brustwarzen bei Ihnen vermeiden oder wie Sie es beim Baden richtig machen. Auch mögliche Sorgen sind bei Hebammen gut aufgehoben. Sie verfügen über ein großes Netzwerk zur Vermittlung weiterer Hilfen. Und sie gehören zu den heute ganz selten gewordenen Berufsgruppen, die man notfalls auch in der Nacht anrufen kann.

- Müdigkeit
- Reizbarkeit
- Kopfschmerzen und Schwindel
- deutlicher Gewichtsverlust
- Angst vor Kurzschlusshandlungen
- Schuldgefühle gegenüber dem Baby

Bei einer echten Depression sollte man professionelle Hilfe in Anspruch nehmen. Gute Erfolgsaussichten der Behandlung bestehen bei einer Psychotherapie, evtl. auch als Gruppentherapie. Auch die Gabe von Antidepressiva kann helfen (Stillen ist weiterhin möglich). Familienangehörige und Partner sollten sich gut informieren, um zu verstehen, wie wichtig und notwendig professionelle Hilfe und Unterstützung sind.

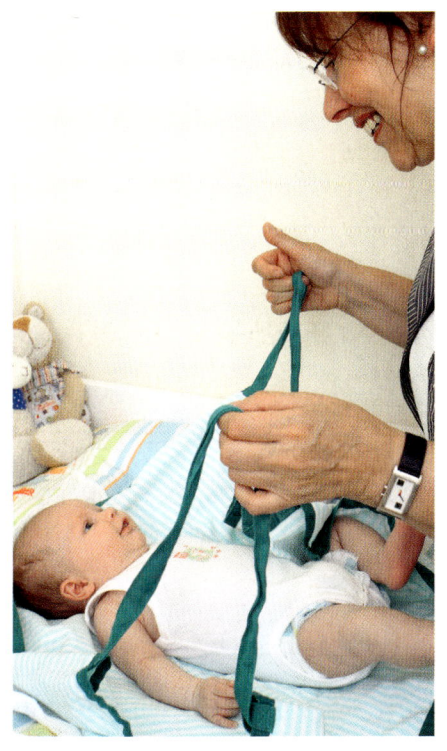

Ihre Hebamme versorgt Sie und Ihr Kind.

DER 1. MONAT

So kommen Sie wieder in Form (Teil 2)

Sie wissen es ja schon: Nur mit viel gymnastischen Übungen wird es Ihnen gelingen, die überflüssigen Pfunde loszuwerden. Nun können Sie die Übungen langsam steigern und die Bauchmuskeln trainieren.

Bei allen Bauchmuskelübungen jetzt oder später im Fitnessstudio gilt: Ihr Beckenboden muss immer gegen den Bauchdruck, der dabei entsteht, gewinnen können. Das bedeutet, dass Sie von unten immer aktiv gegenhalten müssen.

Gut für Ihre schrägen Bauchmuskeln

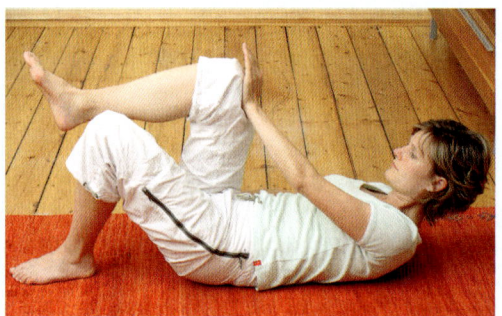 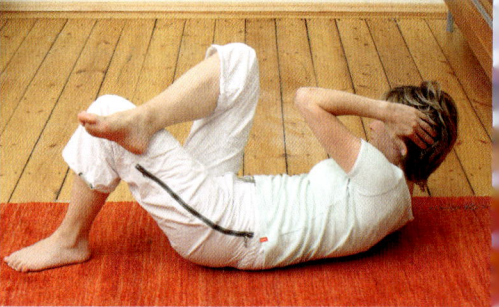

1 Liegen Sie auf dem Rücken. Schlagen Sie das rechte Bein über das linke, das rechte Knie guckt dabei nach außen. Nun bauen Sie zuerst eine (Gegen-)Spannung im Beckenboden auf, also ziehen Sie Ihren Beckenboden nach oben hoch. Dann ziehen Sie mit Ihrer linken Hand zu Ihrem rechten Knie und drücken dagegen. Ihr Schulterblatt löst sich dabei von der Unterlage. 6-mal drücken Sie jeweils für einige Sekunden gegen Ihr Knie, dann kurze Pause; insgesamt also 18-mal, dann kurz lang ausstrecken und die Seite wechseln. Beachten Sie bei dieser Übung, dass sich Ihr Bauch und Ihr Beckenboden dabei überhaupt nicht nach außen drücken! Strecken Sie sich dann lang aus und machen Sie dasselbe andersherum.
Diese Übung können Sie nach einer normalen Entbindung (nicht nach einem Kaiserschnitt!) etwa zwei Wochen nach der Geburt versuchen.

2 Sie liegen wieder auf dem Rücken. Schlagen Sie das rechte Bein über das linke, das rechte Knie guckt dabei nach außen. Legen Sie Ihren Kopf in Ihre verschränkten Hände. Nun bauen Sie zuerst eine (Gegen-)Spannung im Beckenboden auf, also ziehen Sie Ihren Beckenboden nach oben hoch. Dann kommen Sie mit dem Oberkörper langsam nach oben, sodass Ihre linke Schulter zum rechten Knie zieht (6-mal). Ziel ist, dass sich das Schulterblatt irgendwann von der Unterlage löst. Wiederholen Sie diese Übung 3-mal. Strecken Sie sich dann lang aus und machen Sie dasselbe andersherum (also schlagen Sie das linke Bein über das rechte usw.).
Diese Übung können Sie etwa vier Wochen nach der Entbindung versuchen.

Ihr Baby wächst schnell

Im ersten Lebensjahr entwickelt sich Ihr Kind in einem rasanten Tempo von einem mehr oder weniger hilflosen und abhängigen Neugeborenen zu einem Kleinkind, das vielleicht am ersten Geburtstag schon seine ersten Schrittchen macht, die ersten Worte von sich gibt und sich auf den Weg begibt, die Welt zu erkunden.

Ihr Kind baut Bindungen zu seinen wichtigsten Bezugspersonen auf, die ihm Schutz und Rückhalt geben. Dabei macht jedes Kind diese Entwicklung in seinem eigenen Tempo durch. Begleiten Sie Ihr Kind und freuen Sie sich jeden Tag, mit ihm die Welt neu zu entdecken.

Auffallend: Das Kopfwachstum

Das Kopfwachstum Ihres Kindes ist in den ersten Lebensmonaten sehr ausgeprägt: der Kopfumfang nimmt jeden Monat um etwa 1 cm zu, darüber geben die Perzentilenkurven im gelben Untersuchungsheft Auskunft. Der Kopf verändert auch deutlich seine Form. Während des Geburtsvorgangs war der Kopf Ihres Kindes starken Druckkräften ausgesetzt, dabei erhielt er eine typische Form: die Stirn ist abgeflacht und der Hinterkopf ausgezogen (siehe S. 222). Bei den meisten Kindern liegt auch eine sogenannte Geburtsgeschwulst vor, eine Verdickung der Kopfhaut, die jene Stelle des Kopfes markiert, die der vorangegangene Teil im Geburtskanal war. Keine Sorge, diese Geschwulst verschwindet innerhalb von Tagen oder wenigen Wochen. Vielleicht warten Sie mit dem Foto für die Geburtsanzeige einige Tage ab.

Im Verlauf des ersten Lebensjahres entwickelt jedes Kind seine eigene Kopfform, die vor allem durch familiäre Merkmale geprägt ist. Zusätzlich wirkt die Schwerkraft in den ersten Lebensmonaten auf die weichen Schädelknochen ein. Frühgeborene Kinder haben deshalb einen besonders schmalen, hohen und nach hinten ausgezogenen Kopf.

Zwei Löcher im Kopf? – Die Fontanellen

Die Schädelnähte, die Berührungslinien zwischen den Schädelknochen, bleiben im 1. Lebensjahr zunächst noch geöffnet, weil das Gehirn sehr schnell wächst. An der Kreuzungsstelle zweier Schädelnähte bildet sich etwas oberhalb der Stirn im vorderen Drittel des Mittelscheitels eine Lücke, die sogenannte große Fontanelle. Weiter hinten kann man auch noch eine kleine Fontanelle ertasten. Auch wenn hier die Schädelknochen noch fehlen, schützt eine kräftige Knochenhaut das darunterliegende Gehirn. Bei jeder Vorsorgeuntersuchung wird Ihr Kinderarzt nach diesen Lücken tasten. Im Alter von 12 bis 30 Monaten werden sich die Fontanellen geschlossen haben.

Ihr Kind wächst heran

Die Gewichtsentwicklung in den ersten Wochen

Alle Kinder verlieren in den ersten Lebenstagen an Gewicht, jedoch unterschiedlich viel, denn die Nahrungsaufnahme und Verdauung kommen nur langsam in Gang. Das ist kein Grund zur Beunruhigung. Ein Neugeborenes verbraucht in den ersten Lebenstagen mehr Kalorien, als es sich zuführen kann, und scheidet mehr Flüssigkeit aus, als es aufnimmt.

Die meisten Kinder verlieren in den ersten Lebenstagen 3 bis 6 Prozent ihres Geburtsgewichtes. Es kann durchaus vorkommen, dass ein Kind während 1 bis 2 Wochen kaum an Gewicht zunimmt. Erst nach 5–10 Tagen nimmt Ihr Kind so viel Nahrung auf, dass sein Wachstum wieder einsetzt und es an Gewicht zunimmt. Diese Gewichtszunahme ist von Kind zu Kind sehr unterschiedlich, größere Abweichungen vom Durchschnittswert sind häufig. Während gewisse Kinder in einem Monat lediglich 500 g an Gewicht zulegen, nehmen andere bis zu 1000 g zu. Die wöchentliche Gewichtszunahme beträgt in den ersten 3 Lebensmonaten zwischen 80 und 300 g.

Bleibt das Gewicht während 3 Wochen konstant oder nimmt sogar noch weiter ab, sollten Sie mit dem Kind Ihren Kinderarzt aufsuchen.

Körperlänge und Kopfumfang nehmen rasant zu: die Körperlänge etwa 1 Millimeter pro Tag, der Kopfumfang 1 Zentimeter pro Monat.

Die Entwicklung des Körpergewichts nach der Geburt. Horizonal ist das Alter in Tagen angegeben, in der Vertikalen die Abweichung vom Geburtsgewicht in Gramm. Die drei Kurven zeigen die Verläufe des Körpergewichts für drei verschiedene Kinder.

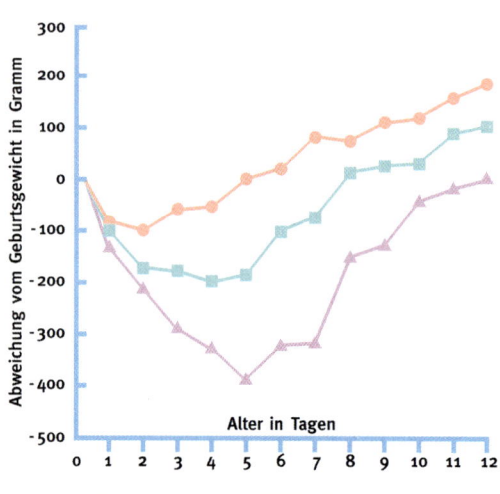

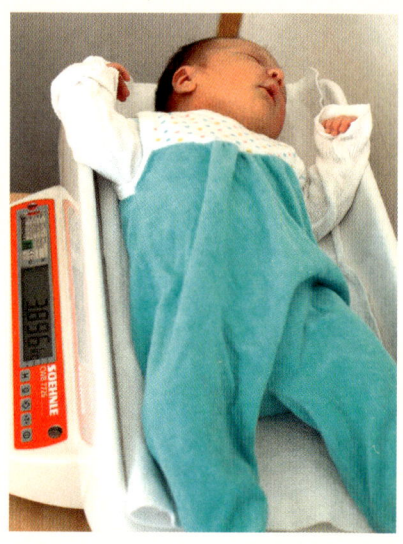

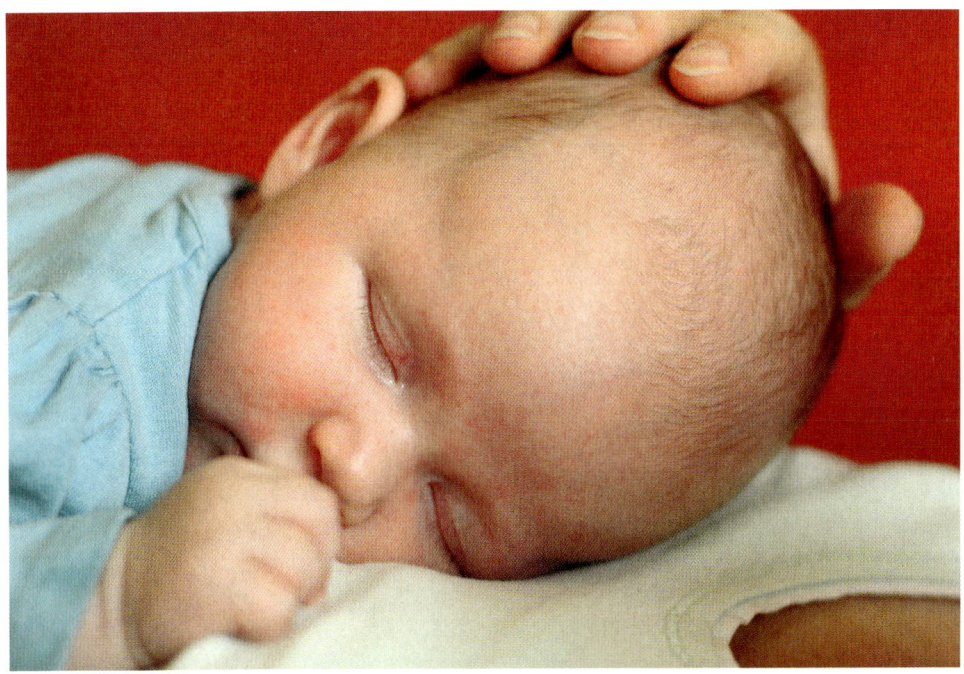

Wann wachsen die Haare?
Die Kopfbehaarung beim Neugeborenen ist sehr unterschiedlich ausgebildet. Manche Kinder haben einen richtigen Wuschelkopf, andere einige wenige spärliche Härchen. Die Haare fallen in den ersten Lebensmonaten häufig aus, wachsen danach umso dichter und

Nicht alle Kinder haben von Beginn an Haare auf dem Kopf.

kräftiger nach. Bei Säuglingen, die überwiegend auf dem Rücken liegen und oft ihren Kopf hin- und herbewegen, kann eine kahle Stelle am Hinterkopf entstehen.

Die 3. Vorsorgeuntersuchung (U3)

Dieser Besuch beim Kinderarzt (zwischen der 4. und 6. Lebenswoche) ist vielleicht der erste, den Sie von zu Hause mit dem Kinderwagen antreten. Lassen Sie sich von Ihrer Hebamme oder den Ärzten in der Klinik einen Kinderarzt empfehlen, der seine Praxis möglichst in Ihrer näheren Umgebung hat. Fragen Sie dazu evtl. auch bei Nachbarn

mit kleinen Kindern. Auch die Mütterberatungsstelle kann Ihnen bei der Suche eines erfahrenen Arztes behilflich sein.

Für diese und alle weiteren Untersuchungen sollten Sie den im Untersuchungsheft vorgeschlagenen Zeitraum möglichst genau einhalten und den Ter-

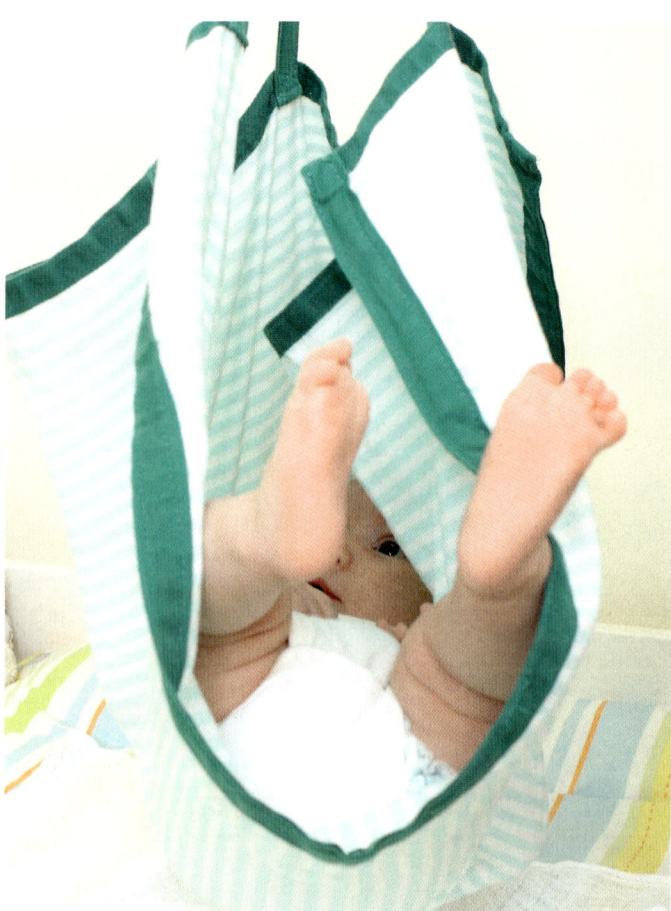

Eine regelmäßige Gewichtszunahme ist ein zuverlässiger Hinweis, dass Ihr Kind gesund ist.

▌ feststellen, ob die Entwicklungen altersgerecht sind,

▌ überprüfen, ob die Reaktionen Ihres Babys dem Alter entsprechen

▌ Augenreaktionen und Hörvermögen testen,

▌ die Hüftgelenke untersuchen, entweder mit einem speziellen Handgriff oder mit dem Ultraschall und

▌ sehen, ob Ihr Baby eine gelbe Hautfarbe hat,

▌ Ihrem Baby nochmals Vitamin-K-Tropfen (siehe S. 225) verabreichen.

min frühzeitig vereinbaren. Bei der jetzigen Untersuchung – der U3 – z. B. ist das wichtig, um eine Fehlstellung der Hüftgelenke frühzeitig zu erkennen. Sie kann jetzt oft noch sehr einfach durch breites Wickeln oder durch eine Spreizbehandlung korrigiert werden.

Was wird bei Ihrem Kind untersucht?
Nach einem Gespräch zum Kennenlernen wird der Arzt

▌ den Ernährungszustand und das Gewicht Ihres Kindes überprüfen,

Sie erhalten ausführliche Informationen über das Impfprogramm und die erste Impfung beim nächsten Besuch in acht Wochen (zusammen mit der U4), über die Ernährung Ihres Babys und Ratschläge zur sicheren Schlafumgebung und zur Vermeidung von Unfällen.

Schreiben Sie sich vor dem Arzttermin unbedingt alle Fragen und Sorgen auf, damit Sie nichts bei der Besprechung vergessen.

Was Ihr Baby schon kann

Nach der Geburt ist Ihr Kind motorisch weit hilfloser als vor der Geburt. Im Mutterleib konnte es sich im Fruchtwasser recht mühelos bewegen. Nun werden seine Möglichkeiten durch die Schwerkraft so weit eingeschränkt, dass es nur mit Mühe den Kopf heben und auf die Seite drehen kann.

Eine echte Fortbewegung gelingt Ihrem Kind noch nicht. Trotzdem werden Sie bemerken, dass es seine Position im Bettchen verändert. Weil es seine Arm- und Beinbewegungen, die es bereits vor der Geburt gemacht hat, fortsetzt, kann es sich im Bettchen, vor allem nach oben, bewegen.

Die Kontrolle des Kopfes

In den ersten drei Monaten wird Ihr Kind lernen, als Erstes seine Kopfhaltung zu kontrollieren. Wenn Sie das Neugeborene aufnehmen, stützen sie unwillkürlich seinen Kopf. Täten sie es nicht, würde der Kopf nach hinten fallen. Dem Neugeborenen fehlt die Kraft, den schweren Kopf gegen die Schwerkraft anzuheben. Es werden noch Wochen und für einige Kinder sogar Monate vorbeigehen, bis das Kind ausreichend

Kraft hat und auch motorisch so weit entwickelt ist, dass es seinen Kopf gegen die Schwerkraft anheben kann.

Im Sitzen kann Ihr Neugeborenes seinen Kopf nur für wenige Sekunden aufrecht halten, dann fällt der Kopf nach hinten oder nach vorne. Den Körper kann es ebenfalls nur kurz aufrecht halten; es verliert die Körperkontrolle in kurzer Zeit. Erst im Alter von drei Monaten wird Ihr Kind seinen Kopf im Sit-

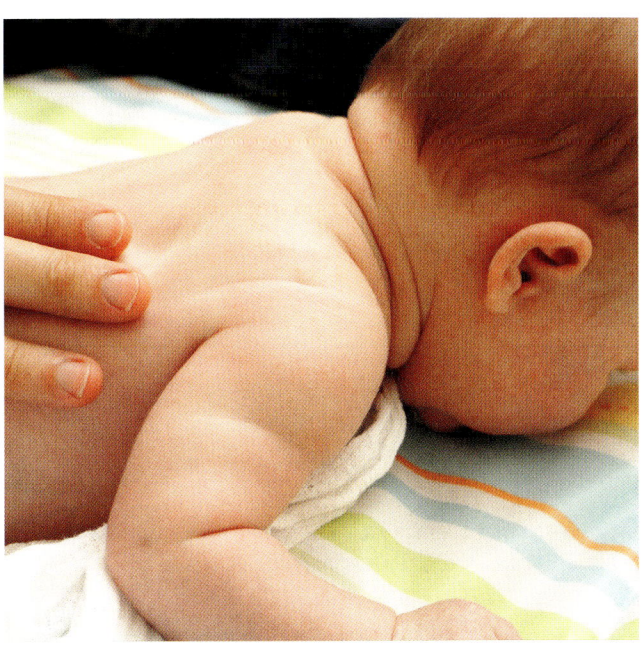

In Bauchlage kann Ihr Kind den Kopf nur mit Mühe hochhalten.

zen aufrecht halten und seitwärts drehen können. An der Schulter der Mutter gelingt ihm das bereits mit wenigen Wochen, insbesondere dann, wenn es sich für seine Umgebung interessiert.

Die Körperhaltung Ihres Kindes

In Bauchlage hält Ihr Neugeborenes den Kopf seitlich. Gelegentlich hebt es den Kopf an und dreht ihn auf die andere Seite. Die meisten Kinder haben eine Neigung, den Kopf häufiger auf die rechte als auf die linke Seite zu drehen. Diese asymmetrische Kopfhaltung der Neugeborenen drückt wahrscheinlich die Dominanz der linken Hirnhälfte aus, die sich in den folgenden Jahren als Rechtshändigkeit manifestieren wird.

Das Neugeborene hat seine Arme und Beine überwiegend gebeugt, so wie es während der letzten Monate vor der Geburt bereits der Fall war. Die Beine liegen unter dem Körper, und das Gesäß ist häufig angehoben. In den folgenden Monaten werden sich die Gliedmaßen immer mehr strecken, bis Ihr Kind mit sechs Monaten Arme und Beine oft ganz streckt und seinen Rumpf sogar überstreckt.

In Rückenlage macht es die umgekehrte Entwicklung durch. Das Neugeborene hält Arme und Beine in einer halbgestreckten Haltung. Bis zum dritten Lebensmonat nimmt der Säugling eine deutliche Beugehaltung ein. Mit sechs Monaten ist die Beugehaltung so ausgeprägt, dass Ihr Kind die Zehen in den Mund nehmen kann.

Die Hände sind meist locker gefaustet. Versuchen Sie die Hand zu öffnen, spüren Sie einen großen Widerstand. Ein eingelegter Finger wird kräftig umschlossen, allerdings bleibt der Daumen dabei unbenutzt.

Die Entwicklung des Gehörs

In der Vergangenheit waren die Menschen überzeugt, dass neugeborene Kinder nicht hören können. Heutzutage wissen wir, dass das Gehör schon in der Schwangerschaft gut ausgebildet und (siehe S.103) bei der Geburt funktionsbereit ist. Die Hörschwelle liegt in den ersten Lebenstagen nur wenig höher als im Erwachsenenalter. Das Gehör ist bei Geburt viel besser entwickelt als das Sehvermögen. So hat Ihr Kind bereits in den ersten Lebensstunden ein auffallendes Interesse an der menschlichen Stimme. Sprechen Sie zu ihm, so bekommt es einen aufmerksamen Gesichtsausdruck, zeigt vermehrt Körperbewegungen und versucht, auch eigene Töne zu bilden. Weder Geräusche noch Musik oder Klänge ziehen die Aufmerksamkeit des Neugeborenen so auf sich wie eine menschliche Stimme. Die Stimme der Mutter ist wegen der höheren Stimmlage, dem Tonfall und dem Ausdruck für Ihr Kind besonders anziehend. Generell wecken Frauenstimmen eher das Interesse des Kindes als Männerstimmen, vielleicht weil es mit der weiblichen Stimme schon in der Schwangerschaft vertraut wurde. Ob Wörter oder Laute zu hören sind und was sie genau bedeuten, ist unwichtig. Die menschliche Stimme, nicht das Wort, spricht zum Kind. Die Melodie

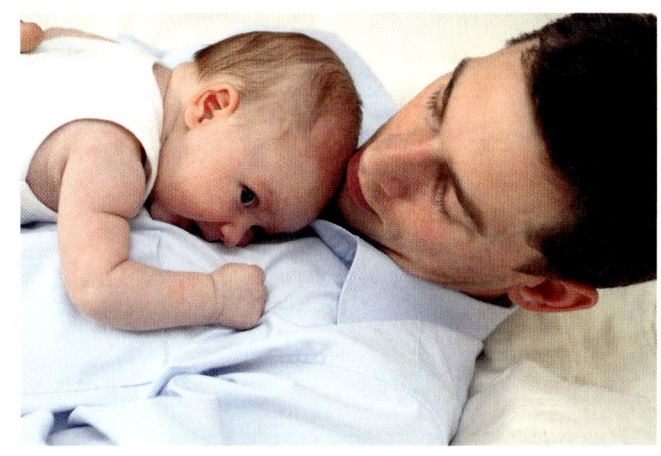

und auch Lautstärke drücken Gefühle aus. Nach einigen Wochen kann Ihr Kind eine freundliche von einer zornigen Stimme unterscheiden. Die Stimme einer vertrauten Person ist für Ihr Kind weit ansprechender als der Klang einer fremden Stimme. Ihr Kind beginnt auch, Ihnen auf den Mund zu schauen und auf Ihre Lippenbewegungen zu achten, wenn Sie sprechen.

Ihr Baby wendet sich nicht nur einer Stimme oder einem Geräusch zu, es kann sich auch abwenden und nicht mehr hinhören. Diese Fähigkeit, störende akustische Reize zu ignorieren, ist insbesondere für einen ungestörten Schlaf von großer Bedeutung. Sie brauchen also, wenn Ihr Baby einschlafen soll, sich nicht auf Zehenspitzen in der Wohnung zu bewegen. Im Gegenteil, Ihr Baby kann auch schlafen, wenn es im Hintergrund Geräusche gibt.

Der Hautsinn

Säuglinge genießen es, wenn sie berührt, gestreichelt und bewegt werden. In den letzten Jahren haben Babymassagen, die in fernöstlichen Ländern Tradition haben, Eingang in unsere Kultur gefunden. All diese Aktivitäten tragen zum körperlichen Wohlbefinden des Kindes bei und bereichern die Beziehung zwischen Kind und Eltern. Die Beziehung wird in den ersten Le-

bensmonaten überaus stark durch den Körperkontakt bestimmt. Beim Wickeln und Baden ergeben sich besonders intensive Kontakte, die auch der Vater nützen sollte, um mit dem Baby vertraut zu werden. Alle diese gemeinsamen körperlichen Erfahrungen können Sie auf Ihre Weise ausbauen und zu beglückenden Erlebnissen machen. Babymassagen sind sehr populär geworden, Sie können sich in Kursen über Massagetechniken informieren. Einmal mehr ist es eine wunderbare Gelegenheit für den Vater, sich in das körperliche und seelische Wohlbefinden seines Kindes einzufühlen.

Das erste Spiel

Schon das Neugeborene freut sich, wenn sich ihm eine vertraute Person zuwendet, große Augen macht, zu ihm spricht und auf es eingeht. Es versucht sich immer auch mitzuteilen, indem es sich mimisch ausdrückt, Arme und Beine bewegt oder Töne von sich gibt und sich freut, wenn sein Spielpartner darauf antwortet.

1. Monat

Wie unverwechselbar und einmalig das Wechselspiel zwischen den Eltern und dem Kind ist, wird dann offensichtlich, wenn eine fremde Person mit dem Säugling spielt. Das Kind reagiert zurückhaltender, sein Verhalten ist weniger gut auf dasjenige der fremden Person abgestimmt. Dadurch wirkt das Wechselspiel weniger harmonisch und ist von kürzerer Dauer als das Spiel mit den Eltern oder einer anderen vertrauten Person.

Das Urvertrauen Ihres Kindes

In den ersten Lebensmonaten wird die Grundlage für das sogenannte Urvertrauen (nach Erikson) gelegt. Ihr Kind spürt, dass seine Bedürfnisse durch Mutter und Vater zuverlässig befriedigt werden: Wenn es Hunger hat, wird es ernährt, wenn es sich unwohl fühlt oder nicht einschlafen kann, stehen ihm die Eltern bei. Ihr Kind erlebt, dass es der Umwelt nicht hilflos ausgeliefert ist und dass Sie als Eltern in Ihrem Verhalten beständig und voraussagbar sind. Diese Erfahrungen stellen die ersten Grundlagen für das Vertrauen in diese Welt dar. Helfen Sie Ihrem Kind, diese Beziehung aufzubauen:

- Beim Füttern und der Körperpflege haben Sie und Ihr Kind viel Zeit, sich gegenseitig kennenzulernen und Gefühle auszutauschen. Aus den alltäglichen Handlungen entsteht eine Beziehung, die durch gemeinsame körperliche Erfahrungen geprägt wird. Die Tiefe der Bindung, die dabei entsteht, ist abhängig davon, wie umfassend Sie sich zeitlich und in Bezug auf die verschiedenen Bedürfnisse Ihres Kindes auf das Kind einlassen. So können Sie z. B. nach einem Bad Ihr Kind nicht sofort anziehen, sondern noch massieren. Der intensive Körperkontakt, die Wärme und die weichen, ruhigen Bewegungen tun ihm gut.

- Damit ein Kind sich an Mutter und Vater binden kann, muss es lang andauernde und stabile Erfahrungen mit ihnen machen können. Diese Erfahrungen sollten möglichst umfangreich sein und alle Lebensbereiche umfassen. In diesen spielerischen Begegnungen stimmen Eltern und Kind nicht nur ihre Verhaltensweisen aufeinander ab, bei ihnen entstehen auch Erwartungen, wie sich der andere in bestimmten Situationen verhalten wird. Dieses innige Kennenlernen und die individuellen Erwartungen machen die Einmaligkeit der Kind-Eltern-Beziehung aus. In den ersten Lebensmonaten bestehen die gemeinsamen Erfahrungen vor allem aus Zusammensein und Körperkontakt. Das Kind schläft beispielsweise im Arm des Vaters. Das Wichtigste, was die Kinder in diesem Alter brauchen, ist Nähe.

- Ein Säugling kann nicht nur mit Mutter und Vater, sondern auch mit anderen Personen Bindungen eingehen, sofern er mit ihnen zuverlässig und zeitlich ausreichende Erfahrungen machen kann. Er ist auch fähig, sich auf das unterschiedliche Verhalten von Mutter, Vater und anderen Erwachsenen einzustellen.

Die Kommunikation mit dem Baby

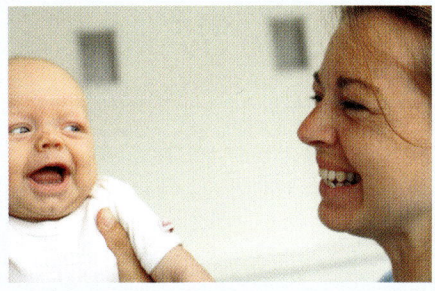
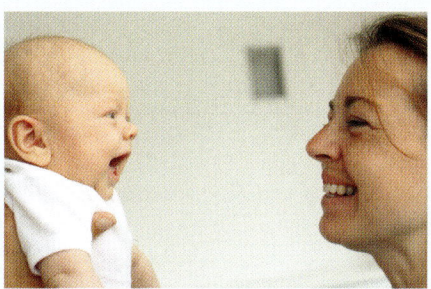

Die Babysprache der Erwachsenen

Erstaunlicherweise stellen Sie als Eltern sich intuitiv auf die begrenzten Fähigkeiten des Kindes ein und passen Ihr Verhalten seinen Bedürfnissen an. Solch intuitives Verhalten zeigen nicht nur Mütter und Väter, sondern alle Erwachsenen und älteren Kinder, die Erfahrung im Umgang mit Säuglingen haben. Dieses Verhalten muss man nicht mühsam lernen, es ist eine angeborene Fähigkeit. Ihr elterliches Verhalten im Umgang mit Ihrem Säugling weist charakteristische Merkmale auf:

▌ Sie werden unwillkürlich Ihren mimischen, körperlichen und sprachlichen Ausdruck übertreiben. Ihre Mimik wird überdeutlich, Ihre Mundpartie ist besonders ausdrucksvoll und Ihre Augen sind groß.

▌ Ihr elterliches Verhalten ist vereinfacht, verlangsamt und wiederholt sich vielfach. Als Mutter nicken Sie mit dem Kopf, Ihr Gesicht drückt freudiges Erstaunen aus. Sie benützen nur einige wenige Laute, die Sie langsam und mehrfach in erhöhter Stimmlage wiederholen.

▌ Sie spiegeln das kindliche Verhalten. Sie ahmen den Gesichtsausdruck des Kindes nach, wiederholen die Laute, die

es macht. Das Interesse Ihres Kindes bleibt länger erhalten, wenn Sie bei der Nachahmung Stärke und Ausdruck variieren. Indem Sie dem Kind seine eigenen Gefühle spiegeln, drücken Sie ihm Ihre Zuwendung aus.

Sie sprechen mit Ihrem Kind

Im Verlaufe des Tages gibt es zahlreiche Gelegenheiten für Sie, mit Ihrem Kind zu plaudern: beim Füttern, beim Wechseln der Windeln, beim Baden oder beim Zu-Bett-Bringen. Auch wenn Ihr Kind die Bedeutung der Worte noch nicht versteht, ist es wichtig, dass es immer wieder Ihre Stimme hört.

Eine solche Sprechweise ist auch sinnvoll, da sie den Aufnahmefähigkeiten des Kindes entgegenkommt. Diese Anpassung an das Kind umfasst nicht nur das sprachliche, sondern das ganze kommunikative Verhalten der Erwachsenen wie Blickverhalten, Mimik oder Körperbewegungen. Im Säuglingsalter ist die Sprachentwicklung noch ganz in das Beziehungsverhalten eingebettet. Der emotionale Ausdruck Ihrer Sprache ist für den Säugling das Wesentliche, den Sinn der Wörter versteht er ja noch nicht. Ihr Kind möchte seine Gefühle teilen und Zuwendung erfahren.

DER 1. MONAT

Der tägliche Umgang mit Ihrem Baby

Eltern haben heutzutage eine mehr körperliche Beziehung zu ihrem Kind als in früheren Jahren. Mütter und zunehmend auch Väter tragen ihre Kinder je nach Alter vorne, auf dem Rücken oder seitlich mit sich herum. Snuglis, Kängurutaschen und Tragetücher lösen den Kinderwagen immer mehr ab. Die Kinder werden häufiger als früher von den Erwachsenen in den Armen und auf dem Schoß gehalten.

Immer mehr Eltern spüren, dass die körperliche Nähe wesentlich zum Wohlbefinden ihres Kindes beiträgt. Dies gilt ganz besonders für die ersten Lebensmonate, wo die Beziehung zwischen Kind und Eltern wie nie mehr später durch einen intensiven Körperkontakt geprägt wird. Das Kind erlebt Mutter und Vater vor allem dadurch, dass es von ihnen berührt, aufgenom-

In Ihrer Nähe fühlt sich Ihr Kind geborgen und schlummert zufrieden.

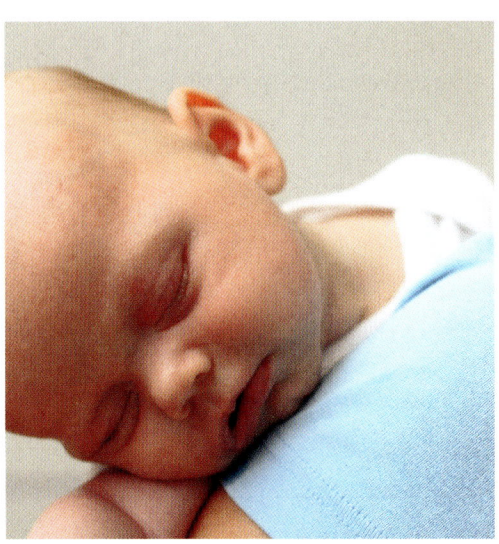

men und herumgetragen wird. Diese Erfahrungen sind weit nachhaltiger als diejenigen, die das Kind über seine Augen und sein Gehör macht.

Auch nachts bestehen weit mehr Köperkontakt und Nähe zwischen Kind und Eltern als früher. Nicht nur Säuglinge, auch Kleinkinder schlafen immer öfter im elterlichen Schlafzimmer. Was nicht bedeutet, dass das Kind im Bett der Eltern schläft. Es reicht aus, wenn es im eigenen Bett in der Nähe der Eltern sein kann.

Ihr Baby möchte getragen werden

Früher war es selbstverständlich, dass man den Säugling mit sich herumtrug. Ihn stundenlang in einem Bettchen liegen zu lassen, ist eine Erfindung des Industriezeitalters. Traghilfen ermöglichen es Ihnen, Ihr Kind auch vermehrt in Ihren Alltag einzubeziehen. Sie können bei zahlreichen Tätigkeiten Ihr Kind bei sich haben. Herumgetragen werden ist eine weitere wichtige Form des Körperkontaktes. Der Säugling mag es, wenn er berührt und bewegt wird.

Gut zu wissen

So tragen Sie Ihr Baby

Babytragetücher, die man selbst nach einiger Übung leicht bindet, oder Tragesitze, die man in vorgegebener Passform mit verstellbaren Gurten am Körper befestigt, ersetzen nicht den Kinderwagen, sind aber eine gute Ergänzung. In den ersten Monaten sollten Sie Ihr Baby vor Ihrem Bauch tragen. In der Wohnung haben Sie Ihr Kind bei der Hausarbeit ständig bei sich, auch wenn die Einschränkungen Ihrer Beweglichkeit beim Bücken und Beugen manchmal von Nachteil sind. Wichtig ist für junge Babys, dass das Gesicht Mutter oder Vater zugewandt ist und dass der Kopf gut unterstützt wird.

Die meisten Babys lieben es, so getragen zu werden und werden ruhiger am Körper der Eltern. Die Sorge, dass längeres Tragen für die Wirbelsäule schädlich ist, konnte wissenschaftlich nicht bestätigt werden. Im Gegenteil: Für eine gesunde Entwicklung der Hüftgelenke ist die abgespreizte Stellung der Beine beim Tragen richtig.

Die wichtige Beinhaltung

Sollten Sie eine andere Tragehilfe als ein Tuch oder einen Tragesack verwenden wollen, müssen Sie darauf achten, dass der Schritt breit genug ist. Notfalls sollten Sie ein kleines Handtuch zusätzlich unter den Po Ihres Kindes schieben, um die ca. 180°-Abspreizung in den Hüftgelenken zu erreichen. Sie müssen Ihr Kind mit Hand oder Arm so stützen, dass es seine Beinchen in der richtigen Stellung um Ihren Körper legen kann!

Vielleicht eine Hilfe: das Pucken

Manche schreienden Kinder können sich gut beruhigen, wenn man sie für einige Zeit eng wickelt. Dabei verwendet man eine ganz spezielle Wickeltechnik (das sogenannte Pucken, siehe S. 278), bei der der Säugling eng in ein weiches Tuch gewickelt wird. Allerdings sollte man dies nur für kurze Zeit tun, da im Hinblick auf die Hüftentwicklung eher zum breiten Wickeln geraten wird.

Das Handling

Ursprünglich für motorisch auffällige Säuglinge entwickelt, ist das „Handling" eine Form der Handhabung von Neugeborenen und Säuglingen, die mittlerweile auch für gesunde Babys empfohlen wird. Im Mutterleib hat Ihr Kind den Zustand der Schwerelosigkeit kennengelernt. Nun, auf der Welt, muss es mühsam lernen, mit der Schwerkraft zurechtzukommen und letztendlich sich gegen diese aufzurichten. Durch die richtige Handhabung können Sie dem Säugling sichere Lagen geben, aus denen heraus er aktiv werden kann. Wichtig ist dabei, dass Sie Ihrem Kind so wenig Hilfestellung wie möglich (aber so viel wie nötig) geben und dass Sie langsam agieren, damit Ihr Kind selber aktiv werden kann. Vermeiden Sie eine Überstreckung des Rumpfes. Die Säuglingsschwester in der Klinik oder Ihre Hebamme werden Ihnen die richtigen Bewegungen zeigen.

1. Monat

Das Pucken

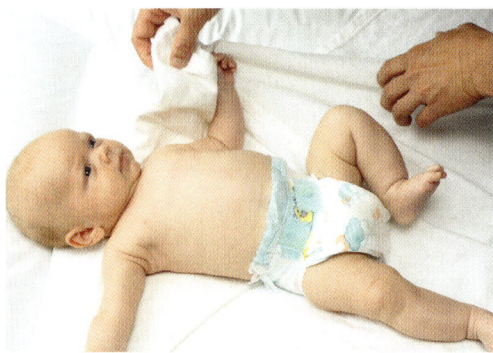

Nehmen Sie ein großes Moltontuch, schlagen Sie die oben liegende Ecke ein und legen Sie Ihr Kind mittig darauf.

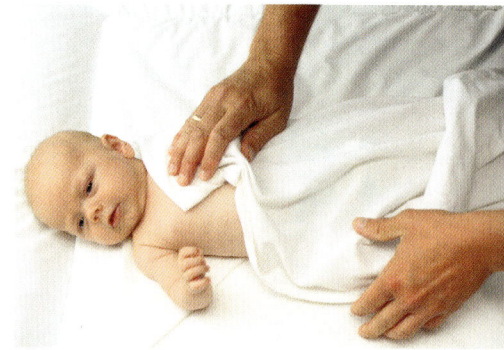

Schlagen Sie die eine Seite um Ihr Kind und schieben Sie den Rand unter den Körper.

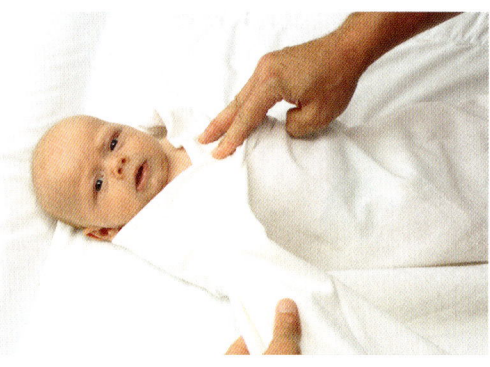

Schlagen Sie nun die andere Ecke über dem Bauch Ihres Kindes zusammmen.

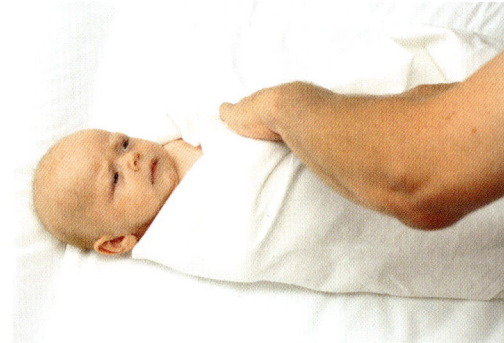

Stecken Sie das lose Ende in die Tuchfalte.

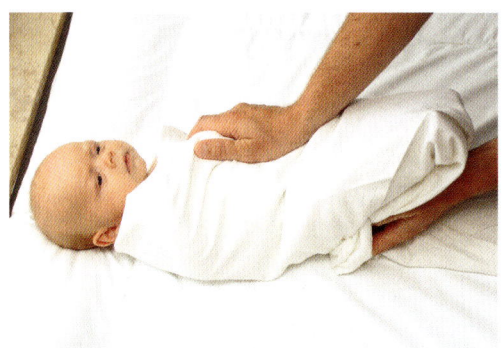

Schlagen Sie nun das Tuch unten nach hinten um.

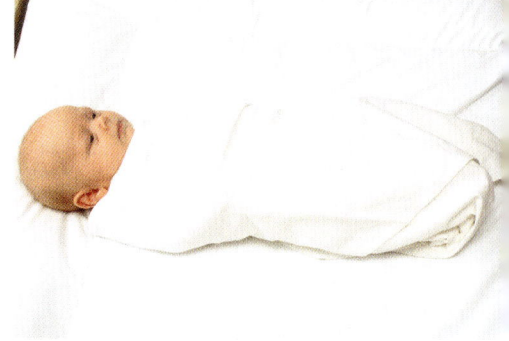

Fest umschlossen von einem wohligen Tuch fühlt sich Ihr Kind für eine Weile wohl und geborgen.

Zu Hause stillen – nicht zu früh aufgeben!

In der Klinik schien alles viel einfacher. Immer war gleich jemand da, wenn man das Gefühl hatte, beim Stillen ein Problem zu haben. Zu Hause sieht das ganz anders aus. Darf es jetzt hier zu Hause so schmerzen?

Holen Sie sich rasch Rat von Ihrer Hebamme, die Ihnen helfen wird. Wunde Brustwarzen sind der häufigste Grund für Schmerzen, und Schmerzen sind die häufigste Ursache für frühzeitiges Abstillen. Werfen Sie die Flinte nicht zu schnell ins Korn. Mit etwas mehr Übung bessert sich alles meistens sehr schnell. Wichtig für das Stillen ohne Schmerzen sind das richtige Anlegen und das richtige Saugen.

Das richtige Anlegen

▎ Die Mutter sitzt oder liegt bequem. Beim Sitzen empfiehlt sich ein Rückenkissen und Bodenkontakt der Füße.

▎ Das Baby liegt eng am Körper der Mutter, Bauch an Bauch, der Rücken und Kopf des Kindes werden sanft gestützt.

▎ Die Nase des Babys berührt die Brust leicht, muss aber frei zum Atmen bleiben und darf nicht gegen die Brust gepresst werden.

Das richtige Saugen

▎ Das Baby umfasst mit weit geöffnetem Mund die Brustwarze und den Warzenhof („Mund voll Brust"). Durch Abstützen der Brust von unten mit der Hand, Daumen auf der

einen, Finger auf der anderen Seite (C-Griff), und Druck des Daumens auf das Brustgewebe kann dem Baby das Erfassen der Brust erleichtert werden.

▎ Durch sicht- und hörbares Schlucken kann festgestellt werden, dass Milch fließt.

▎ Bei Anzeichen für Hunger (Unruhe, Weinen) das Kind sehr bald anlegen, da zu gieriges Saugen einen zu starken Unterdruck erzeugt und das Trinken erschwert wird.

▎ In der Regel lässt das Baby die Brust von alleine los, wenn es satt ist. Schläft es saugend ein, vorsichtig das Vakuum durch Einführen eines Fingers in den Mundwinkel des Kindes lösen, damit die Brustwarze nicht mechanisch geschädigt wird.

Gut zu wissen

Wie häufig sind Schmerzen am Anfang

Trösten Sie sich: Etwa 96% der Frauen klagen am Anfang über Schmerzen beim Stillen. Die Brustwarzen sind anfangs viel empfindlicher als sonst, wahrscheinlich durch die verstärkte Durchblutung des Brustwarzenbereiches wegen der mechanischen Belastung des Gewebes. Bevor die Milch richtig fließt, führt auch Sog in den Milchgängen durch das Saugen zur Verstärkung der Beschwerden. Fließt die Milch richtig, nimmt die Elastizität des Gewebes rasch zu, und die Schmerzen verschwinden in wenigen Tagen – vorausgesetzt es wird richtig gestillt.

1. Monat

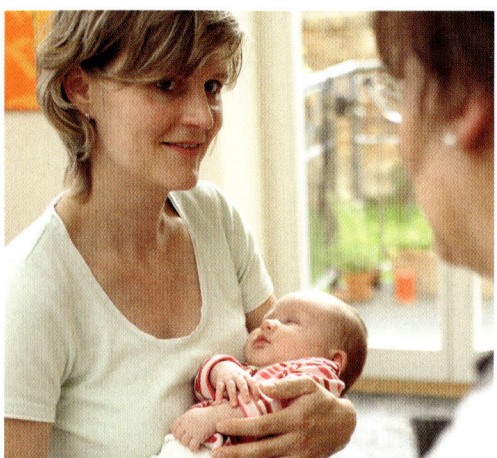

Bei Problemen wenden Sie sich an Ihre Hebamme.

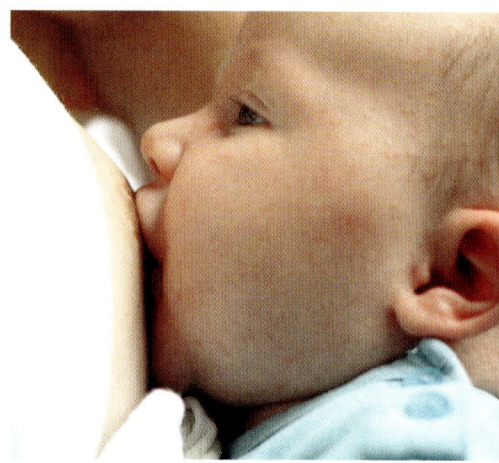

Ihr Kind muss die Brustwarze und einen Teil des Warzenhofs in den Mund nehmen.

Bekommt mein Kind genug Milch?

Hunger und Sättigungsgefühle sind bei Kindern sehr unterschiedlich ausgeprägt. Der eine Säugling schreit kräftig, wenn er Hunger hat, ein anderer meldet sich kaum. Das Schreien ist ein hilfreicher Indikator für das Hungergefühl Ihres Kindes. Aber nicht immer schreit ein Säugling, wenn er hungrig ist. Die meisten Kinder sind nach einer Mahlzeit zwei bis vier Stunden zufrieden. Es gibt aber Kinder, die hungrig werden und dennoch zufrieden und ruhig sind. Sie haben ihren Stoffwechsel auf ein Sparprogramm eingestellt.

Gut zu wissen

Speikinder – Gedeihkinder

Nach der Mahlzeit rinnt den meisten Säuglingen häufig ein feines Bächlein Milch aus den Mundwinkeln oder etwas Milch kommt im Schwall wieder hoch. Dieses Aufstoßen beeinträchtigt sein Gedeihen nicht, kann aber zu Unannehmlichkeiten führen wie Flecken auf den Kleidern der Eltern. Das heftige Aufstoßen können Sie verhindern, wenn Sie Ihr Kind nach einer Mahlzeit herumtragen und ihm sanft auf den Rücken klopften. Schützen Sie Ihre Kleidung dabei mit einem Handtuch oder einer Stoffwindel. Anschließend können Sie Ihr Kind mit leicht hochgelagertem Oberkörper auf den Bauch legen. Das Aufstoßen hört bei den meisten Kindern nach wenigen Wochen auf. Es kann jedoch auch bis zu einem Jahr anhalten. Geht das Aufstoßen in ein eigentliches Erbrechen über, sollten Sie mit Ihrem Kind den Kinderarzt aufsuchen.

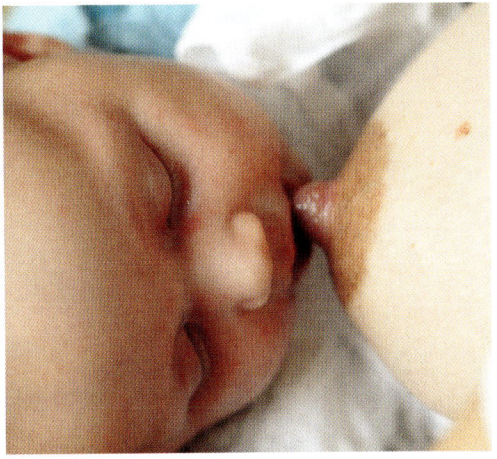

Genug getrunken.

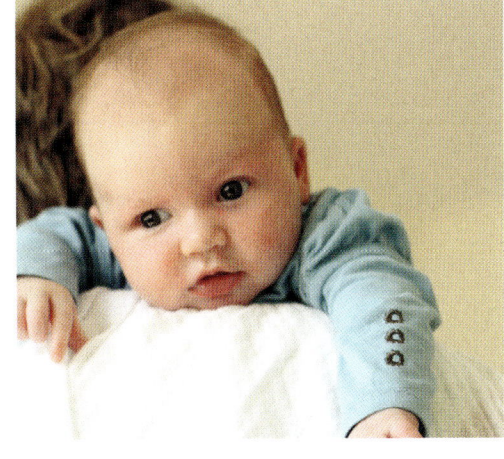

Warten auf das Bäuerchen.

Und es gilt auch: Nicht immer hat Ihr Baby Hunger, wenn es schreit. Es kann schreien, wenn es ein Bedürfnis nach Nähe hat, sich langweilt, müde ist oder sich unwohl fühlt. Ihr Kind möchte also nicht unbedingt gefüttert werden, wenn es schreit. Sie werden als Mutter schnell ein Gefühl dafür entwickeln, was Ihr Baby möchte. Wenn Sie unsicher sind, ob Ihr Kind genü-gend Nahrung erhält, können Sie es vor und nach dem Stillen wiegen. Falls die Milchmenge zu klein ist, sollte das Kind einige Tage lang häufiger gestillt werden. Maßgebend ist nicht die einzelne Mahlzeit, sondern die Milchmenge, die Ihr Kind pro Tag erhält. Stagniert das Gewicht über Wochen, sollten Sie mit Ihrem Kinderarzt sprechen.

Wo soll das Baby schlafen?

Vor der Geburt haben Sie sicher Wiege oder ein Körbchen hergerichtet und das Kinderzimmer liebevoll ausgestattet. Ist das Kleine einmal da, fühlen Sie sich vielleicht sicherer, wenn Sie Ihr Kind zum Schlafen bei sich haben. Zudem ist es für Sie als Mutter am einfachsten, wenn Sie das Kind in Reichweite haben und zum Stillen nicht aufzustehen brauchen.

Idealerweise schläft der junge Säugling in den ersten Lebensmonaten im eigenen Bettchen im Elternzimmer. Viele junge Paare entscheiden sich für einen sogenannten Babybalkon. Vom Gitterbett wird eine Seite entfernt und so an das Elternbett gerückt, dass die Mutter das Kind bequem zum Stillen zu sich nehmen kann und das Baby nach der Mahlzeit wieder zurücklegen kann. Und

1. Monat

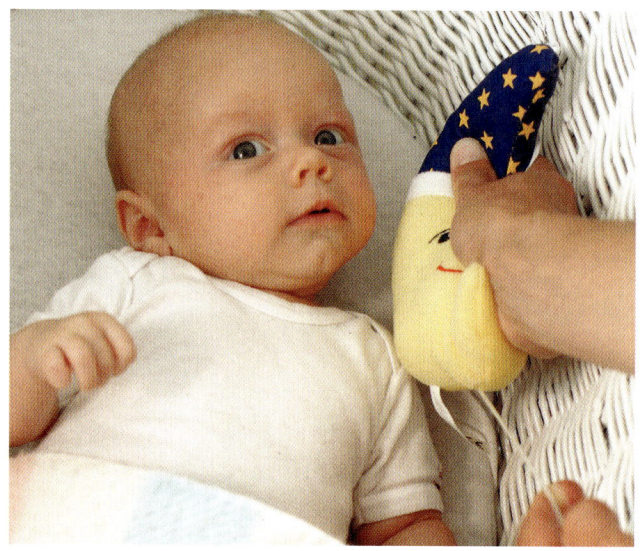

▌ Die Umgebungstemperatur sollte 17–19 Grad Celsius betragen.

▌ Eltern sollten in einer Wohnung mit einem Baby nicht rauchen. Vor allen Dingen sollte das Schlafzimmer unbedingt rauchfrei gehalten werden.

Mit dem Kind in einem Bett?

seien Sie unbesorgt: Ein Säugling in den ersten Monaten kann noch nicht „verwöhnt" werden. Auch wenn Ihr Baby in der ersten Zeit im Elternzimmer schläft, können Sie es später immer noch an ein eigenes Zimmer gewöhnen. Beachten Sie bei der Einrichtung des Schlafplatzes Folgendes:

▌ Wenn Ihr Kind in einem Gitterbettchen schläft, dürfen die Gitterstäbe nicht mehr als 7 cm auseinanderliegen. Bei größerem Abstand besteht die Gefahr, dass das Kind seinen Kopf durch die Stäbe zwängt und sich verletzt.

▌ Statt einer Bettdecke sollten Sie einen Schlafsack verwenden.

▌ Die Unterlage sollte glatt und nicht zu weich sein.

▌ Ihr Kind sollte nicht zu warm angezogen sein.

▌ Auch Kuscheltiere und Schaffelle oder Decken, unter die das Baby rutschen könnte, gehören nicht in ein Kinderbettchen.

Früher war es selbstverständlich, dass Säuglinge und kleine Kinder bei oder sogar mit den Eltern, vor allem mit der Mutter, schliefen. In den letzten 150 Jahren hat sich dieser Brauch in der westlichen Welt geändert. Mit dem Beginn des Industriezeitalters änderten sich Lebensrhythmus, Arbeitsstil und Wohnkultur der Menschen. Kinder werden tagsüber während mehrerer Stunden abgelegt und schlafen am Tag und auch nachts häufig allein. Dies hat unterschiedliche Gründe. Viele Eltern fürchten um ihre Partnerschaft. Wieder andere haben Angst, ihr Kind im Schlaf zu erdrücken oder sie wollen einfach lieber alleine schlafen. Wenn Sie mit Ihrem Kind in einem Bett schlafen möchten, so gelten die obigen Empfehlungen bezüglich Matratze, Temperatur und Kleidung dann auch für das Elternbett. Zudem dürfen Sie keinesfalls unter Alkohol- oder Medikamenteneinfluss stehen, wenn Ihr Baby mit Ihnen schläft.

Das Schreien verstehen

Alle jungen Säuglinge schreien, die einen mehr, die anderen weniger. Meistens ist das Schreien Ausdruck eines momentanen Bedürfnisses, das von den Eltern befriedigt werden soll. Das Schreien wird auch als angeborenes Kommunikationsmittel angesehen, um nach der Geburt die Versorgung sicherzustellen und die Mutter-Kind-Beziehung zu sichern.

Kinder schreien aus verschiedenen Gründen: aufgrund körperlicher Bedürfnisse wie Hunger, Müdigkeit, Überreiztheit, nasser Windel, Schmerzen, oder weil sie sich nach sozialen Interaktionen wie Körperkontakt, Nähe von vertrauten Personen und sozialem Spiel sehnen. In den nächsten Wochen werden Sie lernen, die Art und Weise, wie Ihr Kind schreit, zu verstehen und dementsprechend zu reagieren. In den allermeisten Fällen beruhigt sich dann Ihr Kind.

Untröstlich schreiende Kinder

Leider gibt es auch Situationen, in denen Ihr Kind ohne ersichtlichen Grund schreit. Dieser Form des Schreiens wird in der Säuglingsforschung seit vielen Jahren große Aufmerksamkeit geschenkt. Mitunter nimmt dieses Schreien ein Ausmaß an, das für die Eltern kaum zu ertragen ist und die Eltern- bzw. Mutter-Kind-Beziehung sehr belastet. Doch wann ist ein Baby ein soge-

nanntes „Schreibaby"? Eine Regel besagt, dass Säuglinge, die während drei aufeinanderfolgenden Wochen, an

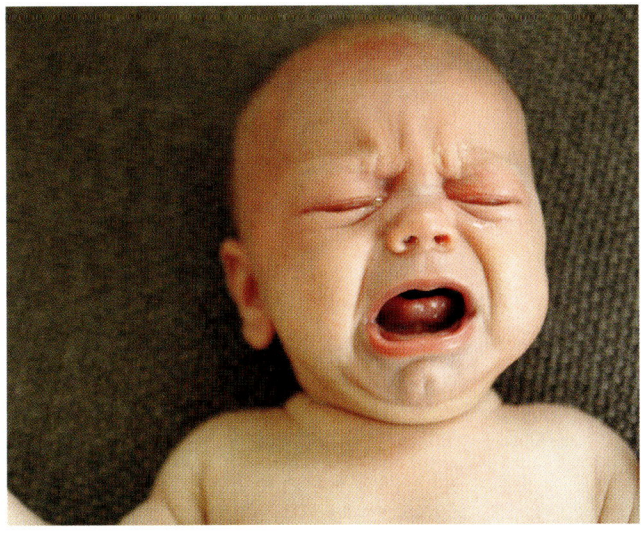

Warum schreit mein Kind? Die Antwort auf diese Frage ist nicht immer leicht zu finden.

283

1. Monat

drei Tagen in der Woche mehr als drei Stunden pro Tag schreien, sich im Übrigen aber gesund und normal entwickeln, als Schreibabys gelten. Typisch ist auch, dass diese Babys überwiegend am späteren Nachmittag und am Abend schreien.

Heute geht man davon aus, dass etwa 15–20 % der Kinder im Verlauf der ersten Lebensmonate diese Kriterien erfüllen, alle Kinder aber Phasen von untröstlichem Schreien durchmachen. Es liegt somit nahe, dass Kinder, die untröstlich schreien, einfach die Spitze des Eisbergs sind, und dass dieser Erscheinung kein eigentliches Krankheitsbild zugrunde liegt. Früher wurde das vermehrte Schreien als „Dreimonatskoliken" bezeichnet und hauptsächlich der Ernährung zugeschrieben. Studien haben aber gezeigt, dass das vermehrte Schreien nichts mit der Ernährung zu tun hat und dass Schreien durch Änderungen in der Ernährung auch nicht vermindert werden kann.

Die schwierige Suche nach den Ursachen

In den ersten drei Lebensmonaten macht das kindliche Gehirn eine ausgesprochen rasche Entwicklung durch. Die Kinder entwickeln in dieser Zeit ihren Tag-/Nachtrhythmus und passen ihr Schlaf-/Wachverhalten dem Hell-dunkel-Wechsel an. Kinder, die in ihrer Entwicklung unreifer sind, fällt es schwer, die Übergänge zwischen Schlaf und Wachsein zu regulieren, und damit auch für die Mutter lesbar zu machen. Mit zunehmender Reife gelingt ihnen

dies besser und das Schreien nimmt ab. Dass die Reifung des Gehirns ursächlich eine Rolle spielt, dafür spricht die Tatsache, dass früh geborene Kinder entsprechend ihrem errechneten Geburtstermin schreien. So haben Kinder, die sechs Wochen zu früh auf die Welt kommen, den Schreigipfel mit 12 Wochen und hören erst mit 5 bis 6 Monaten damit auf.

Auch der Umgang mit dem Säugling scheint eine Rolle zu spielen. In Kulturen, in denen der Säugling einen engen Körperkontakt zu seinen Bezugspersonen hat, viel getragen und häufig gestillt wird, schreien die Kinder zwar gleich oft über den Tag verteilt, die einzelnen Schreiphasen sind jedoch kürzer.

In neueren Untersuchungen wird der Wechselwirkung zwischen kindlichem und mütterlichem Verhalten mehr Aufmerksamkeit geschenkt. Vielen Eltern gelingt es meist, einen Zusammenhang zum kindlichen Schreien zu deuten und die richtige Maßnahme zum passenden Zeitpunkt und in der angemessenen Dosierung zu treffen. Dabei helfen den Eltern ihr intuitives Verhalten, ihre Erfahrung und Kenntnisse zum Beispiel darüber, dass Kinder gleichen Alters unterschiedlich reif sein können, dass sie bezüglich ihres Temperaments verschieden sind, d. h. sich leichter aufregen, sich weniger gut beruhigen können oder Mühe haben, sich an neue Situationen anzupassen. Je besser Eltern und Kind miteinander vertraut sind, desto einfacher wird es für die Eltern zu spüren, mit welcher Maßnahme sie

Pro und Kontra: der Schnuller

Babys saugen nicht nur, wenn sie hungrig sind. Sie saugen auch, um sich zu beruhigen, aus Langeweile oder um in den Schlaf zu finden. Sie nutzen dazu den Daumen, die Finger, kleine Tücher und vor allen Dingen den Schnuller (Nuggi in der Schweiz). Säuglinge vom Saugen abzuhalten, ist weder sinnvoll noch für die Eltern machbar. Eine Erhebung bei Schweizer Kindern zeigt, dass in den ersten 2 Jahren 80 % der Kinder den Schnuller erhalten. Und daran scheiden sich die Geister! Die Argumente dafür oder dagegen sind zahlreich und unterschiedlich gewichtig:

Pro – Für einen Schnuller spricht:

- Das Saugbedürfnis Ihres Babys wird befriedigt.
- Schreiende Kinder sind mit einem Schnuller leicht zu beruhigen.
- Können die Kinder den Schnuller im Bettchen selber wieder finden (etwa mit 6 Monaten), so ist er eine gute Beruhigungs- und Einschlafhilfe.
- Ein kiefergerechter Schnuller verhindert meistens Gebissveränderungen (offener Biss), wie sie beim Daumenlutschen leicht vorkommen.
- Das Schnullerlutschen wird beim Kleinkind meist eher als das Daumen- oder Fingerlutschen beendet.
- Nach den Ergebnissen der Forschung zum plötzlichen Kindstod ist der Gebrauch des Schnullers ein Schutzfaktor vor diesem sehr gefürchteten Ereignis, das allerdings sehr selten geworden ist (etwa vier Fälle auf 10 000 Neugeborene im ersten Lebensjahr).

Kontra – Gegen einen Schnuller spricht:

- Jedes noch so süße Baby wird mit einem Schnuller im Mund verunstaltet.
- Im ersten Jahr geht ein Schnuller im Gegensatz zu Daumen und Fingern häufig verloren. Sie als Eltern sind gefordert, Ihrem Kind den Schnuller wieder zu geben (leider auch nachts).
- Weil das Saugen an der mütterlichen Brustwarze so verschieden vom Lutschen am Schnuller aus Latex oder Silikon ist, fürchten die Fachleute der Stillförderung Nachteile für das Stillen durch die sogenannte Saugverwirrung des Kindes. Wenn es also beim Trinken an der Brust Probleme gibt, sollten Sie den Schnuller so lange nicht geben, bis sich das Stillen zwischen Ihnen und dem Kind richtig eingespielt hat.

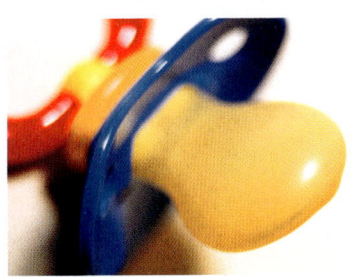

Gut zu wissen

Suchen Sie rechtzeitig Hilfe!

Kinder, die untröstlich schreien, können Eltern an den Rand der Verzweiflung bringen. Auch dann, wenn Sie mit dem Kinderarzt schon alles besprochen haben, dieser das Baby in jeder Beziehung als gesund erklärt hat und Sie die unterschiedlichsten guten Ratschläge erfolglos umgesetzt haben! Sie fühlen sich hilflos und beginnen an Ihren elterlichen Kompetenzen zu zweifeln. Manche Eltern erleben Situationen, in denen sie das Kind am liebsten schütteln möchten, damit es endlich still ist.

Tun Sie das nie! Sie können Ihr Kind so schwer verletzen, dass es langfristig schwere, gesundheitliche Schäden davonträgt oder sogar stirbt.
Legen Sie das Kind in schwierigen Situationen in sein Bettchen und holen Sie Hilfe, z. B. bei einer der vielen Schreiambulanzen. Auch wenn Sie sich als Eltern ganz sicher sind, dass Sie Ihrem Kind nie etwas antun würden, sollten Sie sich frühzeitig eine psychische und körperliche Überforderung eingestehen und rechtzeitig nach Entlastungsmöglichkeiten suchen.

ihr Baby in einer bestimmten Situation beruhigen können und wie rasch sie reagieren müssen, bevor die Situation gänzlich eskaliert.

So helfen Sie Ihrem Kind

Kein Ratschlag kann so gut sein wie die alltäglichen Erfahrungen, welche die Eltern mit ihrem Kind machen. Trotzdem hier einige Hinweise, wie sich Eltern auf das Schreien einstellen können:

- Kinder, die viel schreien, haben häufig Mühe, einen regelmäßigen Rhythmus aufzubauen. Sie brauchen die Unterstützung der Eltern, die ihnen geordnete Tagesstrukturen vorgeben. Dazu gehören regelmäßige Ess- und Schlafzeiten nach tendenziell eher kurzen Wachzeiten von 3–4 Stunden, um eine Überreiztheit zu vermeiden.
- Bleiben Sie bei Ihrem Kind, sprechen Sie leise mit ihm oder singen Sie ihm eine Lied vor.
- Geben Sie Ihrem Kind Körperkontakt (Hand auf den Bauch, Arme und Beine halten).
- Versuchen Sie, Ihrem Kind einen Schnuller oder Ihren Finger zum Saugen anzubieten.
- Auch das zeitweise Aufnehmen, im Arm halten und Tragen über den Tag verteilt hilft dem Kind, seine Rhythmen besser zu organisieren.
- Die aktive Beschäftigung mit dem Kind, wenn es wach ist, und das rasche Reagieren, wenn es zu schreien oder nörgeln beginnt, wirken sich ebenfalls positiv aus.

Diese Maßnahmen helfen das Ausmaß des Schreiens zu verringern, ganz verhindern können Sie es aber nicht.

»Ich bin jetzt nach der 2. Geburt viel konsequenter mit der Rückbildungsgymnastik«

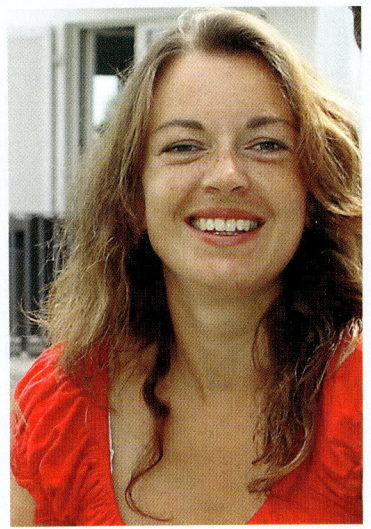

Britta berichtet über ihre Erfahrungen mit der Rückbildungsgymnastik:

„Nach der ersten Geburt habe ich die Übungen zur Rückbildungsgymnastik nicht sehr ernst genommen. Ich fühlte mich mit dem Bauch ziemlich unwohl und hatte das Gefühl, die Bauchmuskeln sind gar nicht mehr da. Natürlich habe ich mit der Physiotherapeutin in der Klinik und später mit der Hebamme zu Hause meine Übungen gemacht. Auch einen Kurs mit Rückbildungsgymnastik habe ich besucht, aber so richtig verstanden habe ich damals noch nicht, wo mein Beckenboden eigentlich ist und was es heißt, ihn anzuspannen. Und alleine geübt habe ich schon gar nicht.

Während der zweiten Schwangerschaft hatte ich manchmal das Gefühl, ich schaffte es nicht mehr rechtzeitig auf die Toilette und verliere Urin. Mein Mann meinte, das käme sicherlich davon, dass ich nach der ersten Geburt den Beckenboden nicht genug trainiert habe. Mein Frauenarzt meinte zwar, das könne auch einfach so in der Schwangerschaft auftreten, aber trotzdem bin ich jetzt nach der Geburt viel konsequenter mit der Rückbildungsgymnastik. Ich habe bereits in der Klinik mehrmals am Tag die gezeigten Übungen gemacht. Und auch jetzt, mit zwei Kindern zu Hause, übe ich dreimal am Tag fleißig weiter, selbst wenn ich erst nachts um zehn Uhr dazu komme. Und wenn ich sie einmal auslassen muss, mache ich beim nächsten Mal mehr Wiederholungen. Ich werde auch auf jeden Fall wieder einen Kurs besuchen. Ich hoffe, ich finde einen, in dem die Hebamme uns richtig gut anleitet und fordert. Denn die Probleme mit dem Urinverlust möchte ich nie wieder bekommen.“

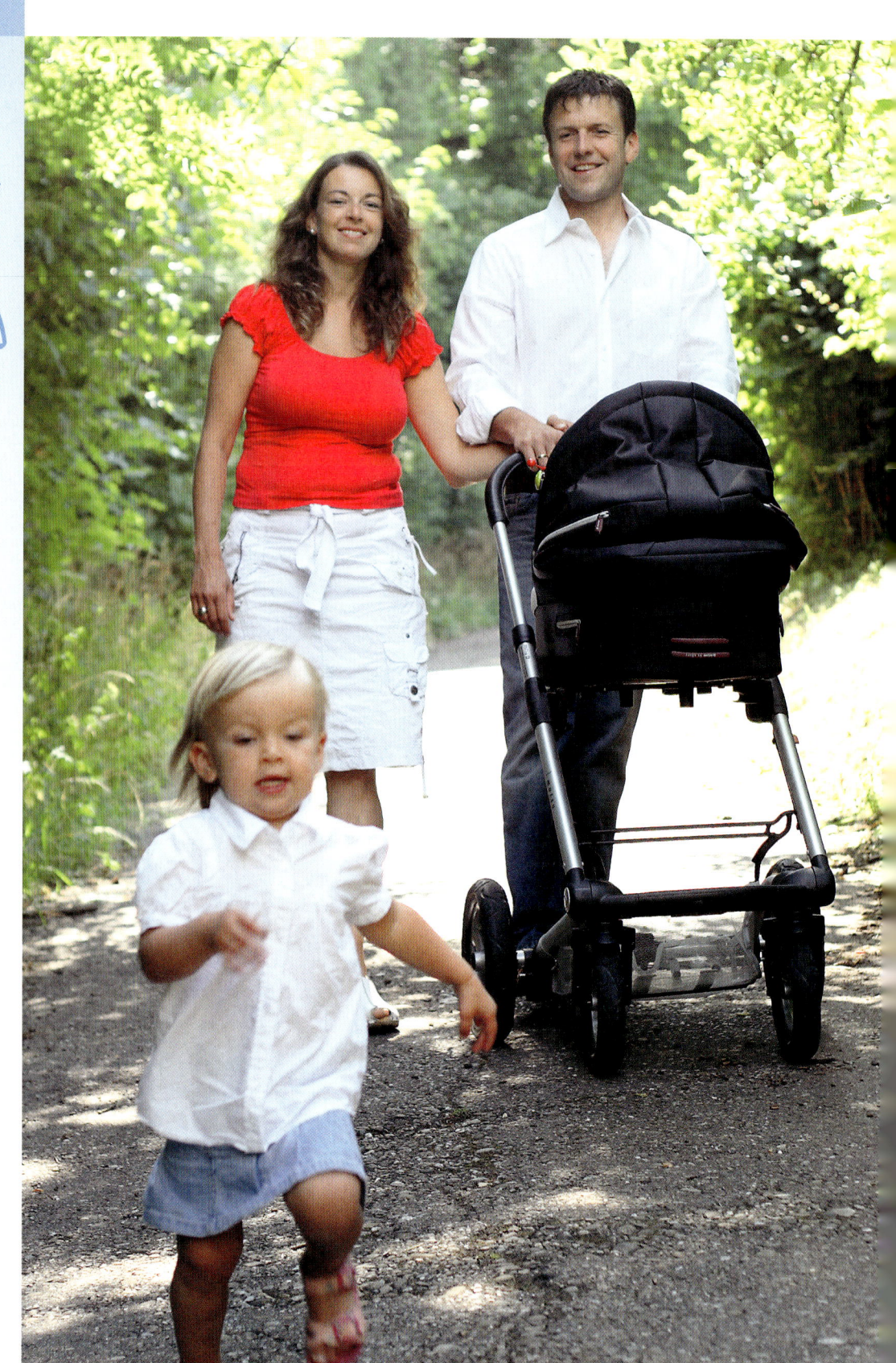

Der Alltag kehrt zurück

Nun liegt die Geburt schon einen Monat zurück und Sie werden vielleicht noch immer staunen, wie grundlegend Ihr Baby Ihr Leben umgekrempelt hat. Vorbei sind langes Ausschlafen, ausgiebiges Zeitungslesen beim Frühstück oder abendliches Ausgehen ohne große Organisationen. Ihr Baby hat von Ihrer Zeit, allerdings ebenso von Ihrem Herzen Besitz ergriffen. Sie und Ihr Partner genießen Ihre Rolle als Eltern immer mehr.

Die Väter heute

Wie schön, wenn Sie als frischgebackener Vater ebenfalls in diesen Wochen zu Hause sind. Im ersten Quartal 2008 nahmen bereits 18,5 % der Väter die Elternzeit in Anspruch. Wenn man bedenkt, dass es nur wenige Jahre her ist, dass diese Zeit als „Windelvolontariat" verspottet wurde, ist das ein großer Erfolg.

Immer mehr Väter stellen Anträge, die Firmen haben weniger Vorbehalte, manche sprechen sogar von Wettbewerbsvorteilen. Denn durch das Stressmanagement zu Hause erwerben die Väter sogenannte „Soft Skills", also Kompetenzen im zwischenmenschlichen Bereich und im Umgang mit anderen Menschen, die vor allem für die Teamarbeit von Bedeutung sind und von denen die Unternehmen profitieren können.

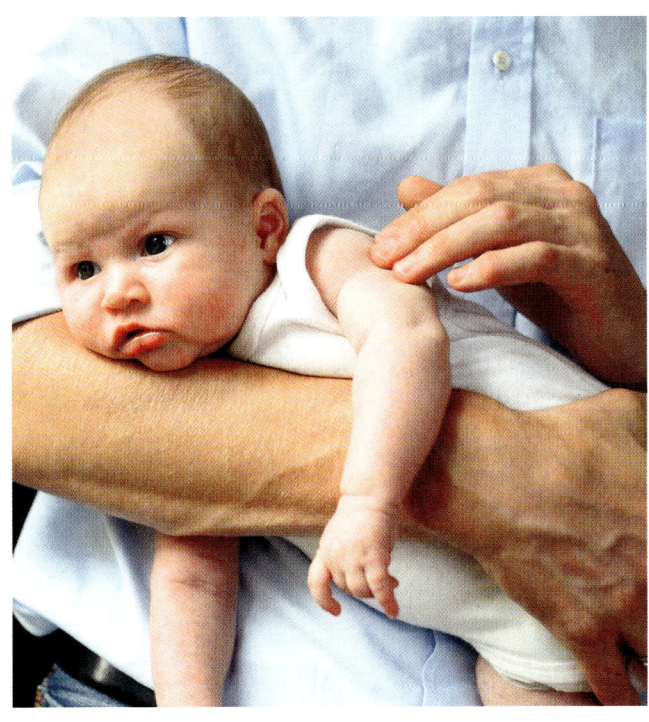

Die Geburt des eigenen Kindes ist auch für den Vater eine überwältigendes Ereignis.

Gut zu wissen

Gelebte Vaterschaft und Hormone

Lieber Vater, Sie kennen es nun schon, auch Ihre Gefühlswelt gerät durch das Kind aus den Fugen. Erinnern Sie sich daran, als Ihre Frau Ihnen von der guten Nachricht erzählt hat oder an die Stunden während der Geburt? Heute wird vermutet, dass Hormone oder hormonähnliche Botenstoffe unsere Gefühle steuern. Für die gemeinsamen Wochen mit dem Baby gibt es auch für den Vater erste wissenschaftliche Beweise. In den ersten Monaten nach der Geburt sinkt beim Vater der Spiegel der typisch männlichen Hormone (Testosteron) und die Menge der eher weiblichen Hormone (Östro-

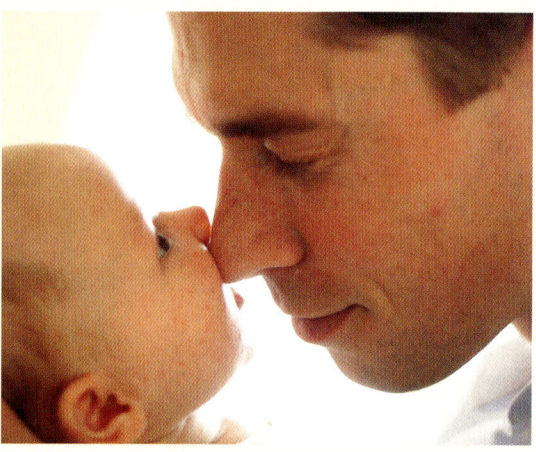

gene) steigt für einige Monate an. Ob das direkt eine Folge der Zärtlichkeit zum Kind ist, muss noch untersucht werden. Nachgewiesen werden konnte aber, dass der Haut- und Körperkontakt zum Baby auch bei Vätern, wenngleich in geringerem Ausmaß als bei Müttern, das Hormon Oxytozin ansteigen lässt, das bekanntlich Glücksgefühle auslöst.

Aber auch Ihr Jahresurlaub kann dazu dienen, dass Sie diese wichtigen Wochen gemeinsam zu Hause verleben. Das bedeutet nicht nur geteilte Pflichten sondern auch geteilte Freuden und eine wichtige Basis für Ihre ganz zärtliche Beziehung zu Ihrem Kind! Die wissenschaftliche Forschung zeigt, dass die Zeit, die ein Vater mit seinem Baby verbringt, für die Enge der emotionalen Bindung entscheidend ist. Wenn Sie und Ihre Frau gemeinsam lernen, die Reaktionen Ihres Kindes zu deuten und es gemeinsam oder abwechselnd ver-

sorgen, stehen Sie niemals außerhalb der Liebesbeziehung zwischen der Mutter und dem Kind, die sich so schnell durch Körperkontakte, Baden, Massieren, Füttern und Kosen entwickelt. Ihr Selbstverständnis, alles genauso zu können und evtl. auch das Resultat, genauso erschöpft zu sein, wird viel zum gegenseitigen Verständnis in dieser Zeit beitragen. Und natürlich das Wichtigste: von Anfang an sind Sie ebenfalls eine wichtige Bezugsperson für Ihr Kind.

Sie fühlen sich wieder wohl in Ihrem Körper

Langsam wird alles etwas leichter, im wahrsten Sinne des Wortes gilt das auch für Ihren Körper. Rund drei Kilo haben Sie im zurückliegenden Monat an Gewicht verloren, wenn Sie sich ganz normal ernährt haben.

Durch Schwitzen und vermehrte Urinausscheidung sind die Wassereinlagerungen aus den letzten Wochen der Schwangerschaft verschwunden, die für einige Extrapfunde verantwortlich waren. Auch der Wochenfluss hat ein wenig zum Gewichtsverlust beigetragen. Und auch sonst hat Ihr Körper sich verändert:

- Die Gebärmutter hat nach sechs Wochen ihre frühere Größe wieder erreicht, egal ob Sie stillen oder nicht.
- Die Hautnaht des Kaiserschnitts ist schon seit 2–3 Wochen verheilt, die Muskulatur ist spätestens jetzt ebenfalls fest verheilt.
- Der Gebärmutterhals ist jetzt bereits seit etwa drei Wochen fest verschlossen und nur noch für den Wochenfluss durchgängig.
- Der vor der Geburt grübchenförmige Verschluss des äußeren Muttermundes bleibt nach der Geburt spaltförmig (daran erkennt ein Arzt, dass eine Frau schon einmal geboren hat).
- Bei der anfangs weiten und schlaffen Scheide nach der Vaginalgeburt kommen nach ungefähr 3–4 Wochen die queren Fältelungen wieder zurück und verengen sie ebenso wie der zu-

rückkehrende Tonus der Muskelumhüllung.
- Der Wochenfluss hört nach sechs Wochen in der Regel ganz auf.

Im Blickpunkt: die Hormone

Die Veränderungen in Ihrem Hormonhaushalt sind jetzt sehr groß. Wenn Sie nicht stillen bzw. nicht ausschließlich Tag und Nacht Ihr Baby mit allen Mahlzeiten an der Brust ernähren, beenden die Eierstöcke jetzt ihre Ruhepause. Erste Follikel im Eierstock wachsen heran, die Östrogene in steigender Menge produzieren. Der regelmäßige monatliche Zyklus mit Aufbau der Gebärmutterschleimhaut und Abbau in Form der Regelblutung beginnt wieder. Die Follikel entwickeln anfänglich aber noch nicht die Größe, die für einen Eisprung notwendig ist. Meist erfolgen die erste und oft auch noch die nächsten Regelblutungen anovulatorisch (= ohne Eisprung). Eine Schwangerschaft kann dann nicht eintreten. Verlassen Sie sich aber nicht darauf, wenn Sie unbedingt keine Schwangerschaft haben wollen. In der Regel tritt die erste Periodenblutung nach 5–6 Wochen nach der Geburt bei Frauen auf, die nicht stillen. Voll stillende Frauen haben etwa nach

Gut zu wissen

Der lästige Haarausfall

Im zweiten oder dritten Monate nach der Geburt stellen sehr viele Frauen fest, dass ihre Haare vermehrt ausfallen. Manche Frauen erleben voller Kummer, dass sie büschelweise Haare verlieren. Ein Trost ist, dass sich in der Regel dieser Haarausfall nach zwei bis drei Monaten wieder normalisiert. Weder Haarkuren oder Vitamine noch die so häufig zu lesenden Empfehlungen, auf häufiges Haarewaschen oder -färben o. Ä. zu verzichten, helfen – weil sie alle nicht die Ursache des Ausfalls sind.

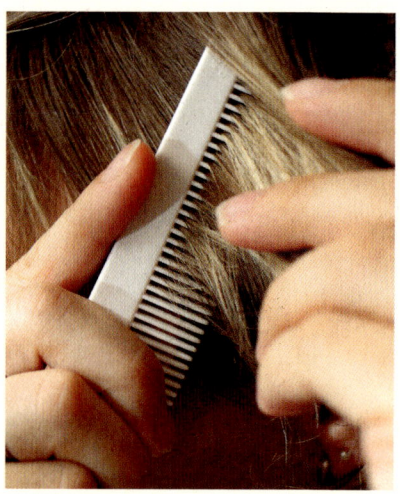

Normalerweise verlieren Sie etwa 100 Haare pro Tag, denn die Haare werden in einem Zyklus ständig erneuert. Das Haar befindet sich mehrere Jahre in der Wachstumsphase (Anagen-Phase). Danach tritt es für einige Monate in die Übergangsphase (Katagen-Phase) und anschließende Ruhephase (Telogen-Phase) ein, die schließlich zum Ausfallen des Haares führen. In der Schwangerschaft bewirken die Östrogene, dass dieser natürliche Wechsel vom Wachsen zum Ausfallen verzögert wird. In der Schwangerschaft überwiegt die Wachstumsphase. In den Monaten nach der Geburt, wenn die Östrogene nach Wegfall der Plazenta abrupt in ihrer Konzentration sinken, dreht sich das Bild. Vorübergehend bis zur wieder ausreichenden Produktion von Östrogenen in den Eierstöcken überwiegt die Ruhephase. Es kommt zum Ausfall der quasi in der Schwangerschaft „zurückgehaltenen" Haare.

6 Monaten ihre erste Blutung, selten schon (ohne Eisprung) nach 7–8 Wochen nach der Geburt.

Die Nachsorgeuntersuchung

Ihre erste Nachuntersuchung wird in der Regel für 6–8 Wochen nach der Entbindung vereinbart. Nehmen Sie ruhig Ihr Baby mit. Es macht allen Mitarbeitern der Praxis Freude, Ihr Baby erstmalig außerhalb Ihres Bauches kennenzulernen. Machen Sie sich eine kleine Liste, zu welchen Fragen oder Sorgen Sie sich Rat holen möchten.

Wie in der Schwangerschaft geht es auf die Waage, der Blutdruck wird gemessen, Blut für eine Hämoglobinbestimmung wird abgenommen, und der Urin wird untersucht, um einen Harnwegsinfekt, eine Nierenfunktionsstörung oder einen Diabetes nicht zu übersehen. Ihre Ärztin oder Arzt wird mit Ihnen besprechen, wie es Ihnen und Ihrem

Kind in den zurückliegenden Wochen ergangen ist, ob Sie sich wieder fit fühlen oder ob Sie etwas bedrückt. Sie werden berichten, ob das Stillen gut geht oder ob Sie abgestillt haben und was der Kinderarzt bei der Vorsorgeuntersuchung (U3) zu Ihrem Baby gesagt hat. Zu diesem Termin gehört auch eine ausführliche gynäkologische Untersuchung von Scheideneingang, Damm und Brüsten – ggf. der Kaiserschnittnarbe – und der Gebärmutter von der Scheide aus. Ist alles in Ordnung und gut verheilt, steht jetzt einer intensiveren Gymnastik- oder Sportbetätigung nichts mehr im Wege.

Ein wichtiges Thema: Schwangerschaftsverhütung
An manchen Tagen wissen Sie nicht mehr, wo Ihnen der Kopf steht. Nichts wäre für Sie jetzt unpassender als ein weiteres Baby. Die Möglichkeiten der Schwangerschaftsverhütung stehen daher ganz oben auf Ihrem Merkzettel der Besprechungspunkte. Wenn Sie stillen, scheidet das am meisten gebrauchte Verhütungsmittel, die klassische Antibabypille, aus. Die Östrogene der Pille reduzieren die Milchmenge und belasten das Kind mit Hormonen, die sich auch in der Milch finden. Gleiches gilt für die hormonhaltigen Vaginalringe, das Verhütungspflaster und die Pille danach. In der Stillzeit sind am besten geeignet:

▌ die Mini-Pille, die keine Östrogene, nur ein Gestagen in niedriger Konzentration enthält. Die Mini-Pille hindert die Spermien am Eintritt in die Gebärmutter. Die meisten Pillen

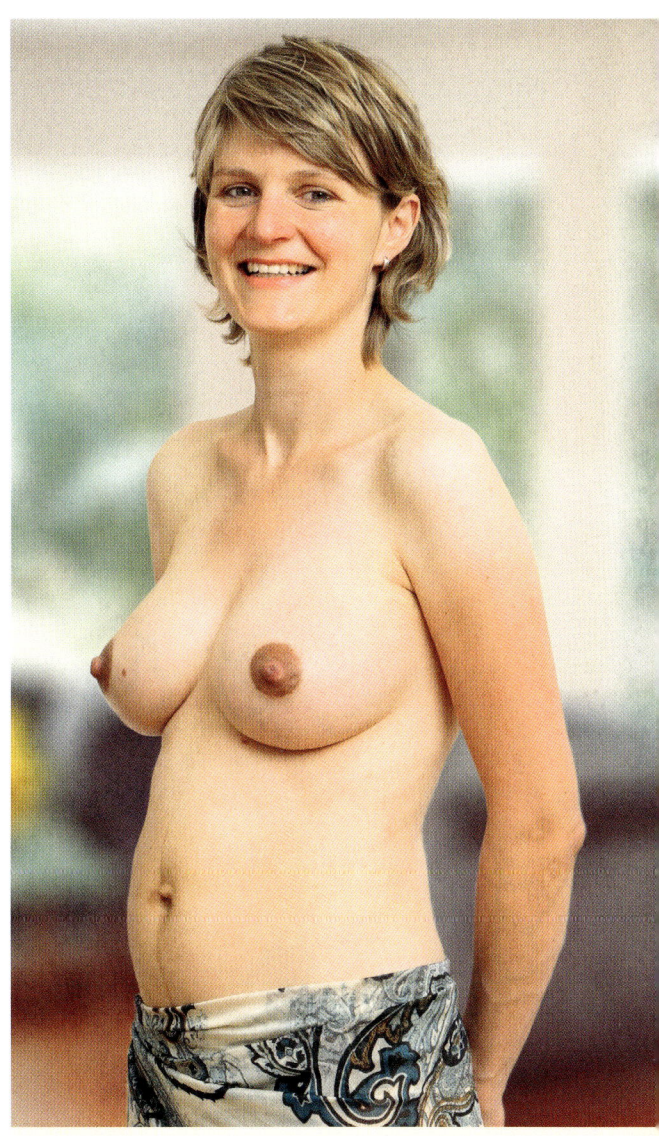

Zwei Monate nach der Geburt

Ihrem Bauch sieht man die vergangene Schwangerschaft nun kaum noch an. Auch das Stillen wird sich nun eingespielt haben. Ihr Baby und seine Versorgung hat nun Ihren Alltag verändert, es ist für Sie und Ihren Partner sicherlich der Mittelpunkt Ihres Lebens geworden. Das Leben mit dem Baby wird Ihren Blick auf die wichtigen Dinge des Lebens öffnen.

Gut zu wissen

Die Temperaturmessung als Verhütungsmethode versagt!

Die sonst relativ zuverlässige Methode, über den Temperaturanstieg festzustellen, dass oder ob ein Eisprung erfolgt ist, versagt in den Wochen nach der Geburt. Der geringe Temperaturunterschied von 0,2 °C ist nur messbar, wenn Sie eine ruhige Nacht haben. Wenn Sie in der Nacht aber mehrmals herausmüssen, um das Baby zu versorgen, ist diese Methode nicht anwendbar.

dieser Art verhindern nicht den Eisprung. Sie müssen daher ganz regelmäßig genommen werden

▮ die Spirale, auch die Hormonspirale (mit Gestagen). Ihr Arzt kann sie, wenn Sie es wünschen und wenn die Gebärmutter bereits ihre frühere Größe erreicht hat, gleich bei Ihnen einsetzen

▮ das Kondom. Ihr Partner übernimmt hier die Verantwortung

▮ Barrieremethoden wie Diaphragma oder Portiokappe sind gut geeignet, müssen aber nach einer Geburt genau angepasst werden.

Wieder in Form kommen – Bleiben Sie in Bewegung!

Nichts wünschen Sie sich sicher mehr, als so auszusehen wie vor der Schwangerschaft. Wie gerne würden Sie Ihre schönen früheren Kleidungsstücke wieder tragen, nur passen Sie leider noch nicht hinein. Wie schnell Sie Ihr Ausgangsgewicht wieder erreichen und Ihre

Taille und ein fester Bauch zurückkehren, hängt von vielen Dingen ab, u. a.:

▮ von der Gewichtszunahme in der Schwangerschaft

▮ von Ihrer Fähigkeit, jetzt sehr kalorienbewusst Ihre Ernährung zu gestalten

▮ von Ihrer Bereitschaft, jetzt, nachdem alles verheilt ist, konsequent Rückbildungsübungen auszuführen

▮ von Ihrem Alter (20-Jährige sind da z. B. 40-Jährigen gegenüber im Vorteil)

▮ von der Anzahl Ihrer Schwangerschaften und

▮ von Ihrer sportlichen Trainiertheit in und vor der Schwangerschaft.

Alles zusammen wird bestimmen, wann Sie wieder in Ihre Lieblingsjeans passen. Wenn das bereits in wenigen Wochen der Fall sein soll, müssen Sie sich viel bewegen. Die größte Disziplin braucht es, täglich konsequent einmal 30–40 Minuten oder mehrmals 10 Minuten alleine bzw. nur mit dem Baby zusammen Gymnastikübungen durchzuführen, die Sie sich von Ihrer Hebamme haben zeigen lassen und die Sie jetzt mehr und mehr in der Intensität steigern. Oder Sie beginnen zu joggen, zu schwimmen, Rad zu fahren oder Tennis zu spielen, also Sportarten auszuführen, die viele Muskelgruppen bewegen und trainieren. Vielleicht sind Sie motivierter und haben mehr Spaß, in einer Gruppe zu turnen, im Fitnessstudio oder in einem speziellen Rückbildungskurs, den übrigens die Krankenkasse zahlt. Melden Sie sich rechtzeitig dazu an.

Die Ernährung während der Stillzeit

Wenn Sie sich bereits in der Schwangerschaft ausgewogen ernährt haben, müssen Sie kaum etwas ändern. Sie dürfen ein wenig mehr Nahrung pro Tag (etwa 200–300 kcal) zu sich nehmen, denn die Milchproduktion bedeutet eine körperliche Arbeit und braucht Energie.

Wie in der Schwangerschaft steigt in der Stillzeit der Bedarf an Eiweiß, Kalzium, Spurenelementen und Vitaminen. Wenn Sie gerne Milch trinken, haben Sie es einfach. Bereits zwei große Gläser Milch pro Tag (etwa ein halber Liter) decken den zusätzlichen Eiweiß- und Kalziumbedarf. Trinken Sie zusätzlich möglichst weitere zwei Liter Mineralwasser, Säfte oder Kräutertee. Meiden Sie leere Kalorien, also Süßes und Fettes. Wählen Sie Nahrungsmittel, die reich an Eiweiß, Vitaminen und Eisen sind, wie z. B. Vollkornbrot, mageren Käse, Joghurt, mageres Fleisch, Eier, Fisch, Gemüse, Früchte, Kartoffeln, Pflanzenöl, Nüsse und Salate. Die Empfehlungen, sich in der Stillzeit richtig zu ernähren, gelten besonders Ihrem eigenen Körper, weil ihm für die Milchbildung wertvolle Substanzen entzogen werden.

Beeinflusst Ihre Ernährung die Milchzusammensetzung?

Eins gilt sicher: wenn Sie zu wenig und zu unausgewogen essen und zu wenig trinken, nimmt die Milchmenge in jedem Fall ab. In welcher Weise der Geschmack der Milch und die Zusammensetzung von dem was Sie essen beeinflusst wird, ist jedoch kaum wissenschaftlich belegt und umstritten. Ob tatsächlich das tägliche Glas Orangensaft für den wunden Po Ihres Babys verantwortlich ist oder z. B. Ihre Vorliebe für Kohl Blähungen bei Ihrem Kind bewirken kann, ist bisher nicht wissenschaftlich nachgewiesen. Die Milchzusammensetzung ist bei normaler Mischkost erstaunlich unabhängig von Ihrer Nahrungsauswahl.

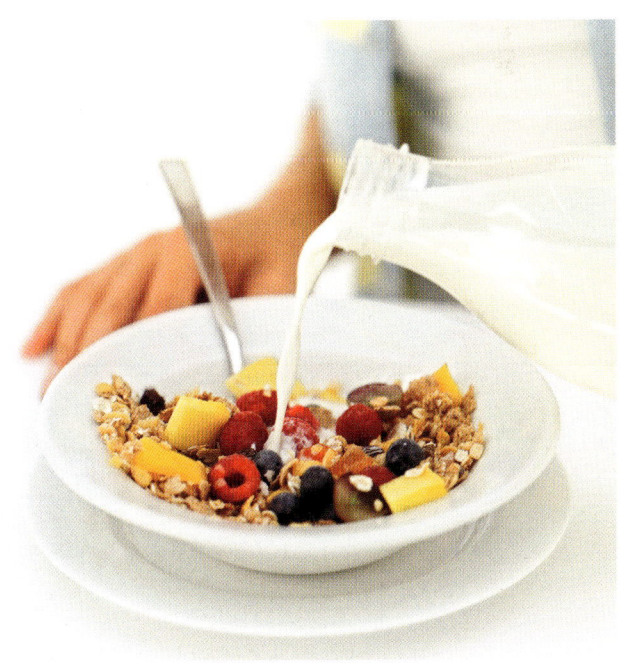

Mit einem Müsli mit frischem Obst starten Sie gut in den Tag.

Gut zu wissen

Eisenmangel nach der Geburt

Eisenmangel ist in den Wochen nach der Geburt sehr häufig, da

▌ fast jede zweite Frau durch den hohen Eisenbedarf in der Schwangerschaft und bei Geburt entleerte Eisenspeicher hat,

▌ durch den Blutverlust bei der Geburt und beim Wochenfluss dem Körper weiteres Eisen verloren geht (zwei Drittel unseres Eisenbestandes im Körper befinden sich in den roten Blutkörperchen!),

▌ durch das Stillen auch Eisen für die Milch gebraucht wird.

Leider wird der Eisenmangel meist zu spät erkannt. Einer der Haupthinweise auf Eisenmangel, eine große Müdigkeit, wird falsch gedeutet. Als Ursache wird eher der gestörte Schlaf durch das Baby angenommen. Ein ausgeprägter Eisenmangel hat aber viele Nachteile. Er reduziert die Blutbildung und führt zur Blutarmut. Eisenmangel hemmt auch die Milchbildung. Und er verstärkt die ohnehin große Müdigkeit und Abgeschlagenheit in diesen Wochen.

Was hilft?

Eisenmangel, einmal erkannt, ist gut zu behandeln. Wie in der Schwangerschaft können Sie täglich Eisentabletten (mit den Nebenwirkungen der Verstopfung und Übelkeit) nehmen oder sich eine einmalige intravenöse Eisenspritze geben lassen. Mit einer bewussten Auswahl von Lebensmitteln, die einen hohen Eisengehalt haben, wie rotes Fleisch, Hafer, Weizenvollkorn, grüne Gemüse u. Ä., können die Eisenspeicher auch über die Nahrung aufgefüllt werden.

Übrigens: Ausschließliches Stillen hilft auch bei Eisenmangel, da bei ausbleibender Periodenblutung der monatliche Eisenverlust entfällt.

Stillen schützt vor Fettpolstern

… und zwar beide, Mutter und Kind. Bereits seit langer Zeit ist erwiesen, dass Stillen das Kind vor Übergewicht in seinem späteren Leben schützt. In einer neuen Untersuchung wurde nun dieser günstige Einfluss des Stillens auf die Bildung des Körperfetts auch in der Kindheit bestätigt.

Und für die Mutter kann der günstige Einfluss sogar mit Zahlen untermauert werden. Für die Herstellung von 1 Liter Milch wird Energie gebraucht, rund 1000 kcal (etwa 4000 Kilojoule) müssen aufgewendet werden. Werden diese Extrakalorien nicht zusätzlich mit der Nahrung aufgenommen, können die in der Schwangerschaft angesammelten Fettdepots zur Energiegewinnung dienen. Für Frauen in gutem Ernährungszustand ist das eine Möglichkeit, die Fettpolster aus der Schwangerschaft zum Schmelzen zu bringen.

Ihr Baby entwickelt sich

Ihr Baby beginnt nun auch, verschiedene Laute wie ä, a, o oder u zu bilden. Aus dem Lachen kann ein lustiges Gurren werden, an dem Sie Ihre Freude haben werden. Auch das Schreien Ihres Babys kennen Sie jetzt schon gut. Es wird differenzierter und zeigt Ihnen deutlich die Stimmung, in der Ihr Kind ist.

Ihr Kind sieht nun auch immer besser. Halten Sie im Abstand von 30–40 cm Ihrem Kind einen Gegenstand hin, so kann es diesen verfolgen, meist geht der ganze Kopf dabei mit. Die Bewegungen eines Mobiles über dem Bett oder dem Wickeltisch verfolgt es mit Aufmerksamkeit. Die Augenbewegungen sind dabei aber noch nicht voll koordiniert, mitunter schielt Ihr Kind leicht.

Ihr Kind wächst heran

Das Gewicht Ihres Kindes

Im zweiten Monat ist die Gewichtszunahme mit bis zu 850 Gramm am höchsten. In den ersten Monaten verläuft das Wachstum von Kind zu Kind aber sehr unterschiedlich. Größere Abweichungen von den Durchschnittswerten sind häufig. Im gelben Vorsorgeheft Ihres Kindes finden Sie die Perzentilenkurven, die beschreiben, wie sich in einem bestimmten Alter die Körperwerte verteilen. Ihr Kinderarzt trägt die Werte Ihres Kindes ein.

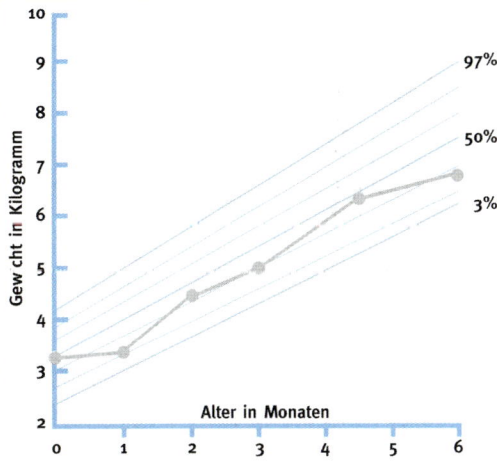

Schon die nächste Kleidergröße?

Die Körperlänge Ihres Kindes nimmt weiterhin kontinuierlich zu, etwa 3,5 cm im Monat. Wundern sich also nicht, wenn Ihr Kind schnell aus den schönen ersten Stramplern herauswächst. Säuglinge lassen sich aber nur ungern messen, und die Messungen sind oft sehr ungenau. Längenmessungen sind daher im 1. Lebensjahr nicht sehr aus-

Das Gewicht dieses Jungen (──●──) folgt in seinem Verlauf mehr oder weniger den Perzentilenlinien, was auf ein konstantes und damit normales Wachstum hinweist.

sagekräftig. Wenn Ihr Kind regelmäßig zunimmt, ist auch sein Längenwachstum aller Wahrscheinlichkeit nach normal.

2. Monat

So bewegt sich Ihr Kind mit zwei Monaten

In diesen Wochen verschwindet die Beugehaltung immer mehr. In Rückenlage können Sie jetzt beobachten, dass Ihr Baby ein Bein streckt und das andere beugt. Es kann auch den Kopf immer mehr in der Mitte halten. Die Hände sind nicht mehr gefaustet, sondern liegen offen mit angewinkelten Armen neben dem Körper. Sie können Ihrem Kind einen Gegenstand in die Hand geben. Es wird diesen festhalten, kann ihn aber wegen des Greifreflexes noch nicht wieder loslassen. Manchmal wird die ganze Hand oder auch nur ein Finger in den Mund genommen. Die Arme werden schon angehoben, aber noch nicht zur Mittellinie zusammengeführt. Legen Sie Ihr Kind auf den Bauch, so kann es den Kopf kurz, wenn auch leicht schwankend, anheben.

So schläft Ihr Baby gut

Der menschliche Schlaf ist aus zwei Bausteinen aufgebaut, dem REM-Schlaf (auch aktiver Schlaf genannt) und dem Non-REM-Schlaf (auch ruhiger Schlaf genannt). Im REM-Schlaf atmet Ihr Kind unregelmäßig und bewegt unter den geschlossenen Augenlidern seine Augen rasch hin und her. REM steht für den englischen Begriff „**R**apid **E**ye **M**ovements", was „schnelle Augenbewegungen" bedeutet. Im Non-REM-Schlaf atmet Ihr Kind ruhig und regelmäßig und bewegt sich kaum. Die beiden Grundformen des Schlafes bilden sich bereits im Verlaufe der Schwangerschaft heraus. Sie sind im Alter von 30 Schwangerschaftswochen bereits nachweisbar.

Wie schlafen wir?

Alle Organfunktionen bei Mensch, Tier und Pflanzen werden durch biologische Rhythmen bestimmt, die von einer inneren Uhr abhängig sind. Die innere Uhr läuft nach einem 24-Stunden-Rhythmus, man spricht deshalb von den sogenannten zirkadianen Rhythmen (circa dies, lat. „ungefähr ein Tag"). Die Merkmale der inneren Uhr bestimmen jene Eigenschaft, die uns zum Morgen- oder Abendtyp macht. Der Morgentyp wacht in der Regel morgens frühzeitig auf, erreicht sein Leistungsmaximum bereits am frühen Morgen

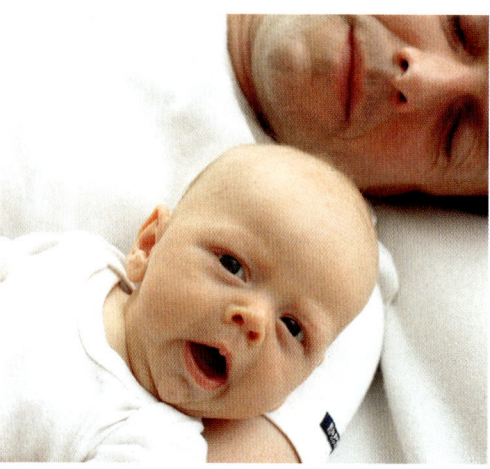

Gerade aufgewacht, aber bald schon wieder müde.

Entwicklung des Schlaf-/Wachrhythmus eines Kindes in den ersten 15 Lebenswochen. Jede Linie entspricht einem Tag. Die Striche sind die Schlafenszeiten, die Lücken die wachen Zeiten. In den ersten Wochen wechseln sich die Zeiten unregelmäßig ab, je älter das Kind wird, desto deutlicher strukturiert läuft der Tag ab. Mit 15 Wochen braucht das Kind nur noch zwei Tagesschläfchen und schläft nachts lange am Stück.

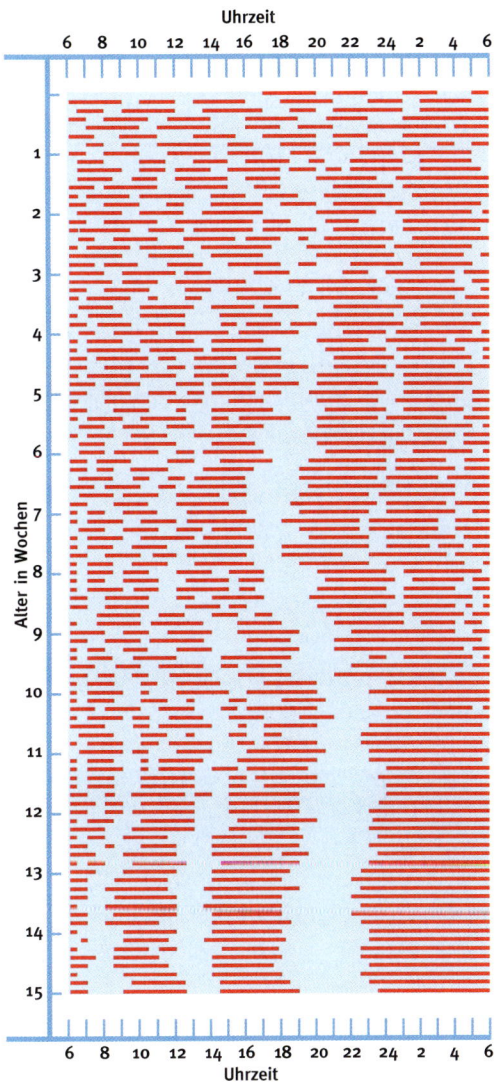

und geht in der Regel relativ früh am Abend ins Bett. Der Abendtyp hingegen wacht tendenziell am Morgen später auf, ist erst am Nachmittag und Abend voll leistungsfähig und geht relativ spät ins Bett.

Auch der Schlafbedarf der Menschen ist sehr unterschiedlich. Schon unter Einjährigen gibt es Kinder, die bis zu 7 Stunden weniger Schlaf benötigen als andere Kinder dieses Alters. Diese Unterschiede bleiben im Laufe des Lebens erhalten. Ein Säugling, der wenig schläft, wird auch als Kleinkind und Schulkind wenig schlafen.

Der Schlafzyklus Ihres Kindes

Nach der Geburt wechseln sich aktiver und ruhiger Schlaf sowie Wachsein Ihres Kindes regelmäßig während Tag und Nacht ab. Neugeborene und junge Säuglinge wechseln während dieser Zeit rasch vom Wachzustand in den aktiven REM-Schlaf und anschließend in den ruhigen Non-REM-Schlaf. So entsteht ein regelmäßiger Ablauf, der sogenannte Schlafzyklus. Beim Säugling dauert ein Schlafzyklus etwa 50 Minuten, beim erwachsenen Menschen beträgt er etwa 90 Minuten.

Die Entwicklung des Schlafrhythmus dauert

In den ersten Lebenswochen ist Schlaf- und Wachsein beim Neugeborenen und jungen Säugling unregelmäßig über Tag und Nacht verteilt. Erst mit etwa 2–4 Wochen beginnt sich eine gewisse Regelmäßigkeit einzustellen. Der Säugling schläft abends immer etwa zur gleichen Zeit ein und wacht nachts etwa zur gleichen Zeit auf. Abends tritt eine längere Wachphase auf. Dies ist dann auch die Zeit, in der die Kinder gerne schreien (siehe S. 283). Erst zwischen dem 3. und 4. Lebensmonat hat sich bei den meisten Kindern ein regelmäßiger Schlaf-wach-Zyklus eingestellt.

Für Eltern ist es wichtig zu wissen, dass sowohl der Schlafbedarf ihrer Kinder wie auch ihre zirkadianen Rhythmen persönliche Merkmale sind, die sie nicht verändern können. Ihr Kind schläft dann am besten und bereitet Ihnen am wenigsten Probleme, wenn Sie sich auf seine individuellen Eigenheiten des Schlafverhaltens einrichten.

Die erste Zeit nach der Geburt ist für Sie sehr belastend. Die eigene Lebenssituation hat sich mit einem Schlag völlig verändert. Sie sind nicht mehr nur ein Paar sondern eine Familie. Sie, die Mutter, vorher engagiert in einer herausfordernden Tätigkeit, sind jetzt allein zu Hause, „nur" noch verantwortlich für einen jungen Säugling. Trotzdem kommen Sie vor lauter Wickeln, Baden, Füttern den ganzen Tag nicht vom Fleck, von den durchwachten Nächten ganz zu schweigen. Zur chronischen Übermüdung können eine Unzufriedenheit und Versagensgefühle dazukommen. Statt Unterstützung bekommen Sie oft auch das Unverständnis der Umgebung zu spüren. Wie können Sie diese große nächtliche Belastung in den ersten Monaten am besten überstehen?

Kann man den Schlafrhythmus beeinflussen? Häufig erhalten erschöpfte Eltern unsinnige Ratschläge, wie etwa einen Säugling nachts schreien zu lassen in der Hoffnung, er würde früher durchschlafen. Auch angereicherte Flaschennahrung durch Breie als letzte Mahlzeit führen nicht zu einem früheren Durchschlafen. Diese gut gemeinten Ratschläge berücksichtigen nicht, dass das Durchschlafen ein Reifungsprozess ist, der durch äußere Maßnahmen nicht beschleunigt werden kann. In ihrer Verzweiflung verlangen Eltern auch einmal Medikamente, das heißt Schlaf- und Beruhigungsmittel. Auch diese fördern den Prozess des Durchschlafens nicht, dämpfen aber die Aufmerksamkeit, wenn Ihr Kind wach ist.

Kann man also auf die Entwicklung zu einem regelmäßigen Schlaf-wach-Rhythmus mit Durchschlafen keinen Einfluss nehmen? Muss man einfach versuchen, diese Zeit zu überstehen? In gewissem Sinne ja. Die meisten Kinder entwickeln in den ersten Lebensmonaten ihren zirkadianen Rhythmus und passen ihren Schlafrhythmus dem Tag-Nacht-Wechsel an. Bei vielen Kindern geht das rasch und problemlos. Sie haben einen starken inneren Drang zur Regelmäßigkeit. Ohne das Dazutun der Eltern melden sie sich bald immer etwa zur gleichen Zeit und wollen gestillt oder gefüttert werden. Auch die Schlafzeiten regulieren sich rasch. Die Kinder beginnen nachts während 6–8 Stunden am Stück zu schlafen. 70 % der Kinder schlafen mit 3 Monaten, 90 % mit 5 Monaten durch.

Und wenn Ihr Kind keinen eigenen Rhythmus findet? Manche Kinder haben Schwierigkeiten, selbstständig einen Rhythmus zu finden:

- Während mehrerer Monate melden sie ihre Hunger- und Schlafbedürfnisse immer wieder zu anderen Tages- und Nachtzeiten an.
- Die Einschlaf- und Aufwachzeiten ändern sich von Tag zu Tag.
- Die Kinder schaffen es nicht, durchzuschlafen.
- Oft berichten die Eltern auch über vermehrtes Quengeln am Tag.

Diese Kinder brauchen die Unterstützung ihrer Eltern, um ihren regelmäßigen Wach-Schlaf-Rhythmus zu finden. Als Erstes sollten Sie versuchen, die Ernährungs- und Schlafzeiten unter Berücksichtigung der bisherigen kindlichen Gewohnheiten möglichst regelmäßig zu gestalten. Die Erfahrung zeigt, dass die Kinder rasch, normalerweise in 1–2 Wochen, den von den Eltern vorgegebenen Rhythmus übernehmen und nachts länger schlafen. Wenige Kinder brauchen trotzdem länger, um einen eigenen Rhythmus zu entwickeln. So können Sie sich helfen:

- Stellen Sie Ihr Babybettchen neben das Elternbett. Dann ist es für Sie nicht so anstrengend aufzustehen.
- Legen Sie sich nach Möglichkeit auch tagsüber hin, um den versäumten Schlaf nachzuholen.
- Bei Kindern, die nachts die Flasche bekommen, ist eine Absprache zwischen beiden Eltern sinnvoll. Wenn sich die Eltern die Nächte aufteilen, kann jeder einmal durchschlafen.

Manche Mütter haben das Gefühl, sie müssten jetzt, wo sie keiner Berufstätigkeit mehr nachgehen und „nur" noch Hausfrau und Mutter sind, allein mit diesem nächtlichen Stress fertig werden. Der Ehemann soll am Morgen ausgeruht zur Arbeit gehen. Dabei vergessen sie, dass auch der Alltag mit einem Baby anspruchsvoll und ermüdend ist und durchaus mit einer außerhäuslichen Tätigkeit verglichen werden kann. Zudem erleben es manche Väter als Befriedigung, wenn sie in die Pflege, auch die nächtliche, des Kindes miteinbezogen werden.

Schlafen Flaschenkinder besser?

Es gibt Hinweise, dass Flaschenkinder nachts in einem früheren Alter durchschlafen als gestillte Kinder. Dafür wird eine Reihe von Gründen genannt: Beim Stillen nach Verlangen bekommt das Kind die Brust rund um die Uhr, wann immer es danach verlangt. Wenn es tagsüber also nicht genug getrunken hat, wird es auch nachts die Brust verlangen. Dies ist in den ersten Wochen dem Bedürfnis der Kinder am besten angepasst. Solange sich Mutter und Kind wohl fühlen, drängt sich keine Änderung auf. Ist die Mutter aber nach einiger Zeit erschöpft und möchte am nächtlichen Trinkverhalten ihres Kindes etwas ändern, empfehlen wir die Zeitabstände zwischen den Stillmahlzeiten auf 3-4 Stunden auszudehnen und darauf zu achten, dass das Kind seinen Kalorienbedarf möglichst tagsüber deckt. Dadurch werden auch die Stillabstände nachts länger und das nächtliche Stillen fällt schließlich ganz weg.

Fester Rhythmus (Fahrplan) oder laisser faire

Heute werden wieder vermehrt Rufe laut, bei allen Kindern einen strikten Tagesablauf einzuhalten und ihn auch unter Inkaufnahme von Schreien schon nach der Geburt durchzusetzen. Dieses Vorgehen gründet auf einer Haltung gegenüber dem Kind, die davon ausgeht, dass die Eltern im Vornherein besser wissen, was für ihr Kind gut ist. Sie bestimmen, wann das Kind schläft, isst oder spielt. Sich an den kindlichen Bedürfnissen zu orientieren und sich darauf einzustellen wird unnötig.

Genau diese Erfahrung, dass ein Großteil der Kinder selbstständig einen regelmäßigen Rhythmus entwickelt und je nach Entwicklungstempo früher oder später lernt durchzuschlafen, machen aber Eltern, die über ihr Kind bestimmen, nicht. Sie lernen nicht, die Entwicklungsschritte ihrer Kinder zu beobachten, in ihre Entwicklungsfähigkeiten zu vertrauen und nur dann einzugreifen, wenn das Kind ihre Hilfe wirklich benötigt. Sich auf die Bedürfnisse der Kinder einzustellen, wird oft als Verwöhnung angesehen.

Können Kinder in den ersten Lebensmonaten überhaupt verwöhnt werden? Erst in der zweiten Hälfte des ersten Lebensjahres entwickelt das Kind ein Erinnerungsvermögen und damit verbunden eine Erwartungshaltung.

Es gibt bezüglich Rhythmisierung des Kindes zwei Sichtweisen: Im Interesse des Kindes ist es, es möglichst seinen eigenen, beständigen Rhythmus finden zu lassen.

Aus der Sicht der Eltern möchten sie möglichst bald ein Kind, das einen schön regelmäßigen Rhythmus hat. Eltern mit dieser Haltung neigen dazu, über ihr Kind zu bestimmen. Sie müssen sich bewusst sein, dass sie in den kommenden Jahren immer wieder zu entscheiden haben: Wer bestimmt, das Kind oder wir Eltern? Ihr Kind, einmal erwachsen, wird, je nachdem wie Sie sich als Eltern verhalten haben, unterschiedlich selbstständig und selbst bestimmt sein.

Was heißt verwöhnen?

Viele, vor allem Großeltern, haben große Bedenken, dass das Kind verwöhnt werden könnte. Doch was heißt verwöhnen? Generell gilt: Wenn man dem Kind in diesem Alter gibt, was es verlangt, kann man es nicht verwöhnen. Wenn das Kind Zuwendung will, soll man dem Kind Zuwendung geben. Man soll ihm aber keine Zuwendung geben, weil man selber gerade Lust darauf hat, das Kind aber eigentlich nicht danach verlangt. So ist es mit der Befriedigung aller anderen Bedürfnisse auch. Was das Kind verlangt, bekommt es, aber nichts darüber hinaus. Das Kind soll so viel trinken, wie es selber mag. Man soll ihm keine Nahrung aufzwingen, beispielsweise, weil die Flasche noch nicht ganz leergetrunken ist. Wenn ein Kind weint, weil es Nähe sucht, dann sollen Sie es aufnehmen, auch wenn es Ihnen vielleicht nicht so gelegen kommt.

Was Ihr Baby schon kann

Mit 6–8 Wochen können Sie sich über das erste soziale Lächeln freuen. Der Anblick eines Gesichts ruft bei Ihrem Kind, wenn es zufrieden ist, zuverlässig ein Lächeln hervor.

Dieses erste soziale Lächeln ist noch unspezifisch. Ihr Baby lächelt fremde und vertraute Personen gleichermaßen an. Selbst mit einer Maske oder einem gemalten Gesicht können Sie dieses Lächeln hervorrufen. Anfänglich sind die Augen- und Augenbrauenpartien des Gegenübers für das Auslösen des Lächelns besonders bedeutsam, 2–3 Monate später spielt auch die Mundpartie eine Rolle. Zwischen 4 und 6 Monaten lächelt Ihr Baby fremde Personen zunehmend weniger und schließlich überhaupt nicht mehr an. Mit 6–9 Monaten reagiert das Kind immer mehr auf den mimischen Ausdruck seines Gegenübers und lächelt nur noch ein freundliches Gesicht an.

Das soziale Spiel

Die Zeit, in der Ihr Baby zum Spielen bereit ist, ist begrenzt. Es ist besonders aufnahmebereit nach den Mahlzeiten und in den Morgen- und Abendstunden. Diese Zeit sollten Sie für das gemeinsame Spiel nutzen. Manchmal ist Ihr Baby auch wach und will nicht spielen, will aber dennoch nicht allein sein. Es möchte vielleicht einfach Körperkontakt mit einer vertrauten Person haben

Ihr Kind teilt sich Ihnen mit.

oder einfach in Ihrer Nähe sein. Ihr Baby ermüdet rasch in seinem Bemühen, die Umwelt wahrzunehmen und sich ihr mitzuteilen. Sie als Eltern müssen daher Ihr eigenes Verhalten bezüglich Ausdruck und Tempo den Wahrnehmungsfähigkeiten des Säuglings anpassen:

- spüren Sie, wie viel Zeit Ihr Baby braucht, um sich mitzuteilen
- warten Sie geduldig, bis Ihr Kind mit seinem mimischen Ausdruck oder mit Tönen antwortet

Gelegenheiten gibt es viele

Immer wenn Sie die körperlichen Bedürfnisse Ihres Kindes befriedigen, kann es zu einem spielerischen Umgang

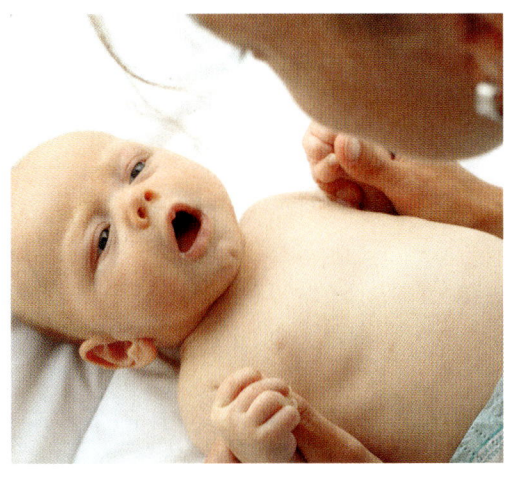

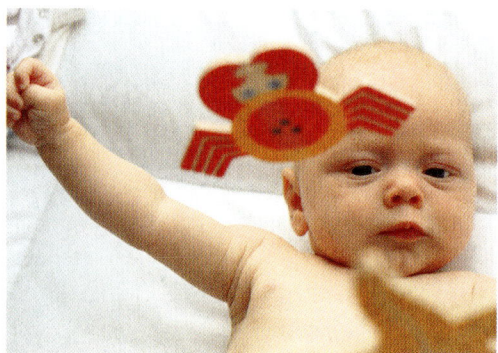

mit Ihrem Kind kommen, nach dem Stillen oder Geben der Flasche, beim Wechseln der Windeln oder beim Zu-Bett-Bringen. In diesen spielerischen Begegnungen stimmen Sie Ihre Verhaltensweisen aufeinander ab. Dieses innige Kennenlernen und die individuellen Erwartungen machen die Einmaligkeit der Kind-Eltern-Beziehung aus.

Finden Sie das richtige Maß
Im Spiel mit dem Kind das richtige Maß zu finden, ist eine Herausforderung für die Eltern. Ein Mangel an Zuwendung beeinträchtigt sein Wohlbefinden. Ein Zuviel an Zuwendung kann es überfordern. Drängen Sie Ihrem Kind das Spiel auf, so verbleibt ihm keine Zeit, sich zu erholen. Sie merken, wenn Ihr Kind zum Spiel bereit ist. Es wendet sich selber dem Gegenüber zu. Überforderte Kinder reagieren je nach Temperament unterschiedlich. Das eine Kind wendet Blick und Körper von der Bezugsperson ab. Ein anderes wird unzufrieden, fängt an zu niesen, zu gähnen, zu weinen oder schläft ein.

Vertrauen Sie auf Ihre Intuition
Idealerweise ist das soziale Spiel mit

Ihrem Säugling also ein Wechselspiel: Phasen von Interesse und Zuwendung wechseln sich mit Phasen der Erholung ab. Die Bereitschaft zum sozialen Spiel und das Bedürfnis nach Erholung sind dabei von Kind zu Kind unterschiedlich ausgeprägt. Niemand kann Ihnen sagen, wie viel und welche Art von Spiel Ihr Kind braucht. Die besten Ratgeber sind Ihre eigene Einfühlungs- und Beobachtungsgabe. Sie spüren, wann Ihr Kind zum Spiel bereit ist und wann es müde wird und Erholung braucht. Sie sollten sich auf Ihre intuitiven Fähigkeiten verlassen.

Ihr Kind spielt mit den Händen
Das liebste Spielzeug Ihres Babys sind seine Händchen. Bereits im 4. Schwangerschaftsmonat nimmt das ungeborene Kind seine Fingerchen in den Mund und saugt daran. Es erstaunt daher nicht, dass das Kind bei der Geburt dieses Verhalten recht gut beherrscht. Dabei saugt Ihr Kind an den Händchen aus verschiedenen Gründen:
- das Kind hat Hunger
- das Kind möchte sich selber beruhigen
- das Kind möchte seine Hände kennenlernen. Dabei befühlt es die Finger mit seinen Lippen und seiner Zunge

Das Erkunden von Gegenständen mit dem Mund wird in den nächsten Wochen immer wichtiger werden. Wenn Ihr Kind mit 4–5 Monaten beginnt, Gegenstände zu ergreifen, werden diese sofort zum Mund geführt. Der Mund und nicht die Augen sind das erste Wahrnehmungsorgan, um Gegenstände zu erkunden.

Wie viel Mutter oder Vater braucht ein Kind?

In der Schwangerschaft waren Sie sich so sicher, dass es nur gute Planung und Organisationstalent braucht, um Familie und Beruf gut unter einen Hut zu bringen. Jetzt, nachdem Ihnen beiden das Kind so sehr ans Herz gewachsen ist, kommt eine ganz neue Sorge hinzu: Wird unser Kind uns vermissen?

Die Zeiten haben sich geändert

Die Familienstrukturen sowie die Rolle und Bedeutung von Kindern haben sich in den vergangenen 50 Jahren stark verändert. Die Geburt eines Kindes ist heute meist eine bewusste Entscheidung, den die Eltern in ihre persönliche und gemeinsame Zukunftsplanung integrieren. Auch in der Familie haben sich die Rollen von Vater und Mutter innerhalb von zwei Generationen tiefgreifend verändert. Die Gesellschaft hat sich vielerorts an unterschiedliche Betreuungsmuster gewöhnt, sodass Paare, die beide in Teilzeit berufstätig sind und sich die Betreuung der Kinder gemeinsam leisten, keine Seltenheit mehr sind. So können Sie zunehmend auch Väter auf den Spielplätzen antreffen. Andere Familien entscheiden sich für eine außerfamiliäre Betreuung, während sie ihrer Arbeit nachgehen. Welche Lösung die einzelne Familie schließlich wählt, ist nicht nur von ihren persönlichen Vorlieben geprägt, sondern ist auch wesentlich von den beruflichen, familiären und lokalen Bedingungen abhängig. Allen Eltern gemeinsam ist aber die Sorge um eine qualitativ hochstehende Betreuung ihres Kindes. Dabei kommt es bei einer guten Betreuung darauf an, die psychischen und körperlichen Bedürfnisse des Kindes ausreichend zu befriedigen. Das Kind muss die notwendigen Erfahrungen bezüglich Entwicklung und Sozialisierung machen können. Die Qualität und Kontinuität der Betreuung

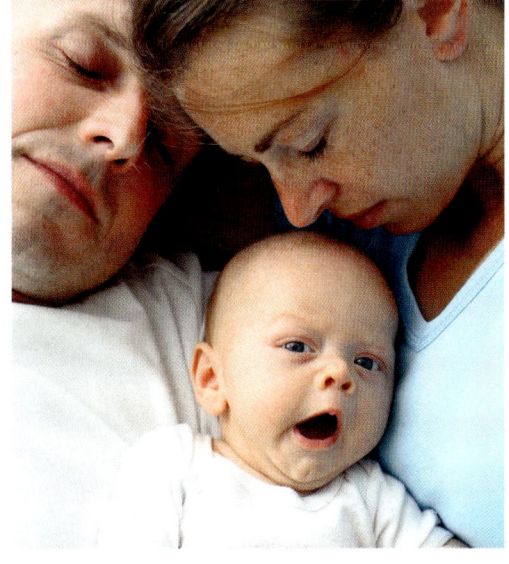

Vielleicht fällt es Ihnen jetzt schwer, Ihr Kind anderen zur Betreuung zu überlassen.

sollte durch Bezugspersonen, das heißt Personen, die dem Kind umfassend vertraut sind, gewährleistet werden.

Die Entscheidung

Am Ende dieses zweiten Monats mit dem Baby endet die Zeit Ihres Mutterschutzes, und damit beginnt möglicherweise Ihre stunden- oder tageweise Trennung von Ihrem Baby, sofern Sie nicht die Elternzeit in Anspruch nehmen. Vor der Geburt haben Sie und Ihr Partner die verschiedenen Möglichkeiten Ihrer Berufstätigkeit und der Babybetreuung sicher oft und lange diskutiert, sich vielleicht für die Berufstätigkeit entschieden und alles sehr rational organisiert. Jetzt, nach acht Wochen mit dem Baby, das Ihnen nun so nahe ist und das bereits ganz unterschied-

lich auf Sie oder Ihren Partner reagiert, zweifeln Sie möglicherweise auf der ganz emotionalen Ebene die Richtigkeit Ihrer Entscheidung an. Sie bekommen Angst, dass Sie Ihrem Kind durch Trennung und Fremdbetreuung Kummer und Schaden zufügen können.

Schadet die zeitweise Trennung dem Kind?

Es gibt kaum ein Thema im Bereich der Kindererziehung, das so heftig diskutiert wird, wie dieses. Der Blickwinkel auf die Fakten ist oft durch eigene, teils voreingenommene Meinungen verstellt. Glaubenskriege sind ums Kind und Kinderkrippen und Fremdbetreuung entbrannt und viele Aspekte werden nicht korrekt voneinander getrennt. Da muss zum Ersten die ganz persönliche

Gut zu wissen

Wie sieht eine gute Betreuung in einer Kindertagesstätte aus?

Der Katalog der Kriterien für die Qualität der Betreuung in einer Kindertagesstätte, wie sie Kinderärzte fordern, ist lang. Wenn Sie die Möglichkeit haben, für Ihr Kind unter mehreren Institutionen zu wählen, prüfen oder erfragen Sie, wie nahe man dort diesen idealen Voraussetzungen ist:

- Bei Kindern jünger als 18 Monate sollte eine Betreuerin für 2 bis 3 Kinder da sein.
- Eine personelle Kontinuität der Betreuung sollte gesichert sein.

- Die Betreuerinnen sollten eine gute fachliche Ausbildung haben.
- Auf jede nicht ausgebildete Hilfsperson sollte eine ausgebildete Betreuerin kommen.
- Es sollte ein kindorientiertes Konzept bezüglich Betreuung und Entwicklungsförderung existieren.
- Die Leitung der Tagesstätte sollte pädagogisch qualifiziert sein.
- Möglichkeiten zur Fort- und Weiterbildung sollten bestehen.
- Die Bereitschaft zu einer engen Zusammenarbeit mit der Familie sollte vorhanden sein.
- Evtl. von Bedeutung: Die finanzielle Grundlage der Tagesstätte sollte gesichert sein.

Entscheidung der Eltern für ihr eigenes Lebensmodell der Vereinbarkeit von Beruf und Familie gesehen werden. Zweitens muss ein Staat entscheiden, ob und wie viele Mittel er für die Kinderbetreuung zur Verfügung zu stellen bereit ist, um beiden Elternteilen eine gleichberechtigte Berufstätigkeit zu ermöglichen. Und drittens – vielleicht am wichtigsten – muss alles aus der Perspektive des Kindes überlegt werden. Die Diskussion ist nicht zu trennen von der Tatsache, dass in Deutschland bei der Zahl der Krippen und der kindgerechten personellen Voraussetzungen – Ausbildung und das Betreuer-Kinder-Verhältnis – noch ein großer Verbesserungsbedarf besteht. Es ist aber zu erwarten, dass die derzeitigen politischen Zielsetzungen und Umsetzungen hier sehr bald zu einer entscheidenden Änderung führen können.

Und nicht zuletzt muss das Kindeswohl betrachtet werden. Hier gilt es die Nachteile und den Nutzen der Krippen- bzw. der Fremdbetreuung im Vergleich zur (oft idealisierten) Betreuung zu Hause gegeneinander abzuwägen. Vor allem für sozial schwache Familien gilt der Vorteil der Förderung der Kinder in den Krippen als eindeutig belegt. Einige Fakten, die das Problem aus der Seite des Kindes heraus beleuchten, helfen vielleicht bei der Entscheidungsfindung:

Wenn die Eltern berufstätig sind, wird die Freizeitgestaltung mit den Kindern ganz wichtig.

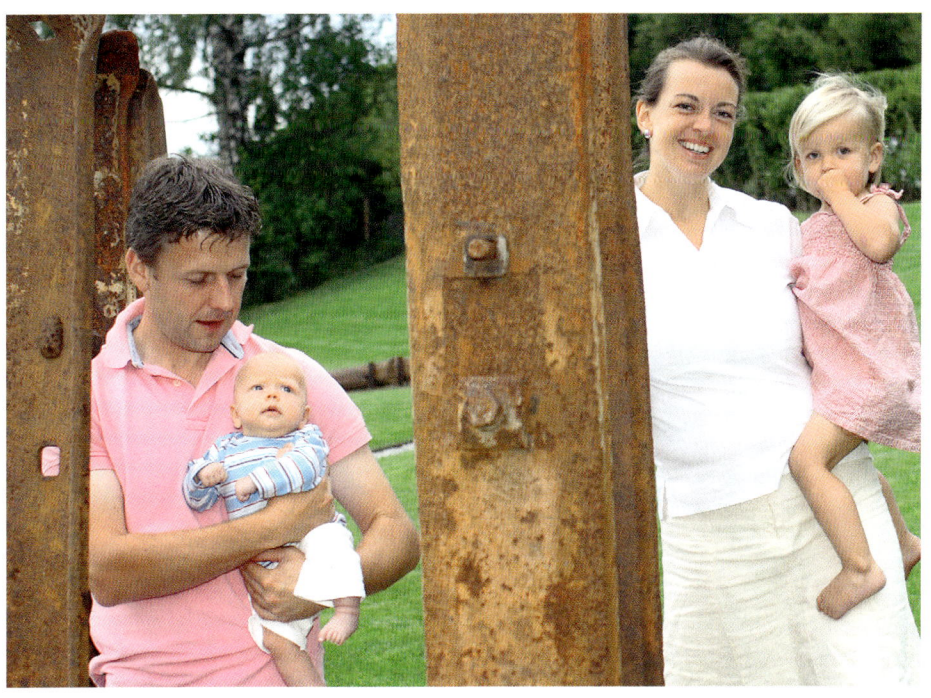

2. Monat

▎ Die Mehrheit der Entwicklungspsychologen ist der Ansicht, dass bereits ein Säugling Beziehungen zu verschiedenen Bezugspersonen eingehen kann und dass er in der Lage ist, sich auf das unterschiedliche Verhalten von Mutter, Vater und anderen Bezugspersonen einzustellen.

▎ Es ist eine überholte Annahme, dass allein die sichere Bindung zur Mutter die entscheidende Basis für eine gesunde Persönlichkeitsentwicklung des Kindes ist.

▎ Damit ein Säugling eine Beziehung zu anderen Personen aufbauen kann, braucht er allerdings lang dauernde und stabile Erfahrungen mit diesen Personen. Es braucht ein bestimmtes Maß an Beständigkeit.

▎ Langzeit-Nachuntersuchungen bei fremdbetreuten Kindern zeigen, dass der entscheidendste Einfluss für die Entwicklung des Kindes die familiäre Harmonie ist. In der Regel gilt: glückliche Eltern = glückliche Kinder.

Mit diesen Angaben soll keinesfalls der Eindruck erweckt werden, alle Kinder müssten nun durch eine Krippe betreut werden. Es gibt Mütter, die es vorziehen nicht zu arbeiten und die es sich auch finanziell leisten können, zu Hause zu bleiben. Für sie kann es eine große Befriedigung sein, ihr Kind zu betreuen.

»Ich möchte wieder arbeiten«

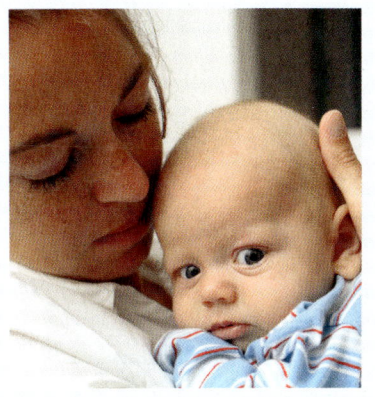

Britta hat eine Lösung für die Kinderbetreuung gefunden:

„Als Lehrerin habe ich das Glück, dass ich meine Unterrichtszeiten gut reduzieren kann. Bereits nach der Geburt meiner ersten Tochter habe ich nach acht Wochen wieder angefangen zu arbeiten. Ich habe damals nur an drei Vormittagen unterrichtet. Ich war auch froh, ein paar Stunden mal aus dem Haus zu kommen. Ich habe damals sowieso nicht ganz gestillt, da gab es keine Probleme. Glücklicherweise wohnen meine Eltern und Schwiegereltern ganz in der Nähe. Die Omas sind nicht berufstätig und freuten sich sehr über ihr Enkelkind. So hatte jede Oma einen Vormittag die Betreuung meiner Kleinen übernommen, den dritten Vormittag konnte mein Mann sich freihalten. Ich fand es sehr angenehm, dass ich meine Tochter morgens nicht wecken musste, um sie zu einer Tagesmutter oder in eine Krippe zu bringen. Meine Mutter kam manchmal ins Haus und wartete, bis die Kleine wach war. Sie hat sie dann angezogen und mit zu sich nach Hause genommen. Dort konnte sie dann das Kind beaufsichtigen und gleichzeitig ihren Haushalt erledigen. Ich habe meine Tochter dann mittags dort abgeholt und oft gleich noch mit meiner Mutter zu Mittag gegessen. So war die Situation eigentlich ideal gelöst, die Omas konnten Zeit mit ihrem Enkelkind verbringen und ich konnte ohne schlechtes Gewissen arbeiten gehen.“

„Mein Mann nimmt Elternzeit“

„Nun, bei unserem zweiten Kind, hat sich mein Mann ein Jahr Elternzeit genommen. Er möchte die Kinder zu Hause betreuen, während ich wieder mehr unterrichten kann. Auch mit dem Abpumpen habe ich jetzt schon Übung. Nur die Omas sind fast ein bisschen traurig, dass sie nicht mehr dringend einspringen müssen. Aber sie sind uns auch so jederzeit willkommen, nicht nur als ‚Feuerwehr‘, wenn mein Mann mal einen Termin hat und am Vormittag weg muss, sondern einfach als Großeltern, die Zeit haben, ihren Enkeln vorzulesen oder eine Sandburg zu bauen.“

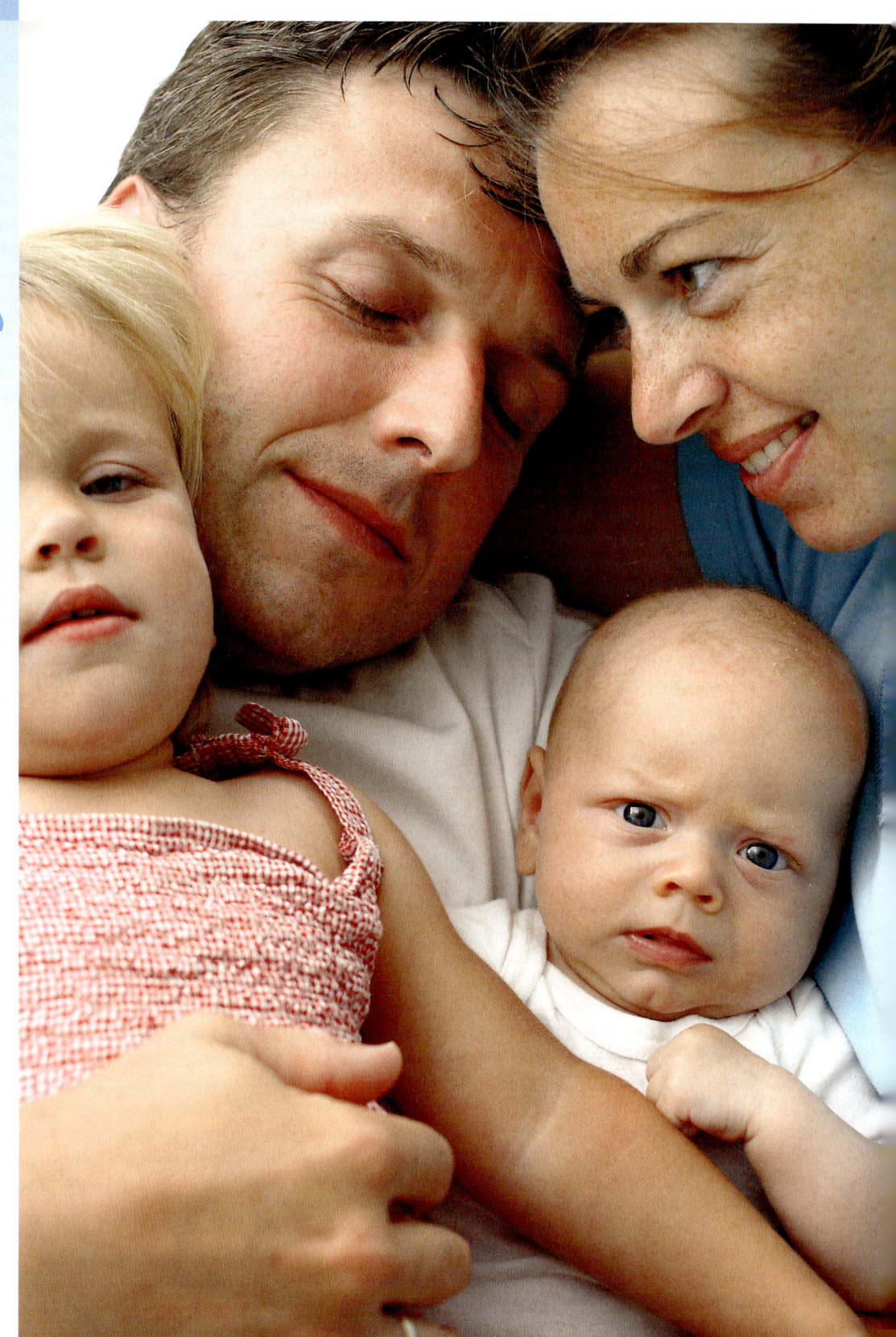

Familie werden

Sie verstehen Ihr Baby nun immer besser und können auf seine Bedürfnisse eingehen. Die Abläufe des Alltags haben sich eingespielt. Langsam können Sie sich deshalb auch vorstellen, dass nicht der ganze Tag vom Stillen, Füttern, Baden, Windeln und Wäschewaschen „aufgefressen" wird. Sie bekommen wieder Energie, Beruf und Freizeitaktivitäten zu organisieren und etwas mehr an sich und Ihren Partner zu denken.

Ihre Kräfte kehren zurück

Vielleicht denken Sie schon wieder an Ihren Beruf? Mit dem Beruf kommt noch ein weiterer Aufgabenbereich auf Sie zu. Der Spagat, alles zu schaffen, muss gelingen, egal ob Ihre Berufstätigkeit erwünscht oder ein wirtschaftliches Muss ist. Vieles ist zu organisieren, und auch Ihr Anspruch an Ihr eigenes Äußeres wird sich ändern, wenn Sie wieder mit Kollegen oder Kunden zusammen sein werden.

Im Blickpunkt: Ihr Gewicht

An sich denken, bedeutet jetzt für Sie auch, über die übrig gebliebenen Extrapfunde nachzudenken. Sicher fragen Sie sich, wie lange die Rückkehr zum Ausgangsgewicht am Beginn der Schwangerschaft dauert? Ideal- oder Normkurven, wie Sie sie von den Wochen der Schwangerschaft kennen, gibt es für die Monate nach der Geburt nicht.

In der Schwangerschaft war eine gewisse Gewichtszunahme unbedingt not-

wendig, damit das Baby sein (genetisch) vorbestimmtes Gewicht erreichen konnte. Eine Begrenzung nach oben war wünschenswert und wichtig, damit es nicht zu Komplikationen kommt. Allerdings sind bei guter Schwangerschaftsbetreuung einige Kilos oberhalb der idealen 13–14 kg-Zunahme in der Schwangerschaft weniger heikel als früher gedacht.

Nach einigen Wochen hat sich der Alltag mit dem Baby eingespielt. Sicher können Sie sich schon gar nicht mehr vorstellen, wie es ohne das Baby war.

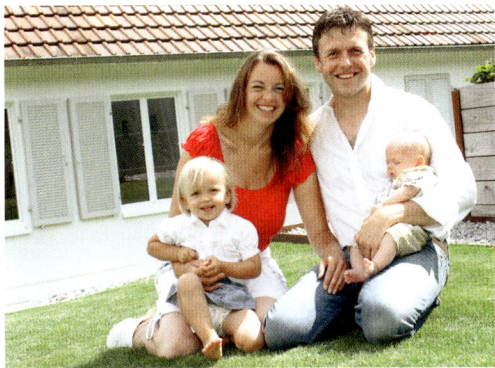

Für die Rückkehr zum Normalgewicht nach der Geburt jedoch ist jedes überflüssige Kilo aus der Schwangerschaft die alles entscheidende Last. Wie die meisten Studien zeigen, nehmen in den ersten sechs Wochen etwa alle Frauen gleich viel ab, um die 6–8 kg. Danach dauert es in der Regel umso länger, je mehr Schwangerschaftspfunde Sie verlieren müssen. Nach einem halben bis anderthalb Jahren nach der Geburt wiegen die meisten Frauen 1–2 kg mehr als vor der Schwangerschaft. Betrug die Gewichtszunahme in der Schwangerschaft mehr als 18 kg, sind nach anderthalb Jahren noch 8 kg übrig.

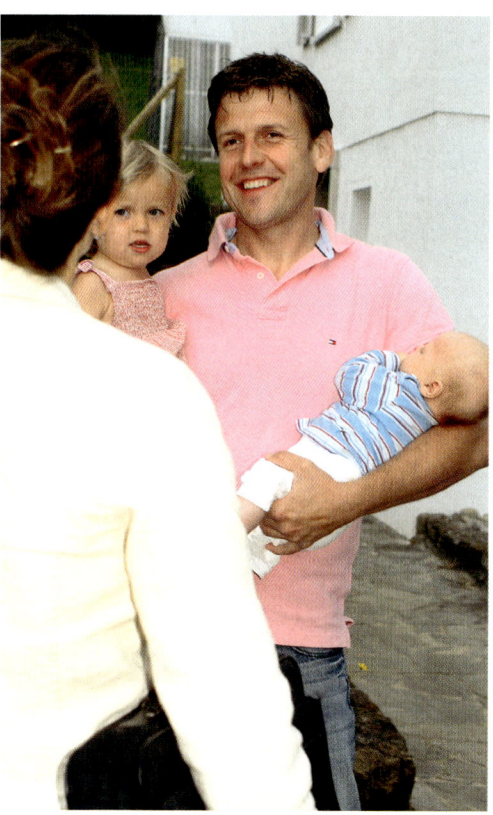

Der Wiedereinstieg in den Beruf

Acht Wochen nach der Geburt Ihres Kindes endet der Mutterschutz, die Zeit, in der ein Beschäftigungsverbot gilt. Viele Mütter möchten nun gerne wieder arbeiten. Wenn Sie jetzt schon wieder mit einer Berufstätigkeit begonnen haben oder sich sehr danach sehnen, stellen sich oft Schuldgefühle gegenüber Ihrem Baby ein: auf der einen Seite möchten Sie wieder freier und unabhängiger sein und Ihren Beruf ausüben, auf der anderen Seite fällt Ihnen die zeitweise Trennung vom Kind sehr schwer und die Organisation der Babybetreuung und des Haushalts wird schnell zu einer kaum zu bewältigenden Aufgabe. So groß hätten Sie sich die Doppelbelastung nicht vorgestellt, wenn Sie morgens nach mehrfach unterbrochenem Nachtschlaf völlig übermüdet das Haus verlassen.

Diese ersten schwierigen Tage und Wochen nach dem Wiedereinstieg in den Beruf, wenn Sie das Gefühl haben, dass Ihnen alles über den Kopf wächst, sind leider ein häufiger Anlass, das Stillen zu beenden. Dies wiederum verstärkt in Ihnen das Gefühl, sich als schlechte Mutter zu fühlen. Sprechen Sie mit Freundinnen, die die schwierige Anfangszeit schon bewältigt haben. Ihre Hebamme kann Ihnen erklären, wie Sie die Versorgung Ihres Kindes mit Muttermilch sicherstellen können.

Mit einem guten Gefühl schon nach wenigen Wochen wieder auf dem Weg zur Arbeit.

Milch abpumpen – etwas mehr Unabhängigkeit in der Stillzeit

Das Stillen selbst kann Ihnen niemand abnehmen, Ihr Kind muss aber trotzdem nicht auf die Milch verzichten, wenn Sie nicht zu Hause sind. Sie können sich gut einige freie Stunden mit Ihrem Partner oder ganze Tage Unabhängigkeit für den Beruf schaffen, indem Sie die Milch abpumpen und das Füttern mit dem Fläschchen in andere Hände geben.

Am Arbeitsplatz haben Sie gemäß Mutterschutzgesetz ein Anrecht auf Stillpausen, die nicht nachgearbeitet werden müssen. Die Stillpausen können auch dazu dienen, die Milch für den nächsten Tag abzupumpen, wenn Sie Ihr Kind nicht an der Arbeitsstätte stillen können.

Das Abpumpen selbst hält die Milchbildung aufrecht. Am einfachsten geht es mit einer elektrischen Pumpe, die man sich für die Stillzeit in der Apotheke mieten kann. Wenn Ihr Arzt Ihnen ein Rezept schreibt, bezahlt die Krankenkasse die Leihgebühren.

So funktioniert es

Die Benutzung der Milchpumpe ist schnell erlernt. Bereiten Sie Ihre Brüste mit einem feucht-warmen Umschlag und streichender Massage auf die Brustwarze hin vor und setzen Sie erst dann den Pumpentrichter mit einem zunächst niedrigen Sog an. Nach einer Pumpzeit von je 3–4 Minuten sollte ein Wechsel auf die jeweils andere Brust erfolgen. Nach 20 Minuten müssten die Brüste ausreichend entleert sein. Sehr wichtig ist, dass Sie alle Teile der Pumpe immer gut reinigen und desinfizieren, um eine Keimbesiedlung zu vermeiden.

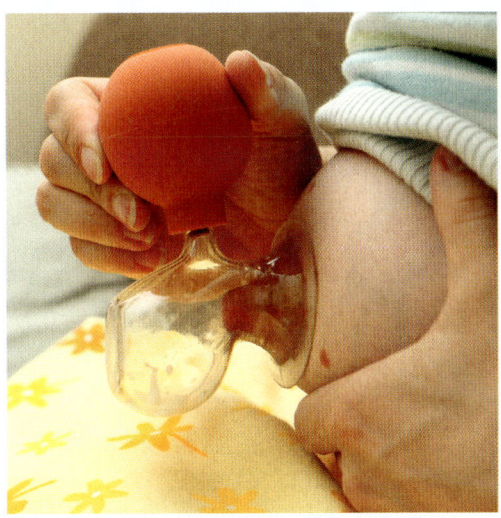

Damit die Milch nicht versiegt

Sie werden es schnell merken, die Stimulation des Milchflusses durch die Pumpe ist nicht so effektiv wie das Saugen Ihres Kindes. Hier ein paar Tipps, damit die Milch auch weiter gut fließt:

▌ Denken Sie beim Abpumpen intensiv an Ihr Kind.
▌ Betrachten Sie ein Bild von Ihrem Kind.

Bei der Lagerung und dem Transport müssen Sie einiges beachten:

▌ Die Milch sollte nur kurz bei Raumtemperatur aufbewahrt werden.
▌ Nach dem Abpumpen kühlen Sie die Milchflasche in kaltem Wasser.
▌ Spätestens nach 6–8 Stunden sollte die Milch gefüttert werden.
▌ Bei +4 bis +6 °C (Kühlschrank, Rückwand nah beim Kühlaggregat) ist die Muttermilch 72 Stunden haltbar.

Denken Sie an Ihre Partnerschaft

Paare, die diese Wochen als einfach empfinden, haben ein Ausnahmebaby, das pflegeleicht bereits viele Stunden am Stück schläft oder viele Heinzelmännchen, die helfen. Wenn Sie beides nicht haben, müssen Sie und Ihr Partner sich ganz bewusst so häufig wie möglich, aber wenigstens einmal pro Woche ein „Aus" vom Alltag organisieren, einen Abend nur für Sie beide. Freuen Sie sich auf einen Abend zu zweit mit einem Spaziergang, einem Besuch bei guten Freunden oder ab und zu auch mal einem Kino- oder Restaurantbesuch. Sie haben sich so viel zu sagen! Die ersten Monate mit dem Baby sind eine krisenanfällige Zeit für Ihre Partnerschaft, erst recht, wenn Sie auch noch mit der wieder aufgenommenen Berufstätigkeit belastet sind. Es kann eine Zeit dauern, bis jeder in der neuen kleinen Familie seinen Platz gefunden hat. Hören Sie sich gegenseitig zu und nutzen Sie die Zweisamkeit solcher Abende, gemeinsam über das Gelingen Ihrer kleinen Familie zu sprechen.

Abgeben will gelernt sein

Sie müssen auch erst lernen, Ihr Kind einem Babysitter zu überlassen. Am wohlsten werden Sie sich fühlen und ohne Sorge ausgehen, wenn es jemand mit Erfahrung ist, der Ihr Kind hütet, Ihre Mutter, Ihre Schwiegermutter, eine gute Freundin mit eignen Kindern oder jemand, der beruflich Umgang mit Säuglingen hat. Laden Sie einen neuen Babysitter zu sich nach Hause ein, damit Ihr Kind ihn kennenlernen kann und Sie sich ein Bild davon machen können, wie er mit Ihrem Baby umgeht. Planen Sie bei neuen Personen bei den ersten Anlässen viel Zeit ein, um Besonderheiten Ihres Babys und Ihre eigenen Vorstellungen von der Betreuung zu besprechen. Seien Sie – besonders bei den ersten Malen – erreichbar, falls es ein Problem gibt.

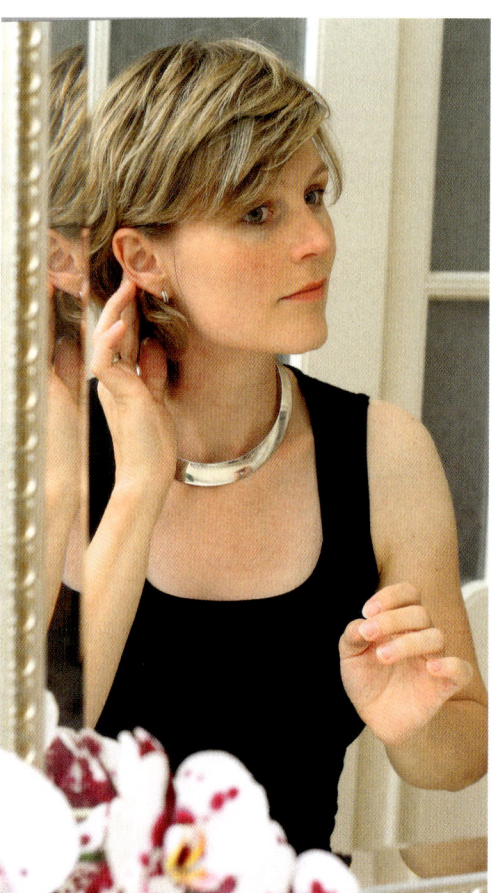

Verwöhnen Sie sich mit einem schönen Abend mit Ihrem Partner.

Ihr Baby – ein wahrer Wonneproppen

Im dritten Lebensmonat hat sich Ihr Kind in dieser Welt bereits recht gut eingerichtet. Die meisten Kinder in diesem Alter wirken sehr zufrieden.

Es kann Sie nun mit den Augen verfolgen, wenn Sie in der Wohnung herumgehen. Es möchte immer öfter daher auch halb aufrecht sitzen, z. B. in einer Sitzschale oder einem Maxicosi, was ihm auch hilft, sich mit seinen Händchen vermehrt zu beschäftigen.

So bewegt sich Ihr Kind mit drei Monaten

So liegt Ihr Kind auf dem Bauch
Mit drei Monaten kann Ihr Baby in Bauchlage den Kopf schon so weit anheben, dass es geradeaus blicken kann. Es stützt sich dabei auf die Ellbogen

Ihr Kind wächst heran

Gedeiht Ihr Kind normal?

Im Normalfall nimmt Ihr Kind nun stetig an Gewicht zu und wirkt zufrieden und ausgeglichen. Eine mangelnde Gewichtszunahme kann man aber auch übersehen. Möglicherweise wirkt Ihr Kind zufrieden, obwohl es nicht genug Milch bekommt und nicht ausreichend zunimmt. Bemerkt man so eine mangelnde Gewichtszunahme, so kann das Kind das Gewicht schnell wieder aufholen. Damit es gar nicht erst so weit kommt, ist es empfehlenswert, das Kind einmal pro Woche zu wiegen, auch wenn Sie das Gefühl haben, Ihr Kind ist zufrieden. Wenn Sie die Gewichtswerte auf die Normkurve auftragen und die Werte den Perzentilenkurven parallel folgen, haben Sie die Bestätigung, dass Ihr Kind gedeiht.

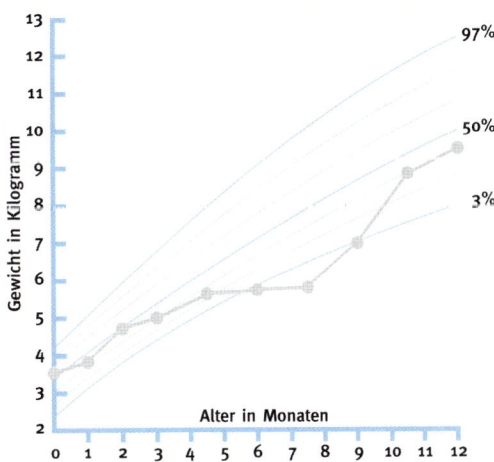

Wenn die Gewichtskurve Ihres Kindes so wie in der Grafik von den Perzentilen abweicht, müssen Sie die Trinkmenge überprüfen. Das Kind holt rasch an Gewicht auf, wenn die Trinkmenge wieder ausreichend ist.

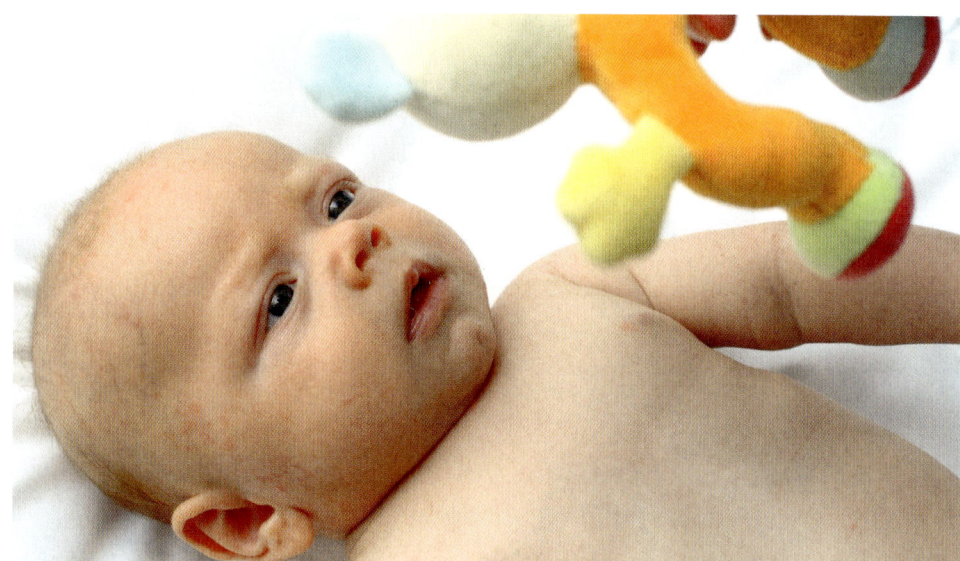

oder die Hände. Seine Beine hält es nun vermehrt gestreckt. Es liegt mit dem ganzen Körper auf der Unterlage.

So liegt Ihr Kind auf dem Rücken
In der Rückenlage läuft die Entwicklung genau umgekehrt ab wie in der Bauchlage. Erinnern Sie sich? Beim Neugeborenen war der Kopf seitlich gedreht, der Körper war mehr oder weniger gestreckt, Arme und Beine waren halb gebeugt. Nun, im Alter von drei Monaten hält Ihr Baby den Kopf weitgehend in einer Mittelstellung, die Arme sind jetzt deutlich mehr gebeugt als vorher. Ihr Kind hält seine Hände häufig vor das Gesicht und nimmt sie in den Mund. Auf diese Weise lernt es seine Händchen kennen. Die mittelständige Kopfhaltung und die gebeugten Arme erleichtern die ersten Greifversuche im Alter von 4–5 Monaten. Die Beine werden im Alter von 3 Monaten vermehrt gebeugt und angezogen.

Mit großer Aufmerksamkeit verfolgt Ihr Kind ein Spielzeug mit den Augen.

Die Hände Ihres Kindes
Im dritten Lebensmonat ist die Koordination der Augen und Hände schon gut ausgebildet. Ihr Kind betrachtet seine Hände, führt sie gezielt in den Mund. Mit der Hand-Hand-Koordination lernt der Säugling seine Hände kennen, indem die eine die andere Hand befühlt. Mit drei Monaten bringt der Säugling seine Hände häufig vor dem Gesicht zusammen, die Hände betasten sich gegenseitig. Das kann Ihr Kind natürlich am besten, wenn es auf dem Rücken liegt. So kann es seine Arme und Hände frei bewegen, die Finger in den Mund nehmen, sie betrachten oder sie zusammenführen. Erst im Alter von 4–5 Monaten wird Ihr Baby mit seinen Händen so weit vertraut sein, dass es sie nun gezielt zu einem Gegenstand führen und diesen ergreifen kann.

Die 4. Vorsorgeuntersuchung (U4)

Diese erneute gründliche Untersuchung des Gedeihens Ihres Babys im 3.–4. Monat wird sehr oft mit der ersten, manchmal auch schon mit der zweiten Impfung, der ersten Wiederholungsimpfung, kombiniert. Jetzt kennt Ihr Arzt Ihr Baby bereits. Zum ersten Mal gibt es jetzt ein beidseitiges Reagieren. Wenn Ihr Arzt mit Ihrem Baby spricht und spielt, wird es lächeln und durch Bewegungen oder Laute antworten. Das ist bereits ein wichtiges gutes Untersuchungsergebnis.

Ihr Arzt testet das Hörvermögen Ihres Babys (Erschrickt es, wenn ein Glöckchen läutet?) und beobachtet, ob Ihr Baby mit den Augen und dem Kopf einem sich bewegenden Gegenstand folgt. Ob Ihr Baby im unterstützten Sitzen oder in Bauchlage im Unterarmstütz seinen Kopf für einige Zeit halten kann, wird ebenso festgehalten bei dieser Untersuchung wie Gewicht und Besonderheiten, die Sie berichten.

Das Impfen – wichtig für Ihr Kind

Ihr Arzt hat Sie beim letzten Besuch ausführlich über das Impfprogramm für Säuglinge und Kleinkinder informiert. Sie hatten genügend Zeit, sich mit Ihrem Partner zu beraten. Wenn Sie sich dafür entschieden haben (Schutzimpfungen sind freiwillig, jedoch krankenkassenpflichtig), wird die Impfung durchgeführt. Die sogenannte Grundimmunisierung erfolgt in vier Teilimpfungen (3., 4., 5. und 12. Lebensmonat) mit einem Kombinationsimpfstoff, der gegen sechs Krankheiten (Kinderlähmung [Polio], Diphtherie, Wundstarrkrampf [Tetanus], Keuchhusten [Pertussis], Hirnhaut- und Kehlkopfentzündungen und Hepatitis B) immunisiert. Rasch wieder abklingende Impfreaktionen mit leichtem Fieber, Schläfrigkeit oder Hautreaktionen an der Einstichstelle sind normal.

Die Impfraten bei diesen frühen Impfungen sind sehr hoch (nahe bei 95 %), d. h. fast alle Eltern entscheiden sich für diese Impfungen. Die entsprechenden Erkrankungen sind deshalb sehr selten geworden, denken Sie z. B. nur an

Ihr Kind ist bei der Untersuchung hellwach.

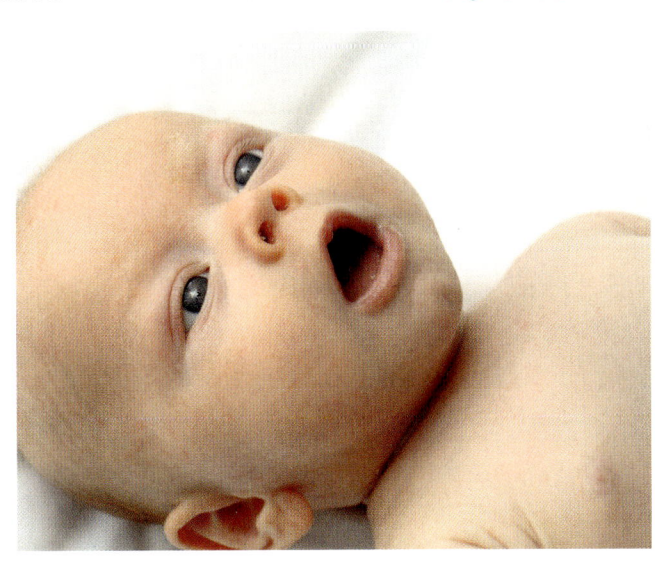

DER 3. MONAT

Gut zu wissen

Wie lange schützen mütterliche Abwehrstoffe vor Infektionen?

Der Säugling ist in den ersten Lebensmonaten durch Abwehrkörper geschützt, die er während der Schwangerschaft von seiner Mutter erhalten hat. Es handelt sich um Antikörper (Immunglobuline der Gruppe IgG), die das Kind im steigenden Maße mit fortschreitender Schwangerschaft durch die Plazenta erreichen. Dieser Nestschutz für die ersten Lebensmonate, in denen sich das eigene Abwehrsystem des Babys erst langsam entwickelt, weil das Kind zur Bildung eigener Antikörper erst Kontakt mit Krankheitserregern bekommen muss, wird durch das Stillen noch verstärkt. Abwehrkörper in der Muttermilch gelangen in die Schleimhäute des Säuglings und verhindern, dass Krankheitserreger eindringen können. Die

Milch, besonders aber die Vormilch, das Kolostrum, ist reich an Antikörpern (Immunglobuline der Gruppe IgA). Dies bedeutet aber nicht, dass der Säugling gegen alle Krankheiten gefeit wäre. Gegen Bakterien ist er recht gut geschützt, weniger aber gegen virale Infektionen. Selbst banale Erkältungen können den Säugling erheblich beeinträchtigen. Seine Atemwege sind eng und die Atmung geschieht ausschließlich durch die Nase. Eine Entzündung der Atemwege kann ihm schwer zu schaffen machen. Erwachsene und Kinder, die erkältet sind, sollten daher dem Säugling nicht zu nahe kommen. Man schätzt, dass dieser Nestschutz via Plazenta und später durch die Milch etwa einige Monate, längstens bis zum 12. Monat Bedeutung haben kann. Besonders gut ist der Säugling gegen Infektionen der eigenen Mutter geschützt.

die Kinderlähmung oder den Keuchhusten. Kinderärzte sind der Meinung, dass Eltern ihren Sprösslingen nichts Gutes tun, wenn sie aus Furcht vor Nebenwirkungen die Impfung ablehnen. Die niedrige Impfrate z. B. für Masern (teils nur 70 %, Ende 1. Lebensjahr) hat

zu epidemieartigen, nicht harmlosen Masernerkrankungen geführt. Übrigens: Manche Kinderärzte impfen auch die Eltern. Nehmen Sie also Ihr eigenes Impfbuch mit und lassen Sie auch Ihre Impfungen kontrollieren und gegebenenfalls auffrischen.

Was Ihr Baby schon kann

Im dritten Lebensmonat beginnt sich das Kind vermehrt für seine Umgebung, vor allem die soziale, zu interessieren. Dies wird ihm ermöglicht, weil es nun auch in die Weite einigermaßen scharf sehen kann.

Damit wird es für Sie auch einfacher, den Kontakt mit Ihrem Kind aufrechtzuerhalten. Sie können mit ihm auch auf Distanz durch Ihr Blickverhalten, Handbewegungen und vor allem auch durch die Sprache kommunizieren.

So entwickelt sich die Sprache Ihres Kindes

Im 2. und 3. Monat beginnt der Säugling zunehmend verschiedene Laute zu bilden, vor allem gurrende wie a-a-a-, o-o-o- oder gurr-gurr-gurr. Im 3. Monat kommen zu den Vokalen Konsonanten hinzu, Laute entstehen wie arre-arre-arre oder agne-agne. Mit Quick- und Schreilauten äußert der Säugling seine Lebensfreude. Babys auf der ganzen Welt plaudern in den ersten Lebensmonaten gleich, dann werden die Lautäußerungen immer mehr von der Muttersprache geprägt und damit kulturspezifisch.

Genießen Sie es: Ihr Kind ist noch ganz auf Sie bezogen.

Gegen Ende des 3. Monats schreit Ihr Kind immer weniger und versucht mit Plaudern und Lauten die Aufmerksamkeit der Eltern und der Geschwister auf sich zu ziehen. Einfache Laute kann es nachahmen, wenn sie ihm vorgesprochen werden. Häufig plaudert Ihr Baby auch, wenn es alleine ist, beispielsweise am Morgen nach dem Aufwachen oder nach dem Füttern. Während es vor sich hinplappert, spielt es mit den Lauten.

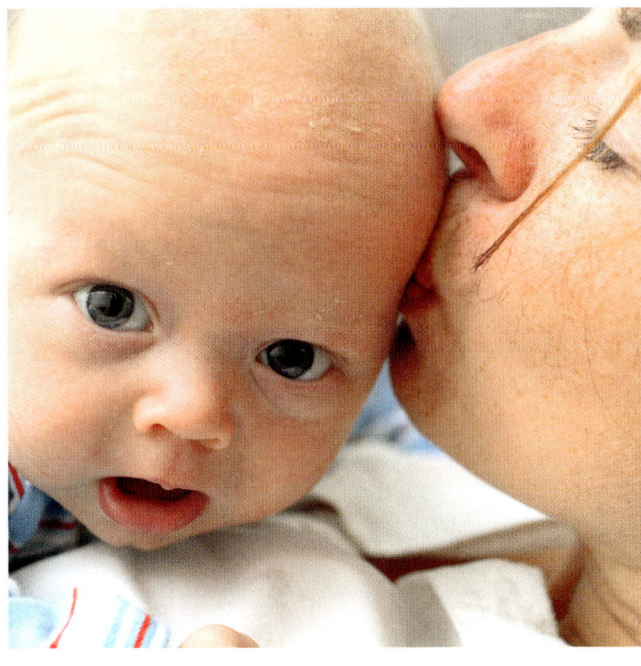

3. Monat

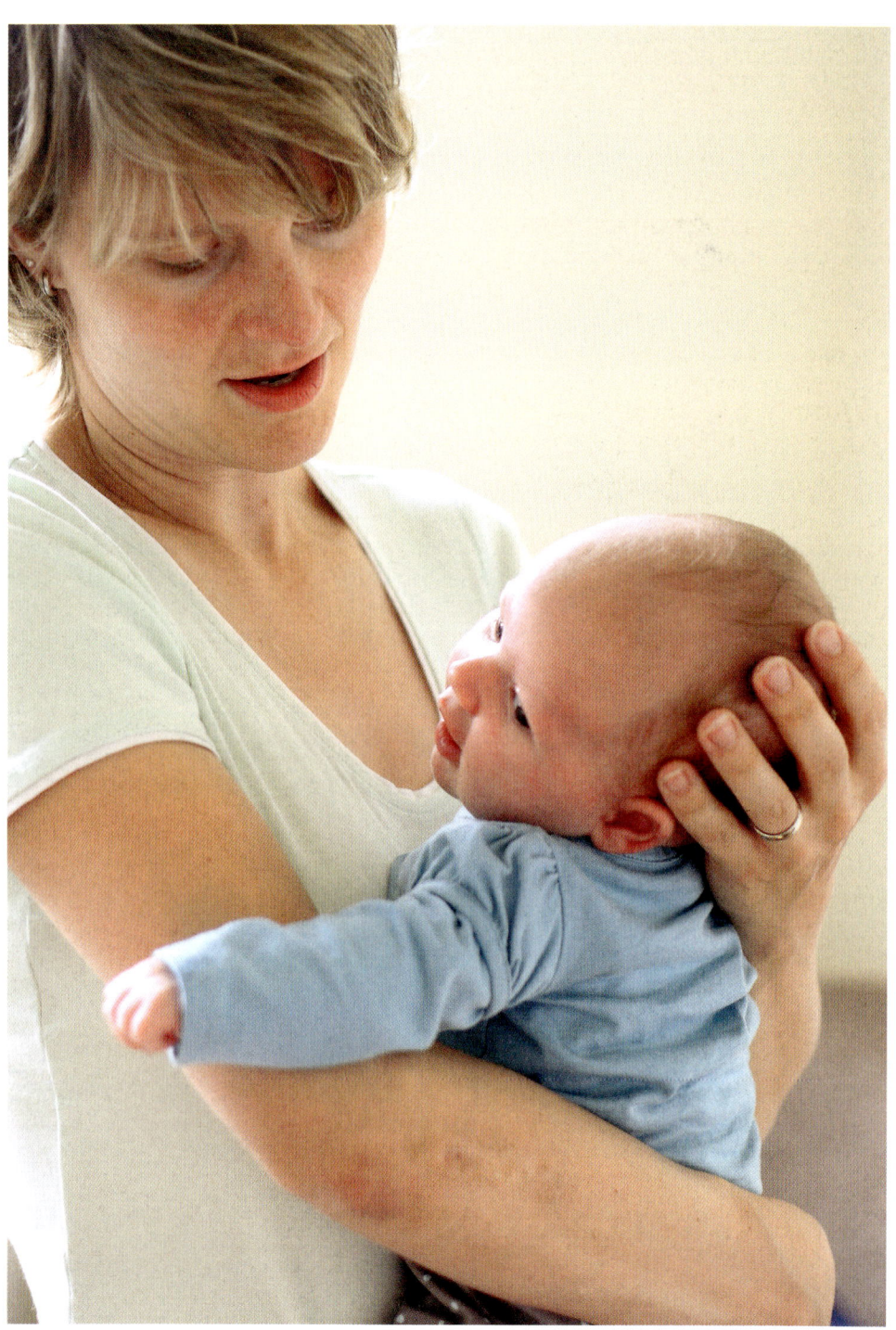

»Unsere Tochter hat unseren Alltag komplett umgekrempelt«

Pauls Tochter ist nun schon einige Wochen alt. Er denkt zurück:

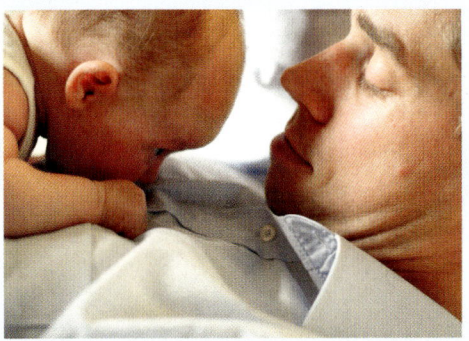

„So habe ich meine Frau noch nicht erlebt"

„Als bei Christiane die Wehen einsetzten, nahm ich das alles noch ganz gelassen. Wir fuhren (unserer Meinung nach nicht zu früh) zur Klinik und wurden prompt noch mal nach Hause geschickt. Einige Stunden später ging es richtig los. Meine Güte, so habe ich meine Frau noch nie erlebt. Ich fühlte mich während der Eröffnungswehen ziemlich hilflos. Ich sah, wie Christiane litt und konnte so wenig tun. So hatte ich mir das nicht vorgestellt. Als dann der Muttermund endlich auf war, hatte ich das deutliche Gefühl, dass es Christiane besser ging. Sie hatte zwar Schmerzen, aber irgendwie schien sie nun besser damit umgehen zu können. Jetzt konnte ich sie auch gut unterstützen. Während der ganzen Zeit der Wehen war ich in Gedanken eigentlich immer bei Christiane, noch gar nicht bei dem Kind. Und plötzlich war die Kleine da und lag, ein bisschen blutig und mit Käseschmiere bedeckt, auf Christianes Bauch – überwältigend. Ich hatte Tränen in den Augen."

„Ein tolles Gefühl"

„Nun ist unsere Kleine schon ein paar Wochen alt. Sie hat unseren Alltag komplett umgekrempelt. Vorher habe ich eigentlich einen sehr guten Schlaf gehabt. Aber jetzt, auch wenn Christiane sich nachts um die Kleine kümmert, schlafe ich sehr unruhig und wache bei jedem Mucks auf. Wenn ich morgens zur Arbeit gehe, schlafen Christi-

ane und die Kleine noch, aber wenn ich wiederkomme, wartet eine richtige Familie auf mich. Ein tolles Gefühl! Jetzt weiß ich, wofür ich arbeite. Wir haben sogar schon über ein neues Auto nachgedacht. Wir fahren einen uralten, störanfälligen Wagen. Bisher hat uns das nichts ausgemacht. Als wir von der Klinik nach Hause fuhren, hatte ich aber das Gefühl, ich muss mein Kind vorsichtig wie ein rohes Ei behandeln – und dann lege ich es in dieses alte Auto. Jetzt haben wir ein deutlich hoheres Sicherheitsbedurfnis. Wir sind schließlich verantwortlich für dieses wunderbare kleine Wesen. Meine Radtouren, die früher auch schon mal über einen ganzen Tag gingen, habe ich nun auch deutlich eingeschränkt. Ich möchte für Christiane schließlich immer erreichbar sein.

Wenn meine Frau mal alleine spazieren geht, lasse ich gerne Wasser in die Badewanne und gehe mit meiner Tochter baden. Sie fühlt sich da richtig wohl, es erinnert sie vielleicht an ihre Zeit im Mutterleib. Wir beide genießen diese Zweisamkeit sehr. Ich bin gespannt, was da noch alles auf uns zukommt."

Vom Glück mit Kindern zu leben

Machen Kinder glücklich? Meine Antwort für mich ist ein überzeugtes Ja. Sicher ist es aber ganz wichtig, wann im Leben und in welchem Umfeld man diese Frage gestellt bekommt. In den 35 Jahren meiner Tätigkeit als Ärztin war ich immer wieder von Neuem fasziniert von der vorgeburtlichen Entwicklung und von den einmaligen Vorgängen der Umstellung bei der Geburt, dem Wechsel ins Neugeborenenleben. Oft habe ich gedacht, welch großes Geschenk und welch großes Glück die Geburt eines gesunden Kindes ist. Später war es mein Glück, dass der eigene Nachwuchs trotz der Berufstätigkeit der Eltern gut versorgt und gefördert wurde, nichts vermissen musste und fröhlich und zufrieden war. Heute als Großmutter von zwei kleinen Enkelinnen fällt die Antwort auf diese Frage nach dem Glück noch einmal anders aus. Frei von der 24-Stunden-Verantwortung, wie Eltern sie haben, habe ich erfahren, wie einfach es ist und wie viel Glück es bedeutet, Kinder glücklich zu machen. Mit Zeit, Geduld und deshalb Empfänglichkeit für die einzigartige Phantasie von Kindern mache ich mit bei Spielstunden in Traum- und Märchenwelten ohne große Requisiten oder Verkleidungen und – welch großes Glück – werde dafür durch innige Zuneigung belohnt.

Renate Huch

Ich wurde kürzlich gefragt, weshalb mich Kinder nach 35 Jahren kinderärztlicher und entwicklungspsychologischer Tätigkeit immer noch faszinieren. Vielleicht, weil ich mir eine kindliche Neugierde bewahrt habe? Ich finde es nach wie vor spannend, meinem 2-jährigen Enkelkind zuzuschauen, wie es spielt und sich bewegt, oder über sein 5-jähriges Geschwister zu staunen, das mit großer Ernsthaftigkeit seiner Mutter beim Erdbeerpflücken nacheifert oder von der 11-jährigen Enkeltochter zu hören, welche Gedanken sie über sich und die Welt anstellt. Als Großvater im Ruhestand genieße ich ein großes Privileg – Zeit zu haben. So kann ich darauf warten, was das Kind will, alleine oder gemeinsam spielen, Geschichte hören oder im Wald herumlaufen. Kinder sind in ihrem Wesen noch unverstellt. Jedes Kind ist ein einmaliges Wesen, und das macht es für mich wohl so besonders. Und ein Kind ist jeden Tag eine neue Erfahrung, weil es sich weiterentwickelt, und bleibt doch in einer gewissen Weise immer sich selbst. Was verändert sich? Was bleibt als Wesenskern? Ich habe es in meiner langjährigen beruflichen Tätigkeit, als Vater von drei Töchtern und vier Enkelkindern, immer noch nicht so ganz herausgefunden – zum Glück, so bleibt die Faszination erhalten.

Remo Largo

Zum Nachschlagen:
von Abstillen bis Zervixinsuffizienz

Diese folgenden Seiten sind eine Art kleines Lexikon für Sie. Hier können Sie nachschlagen, wenn Sie sich über einen medizinischen Begriff, den Sie vielleicht in der Praxis bei der Kontrolluntersuchung oder von einer Freundin gehört haben, weiter infor-mieren möchten. Die meisten dieser Dinge werden Sie bei einer unkompliziert verlaufenden Schwangerschaft gar nicht betreffen. Manche Frauen und Paare müssen sich aber damit auseinandersetzen, dass es auch Probleme geben kann.

Wichtig

Warnsignale, die Sie ernst nehmen sollten!

In der Schwangerschaft, bei der Geburt oder beim Kind können Komplikationen auftreten. Große Probleme sind zum Glück selten geworden, das liegt vor allem an dem guten Standard der Vorsorgeuntersuchungen in der Schwangerschaft. Manche Probleme und Abweichungen von einer normalen Entwicklung können am Beginn erkannt und oft auch behandelt werden. Aber es ist sicherlich hilfreich, wenn Sie selber ein Gefühl dafür entwickeln, was normal und eventuell nicht normal ist. Ihr Körper vermittelt Ihnen möglicherweise durch frühe Warnsignale ein Problem. Suchen Sie dann ohne Hemmungen und sehr schnell Ihre Hebamme oder Ihren Arzt auf. Sind Sie sehr in Sorge und können Sie nachts oder am Wochenende diese nicht erreichen, suchen Sie eine Klinik auf. Das Kreißsaalteam ist 24 Stunden am Tag für Sie da. Und denken Sie daran: es geht um Sie und Ihr Baby – lieber einmal zu viel in die Klinik als zu spät!

Suchen Sie unverzüglich einen Arzt auf, wenn

▮ sich in der Frühschwangerschaft eine normale Übelkeit zum ständigen Erbrechen steigert
▮ Blut aus der Scheide kommt
▮ mit oder ohne Blutung starkes Ziehen im Unterleib und im Kreuz, in die Oberschenkel ausstrahlend, anhält
▮ Sie ungewohnte Kopfschmerzen oder Oberbauchbeschwerden haben
▮ Sie innerhalb weniger Tage stark an Gewicht zunehmen und Gesicht, Hände und Füße stark anschwellen
▮ in der 2. Schwangerschaftshälfte starke Übelkeit auftritt
▮ Sie Augenflimmern bekommen
▮ Ihr Bauch ständig hart wird oder dieses Hartwerden regelmäßig auftritt
▮ Fruchtwasser abgeht
▮ Sie das Kind nicht mehr spüren.

Generell: ... Sie das Gefühl haben, dass irgendetwas nicht stimmt!

Service

Abstillen

Unterdrückung der Milchbildung. Wird die Milchbildung gehemmt, bevor sie nach der Geburt einsetzt, spricht man von **primärem** Abstillen. Heute gibt man nach der Geburt ein Medikament, das die Freisetzung des Hormons Prolaktin in der mütterlichen Hirnanhangsdrüse (Hypophyse) hemmt (Prolaktinhemmer, z. B. Dostinex®). Gründe für primäres Abstillen sind z. B. späte Fehlgeburt, Totgeburt, mütterliche Einnahme milchgängiger Medikamente mit Auswirkungen auf das Kind, Brusterkrankungen oder Wunsch der Frau zum Nicht-Stillen.

Soll die bereits in Gang gekommene Milchbildung unterdrückt werden, liegt ein **sekundäres (natürliches)** Abstillen vor. Das erfolgt in der Regel am häufigsten, wenn langsam auf Fläschchen- oder Beikostfütterung umgestellt wird. Das seltenere Saugen des Babys an der Brust reduziert auch die Milchbildung. Soll dieses Abstillen rasch erfolgen, kann es auch medikamentös unterstützt werden. Auch weitere Maßnahmen (kalte Umschläge, Brüste fest binden, Trinken von Salbei- oder Pfefferminztee) können helfen.

Atemnotproblem beim Kind

Störungen der ausreichenden Lungenbelüftung. Neugeborene, besonders Frühgeborene, leiden unter diesem Atemnotsyndrom (engl. **IRDS**, **i**nfant **r**espiratory **d**istress **s**yndrome), das durch mangelnde Reife der Lungen entsteht. Typische Symptome unmittelbar nach der Geburt sind:

- hohe Atemfrequenz, > 60/min (Tachypnoe)
- Nasenflügelbewegungen
- starkes Einziehen von Brustkorb und Brustbein
- Stöhnen bei der Ausatmung
- Blaufärbung von Haut und Schleimhäuten (Zyanose), z. B. Mundbereich, Hände, Füße

Das Atemnotsyndrom ist die Hauptursache der Sterblichkeit bei Frühgeborenen trotz aller Fortschritte bei der Beatmung und Intensivpflege. Die Häufigkeit des Problems nimmt mit steigendem Schwangerschaftsalter ab. Frühgeborene vor der 27. SSW sind in 4 von 5 Fällen betroffen.

Chromosomenaberrationen

Abweichungen von der normalen Chromosomenzahl oder -struktur. Die Abweichungen betreffen die normale Zahl der 23 Chromosomenpaare in der Zelle, 1 davon das Geschlechtschromosomenpaar, oder die Vollständigkeit einzelner Chromosomen. Diese Störungen entstehen in der Regel bei den Reifeteilungen oder bei den ersten Zellteilungen nach der Befruchtung. Chromosomenaberrationen nehmen mit dem Alter der Mutter zu.

Bei den zahlenmäßigen Abweichungen unterscheidet man:
- **Trisomien** (tri = drei, Soma = Körper). Hier liegen ein oder mehrere Chromosomen in den Zellen nicht wie üblich doppelt sondern dreifach vor. Häufig betroffen sind die Chromosomenpaare 13 und 18, die allerdings

selten zu einer Lebendgeburt führen. Am häufigsten ist dies möglich bei der Trisomie 21 („Down-Syndrom"). Diese Kinder haben geistige Behinderungen unterschiedlichen Schweregrades mit oder ohne körperliche Fehlbildungen. Sie sind von gutmütiger Wesensart, lernfähig und sozial gut integrierbar. Auch Trisomien der Geschlechtschromosomen kommen vor (z. B. XXY, sog. Klinefelter-Syndrom beim Knaben, XXX beim Mädchen „super female", XYY beim Knaben „super male"). Unterschiedlich leichte bis schwere körperliche und geistige Defizite und in der Regel eigene Unfruchtbarkeit sind die Folge.

▌ **Monosomien** (mono = ein). Hier fehlt ein Chromosom. Das ist nur beim Geschlechtschromosom beim Mädchen mit dem Überleben vereinbar. Ein X-Chromosom fehlt beim sog. Turner-Syndrom. Diese Mädchen können selbst keine Kinder bekommen. Sie sind normal intelligent, jedoch kleinwüchsig.

▌ **Triploidien** sind die Folge der Befruchtung mit zwei Spermien oder des fehlerhaften Ausbleibens der ersten Zellteilung der Eizelle nach Befruchtung und resultieren in drei ganzen Chromosomensätzen (oder in vier Chromosomensätzen bei der **Tetraploidie**). Meist entsteht kein lebensfähiges Kind. Wenn das überzählige Chromosomenpaar vom Vater stammt, entwickelt sich meist nur die Plazenta in gestörter Form (siehe auch Molenschwangerschaft).

Bei den strukturellen Abweichungen findet man am häufigsten:

▌ **Translokationen**. Hier lagern sich Bruchstücke eines Chromosoms an ein anderes Chromosom an. Bleibt die Gesamtchromosomenmenge ausgeglichen (balanciert), bleibt es gesundheitlich bedeutungslos. Erst die Nachkommen können Probleme bekommen. Translokationen sind oft Ursache für gehäufte Fehlgeburten.

▌ **Deletionen**. Es fehlt innerhalb eines Chromosoms Material von unterschiedlicher Menge, wovon auch das Ausmaß der körperlichen Störungen abhängig ist.

Eileiterschwangerschaft

Einnistung der Eianlage außerhalb der Gebärmutter, zu 90 % im Eileiter (Tubargravidität). Eine Einnistung der befruchteten Eizelle außerhalb der Gebärmutterhöhle (extrauterin, daher Extrauterinschwangerschaft, abgekürzt EUG) ist mit 1–2 % relativ häufig. Eileiterentzündungen, Spiralen zur Schwangerschaftsverhütung und der Einsatz der medizinischen Hilfen bei Kinderwunsch (Hormonbehandlungen) sind die Hauptursachen. Einnistungen können seltener auch im Eierstock, in der Gebärmuttermuskulatur oder in der Bauchhöhle stattfinden. Am häufigsten fällt die EUG durch Schmerzen im Unterleib und durch Schmierblutungen bei positivem Schwangerschaftstest auf. Eine EUG kann sich aber auch relativ lange unbemerkt entwickeln, wenn keine Ultraschalluntersuchung erfolgt. Das Platzen (Ruptur) einer unentdeckten Fruchtanlage kann zu einer

Service

starken Blutung oder gar Blutungs-
schock führen.

Erbkrankheiten

Vererbung einer Erkrankung oder der
Trägerschaft für eine Erkrankung (bei
eigener Gesundheit) durch Gendefekte
auf die Nachkommen. Hier gibt es mehrere Möglichkeiten:

▌ **Autosomal-rezessive Erbkrankheiten**
  Einer oder beide Eltern sind Träger
  eines defekten Gens an gleicher Stelle
  auf einem der 22 Chromosomen, also
  den Nicht-Geschlechtschromosomen.
  Die Erkrankung tritt nur in Erscheinung, wenn das Kind von beiden Eltern das krankmachende Gen erhält
  (Risiko 25 %). In 50 % ist das Kind Gen-
  defektträger, jedoch selbst gesund.
  Typische Beispiele sind die Mukoviszidose (auch zystische Fibrose) oder
  die Phenylketonurie.

  Die **Mukoviszidose** gehört zu den
  häufigsten angeborenen Stoffwech-
  selstörungen (in Europa 1:2000
  Neugeborene, 4 % der Bevölkerung =
  Genträger). Die Drüsensekrete in unterschiedlichen Organen und Geweben sind zäh und dickflüssig verändert. Atemnot, Lungenentzündungen,
  Darmverschluss und Verdauungs-
  störungen sind einige der schweren
  Symptome der Erkrankung. Da man
  den Ort der Genmutation kennt
  (Chromosom 7), kann eine gezielte
  pränatale Diagnostik feststellen, ob
  das Kind betroffen ist.

  Bei der **Phenylketonurie (PKU)**, eine
  ebenfalls häufige Stoffwechselstö-

rung, auf dem Chromosom 12 lokalisiert, fehlt ein Enzym, das den
regelrechten Abbau der Aminosäu-
re Phenylalanin unmöglich macht.
Es reichert sich an und schädigt das
Gehirn des Neugeborenen. Mit einer
eiweißarmen Diät unmittelbar nach
Geburt beginnend kann das verhindert werden. Blut aus der Ferse dient
zum Screening bei allen Neugeborenen, ob die Stoffwechselerkrankung
vorliegt.

▌ **Autosomal-dominante Erbkrankheiten**
  Hier müssen nicht beide der „gegen-
  überliegenden" Gene auf einem Chromosomenpaar der Paare 1–22 betroffen sein. Bereits ein Gendefekt der
  einen Hälfte führt zur Krankheitsaus-
  prägung. Die Nachkommen erkranken
  in 50 % der Fälle. Die gesunden Kinder
  (ebenfalls 50 %) vererben die Krankheit nicht weiter. Typische Beispiele
  sind **Skeletterkrankungen** (z. B. Kno-
  chenbrüchigkeit, Zwergenwuchs), **Erkrankungen des Nervensystems** (z. B.
  Chorea Huntington, auch Veitstanz).

▌ **Geschlechtsgebunden-rezessive Erbkrankheiten**
  Das Y-Chromosom besitzt keine
  für Erbleiden wichtigen Merkmale.
  Die erblichen Defekte sind nur auf
  dem X-Chromosom lokalisiert. Die
  überwiegende Mehrzahl hat einen
  rezessiven Erbgang. Da Knaben nur
  ein X-Chromosom besitzen, führt
  ein Gendefekt auf dem einzigen X-
  Chromosom zur Ausprägung der
  Erkrankung. Mädchen mit 2 X-Chromosomen sind durch das 2. nicht
  betroffene X gesund, jedoch Überträ-
  gerinnen. Typische Beispiele sind die

Bluterkrankheit (Hämophilie A) oder die **Muskeldystrophie** vom Typ Duchenne.

Bei all diesen Erkrankungen in der Familie oder beim ersten Auftreten einer solchen Erkrankung bei Geburt ist eine genetische Beratung unverzichtbar, wenn es um weitere Nachkommen geht.

Fehlbildungen

Entwicklungsstörungen, die in der Embryonalperiode entstehen (siehe S. 45 und 53). Die Angaben über die Häufigkeit gehen mit 2–4 % weit auseinander. Einerseits existiert kein flächendeckendes Fehlbildungsregister, andererseits werden sehr gering ausgeprägte Anlagestörungen (z. B. zwei zusammengewachsene Zehen, ein großes Muttermal) unterschiedlich gezählt. Man schätzt,

- dass es sich in etwa einem Drittel um vererbte Störungen einschl. Neuentstehung von Chromosomendefekten handelt,
- in einem weiteren Drittel Virusinfektionen, Umweltfaktoren, Medikamente, Alkohol ursächlich sein können und
- dass es für ein weiteres Drittel keine Erklärungen gibt.

Viele Fehlbildungen können behandelt werden, besonders gut, wenn sie bereits vor der Geburt entdeckt werden und eine z. B. operative Behandlung gut geplant werden kann.

Infektionen

Mütterliche Infektionen in der Schwangerschaft, die die Schwangerschaft, die Mutter und/oder das Kind gefährden. Die Plazenta ist keine ausreichende Schutzbarriere für verschiedene Viren, Bakterien und Mikroorganismen. Es ist wichtig, die mütterlichen Infektionen zu vermeiden oder sie sehr früh für eine rechtzeitige Behandlung zu erkennen, um ggf. eine kindliche Mitbeteiligung zu verhindern. Die Auswirkungen der Infektion hängen sehr vom Schwangerschaftsalter ab. Es entstehen überwiegend strukturelle Defekte in der Zeit der Embryonalperiode, danach sind es funktionelle und Wachstumsstörungen. Die Amerikaner haben die für Schwangerschaft wichtigsten Infekterreger mit dem Begriff T.O.R.C.H zusammengefasst:

- **T** = **T**oxoplasma
- **O** = **O**ther infectious microorganisms (andere Erreger, darunter Chlamydien, Hepatitis-Virus, HIV, Listerien, Ringelröteln-Virus, Streptokokken B, Varizellen-Zoster-Virus)
- **R** = **R**ubella-Virus (Röteln)
- **C** = **C**ytomegalie-Virus
- **H** = **H**erpes-simplex-Virus

- **Toxoplasmose** (siehe S. 46 und 109) Infektion mit dem Einzeller *Toxoplasma gondii*. Ein Risiko besteht nur bei Erstinfektion in der Schwangerschaft. In etwa 50 % kommt es zur kindlichen Mitinfektion, je später in der Schwangerschaft umso häufiger, aber auch umso milder die Ausprägung. Ein struktureller Schaden durch Infektion in der Embryonalzeit ist sehr selten, da die Krankheit eine lange Inkubationszeit hat (Dauer zwischen Infektion und Ausbruch der Krankheit). Im Vordergrund stehen Frühgeburt, Mangelentwicklung, neurologische, Lungen- und Leberstörungen. Die sehr seltene Schädigung der Augen wird oft erst im Kleinkindalter entdeckt.

❚ **Chlamydien** (siehe S. 44)
Besiedlung der Mutter mit Bakterien der Familie *Chlamydien*, z. B. in den Zellen von Schleimhäuten im Genitalbereich (= Geschlechtskrankheit), im Atemtrakt und in den Augen. Wenn die Bakterien den Gebärmutterhals besiedeln, kann dies zur Infektion der Fruchtblase führen und eine Frühgeburt auslösen. Ein Scheidenabstrich bei den Schwangerschaftskontrollen kann die Besiedlung feststellen und zu einer wirksamen Behandlung mit einem Antibiotikum führen. Auch der Partner sollte mitbehandelt werden. Das Kind kann sich bei unbehandeltem mütterlichen Infekt anstecken und eine Bindehaut- oder Lungenentzündung bekommen.

❚ **Hepatitis B**
Eine akute mütterliche Infektion mit *Hepatitis-B-Viren* oder ein chronischer infektiöser Trägerstatus führen nicht zur einer Gefährdung des Ungeborenen, jedoch in einem hohen Prozentsatz zu einer Infektion des Kindes bei der Geburt durch mütterlichen Blut- und Schleimhautkontakt, die ebenfalls entweder zu chronischem Trägerstatus oder zu einer Hepatitis (Leberzellenentzündung) mit Langzeitfolgen führt. Durch eine

Impfung des Kindes unmittelbar nach der Geburt kann der Ausbruch der Erkrankung verhindert werden.
❚ **HIV**
Das **H**umane **I**mmundefizienz-**V**irus ist verantwortlich für die Krankheit AIDS (Testung auf HIV nur mit ausdrücklicher Genehmigung der Frau gestattet). HIV-positive Frauen können das Virus auch auf das Kind übertragen, selten in der Schwangerschaft durch die Plazenta, in der Regel durch mütterlichen Blut- und Schleimhautkontakt bei der Geburt auf dem natürlichen Weg durch die Scheide. Ein geplanter Kaiserschnitt kann in einem hohen Prozentsatz die Infektion des Kindes verhindern.

❚ **Listeriose** (siehe S. 46)
Die relativ seltene mütterliche Infektion (< 1 %) mit dem Bakterium *Listeria monocytogenes* entsteht durch den Genuss von befallenen rohen Eiern, Rohmilchkäse, rohem Fleisch, Fleisch- und Tierkontakt. Wird die Erkrankung mit grippeähnlichen Symptomen richtig erkannt, kann sie wirksam mit Antibiotika behandelt werden. Verzicht auf die oben erwähnten Lebensmittel ist der beste Schutz vor der Infektion. Erkrankt das Kind mit, ist der Verlauf beim Neugeborenen oder bei der Spätform im Kindesalter oft schwer mit Sepsis („Blutvergiftung"), Atemnotproblemen und Hirnhautentzündung (Meningitis).

❚ **Ringelröteln**
Diese durch das humane Parvovirus B 19 ausgelöste relativ harmlose Kinderkrankheit kann bei einer mütter-

lichen Infektion in der Schwangerschaft in einem hohen Prozentsatz
(etwa 50 %) das Kind mitinfizieren.
Früh in der Schwangerschaft kann
es zu Fehl- oder Totgeburt kommen
oder bei späterer Infektion durch die
Zerstörung der roten Blutkörperchen
zur ausgeprägten Blutarmut (Anämie)
beim Ungeborenen, die einen fetalen
Hydrops (Flüssigkeitsansammlungen
überall im Körper) zur Folge hat. Es
kann versucht werden, die Blutarmut
über die Nabelschnur (Chordozentese) durch Bluttransfusionen zu behandeln. Schwangere Frauen, die mit
an Ringelröteln erkrankten Kindern
Kontakt hatten, wird geraten, ihren
Arzt zu informieren, der weitere Ab-
klärungen vornehmen wird.

▌ **Streptokokken-der-Gruppe-B-Infekte**
Streptokokken der Gruppe B sind
Bakterien, die meist ohne Beschwerden den Scheidenbereich der Frau
besiedeln. Da nur ein kleiner Prozentsatz der Kinder sich bei der Passage
durch den Geburtskanal ansteckt,
gehen die ärztlichen Ansichten, ob
man alle Frauen, bei denen man
Streptokokken B feststellen kann, mit
Antibiotika behandeln soll, auseinander. Wenn das Kind, insbesondere das
zu früh geborene Kind sich ansteckt,
verläuft die Infektion oft schwer mit
Sepsis und Meningitis.

▌ **Windpocken (Varizellen-Zoster-Virus)**
Der Erreger gehört zur Gruppe der
Herpes-Viren. Windpocken in der
Schwangerschaft sind als Erstinfektion ein sehr seltenes Ereignis, da die
meisten Schwangeren diese Infektion
in ihrer Kindheit durchgemacht ha-

ben und einen Immunschutz besitzen. Bei den verbleibenden ca. 5–6 %
schwangerer Frauen ist besonders die
Ansteckung ganz kurz vor der Geburt
(weniger als 4 Tage) gefürchtet, weil
diese wenigen Tage nicht mehr aus-
reichen, dem Kind über die Plazenta
mütterliche Antikörper zum Schutz
vor einer schweren Verlaufsform zu
übermitteln. Eine Schädigung des
Embryos oder Fetus ist möglich, aber
sehr selten.

▌ **Röteln (siehe S. 44)**
Eine durchgemachte Infektion mit
dem Röteln-Virus hinterlässt Immunität, ebenso wie die Impfung, die
nach der Impfung beim Kleinkind
beim Mädchen noch einmal vor der
Pubertät wiederholt werden sollte.
Bei Kinderwunsch und einer geplanten Schwangerschaft ohne durchgemachte Erkrankung oder durch-
geführte Impfung sollte die Impfung
idealerweise vor Eintritt der Schwangerschaft nachgeholt werden. Bei der
ersten Schwangerschaftskontrolle
wird der Immunstatus festgestellt.
Ohne Immunschutz und bei einer
Erstinfektion in der Frühschwangerschaft kommt es zu Fehlgeburten und
etwa in 35 % zu einer Rötelnembryo-
pathie mit schweren Fehlbildungen in
Hirn, Ohren und Augen. Sie ist durch
die Impfprogramme und die ärztlichen Kontrollen sehr selten geworden.

▌ **Cytomegalie-Infekt
(auch Zytomegalie)**
Das Cytomegalie-Virus (CMV) gehört
zu den Herpes-Viren und ist am häufigsten verantwortlich für Mitinfek-

tion des Embryos, des Fetus oder des Neugeborenen am Lebensbeginn. Im Gegensatz zu den Röteln gibt es keinen Immunschutz durch eine durchgemachte Erkrankung oder Impfung. Zu jedem Zeitpunkt in der Schwangerschaft kann das Kind geschädigt werden, am stärksten aber bei einer Infektion in der Frühschwangerschaft. Zu den in der Embryonalzeit entstandenen Schäden gehören Leberschäden, Hirnschädigungen mit geistigem Zurückbleiben, Zerstörung der Blutzellen, Seh- und Hörschäden.

▍**Herpes-simplex-Infektion**
Infektionen mit dem Herpes-simplex-Virus, meist Typ 2 (seltener 1) sind sehr verbreitet und gehören im Genitalbereich zu den Geschlechtskrankheiten. In der Schwangerschaft ist die Frau besonders empfänglich für die Übertragung des Virus durch den Partner. Aber auch ein Aufflackern einer früheren Infektion ist häufig, da diese Viren die Eigenschaft haben, im Körper zu bleiben. Die Übertragung auf das Kind durch die Plazenta ist wahrscheinlich selten. In der Regel steckt sich das Kind bei der Geburt an. Ohne Behandlung verläuft die Infektion eines Neugeborenen meist sehr schwer. Wie bei HIV kann ein Kaiserschnitt das Infektionsrisiko für das Neugeborene senken.

Mangelentwicklung

Wachstum und Gewichtszunahme des Kindes in der Gebärmutter unterhalb der Norm. Die Gewichts- und Wachstumskurven haben einen breiten Normalbereich. Kinder, die immer oder ab

einer bestimmten Schwangerschaftswoche unterhalb der 10%-Perzentile wachsen, gelten als mangelentwickelt für ihr Schwangerschaftsalter (engl. small for date = zu klein für das Alter oder **IUGR**, Abkürzung von **i**ntra**u**terine **g**rowth **r**etardation = intrauterine Wachstumsretardierung). Die Ursachen sind vielfältig:

▍ kleine Eltern, also genetisch bedingt auch ein kleines Kind (daher harmlos)
▍ Mehrlinge
▍ nicht ausreichende mütterliche Gewichtszunahme
▍ Plazentainsuffizienz, teilweise Ablösung der Plazenta, Plazenta nach Übertragung
▍ Rauchen, Drogen, Medikamente, Alkohol
▍ Chromosomenstörungen
▍ mütterliche Erkrankungen, besonders Bluthochdruckerkrankungen

Mit Ultraschall wird die Mangelentwicklung leicht erkannt, wenn das Schwangerschaftsalter eindeutig ist. Oft ist es für das Kind besser, wenn die Geburt vorzeitig erfolgt.

Mastitis

Brustentzündung im Wochenbett. Voraussetzung für das Entstehen der Brustentzündung sind Verletzungen (Rhagaden, kleine Einrisse, Schrunden) im Bereich der Brustwarzen und Besiedlung der Brustwarze mit Keimen. In 90% sind diese Keime Staphylokokken, die sich zwischen oder in den Milchgängen und Milchdrüsen ausbreiten. Ein Milchstau begünstigt die Keimbesiedlung, da die Milch einen idealen Nährboden für das Keimwachstum darstellt. Fieber und lokal Rötung und Schmerzen, am häufigsten im oberen äußeren Quadranten der Brust, sind die wichtigsten Zeichen für eine Mastitis. Die Behandlung mit Antibiotika, ggf. Schmerzmitteln, und Brustentleerung durch konsequentes Weiterstillen oder vorübergehendes Abpumpen der Milch führen meist zur raschen Besserung.

Nabelschnurvorfall

Vorfall der Nabelschnur nach Blasensprung vor den vorangehenden Teil des Kindes. Das geschieht relativ selten und nur, wenn zwischen Kind und Becken eine große Lücke vorhanden ist. Gefürchtet ist dann die nicht ausreichende Sauerstoffversorgung des Kindes durch Kompression der Nabelschnur, meist während der Wehen und beim Tiefertreten des vorangehenden Teiles. Behandlungsmöglichkeiten sind die Beckenhochlagerung, die Wehenhemmung für ein mögliches Zurückschlüpfen der Nabelschnur und der Notfallkaiserschnitt.

Operationen beim Fetus vor der Geburt

Dringend notwendige Operationen beim Ungeborenen. Heute werden solche Eingriffe schon im Mutterleib durchgeführt, in der Regel aber nur in spezialisierten Mutter-Kind-Zentren (Perinatalzentren). Die Fetalchirurgie beschränkt sich zur Zeit nur auf wenige, meist lebensbedrohliche Erkrankungen mit dem Ziel, eine Verschlechterung des fetalen Zustands bei der weiteren Entwicklung in der Gebärmutter aufzu-

halten. Alle Eingriffe werden über die mütterliche Bauchwand durchgeführt, fast immer als Schlüsselloch-Chirurgie (minimal-invasiv). Selbst kleine Öffnungen durch die Gebärmutterwand in die Fruchtblase haben das Risiko des Fruchtwasserverlustes und der Fehl- oder Frühgeburt. Die wesentlichen vorgeburtlichen Schlüsselloch-Operationen sind:

- Bluttransfusionen (z. B. bei Ringelrötelninfektionen oder Rhesusunverträglichkeit) oder medikamentöse Behandlungen über die Nabelschnur
- Trennung von gemeinsamen Plazentagefäßen bei eineiigen Zwillingen mit Laserlicht
- Behandlung bei Defekten im Zwerchfell (Muskelplatte zwischen Brust- und Bauchraum), Zwerchfellhernien, die das Lungenwachstum und die Lungenentwicklung behindern
- Einlegen von Kathetern (Shunts) zum Ableiten von gestauten Flüssigkeiten ins Fruchtwasser aus dem Hirn, den Nieren oder der Blase, um die Zerstörung der Organe durch den Rückstau zu verhindern.

Große Operationen an der ähnlich dem Kaiserschnitt geöffneten Gebärmutter mit anschließendem Auffüllen und Verschließen der Fruchtblase werden bisher mit einigem Erfolg beim so genannten offenen Rücken (Spina bifida) versucht, um das freiliegende Rückenmark vor dem Fruchtwasser zu schützen und damit spätere Lähmungen und Blasen- und Stuhlgangprobleme zu verhindern.

Placenta praevia

Untypischer Tiefsitz der Plazenta in der Nähe des inneren Muttermundes der Gebärmutter (bei jeder 200. Schwangerschaft). Scheidenwärts liegt die Plazenta *vor* dem vorangehenden Teil des Kindes und versperrt den Weg durch die Scheide bei der Geburt. Er macht in der Regel die vaginale Geburt unmöglich, da es bei der Muttermunderöffnung zu starker Blutung und vorzeitiger Lösung der Plazenta kommen kann. Auch in der Schwangerschaft besteht dafür ein Risiko. Mutter und Kind sind durch Verlust und Sauerstoffmangel gefährdet. In der späteren Schwangerschaft kann mit dem Ultraschall verlässlich der Tiefsitz und das Ausmaß der inneren Muttermundbedeckung beurteilt werden. Teilweiser Tiefsitz oder Randständigkeit (Placenta praevia partialis oder marginalis) kann u.U. eine vaginale Geburt in OP-Bereitschaft gestatten, wenn bei der Muttermunderöffnung die Plazenta mit zur Seite „wandert". Tiefsitzende Plazenten finden sich gehäuft bei Mehrgebärenden mit großen Plazenten, nach vorangegangenen Gebärmutterschleimhautschädigungen (nach Ausschabungen [Kürettagen], nach Kaiserschnitt) und bei starken Raucherinnen. Der Tiefsitz führt oft dazu, dass sich das Kind mit seinem Kopf nicht richtig in das mütterliche Becken einpassen kann. Wehenschwäche und Atonie der Gebärmutter (fehlendes Zusammenziehen) bei und nach der Geburt sind oft weitere Folgen.

Plazentainsuffizienz

Nicht ausreichende Funktion der Plazenta zum Stoff- und Gasaustausch zwischen Mutter und Kind. Sie ist in der akuten Form innerhalb Minuten (z.B. vorzeitige Ablösung von der mütterlichen Unterlage) ohne notfallmäßige Entbindung für Sauerstoffmangel, Behinderungen oder Tod des Kindes verantwortlich. In der subakuten Form wird die nicht ausreichende Funktion langsam innerhalb weniger Tage deutlich (z.B. bei der Terminüberschreitung durch auffällige CTG-Befunde erkennbar). Die chronische Form (z.B. bei mütterlichem Diabetes oder Präeklampsie) zeigt sich, indem das kindliche Wachstum sich verringert oder sistiert.

Plötzlicher Kindstod

Unerwartetes und nicht erklärbares Versterben eines scheinbar gesunden Säuglings (engl. **SIDS**, Abkürzung für **S**udden **I**nfant **D**eath **S**yndrome). Dieses Ereignis, den Säugling nach dem vermuteten Schlaf tot im Bettchen zu finden, gehört für die betroffenen Eltern zu den unfassbarsten Ereignissen. Der plötzliche Kindstod ist die häufigste Todesursache zwischen dem 14. Tag und dem Ende des 1. Lebensjahres (etwa 4:10 000), auch weil die Säuglingssterblichkeit ständig gesunken ist. Die eigentliche Ursache für das plötzliche Versterben ist trotz intensiver Forschung nach wie vor unklar. Störungen der Atemregulation im Schlaf und scheinbar leichte Infektionen des Kindes (Häufigkeit steigt in den Wintermonaten) scheinen mitbeteiligt zu sein. Eine günstige Schlafumgebung (siehe S. 282) mindert das Risiko. Dazu gehören:

▌ Schlafen in Rückenlage
▌ Schlafzimmer ist rauchfrei
▌ keine Überwärmung des Kindes
▌ keine lose Decken oder Kissen im Bett, die zur Überdeckung des Gesichtes führen können

Wahrscheinlich müssen zahlreiche Faktoren zusammentreffen, um zum Plötzlichen Kindstod zu führen. Eltern wird empfohlen, ihr Kind im eigenen Bettchen in ihrem Schlafzimmer schlafen zu lassen.

Präeklampsie

Schwangerschaftsbedingte Erkrankung mit Bluthochdruck, Ödemen und Eiweiß im Urin. Von dieser Erkrankung in der zweiten Hälfte der Schwangerschaft, gelegentlich auch erst im Wochenbett, sind je nach Schweregrad 3–8 % der Frauen betroffen, Erstgebärende häufiger als Mehrgebärende. Die Erkrankung hat eine Fülle von verschiedenen Bezeichnungen erhalten und wurde lange als Schwangerschaftsvergiftung angesehen. Heute wird Präeklampsie (prä = vor, Eklampsie = Krampfanfall) bevorzugt. Aus voller Gesundheit heraus treten die folgenden Symptome einzeln oder gemeinsam auf:

▌ Bluthochdruck
▌ generalisierte Wassereinlagerungen (Ödeme)
▌ Eiweiß im Urin
▌ Kopfschmerzen, Oberbauchbeschwerden

▌ seltener: Sehstörungen, Muskelkrämpfe
▌ Wachstumsrückstand des Kindes

Die Beschwerden können in leichter Form auftreten und deshalb nicht richtig erkannt werden. In der schwersten Form kommt es zum Krampfanfall mit Bewusstlosigkeit, durch Gefäßverengungen im Gehirn ausgelöst. Mutter und Kind sind dann maximal gefährdet. Eine eigentliche Therapie existiert nicht. Eine „Heilung" tritt nur durch vorzeitige Beendigung der Schwangerschaft auf.

Eine Sonderform der Präeklampsie ist die **HELLP**- Erkrankung, bei der die mütterliche Leber mit betroffen ist. Die krankhaften Befunde haben zur Namensgebung geführt: **H**ämolyse (Zerstörung der roten Blutkörperchen), **e**rhöhte **L**eberwerte, niedrige (**l**ow) Blut**p**lättchen.

Als Ursache dieser Schwangerschaftserkrankung werden verschiedene Theorien diskutiert. Am wahrscheinlichsten wird heute die gestörte Einnistung des Trophoblasten in die mütterliche Gebärmutterschleimhaut angesehen, die als Folge der mangelnden Akzeptanz des fremden fetalen Eiweißes durch die Mutter betrachtet wird. Die Spiralarterien (siehe S. 39 und 99) werden nicht ausreichend erweitert, und die Zellen in den Schichten, die die mütterlichen Gefäße innen auskleiden (Endothel), senden Botenstoffe aus, die zum Bluthochdruck führen (endotheliale Dysfunktion).

Service

Röntgenuntersuchung in der Schwangerschaft

Diagnostische Untersuchung mit ionisierenden Strahlen. Bei einem Sturz in der Schwangerschaft, bei einem Autounfall oder z. B. bei unklaren starken Schmerzen ist oft eine bildgebende Diagnostik unverzichtbar. Ultraschall und die Magnetresonanztomographie (MRI) gelten als ungefährlich für das Ungeborene. Oft aber kann nur eine Röntgenuntersuchung eine ausreichende Diagnostik ermöglichen. Früh während der Organbildung und später während der weiteren Ausreifung von Gehirn und Nerven können Röntgenstrahlen Schäden anrichten (Fehlbildungen, Intelligenzdefekte oder Wachstumsstörungen). Die Risiken dafür sind zwar bei den heute eingesetzten Röntgendosen extrem gering, aber nicht null. Bei notwendigen Untersuchungen muss die betroffene Frau unbedingt zum eigenen Schutz von ihrer Schwangerschaft berichten.

Sauerstoffmangel

Fehlen des lebenswichtigen Sauerstoffes beim Embryo oder Fetus. Der Sauerstoff wird mit jedem mütterlichen Herzschlag im Blut in die Plazenta gebracht und mit jedem kindlichen Herzschlag über den kindlichen Kreislauf im Körper verteilt. Bereits 3–4 Minuten vollständiger Unterbrechung dieser Zirkulation oder mehrere Minuten eingeschränkter Durchblutung führen zu nicht mehr reparierbaren Schäden, die von leichten Verhaltensauffälligkeiten bis zu körperlichen und geistigen Schäden führen können. Bei rechtzeitigem Erkennen eines Sauerstoffmangels kann besonders während der Geburt durch schnelles Eingreifen ein Schaden verhindert werden. Es muss zwischen chronischem und akutem Sauerstoffmangel unterschieden werden.

Chronischer Sauerstoffmangel entsteht zum Beispiel durch:
- Plazentainsuffizienz
- ausgeprägte mütterliche Blutarmut
- lange Überschreitung des Geburtstermins

Akuter Sauerstoffmangel entsteht zum Beispiel durch:
- vorzeitige Lösung der Plazenta
- Nabelschnurvorfall
- Nabelschnurkompression bei Beckenendlage und schwieriger Kopfentwicklung
- Nabelschnurkompression bei Kopflage und schwieriger Schulterentwicklung (Schulterdystokie)
- zu lang dauernde, zu intensive oder zu häufige Wehen ("Wehensturm") bei Geburt

Vorzeitiger Blasensprung

Blasensprung und Fruchtwasserabgang vor dem Beginn regulärer Eröffnungswehen. Der vorzeitige Blasensprung ist mit 10–20 % relativ häufig und unproblematisch bei einer Kopflage nach der vollendeten 37. Schwangerschaftswoche. Innerhalb weniger Stunden beginnt in der Regel spontan die Wehentätigkeit oder die Geburt wird nach etwa 12 Stunden eingeleitet. Die Hauptursachen sind:

- vorzeitige Gebärmutterhalsreifung (Zervixreifung)
- zu viel Fruchtwasser
- Mehrlinge
- Infektion am unteren Teil der Fruchtblase (Eipol)
- Folge notwendiger ärztlicher Eingriffe.

Beim Blasensprung beim unreifen Kind werden abhängig vom Schwangerschaftsalter schwangerschaftserhaltende Maßnahmen (wehenhemmende Medikamente [Tokolytika], Bettruhe, Antibiotika) gegen die Risiken einer Infektion der Eihäute (Amnioninfekt) abgewogen. Da Fruchtwasser ständig neu gebildet wird und der kindliche Kopf das Fruchtwasserleck auch teilweise abdichtet, muss das Kind nicht gänzlich trocken liegen. Wichtige Wochen für die Reifung des Kindes können so bei frühem Blasensprung gewonnen werden. Die restliche Fruchtwassermenge wird engmaschig überwacht, die Mutter wird auf Anzeichen einer Infektion hin beobachtet.

Vorzeitige Plazentalösung

Vorzeitige teilweise oder vollständige Ablösung der Plazenta von der Unterlage in der Schwangerschaft oder während der Geburt des Kindes. Durch die Ablösung von der Haftstelle in der Gebärmutter können leichte bis sehr starke Blutungen (mit mütterlicher Schocksymptomatik) entstehen. Blutungen aus der Scheide können fehlen oder gering sein, wenn sich das Blut als Bluterguss (Hämatom) zwischen abge-

löster Plazenta und Gebärmutterwand ausbildet. Das ist mit Ultraschall leicht feststellbar. Bei großflächiger Ablösung sind Mutter und Kind sehr gefährdet. Das Kind wird von der mütterlichen Blutzufuhr abgeschnitten. Eine rasche Entbindung ggf. mit Schockbekämpfung ist dringend erforderlich. Die Ursache der vorzeitigen Lösung ist oft unklar. Vermehrt kommt sie vor bei der Placenta praevia (siehe dort), nach stumpfer Bauchverletzung (Sturz oder z. B. Autounfall), nach Blasensprung, vor Geburt des zweiten Zwillings, bei zu kurzer Nabelschnur oder bei mütterlichem Bluthochdruck.

Zervixinsuffizienz

Vorzeitige Öffnung des Gebärmutterhalses (Muttermundschwäche). Eine Verkürzung und Auflockerung der normalerweise bis zum Wehenbeginn fest verschlossenen, bindegewebigen Zervix und Eröffnung des Muttermundes während der Schwangerschaft bedeutet eine Geburtsbereitschaft und ein Risiko für eine Fehl- oder Frühgeburt. Dieser Befund kann bei einer Untersuchung von der Scheide aus ertastet oder mit einer Scheidenultraschalluntersuchung festgestellt werden. In der Regel wird diese Diagnostik gezielt eingesetzt, wenn vorangegangene Schwangerschaften mit Fehlgeburten geendet haben. Der Verschluss der Zervix mit einem Bändchen (Cerclage) oder durch Nähte (totaler Muttermundverschluss) ist in einigen Fällen eine erfolgreiche Therapie. Bändchen oder Nähte werden bei Geburtsbeginn entfernt.

Informationen und Hilfen für Schwangere und Eltern

Wichtige Adressen

Deutscher Hebammenverband e. V.
Gartenstraße 26
76133 Karlsruhe
Tel. 0721/981890
Fax. 0721/9818920
www.bdh.de

Bundesministerium für Familie, Senioren, Frauen und Jugend
11018 Berlin
Tel. 01 80/1907050
www.bmfsfj.de
Servicetelefon 01801/907050
(nur Festnetzanrufe)

Cara – Beratungsstelle zu Schwangerschaft und vorgeburtlicher Diagnostik
Große Johannisstraße 110
28199 Bremen
Tel. 0421/591154
Fax. 0421/5978495
www.cara-beratungsstelle.de

Gesellschaft für Geburtsvorbereitung, Familienbildung und Frauengesundheit Bundesverband e.V.
Ebertstraße 68
10827 Berlin
Tel. 030/45026920
Fax. 030/45026921
www.gfg-bv.de

Verband alleinerziehender Mütter und Väter e.V.
Hasenheide 70
10967 Berlin
Tel. 030/695978-6
Fax. 030/695978-77
www.vamv.de

Mutterschaftsgeldstelle
Bundesversicherungsamt
Mutterschaftsgeldstelle
Friedrich-Ebert-Allee 38
53113 Bonn
Tel. 0228/619-1888

Rat & Hilfe per Telefon

Elterntelefon des Deutschen Kinderschutzbundes BAG
Kinder- und Jugendtelefon e.V. (kostenlos)
Montag u. Mittwoch 9.00–11.00 Uhr,
Dienstag u. Donnerstag 17.00–19.00 Uhr
Telefon 0800-1110550

Beratungstelefone der Bundeszentrale für gesundheitliche Aufklärung (BZgA)
Montag–Donnerstag 10.00–22.00 Uhr,
Freitag–Sonntag 10.00–18.00 Uhr (je nach Gebiet siehe www.bzga.de)

Weitere Informationen aus dem Internet

Bundeszentrale für gesundheitliche Aufklärung (BZgA)
(www.bzga.de)

Bund freiberuflicher Hebammen Deutschlands e.V.
(www.bfhd.de)

Hebammensuche. Hebammen.de
(www.hebammen.de)

Berufsverband der Frauenärzte e.V.
(www.bvf.de)

Frauenärzte im Netz
(www.frauenaerzte-im-netz.de)

Vorsorgeprogramm für eine gesunde Schwangerschaft, BabyCare
(www.baby-care.de)

Pro Familia
(www.profamilia.de, www.profamilia.ch, www.profamilia.at)

Nationale Stillkommission in Deutschland
(www.bfr.bund.de/cd/2404)

Stillberatung, La Leche Liga
(www.lalecheliga.de, www.lalecheliga.ch, www.lalecheliga.at)

Forschungsinstitut für Kinderernährung Dortmund
(www.fke-do.de)

Beliebte Vornamen
(www.beliebte-vornamen.de)

Alles rund um Schwangerschaft und Geburt
(www.eumom.de, www.swissmom.ch)

Zeitschriften und Bücher

BZgA, Bundeszentrale für gesundheitliche Aufklärung
Diverse Informationsbroschüren für die Schwangerschaft und die Monate mit dem Baby – kostenlos zu bestellen (BZgA 51101 Köln, per Post, order@bzga.de per E-Mail, www.bzga.de online Bestellung)

Monatszeitschrift ELTERN
www.eltern.de

Monatszeitschrift wir eltern
www.wireltern.ch

Huch, Renate:
Glücklich schwanger von A–Z.
TRIAS-Verlag, Stuttgart 2005.

Huch, Renate, Jürgens, Klaus D. :
Mensch, Körper, Krankheit.
5. Auflage, Urban & Fischer bei Elsevier, München 2007.

Holzgreve, Brigitte:
300 Fragen zur Schwangerschaft.
7. Auflage, Gräfe & Unzer, München 2003.

Largo, Remo H.:
Babyjahre: Entwicklung und Erziehung in den ersten vier Jahren.
2. Auflage, Piper, München 2007.

Largo, Remo H.:
Babyjahre: Die frühkindliche Entwicklung aus biologischer Sicht.
17. Auflage, Piper, München 2001.

Largo, Remo H.:
Kinderjahre: Die Individualität des Kindes als erzieherische Herausforderung.
16. Auflage, Piper, München 2000.

Liesner, Franziska:
Mein Beckenbodenbuch.
TRIAS-Verlag, Stuttgart 2008.

337

Welcher Name passt zu Ihrem Baby?

Sicher werden Sie und Ihr Partner sich bereits lange vor der Geburt Gedanken um den Namen Ihres Kindes machen. Und, wenn Sie das Geschlecht Ihres Kindes nicht wissen, werden Sie auch noch einen Mädchen- und einen Jungennamen suchen müssen – eine nicht ganz leichte Aufgabe. Hier ein paar Tipps:

- Ein Name sollte schön klingen, auch zusammen mit dem Familiennamen. Meist wirkt es klangvoller, wenn Vor- und Nachname nicht die gleiche Silbenzahl haben.
- Ein Name sollte in der Schreibweise und Aussprache eindeutig sein, damit Ihr Kind später nicht jedes Mal seinen Namen buchstabieren muss.
- Achten Sie darauf, einen Namen zu wählen, der das Geschlecht eindeutig erkennen lässt. Damit tun Sie Ihrem Kind einen großen Gefallen.
- Führen Sie als Eltern bei der Geburt einen gemeinsamen Familiennamen, so erhält Ihr Kind auch diesen Namen. Ist dies nicht der Fall, so entscheiden bei gemeinsamer elterlicher Sorge Sie mit Ihrem Partner, welchen Familiennamen Ihr Kind führen soll.

Und noch ein kleiner Hinweis: Großeltern freuen sich zumeist sehr, wenn Sie ihren oder die Namen ihrer Eltern als zweiten oder dritten Namen wählen. Das mildert manchmal auch die Ablehnung der Entscheidung für den in ihren Ohren vielleicht ungewöhnlichen Rufnamen.
Vielleicht gehören Sie zu den Eltern, die sich vor der Geburt noch gar keinen Namen vorstellen können und treffen die endgültige Entscheidung erst, wenn Sie Ihr Kind

in den Armen halten. Aber eins ist gewiss: Wenn Sie Ihr Kind später anschauen, können Sie sich überhaupt nicht vorstellen, dass es einen anderen Namen tragen könnte, egal wie schwer die Entscheidungsfindung vorher war.

Unter www. beliebte-vornamen.de finden Sie die beliebtesten Vornamen für jedes Jahr seit 1890. Hier die Hitlisten von 2008:

Mädchen	Jungen
Leonie / Leoni	Leon
Hanna / Hannah	Lukas / Lucas
Mia	Luca / Luka
Lena	Tim / Timm
Anna	Finn / Fynn
Lea / Leah	Jonas
Emily / Emilie	Felix
Lara	Luis / Louis
Emma	Paul
Sara / Sarah	Maximilian
Laura	Julian
Lilli / Lilly / Lili	Niclas / Niklas
Lina	Max
Marie	Ben
Sophie / Sofie	Elias
Nele / Neele	Jan
Johanna	Philipp / Philip /
Sofia / Sophia	Phillip
Lisa	Noah
Maja / Maya	Jannick / Jannik /
Julia	Yannic / Yan-
Leni	nick / Yannik
Amelie / Amely	David
Alina	Moritz
Charlotte	Alexander
	Simon
	Nico
	Tom

Register

Service

Service

Liebe Leserin, lieber Leser,

hat Ihnen dieses Buch weitergeholfen? Für Anregungen, Kritik, aber auch für Lob sind wir offen. So können wir in Zukunft noch besser auf Ihre Wünsche eingehen. Schreiben Sie uns, denn Ihre Meinung zählt!

Ihr TRIAS Verlag
E-Mail Leserservice:
heike.schmid@medizinverlage.de

Adresse:
Lektorat TRIAS Verlag,
Postfach 30 05 04, 70445 Stuttgart
Fax: 0711-8931-748

Bibliografische Information
der Deutschen Nationalbibliothek
Die Deutsche Nationalbibliothek verzeichnet diese Publikation in der Deutschen Nationalbibliografie; detaillierte bibliografische Daten sind im Internet über http://dnb.d-nb.de abrufbar.

Programmplanung: Sibylle Duelli

Redaktion: Dr. Sabine Klonk, Stuttgart
Bildredaktion: Christoph Frick, Sibylle Duelli

Umschlaggestaltung und Layout:
CYCLUS · Visuelle Kommunikation

Bildnachweis:
Umschlagfoto vorn: Mauritius
Umschlagfotos hinten, oben und Mitte: Science Foto Library/Focus; unten: Thomas Bernhardt, Stuttgart
Fotos im Innenteil: Prof. Dr. Ernst Beinder, Zürich: S. 15, 37, 66 (Ultraschallbilder); Thomas Bernhardt, Stuttgart: S. 4, 5 Mitte, 6 oben, 7, 10, 11, 12, 13 oben, 13 unten rechts, 14, 16, 22, 25, 30, 32, 35, 36, 41, 47, 48, 55, 56, 57, 58, 61, 66 oben, 68, 76, 77, 78, 80, 82, 86, 90, 93, 94, 97, 98, 100, 106, 108, 111, 113, 114, 116, 122, 124, 127, 129, 132, 134, 136, 141, 142, 144, 145, 147, 148, 149, 151, 152, 154, 159, 161, 162, 167, 169, 170, 172, 175, 183, 184, 186, 187, 193, 196, 198, 200, 224, 225, 226, 227, 228, 231 unten, 234, 236, 237, 240, 241, 242, 243, 244, 245, 246, 250, 251, 252, 254, 255, 256, 257, 258, 260, 262, 264, 265, 266, 268, 269, 270, 271, 273, 275, 276, 278, 280, 282, 283, 287, 288, 289, 290, 292, 293, 298, 303, 304, 305, 307, 309, 310, 311, 312, 313, 314, 316, 317, 319, 320, 321; Prof. Dr. Rabih Chaoui, Berlin: S. 85, 102, 103, 107, 133 zweites Bild von unten, 156, 157, 173; ccvision: S. 285; Prof. Dr. Renate Huch: S. 231 oben; itstockfree/jupiter images: S. 75, 181; Prof. Dr. Juozas Kurmanavicius, Zürich: S. 29; Mauritius: S. 3; Chris Meier, Stuttgart: S. 49; Prof. Dr. Eberhard Merz: S. 79 Mitte, 139; Thomas Möller, Stuttgart: S. 52; Lennart Nilsson: S. 28, 40, 133 zweites Bild von oben, 138; Photo Disc: S. 24; Pitopia: S. 91; Science Foto Library/Focus: S. 5 oben/unten, 8, 15 oben/unten, 18, 19, 39, 62, 79 oben/unten, 83, 84 links, 101 oben, 117, 118, 133 oben, 155; Kerstin Steiner, Stuttgart: S. 6 unten, S. 13 unten Mitte, 160, 177, 179, 194, 195, 201, 202, 203, 205, 206, 207, 216, 217, 218, 219, 220, 222, 223; Stockbyte: S. 295; Prof. Dr. Josef Wisser, Zürich: S. 63, 84 rechts, 104, 119, 133 unten, 137, 189

Ultraschallfotos:
Der Verlag und die Autorin danken
Prof. Dr. Ernst Beinder, Zürich,
Prof. Dr. Rabih Chaoui, Berlin,
Prof. Dr. Kurmanavicius, Zürich
Prof. Dr. Eberhard Merz, Mainz
Prof. Dr. Josef Wisser, Zürich,
die die Ultraschallfotos zur Verfügung stellten.

Die abgebildeten Personen haben in keiner Weise etwas mit der Krankheit zu tun.

Zeichnungen: Susanne Tischewski, Marburg

© 2009 TRIAS Verlag in
MVS Medizinverlage Stuttgart GmbH & Co. KG
Oswald-Hesse-Straße 50, 70469 Stuttgart

Printed in Germany

Satz: Cyclus Media Produktion, Stuttgart
gesetzt in InDesign CS3
Druck: Grafisches Centrum Cuno, 39240 Calbe

Gedruckt auf chlorfrei gebleichtem Papier

ISBN 978-3-8304-3360-6   2 3 4 5 6